L. Schlüter-Dupont

Alkoholismus-Therapie
Pathogenetische, psychodynamische,
klinische und therapeutische Grundlagen

Alkoholismus-Therapie

Pathogenetische, psychodynamische, klinische und therapeutische Grundlagen

Lothar Schlüter-Dupont

Mit 2 Abbildungen und 4 Tabellen

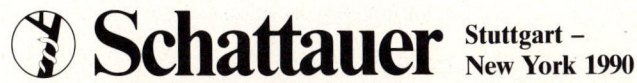 **Schattauer** Stuttgart – New York 1990

Autor
Dr. med. Lothar Schlüter-Dupont
Nervenarzt, Psychoanalytiker
Teplitzerstraße 5
D-1000 Berlin 33

CIP-Titelaufnahme der Deutschen Bibliothek

Schlüter-Dupont, Lothar:
Alkoholismus-Therapie : pathogenetische, psychodynamische,
klinische und therapeutische Grundlagen / von Lothar
Schlüter-Dupont. – Stuttgart ; New York : Schattauer, 1990
 ISBN 3-7945-1294-4

© 1990 by F. K. Schattauer Verlagsgesellschaft mbH, Lenzhalde 3, D-7000 Stuttgart 1, Germany
Printed in Germany

Satz: Mitterweger Werksatz GmbH, Brauereistraße 13, D-6831 Plankstadt, Germany

Druck und Bindung: Bosch-Druck, Festplatzstraße 6, D-8300 Landshut-Ergolding

ISBN 3-7945-1294-4

Vorwort

Die Komplexität der Theorien zur Entstehung von Alkoholismus wie auch die verschiedenen Therapiekonzeptionen überfordern rasch den nichtspezialisierten Arzt/Therapeuten. Mein Anliegen besteht darin, die multikonditionale Genese sowie klinische und psychische Abläufe integrativ zu beschreiben, um die Effektivität der Behandlung zu verbessern. Die Publikation wurde nicht ausschließlich für die in der Suchtarbeit spezialisierten Ärzte/Therapeuten konzipiert, sondern auch für Ärzte und qualifizierte Tätige in Klinik und Praxis, die mit Alkoholikern sowie alkoholbedingten Problemen zu tun haben.

Die besondere Gewichtung psychischer Prozesse und des Umganges mit Alkoholikern machten vor allem für die Kapitel 1, 2, 8 und 10 eine gekürzte Fassung notwendig, Bereiche wie Epidemiologie, Biochemie, forensisch-rechtliche Aspekte, Prävention, Evaluation, Therapieergebnisse u.a. konnten nur einleitend oder partiell berücksichtigt werden. Der aufmerksame Leser wird dagegen inhaltliche Wiederholungen feststellen, die sich zum Verständnis von einzelnen Kapiteln, Teilaspekten und aufgrund des integrativen Ansatzes ergeben haben. Besonders wegen des inhaltlichen Zusammenhangs zwischen Psychodynamik in Pathogenese und Therapie des Alkoholismus kommt es in den entsprechenden Kapiteln zu Überschneidungen. Auf ein zuerst geplantes Kapitel »Soziale Folgeschäden durch Alkohol« wurde vorerst verzichtet. Mit der Entwicklung zur Alkoholabhängigkeit kommt es zum Auftreten von somatischen und psychischen Folgeerscheinungen, die im Rahmen des neurologisch-psychiatrischen Kapitels ausführlicher berücksichtigt wurden. Zur klinisch-praktischen Relevanz wird ein differenziertes Vorgehen bei Alkoholentzugssyndromen/Alkoholpsychosen aufgezeigt. Die erworbenen Kenntnisse und Differenzierungen wurden durch langjährige internistische, neurologische und mehrere psychiatrische Krankenhaustätigkeiten einschließlich der Arbeit in der Suchtabteilung eines psychiatrischen Landeskrankenhauses beeinflußt. Meinen früheren klinischen Lehrern möchte ich dafür besonders danken. Mit psychoanalytischer Weiterbildung sowie psychotherapeutischer Tätigkeit ergaben sich weitere Einblicke in intrapsychische Prozesse bei Alkoholismus sowie für unterschiedliche Therapiekonzeptionen. Den Patienten gilt mein Dank für ihre individuellen Verhaltensweisen und Reaktionen, die ihren inneren Kampf, besonders gegen eigene Schuldgefühle und ihr negatives Selbstbild deutlich machten.

Zusammenfassend ergibt sich die Erkenntnis, daß starre Therapiekonzepte besonders Alkoholikern nicht gerecht werden können, obwohl es deren Wünschen nach Autorität und Identifikation entgegenkommt. Therapeutische Einseitigkeit kann eventuell mehr schaden als geringe Fachkenntnisse, speziell wenn Einseitigkeit der Therapieausrichtung mit Spezialisierung verwechselt wird. Einer der Gründe für die Einseitigkeit der Therapieausrichtung liegt in der Komplexität des Alkoholproblems, was sich auch in der umfangreichen und zunehmend schwerer übersehbaren Fülle der jährlichen Publikationen zeigt. Deshalb erscheint die Entwicklung zum Suchttherapeuten, spezialisiert für die Behandlung von Süchtigen/Alkoholikern notwendig unter der Prämisse von gutem Basiswissen und vielfältigen Erfahrungen.

Abschließend möchte ich für die umfangreiche und entgegenkommende Betreuung dem Schattauer Verlag, vor allem Herrn W. Krause und Frau H. Lösch sowie für das Korrekturlesen Frau stud. med. E. Dupont herzlich danken. Für ergänzende und anregende Zuschriften stehe ich gerne zur Verfügung, einschließlich Hinweisen zur Aktualisierung der Adressenlisten im Anhang.

Februar 1990   L. Schlüter-Dupont

Inhaltsverzeichnis

Einleitung

Der Schwerpunkt des Buches liegt in der integrativen Darstellung der Alkoholismusproblematik: Biologisch-somatische Abläufe entwickeln sich im Wechselspiel mit intra- und interpsychischen Vorgängen sowie erworbenen Einflüssen aus der Umwelt. Das Verhalten von Alkoholikern wird unter verschiedenen Aspekten der Psychodynamik geklärt. Anzumerken ist, daß Psychodynamik nicht nur im engeren Sinn mit den unbewußten intrapsychischen Vorgängen, die das Verhalten des Alkoholikers bestimmen, gesehen wurde. In dem weitergefaßten Begriff der Psychodynamik sind vorbewußte und bewußte intrapsychische Vorgänge enthalten sowie die daraus resultierenden Interaktionen mit anderen Menschen.

Die Psychodynamik im engeren Sinn beinhaltet die verschiedenen Abwehrmechanismen, mit denen sich besonders der Therapeut auseinandersetzen muß. Damit effektive Arbeit geleistet werden kann, sollte der Therapeut sich ausreichend kennen, um sich nicht mit eigenen Gegenübertragungsmechanismen und Gefühlen gegenüber dem Alkoholiker zu beeinträchtigen. Deshalb ist es wichtig, daß der Therapeut seine eigene Motivation und Position kennt. In der Therapie mit Suchtkranken ist es notwendig, Abschied zu nehmen von der Überzeugung eigener Stärke, sogenannte gute Vorbilder hat der Alkoholiker sicherlich bereits reichlich gesucht und kennengelernt. Weiter heißt es für den Therapeuten, Abstriche zu machen im schematischen Denken; wachsendes Fachwissen zeigt zunehmend die Komplexität des Alkoholproblems. Jeder Patient entspricht einem hochkomplizierten »Unikat«, der notwendige flexible Umgang mit den Patienten führt zu neuen Erfahrungen. Enttäuschungen und negative Erfahrungen werden sich dabei nicht vermeiden lassen. Wichtige Eigenschaften des Therapeuten wie Engagement und Empathie sind Belastungen und zum Teil auch der »Abnutzung« ausgesetzt. Ein emotionaler Preis ist in Form von Hilflosigkeit, Ärger oder Enttäuschung zu entrichten. Wenn der Therapeut lernt, besser zu verstehen, kann er z.B. die Wiederholung von Enttäuschungen vermeiden oder besser ertragen. Als typisches Beispiel kann das Agieren eines suizidgefährdeten Alkoholikers genannt werden: Der wichtigste, vielleicht lebensrettende Aspekt kann das Weiterreichen einer bewußten oder auch nicht bewußten Kränkung an den Therapeuten sein. Dadurch stärkt der Patient sein in Frage gestelltes Selbstbild, diese komplizierten (intra-)psychischen Vorgänge überfordern häufig die Möglichkeit der situativen, kognitiven Klärung.

Der Grad der Suchtentwicklung muß besonders berücksichtigt werden, es gilt individuell möglichst angemessene Behandlungsmöglichkeiten für jeden Alkoholiker zu finden, damit er nicht an starren Therapiekonzeptionen scheitert. Dies bedeutet, daß der Therapeut einen guten Überblick über die Therapiekette sowie über Behandlungseinrichtungen haben muß. Erst dann ist adäquate Beratung, Motivationsarbeit und eine Entscheidung über die entsprechende Behandlung möglich.

Ohne Verständnis von psychodynamischen Vorgängen ist meines Erachtens die effektive Behandlung und das Verständnis von Alkoholikern grundsätzlich erschwert. Deshalb ergeben sich aus negativen Erfahrungen mit Alkoholikern resultierende ablehnende Einstellungen, so daß Feuerlein über den Alkoholiker als den »ungeliebten Patienten« berichtet. Vorurteile entspringen auch der kollektiven negativen Beurteilung in unserer Gesellschaft, die damit verbundenen Vorstellungen, Abwertungen und Ausgrenzungen verstärken die Problematik der Alkoholiker. Dazu gehört die undifferenzierte Vorstellung, daß Alkoholismus ursächlich in einem fehlenden festen Willen zu sehen ist. Diese häufige Annahme wird bedauerlicherweise vereinzelt auch von Ärzten geteilt. Zum differenzierteren Verständnis muß die multikonditionale Genese des Alkoholismus gesehen werden. Obwohl die Konzeption des Buches tiefenpsychologische Vorstellungen und die Psychodynamik betont, sollen bei der Entwicklung zum Alkoholismus biologisch-genetische Determinanten (Anlage) sowie erworbene Einflüsse (Umwelt) als wesentlich berücksichtigt werden.

1. Alkohol: Grundlagen und Definitionen des Gebrauchsmusters

1.1. Historischer Kurzüberblick

Das Wort Alkohol soll aus der arabischen Sprache abgeleitet worden sein und bedeutet etwa »edler, feiner Extrakt« (441). Die Verwendung von alkoholischen Getränken durch Vergärung begann bereits in der Mitte der Steinzeit (10 000 bis 5000 v. Chr.). Zur Herstellung alkoholischer Getränke eignen sich Baumsäfte, Wildtrauben, Honig usw. (465). Die Viehzüchter-Nomadenkulturen kannten das Vergären von Stutenmilch, seit der Kultur der Ackerbauern wurde Getreide vergärt (wie Gerste zu Bier). Aus dem 4. Jahrtausend v. Chr. lassen sich bei den Sumerern Nachweise von Alkohol-gebrauch erbringen, bildlich wird die Zubereitung von Opferbier für eine Göttin gezeigt. In Ägypten lassen sich bis ins 3. Jahrtausend v. Chr. Darstellungen finden, die Wein- und Bierherstellung bildlich festhalten. Als unsere Vorfahren bereiteten die Germanen aus vergorenem Honig-wasser das alkoholische Getränk Met. Zunehmend wurde neben rituellen Zwecken der Alkohol als Nahrungsmittel verwendet. Alkoholische Getränke eignen sich zur Vorratshaltung wegen der konservierenden Eigenschaften des Alkohols, neben beachtlichem Nährwert sind Vitamine und Spurenelemente enthalten. Bereits in der Zeit der frühen Hochkul-turen lassen sich Hinweise für Alkoholmißbrauch finden (271). Es ist davon auszugehen, daß der Alkohol von Anfang an auch als Rauschmittel diente.

Hochprozentiger Alkohol konnte erst durch die Entwicklung der wissenschaftlichen Destillation hergestellt werden – das geschah ca. 1000 n. Chr. (465). Die Verbreitung der wissenschaftlichen Destillation ist vermutlich im kulturellen Austausch zwischen Orient und Okzident erfolgt. Das Produkt der Destillation war Alkohol in fast reiner Form. Es wird vermutet, daß bereits vor der Zeit der wissenschaftlichen Destillation bei primitiven Völkern Destillationsversuche stattgefunden haben, die vermutlich nur Getränke mit Alkoholkonzentrationen von 20 bis maximal 40 % erzielten. Auch die Destillationsgeräte der arabischen Alchimisten sollen bis ca. ins 12. Jahrhundert keine effektive Kühlvorrichtung für den Destillationsprozeß gekannt haben.

Ende des 13. Jahrhunderts sollen Kühlvorrichtungen durch Einführung des wasserumspülten Schlangenrohrs üblich gewesen sein. Mit dieser Technik ließ sich nach mehrmaliger Destillation bereits 90 %iger Alkohol gewinnen. Hochprozentigem Alkohol wurde in den folgenden Jahrhunderten die Bedeutung von Lebenswasser zugeschrieben, er wurde als Heilmittel verwendet. Alkohol diente als Lösungs- und Extraktionsmittel für Heilstoffe, die sich aus Kräutern lösen lassen. Ab dem 13. und 14. Jahrhundert verbreitete sich in Europa zunehmend die Weinbrennerei. Die genaue Biochemie und wissenschaftliche Erforschung des Alkohols erfolgte ab Anfang des 19. Jahrhunderts. Gay-Lussac stellte 1815 die erste Summengleichung über den Zerfall von Traubenzucker in gleiche Anteile von Alkohol und Kohlendioxyd auf. Nachdem verschiedene Strukturformeln für den Äthylalkohol (Äthanol) vorgeschlagen wurden, stellte Avogadro im Jahre 1821 die erste richtige Formel auf. Pasteur bewies 1857, daß es sich bei der alkoholischen Gärung um einen biochemischen Vorgang handelte. Damit waren die Grundlagen auch für die Herstellung des synthetischen Alkohols zu Beginn des 20. Jahrhunderts gegeben. Verschiedene Alkohole wurden hergestellt und als Produktionsmittel in unzähligen Arbeitsprozessen verwendet. Alkohol diente zunehmend als Lösungs- und Extraktionsmittel in der Industrie und wurde mit den Erkenntnissen der Hygiene als Reinigungs- und Desinfektionsmittel eingesetzt. Die Verwendung von Alkoholen als Treibstoff bietet bei Erreichen von Wirtschaftlichkeit in der Zukunft erhebliche Perspektiven.

1.2. Kulturelle Einflüsse

Von Bales (32) wurden kulturelle Unterschiede beim Umgang mit Alkohol beschrieben. Er unterscheidet vier Kulturformen:
1. Abstinenzkulturen (striktes Verbot jeder Art von Alkohol)
2. Ambivalenzkulturen (in der Öffentlichkeit Ablehnung bzw. Verpönung und starkes Reglementieren zusammen mit nicht vermeidbarer Koexistenz von Alkoholkonsum in kleineren privaten Kreisen)
3. Permissivkulturen (Alkohol wird erlaubt, jedoch Ablehnung von Exzessen und pathologischem Alkoholkonsum)
4. Permissiv-exzessive Kulturen (neben »normalem« Alkoholkonsum werden auch Alkoholexzesse gebilligt)
   Länder, die streng mohammedanische bzw. hinduistische Kulturen haben, entsprechen den Abstinenzkulturen (593). Als Beispiel für die Ambivalenzkulturen können die Vereinigten Staaten (USA) genannt werden, die unter dem anglikanischem Protestantismus den ästhetisch-puritanischen Lebensstil forderten. Ein typisches Resultat waren die Prohibitionsjahre von 1919–1933. Aufgrund der puritanischen Auffassun-

gen wurde der Alkohol öffentlich verboten – was ohne wesentlichen Erfolg blieb, da in privaten Kreisen noch mehr getrunken wurde. In den heutigen USA ist der Alkoholverbrauch weitgehend reglementiert, Spirituosen werden vorwiegend in den sogenannten Liquor-Shops verkauft. In der Regel wird selbst Bier, wenn es in der Öffentlichkeit genossen wird, in einer verdeckenden Papiertüte konsumiert. Der Alkohol-pro-Kopf-Jahreskonsum wird überwiegend durch hochwertige Alkoholika wie Whisky bestimmt. Die Neigung zu Alkoholexzessen soll sich dadurch verstärken (168).

Als Beispiel für die Permissivkulturen können die meisten mediterranen Länder gelten, in denen gewohnheitsmäßig Wein, zunehmend auch Bier konsumiert wird. Der Alkoholkonsum ist in der Bevölkerung fast durchgehend verbreitet, sie lernt von Kindheit an den dosierten Alkoholkonsum. Der Alkoholkonsum ist in der Regel an bestimmte Situationen wie Mahlzeiten gebunden.

Permissiv-exzessive Kulturformen bestehen in der heutigen Zeit in reiner Form nicht. In der Antike lassen sich bei den Griechen mit der Verehrung des Gottes Dionysos (lat.: Bacchus) bei dem Kult der Bacchanale Zeichen der permissiv-exzessiven Kultur finden. Der Alkoholrausch sollte zur Ekstase führen mit dem religiösen, traumähnlichen Entrücktsein. Der Dionysoskult entwickelte sich im Alkoholrausch immer häufiger zum Exzess mit lärmender Aktivität und Ausschreitungen, so daß ihm zunehmend Grenzen gesetzt wurden. In der heutigen Zeit befinden sich Länder wie Frankreich, Deutschland, die Schweiz und Österreich, jedoch auch einige südamerikanische Länder wie Chile und Bolivien in einer Mittelstellung zwischen Permissivkulturen und permissiv-exzessiven Kulturen (168) als funktionsgestörte Permissivkulturen (84).

Bales (32) unterscheidet drei Einstellungen zum Alkoholkonsum, die in rituelles, konviviales und utilitaristisches Trinken unterschieden werden können. Bei orthodoxen Juden ist Alkoholkonsum wenig verbreitet, es ist ein Zusammenhang mit rituellem Trinken zu sehen. Alkohol wird dann nur bei einem bestimmten, religiös beeinflußten Zeremoniell getrunken. Konviviales Trinken bedeutet, den Alkohol zu Mahlzeiten zu konsumieren. In den mediterranen Ländern ist es Wein, während der Genuß von hochprozentigen Alkoholika weniger verbreitet ist. Das konviviale Trinken deckt sich überwiegend mit der bereits genannten Permissivkultur. In Kulturen mit utilitaristischem Trinken ist der Alkoholkonsum, besonders von hochprozentigen Alkoholika, überwiegend individuell bestimmt. Der Alkohol dient dem eigenen Wohlbefinden. Das Dosieren der Trinkmenge unterliegt auch destruktiven Momenten, exzessive Alkoholräusche resultieren. In Deutschland besteht ein Mischzustand von konvivialem und utilitaristischem Trinken.

1.3. Biochemische und physiologische Grundlagen

Wenn von Alkohol die Rede ist, ist aus der Gruppe der Alkohole Äthanol (Äthylalkohol: C_2H_5OH) gemeint. Äthanol ist eine klare, farblose, leichtentzündliche Flüssigkeit mit einem Siedepunkt von 78,3 °C. Chemisch gesehen sind aliphatische Alkohole gesättigte oder ungesättigte Abkömmlinge von aliphatischen Kohlenwasserstoffen, in denen ein oder mehrere H-Atome durch eine OH-Gruppe substituiert sind. Äthanol gehört zur Gruppe der einwertigen Alkohole (wie Methanol, n-Propanol, Isopropanol). Von den mehrwertigen Alkoholen sind z.b. die zweiwertigen aliphatischen Alkohole als Glykole oder Diole zu nennen. Im Menschen findet eine körpereigene Alkoholproduktion statt, diese minimalen Mengen können jedoch bei der Bestimmung der Blutalkoholkonzentration (BAK) bei gerichtlichen Fragen vernachlässigt werden, da sie innerhalb der methodischen Streubreite liegt (183). Je nach Alkoholdosis werden bis maximal 10 %, überwiegend über die Lunge, geringe Mengen über die Niere und die Haut, unverändert ausgeschieden. Über 90 % des Alkohols wird im Körper durch Oxydation abgebaut (655). Der oxydative Abbau als vorwiegend in der Leber lokalisierter Vorgang erfolgt in drei Schritten.

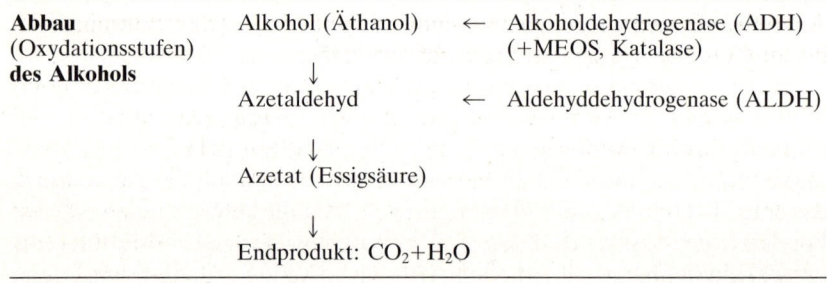

Der erste intrahepatische Oxydationsschritt wird durch drei Enzyme bestimmt: 1. Alkoholdehydrogenase (ADH), 2. Katalase, 3. das Mikrosomal Äthanol (Ethanol) oxydierende System (MEOS). Die Oxydation des Äthanols wird durch ADH als Hauptabbauweg zu über 90 % und bis zu 10 % über MEOS und Katalasesysteme bewirkt (404). Die ADH besteht aus drei Isoenzymen (536, 404, 656, 565), die in unterschiedlicher Kombination variieren können. Weiter besteht eine atypische ADH, die eine fünfmal höhere Aktivität als das »normale« Enzym zeigt und nur bei 5 bis 15 % der europäischen Bevölkerung, im Gegensatz zu Ostasiaten, nachzuweisen ist (218). Es gilt festzuhalten, daß erblich determinierte individuelle wie auch rassische ADH-Muster existieren, mit Einfluß auf die Entwicklung der physischen Abhängigkeit (s. ausführlicher Kap. 6.3: Biologisch-pathophysiologische Theorien). Durch ADH wird Alkohol zu Azetaldehyd oxydiert, welches als toxische Substanz im Körper die Nebenwirkungen und Beschwerden wesentlich verursacht.

Der Körper versucht im zweiten Schritt das gebildete Azetaldehyd rasch zu Azetat bzw. Azetyl-Co-Enzym A (aktivierte Essigsäure) abzubauen. Dies geschieht mit Hilfe von Aldehyddehydrogenase (ALDH) sowie der flavinhaltigen Aldehydoxydase. Es stehen verschiedene, erblich bedingte ALDH-Muster zur Verfügung, verschiedene Isoenzyme wurden nachgewiesen.

In Leber und Niere wurden die Isoenzyme ALDH I und II, in Lunge und Magen ALDH III, in Leber, Herz, Darm und Fibroblasten ALDH IV, in Lymphozyten die Isoenzyme ALDH I und II und in Erythrozyten nur das Isoenzym ALDH II gefunden (536). Ein genetisch bedingter ALDH-Isoenzymmangel führt wegen erhöhter Azetaldehydkonzentration im Blut zu starker Alkoholempfindlichkeit mit körperlichen Beschwerden; daraus resultierende Überlegungen werden im Kapitel 6.3.2.2. erörtert. Dort wird auch darauf eingegangen, daß Azetaldehyd zu anderen, z.T. morphinähnlichen Substanzen kondensiert werden kann (Multi-Metabolit-Theorie).

Im dritten Schritt des Alkoholabbaus wird Azetat (Essigsäure) bzw. Azetyl-Co-Enzym A in den Mitochondrien über den Trikarbonsäurezyklus zu CO_2 und Wasser verstoffwechselt (655).

Auch vom glatten endoplasmatischen Retikulum (Lebermikrosomen) wird Alkohol oxydiert (379). Das sogenannte **M**ikrosomal Äthanol (**E**thanol) **o**xydierende **S**ystem (MEOS) baut neben Alkohol auch Pharmaka (z. B. Psychopharmaka) ab. Chronischer Alkoholkonsum aktiviert das MEOS (565). Angemerkt werden kann, daß dies klinisch relevant wird bei Narkosen. Auffallend hohe Narkosemittelmengen lassen sich oft ursächlich durch einen bis dahin nicht bekannten Alkoholismus erklären. Ein weiteres Phänomen des Alkoholstoffwechsels ist das SIAM-Phänomen (**S**wift **I**ncrease in **A**lcohol **M**etabolism), das bedeutet schneller Anstieg des Alkoholstoffwechsels bei großen Alkoholdosen ohne langen Anpassungsvorgang (625, 624). Auf mehrere experimentelle Arbeiten wird hingewiesen (536), die als Hypothese einen raschen Anstieg der Alkoholelimination durch aktivierte hepatische Sauerstoffaufnahme und Produktion von Glukose beschreiben. Dabei sind Hormone, insbesonders Katecholamine, beteiligt. Eine entsprechende oder fehlende genetische Disposition läßt sich auch beim Menschen nachweisen. Die Katalasen sind Hämenzyme, die wie MEOS über das Zytochrom P-450 gesteuert werden (404). In vivo können Katalasen gegenüber älteren Annahmen praktisch kaum Alkohol oxydieren (621), während Alkohol in vitro ohne Probleme zu Aldehyd oxydiert wird.

Die Suchtforschung bringt eine Fülle von neuen physiologischen Aspekten im Zusammenhang mit Alkohol. Vielfältige Wirkungen auf die Zellmembranen beeinflussen die Entwicklung von Toleranz und physischer Abhängigkeit. Auch bei den Neurotransmittern, den notwendigen Überträgersubstanzen zur biochemischen Weiterleitung von Nervenreizen, ist Alkohol wirksam. Die Neurotransmitter Noradrenalin, Dopamin, Azetylcholin, Serotonin und Gamma-Aminobuttersäure (GABA) wirken auf emotionale und verhaltensmäßige Zustände; Einflüsse auf Gedächtnis- und Lernvorgänge bestehen. Die Neurotransmitter sind an der Entwicklung von Toleranz und physischer Abhängigkeit beteiligt. Die Hypothese, daß verschiedene Mechanismen für Präferenz, Anfangssensibilität, Metabolismus, Toleranz, psychische und physische Abhängigkeit bestehen, ließ sich in Tierexperimenten erhärten (2, 158, 630).

Alkohol hat vielfältige Wirkungen auf die Neuropeptide, dazu gehören auch die Hypophysenhinterlappenhorme Vasopressin (Adiuretin) und Oxytocin. Peripher wirken diese auf Blutdruck, Wasserausscheidung und glatte Uterusmuskulatur, als Neurotransmitter wirken sie im zentralen Nervensystem. Zu den Neuropeptiden gehören die Endorphine, die eine körpereigene morphinartige Wirkung entwickeln. Endorphine benutzen die gleichen Opiatrezeptoren wie Morphin. Von der biologischen Suchtforschung sind in bezug auf die verschiedenen Endorphine sowie auf die Enkephaline (Pentapeptide) noch bedeutsame Erkenntnisse bei ihrer Rolle in der Suchtentstehung zu erwarten (s. auch Kap. 6.3.2.).

1.4. Pharmakokinetik und Wirkung des Alkohols im menschlichen Körper

RESORPTION

Die Aufnahme des Alkohols (Resorption) im menschlichen Körper entspricht einem Diffusionsvorgang.

Die Resorptionsgeschwindigkeit wird von der Magen- und Darmmotorik beeinflußt, bei früher Magenentleerung kommt es zu einer raschen Resorption, ca. 80 % des Alkohols wird im oberen Dünndarm resorbiert. Dementsprechend wird bei gastrektomierten Patienten besonders frühzeitig resorbiert (437). Hochprozentige Alkoholika werden rascher resorbiert als weniger konzentrierte (168). Starkes Rauchen, scharfe Gewürze, reichliche, besonders fettreiche Mahlzeiten verzögern die Resorption. Größere oder ungewohnte Alkoholmengen verursachen einen Pylorospasmus, um die Magenentleerung zu verzögern. Nach 15 Minuten sind bereits 50 % der getrunkenen Alkoholmenge resorbiert, nach 60 bis 90 Minuten ist üblicherweise die Resorption abgeschlossen.

DIFFUSION

Mit Beginn der Resorption beginnt die Verteilung des Alkohols im menschlichen Körper (Diffusion). Der wasserlösliche Alkohol wird über den Blutkreislauf verteilt, eine rasche Diffusion aus dem Blutkreislauf in das übrige, extravasale Körperwasser kann zu einem schnellen Abfall des Blutalkoholspiegels führen (sog. Diffusionssturz). Wenn zwischen Blut und Gewebe ein Konzentrationsausgleich eintritt, ist der Diffusionsvorgang beendet. Nach der letzten Alkoholeinnahme ist unter normalen Bedingungen die Verteilung des Alkohols ca. in 60 bis 90 Minuten abgeschlossen. Wasserhaltige Gewebe wie das Gehirn, aber auch die Muttermilch (270) zeigen in der Alkoholkonzentration annähernd gleiche Werte zur BAK. Zusammenfassend ist festzuhalten, daß die Alkoholkonzentration im Blut von der resorbierten Alkoholmenge, von der Resorptionsgeschwindigkeit, vom Körpergewicht bzw. genauer von der Menge des Körperwassers sowie von der Geschwindigkeit der Alkoholelimination abhängt.

ELIMINATION

Etwa 90 bis 95 % der resorbierten Alkoholmenge werden oxydiert (verbrannt), der Rest wird unverändert ausgeschieden. Praktisch beginnt mit der Diffusion auch die Elimination. Üblicherweise werden ca. 7 bis 14 g Alkohol pro Stunde verbrannt, im Durchschnitt sinkt die BAK um etwa 0,15 ‰ in der Stunde (233). Die Alkoholmenge entpricht etwa einem kleinen Glas Bier (0,2 l). Wenn eine entsprechende Alkoholmenge längere Zeit gleichmäßig getrunken wird, kann die resorbierte Alkoholmenge der eliminierten Alkoholmenge entsprechen, so daß bei einer graphischen Darstellung die BAK für einen Zeitraum einem Plateau (sog. Grehantsches Plateau) ähnlich wird. Zur Berechnung der Blutalkoholkonzentration kann die umgestellte Widmarksche Formel (672) verwendet werden:

$$\frac{A}{p \times r} = BAK \text{ (in ‰)}$$

A = resorbierte Alkoholmenge in Gramm, p = Körpergewicht in Kilogramm, r = Reduktionsfaktor (0,7 für Athletiker, 0,6 für Pykniker und Frauen, 0,8 für Astheniker).

Zur Umrechnung verschiedener alkoholhaltiger Getränke in reine Alkoholmenge dient die Tabelle 1.

ALKOHOLWIRKUNG

Die individuelle Empfindlichkeit für Alkohol ist außerordentlich verschieden, Jugendliche und Trinkungewohnte zeigen früher Konzentrationsmängel, während bei gleicher Trinkmenge Alkoholiker verspätet reagieren. Bei einer BAK von 0,1 bis 0,4‰ kommt es zu keiner wesentlichen Beeinflussung der Konzentration. Bei einer BAK von 0,5 bis 1,0‰ treten Beeinflussung der Tiefensehschärfe, der Dunkeladaptation und emotionale Veränderungen auf. Die BAK 1,0 bis 1,5‰ führt zu Euphorie, Enthemmung und verlängerten Reaktionszeiten. Die BAK 1,5 bis 2,0‰ bedeutet bereits eine mittelschwere Intoxikation mit stark verlängerter Reaktionszeit, leichten Gleichgewichts- und Koordinationsproblemen und Enthemmung. Die BAK 2,0 bis 2,5‰ führt zu einem starken Rauschzustand mit Gleichgewichts- und Koordinationsproblemen. Die BAK 2,5 bis 3,0‰ führt zu groben Gleichgewichts- und Koordinationsstörungen, Bewußtseinseintrübung und beginnenden Lähmungssymptomen. Die BAK 3,5 bis 4,0‰ bedeutet meist tiefes, eventuell schon tödliches Koma. Deutlich muß darauf hingewiesen werden, daß auch angeblich harmlose Medikamente die Alkoholwirkung verstärken oder potenzieren können. Geringe Alkoholmengen können unter Einnahme eines angeblich harmlosen »Grippemittels« erhebliche unerwünschte Nebenwirkungen wie Konzentrationsmängel im Verkehr bewirken. Kleinkinder sind durch Alkohol besonders gefährdet, die letale Dosis für fünf- bis sechsjährige Kinder beträgt 30 g Alkohol (404, 437).

Nicht selten wird bei Alkoholikern eine überraschend hohe BAK gefunden, BAK-Werte weit über 5‰ wurden durch Toleranzentwicklung überlebt, in seltenen Fällen sogar nur mit mittelgradiger Bewußtseinsstörung. Die Symptomatik der Alkoholintoxikation und ihre Behandlung wird später beschrieben (s. Kap. 4.2.).

Bei chronischem Alkoholismus läßt sich als biologisch-biochemischer Vorgang ein adaptatives Phänomen einschließlich Toleranzentwicklung finden. Eine beschleunigte Äthanoloxidation führt zu einer alkoholbedingten Induktion des MEOS, dadurch kommt es zu einer mikrosomalen Enzyminduktion (Zytochrom P-450 sowie NADPH-Zytochrom P-450-Reduktase). Davon hängt auch der Abbau von Medikamenten in der Leber wesentlich ab (381). Alkohol wirkt dabei oft hemmend, daher verlängert sich unter Alkoholeinfluß bei verschiedenen Schlaf- und Beruhigungsmitteln, Antikoagulantien und Schmerzmitteln die Halbwertzeiten (565). Bei Alkoholikern ist deshalb auch mit einer gesteigerten

Tabelle 1: UMRECHNUNGSTABELLE von Trinkmenge alkoholischer Getränke auf Äthanol-Konsum (aus: Suchtgefahren 1/83, S. 54)

Getränke		Alkohol (Äthanol)-Gehalt			»1 Flasche« enthält		»1 Glas« enthält		Gesamt-Getränkevolumen in Litern (L)						
		Volumen-% (ml/100 ml)		Gewichts-% (g/100 ml)	Getränk L	Äthanol ml	Getränk L	Äthanol ml	0,5 L	1,0 L	1,5 L	2 L	3 L	4 L	5 L
		Mittel	Streubreite	Mittel					Darin enthalten: Alkohol in ml						
									ml	ml	ml	ml	ml	ml	ml
Bier	»Alkoholfreies« Bier	0,6	0,4–0,64	0,5	0,33/0,5	2,0/3,0	0,5	3,0	3	6	9	12	18	24	30
	Berliner Weiße	3,5	3,0–4,0	2,8	0,33/0,5	11,5/17,5	0,5	17,5		35					
	Export	4,5	4,0–6,0	3,6	0,33/0,5	14,9/22,5	0,5	22,5		45					
	Pils, Lagerbier	5,0	4,0–6,0	4,0	0,33/0,5	16,5/25,0	0,5	25,0		50					
	Bock, Märzenbier	6,5	5,0–8,0	5,1	0,33/0,5	21,5/32,5	0,5	32,5		65					
	Porter, Ale	6,5	6,0–7,0	5,1	0,33/0,5	21,5/32,5	0,5	32,5		65					
	»Bier« (undifferenziert)	4,0	3,0–8,0	3,2	0,33 Dose / 0,5 Fl.	13 / 20	0,5 »Halbe«	20 (15–25)	20 (15–25)	40 (30–55)	60	80	120	160	200
Wein	Obstweine	5,0	3,5–13,5	4,0	0,7/1,0/2,0	35/50/100	0,25	12,5		50					
	Weißweine	11,0	10–12	8,7	0,7/1,0/2,0	77/110/220	0,25	27,5		110					
	Rotweine	11,5	10–13	9,1	0,7/1,0/2,0	81/115/230	0,25	28,8		115					
	Schaumweine	12,0	9–14	9,5	0,7/1,0/2,0	84/120/240	0,25	30,0		120					
	Wermut, Port, Sherry usw.	17,0	14–19	13,4	0,7/1,0/2,0	119/170/340	0,25	42,5		170					
	»Weine« (undifferenziert)	14,0	11–15,6	11,1	0,7 Fl. / 1,0 Fl. / 2,0 Fl.	100 / 140 / 280	0,25 »Viertel«	35	70	140	210	280	420	560	700
Likör	Eier-, Schokoladelikör	22	20–25	17	0,7 Fl.	154	0,02	4,4		220					
	Fruchtlikör	30	25–33	24	0,7 Fl.	210	0,02	6,0		300					
	Kräuterlikör	35	30–38	28	0,7 Fl.	245	0,02	7,0		350					
	»Liköre« (undifferenziert)	33	24–42	26	0,7 Fl.	230	0,02	6,6	165	330	495	660			
Branntwein etc.	Korn, Obstbrände	40	35–45	32	0,7 Fl.	280	0,02	8,0		400					
	Branntwein, Cognac	40	38–60	32	0,7 Fl.	280	0,02	8,0		400					
	Gin	43	35–50	34	0,7 Fl.	300	0,02	8,6		430					
	Wodka	45	40–50	36	0,7 Fl.	315	0,02	9,0		450					
	Whisky	50	40–60	40	0,7 Fl.	350	0,02	10,0		500					
	Rum	60	40–80	47	0,7 Fl.	420	0,02	12,0		600					
	»Schnäpse« (undifferenziert)	42	40–50	33	0,7 Fl.	295	0,02	8,4	210	420	630				

LETALGRENZE, ca. 230 ml (3,3 ml/kg Körpergewicht) Äthylalkohol bei einem 70 kg schweren Erwachsenen ohne Alkoholtoleranz und Alkoholsensibilisierung. (Vorsicht! Statistischer Wert, bei Ausbildung von Toleranz wesentlich höher; Geschlechtsunterschiede. Abhängigkeit von Fettpolster, Nahrungsaufnahme, Leberfunktion etc.). – Letaldosis für 5–6jährige Kinder ist ca. 30 ml.

Plasmaclearance verschiedener Medikamente zu rechnen, wenn der hemmende Einfluß von Alkohol im Organismus entfällt. Bei chronischen Alkoholikern ohne histologisch-signifikante Leberschäden reduziert sich die Plasmahalbwertzeit von Doxycyclin, Meprobamat, Phenytoin, Pentobarbital, Propranolol und Rifampicin bis zu 50% (502), so daß die Medikamentendosierung entsprechend erhöht werden muß.

Besondere Probleme ergeben sich, wenn das Medikament toxische Metaboliten bildet. Durch Enzyminduktion notwendige höhere Medikamentendosen führen bei Paracetamol, Isoniazid, Halothan und Tetrachlorkohlenstoff vermehrt zu toxischen Abbauprodukten. Mit entsprechender Schwere der Leberschädigung reduziert sich der hepatische Abbau von Arzneimitteln, bei histologisch nachgewiesener Leberzirrhose ergibt sich üblicherweise eine deutlich geminderte Clearance von Arzneimitteln.

Eine besondere Gefahr besteht für Paracetamol-Toxizität bei chronischen Alkoholikern, eine tägliche Dosierung von 2–4 g kann zu schwersten, eventuell auch tödlichen Leberschädigungen führen. Damit sind leichte bis schwere Koagulopathien sowie Nierenschäden verbunden.

Anzumerken ist, daß sich bei Alkoholikern im nüchternen Zustand die erhöhte Toleranz gegen Sedativa und Hypnotika nur für die Sedierung zeigt. Damit steigt das Risiko, daß zur Sedierung notwendige Dosiserhöhungen zu einer Atemdepression führen können, da sich die Toleranz nicht für die atemdepressive Wirkung entwickelt (502).

1.5. »Normales« Trinkverhalten und pathologischer Alkoholkonsum

Es gibt erhebliche Schwierigkeiten, normales Trinkverhalten oder pathologischen Alkoholkonsum zu definieren oder abzugrenzen. Epidemiologisch zeigt die erwachsene Bevölkerung etwa ab 16. Lebensjahr folgendes Trinkverhalten: Abstinente oder fast Abstinente ca. 20%, schwache Konsumenten ca. 32 bis 53%, starke Konsumenten ca. 16 bis 47%, pathologische Konsumenten zwischen 2 und 7% (129, 536, 633).

Trojan (633) hat mehrere Studien zur Prävalenz des Alkoholkonsums in der Bundesrepublik zwischen 1967 und 1977 verglichen und zusammengefaßt, daß die auffallende Schwankungsbreite zur »wahren« Prävalenz des Alkoholkonsums wesentlich unterschiedlichen Definitionen der Konsumentenkategorien sowie verschiedenen Erhebungsjahren entspricht. Die Unterscheidung des Gebrauchsmusters ist noch relativ einfach möglich in die Minderheit der Nicht-Konsumenten (Abstinente) mit ca. 6 % der Bevölkerung sowie die Gruppe der Konsumenten mit ca. 94 %.

Zur Beurteilung des Gebrauchsmusters werden Trinkhäufigkeit und Alkoholtrinkmenge herangezogen. Eine Alkoholintoxikation entspricht sicherlich nicht »normalem« Trinkverhalten, aber mit dem Begriff pathologischer Alkoholkonsum ist eine eingrenzende Definition eines solchen Trinkverhaltens nur unbefriedigend möglich. Eine Alkoholintoxikation muß nicht auf ein regelmäßiges Gebrauchsmuster hinweisen: Als Beispiel denke ich an eine einmalige Alkoholintoxikation, die ein bisher nicht oder selten trinkender Jugendlicher im Rahmen seiner Unerfahrenheit oder Selbstüberschätzung erfährt. Im weiteren Sinne kann gelegentlicher Alkoholkonsum durchaus auch in geringen Mengen pathologisch sein. Ein Beispiel hierfür ist ein Epileptiker, bei dem bereits durch geringe Alkoholmengen zerebrale Krampfanfälle ausgelöst werden.

Bei entsprechender Persönlichkeitsstruktur kann Alkoholkonsum bei selten oder mäßig Trinkenden pathologische Aspekte enthalten. Der Alkoholkonsum kann selbstschädigende und/oder gesellschaftsschädigende Folgen haben. Z.B. können durch Alkoholeinfluß verursachte, wiederholte Verkehrsunfälle auch bei einem mäßig Trinkenden auftreten. Ein ähnliches Problem bietet die Einordnung des pathologischen Rausches, der als idiosynkratische Reaktion von alkoholintoleranten Menschen bei quantitativ geringen Alkoholmengen zu abnormen psychischen Reaktionen führt.

Deshalb ist im Zusammenhang mit Alkohol der Begriff pathologischer Konsum nur unzureichend zu definieren. In der Literatur sind deshalb unterschiedliche Begriffsinhalte bis zur beginnenden Begriffsverwirrung vorhanden. Im Begriff pathologischer Alkoholkonsum sind als quantitativ unklare Parameter die Trinkmenge sowie ein Zeitfaktor enthalten. Je größer das Produkt aus Trinkmenge und Zeitfaktor wird, um so mehr kann von einer Entwicklung in Richtung pathologisch gesprochen werden.

Der Terminus »Alkoholismus« (oder »Alkoholiker«) entspricht einer weitreichenden und umfassenden Bezeichnung. Leider werden historisch bedingte, negative Werturteile impliziert, obwohl Fachkreise zunehmend versuchen, diesen Begriff neutral zu gebrauchen. Die Bezeichnung Alkoholismus entspricht inzwischen zunehmend der Diagnose Alkoholabhängigkeit (170).

Eine Erweiterung zum Begriff chronischer Alkoholismus entspringt vorwiegend der psychiatrischen Terminologie für Patienten, die an einem chronischen Alkoholismus leiden. Durch den Alkohol sind bereits bleibende Schädigungen körperlicher oder psychischer Art eingetreten (18).

Im angloamerikanischen Sprachraum wird der Begriff des Problemtrinkers (problem drinkers) mit resultierenden somatischen und psychosozialen Folgen verwendet. Der undeutliche Begriff beinhaltet hauptsächlich den fortgeschrittenen Alkoholmißbrauch (170). Der Begriff Sucht (addiction) bezieht sich besonders auf die pharmakologische Abhängigkeit. Der Weg zur körperlichen Abhängigkeit geht über die Gewöhnung (habituation). Das entspricht einer Entwicklung, die bestimmt wird durch das Pharmakon (z. B. Alkohol) sowie durch psychischen und soziokulturellen Einfluß. Von der Gewöhnung muß die Bildung von Gewohnheiten (habits) abgegrenzt werden, damit sind eingeschliffene, relativ automatisierte Reaktionsabläufe gemeint mit einem inhaltlichen Begriff, welcher der Lerntheorie entspringt (168). Der Zusammenhang zwischen Gewohnheitsbildung und Entstehung des Mißbrauchs wird deutlich.

Der Begriff Sucht ist nicht eindeutig, ethymologisch entspringt dem gleichen Wortstamm auch das Wort Siechtum und Seuche. Das Wort Sucht wird z.B. für Krankheiten (Schwindsucht, Gelbsucht, Fallsucht u.a.) gebraucht, weiter kommt das Wort Sucht bei Lastern (Habsucht, Spielsucht u.a.) vor. Als mehr krankhaftes, vom Willen abgekoppeltes Verhalten wird das Wort Sucht im Zusammenhang mit Fettsucht, Magersucht oder Mondsüchtigkeit u.a. verstanden.

Da der Begriff Sucht nur schwer definierbar ist und eine körperliche Abhängigkeit bei anderen Süchten nicht bestehen muß, entschloß sich die Weltgesundheitsorganisation (WHO) 1964 zur Einführung des Terminus Abhängigkeit (dependency). Die Entscheidung berücksichtigt mehr die Entwicklung der psychischen Abhängigkeit. Die Arbeit von Jellinek (299, 300, 301) ist mitbeeinflussend für die Entscheidung der WHO.

1.6. Typologie des pathologischen Alkoholkonsums

Der Sachverhalt, welcher mit dem Begriff pathologischer Alkoholkonsum ungenau umrissen war, ist durch die Begriffswahl Alkoholmißbrauch und Alkoholabhängigkeit, entsprechend der WHO-Entscheidung von 1964, abgrenzbar (692). Mißbrauch meint den falschen Gebrauch eines Objektes, in diesem Fall einer Substanz wie Alkohol. Der Gebrauch kann ungewöhnlich, d.h. qualitativ falsch sein (misuse). Nach dieser Definition wäre bereits die einmalige Verwendung von Drogen ohne medizinische Indikation bzw. in übermäßiger Dosierung als Mißbrauch zu bezeichnen (594). Da Alkohol in unserer Gesellschaft ein legales und weitverbreitetes Genußmittel ist, wird der pathologische Alkoholkonsum üblicherweise ein falscher quantitativer Gebrauch sein (abuse). Bei Alkoholmißbrauch (Alkoholabusus) handelt es sich um eine vom Durchschnitt abweichende oder sinnwidrige Gebrauchsform, auch resultierende Folgeschäden werden in Kauf genommen. Der Mißbraucher kann subjektiv das Gefühl haben, richtig zu handeln, so daß eine wissentliche, vorsätzliche Mißbrauchshandlung nicht unbedingt vorliegen muß.

Die Unterscheidung des pathologischen Alkoholkonsums durch WHO-Entschluß in Alkoholmißbrauch und Alkoholabhängigkeit ist durch die Schaffung des »Diagnostic and Statistical Manual of Mental Disorders« (**DSM III**) durch die American Psychiatric Association mit engeren und genaueren diagnostischen Kriterien versehen worden (142).

Alkoholmißbrauch:
A) Merkmale des pathologischen Alkoholkonsums: Bedürfnisse nach täglicher Alkoholzufuhr, um ausreichende Leistungen zu erbringen. Unfähigkeit, das Trinken zu reduzieren oder damit aufzuhören. Wiederholte Bemühung, durch Wechsel der Gewohnheiten (vorübergehende Abstinenz) oder Beschränkung des Trinkens auf bestimmte Tageszeiten exzessives Trinken zu kontrollieren oder zu reduzieren. Trinktouren (tagsüber oder mindestens über zwei Tage anhaltende Intoxikation). Gelegentlicher Genuß von 0,2 l Alkohol in Spirituosen (oder des Äquivalent als Wein oder Bier). Amnesieereignisse während der Intoxikation (»Blackout«). Die Fortsetzung des Alkoholkonsums trotz einer schweren körperlichen Krankheit, die durch Alkohol verschlimmert werden könnte. Trinken von nicht zum Genuß geeignetem Alkohol.
B) Nachlassen der sozialen oder beruflichen Anpassung durch Alkoholkonsum: z.B. Gewalttätigkeit im Rausch, Fortbleiben bei der Arbeit, Verlust der Stellung, strafrechtliche Schwierigkeiten (z.B. Haft wegen Trunkenheit nach Verkehrsunfällen). Streit und Schwierigkeiten in der Familie oder Umwelt wegen exzessiven Alkoholkonsums.
C) Dauer der Beeinträchtigung mindestens einen Monat.

Mit den diagnostischen Kriterien des Alkoholmißbrauchs (aus der deutschen Fassung) des DSM III ist der pathologische Alkoholkonsum quantitativ und qualitativ wie auch der Zeitfaktor genauer definiert, eine nachlassende soziale oder berufliche Anpassung kennzeichnet eine beginnende Entwicklung.

Der Begriff der **Alkoholabhängigkeit** wurde durch folgende diagnostische Kriterien des DSM III präzisiert (142):
A) Merkmale pathologischen Alkoholkonsums und/oder Nachlassen der sozialen und beruflichen Leistungen durch Alkoholkonsum (entspre-

chend den diagnostischen Kriterien A und B des Alkoholmißbrauchs).
B) Toleranzentwicklung oder Entzugssyndrom:
Toleranz: Bedürfnis nach deutlich zunehmenden Alkoholmengen, um
die erwünschte Wirkung zu erzielen oder deutlich verminderte
Wirkung bei regelmäßigem Trinken derselben Menge.
Entzug: Entwicklung des Alkoholentzugssyndroms (mit Symptomen
wie morgendliches Zittern und Unwohlsein, die durch Alkohol
behoben werden) nach Absetzen oder Reduktion der Alkoholzufuhr.
Die Alkoholabhängigkeit beschreibt eine Entwicklung, die in körperliche Abhängigkeit (mit Toleranzsteigerung oder/und Entzugserscheinungen) einmündet. Das Glossar der **9. ICD-Revision** (132) erklärt die
Alkoholabhängigkeit als psychischen, manchmal auch körperlichen
Zustand, der durch Alkoholkonsum entsteht. Verhaltensweisen und
andere Reaktionen sind charakterisiert durch den Drang, ständig oder
periodisch Alkohol zu sich zu nehmen, um dessen psychischen Effekt zu
erleben. Manchmal soll damit das Mißbehagen bei fehlendem Alkoholgenuß vermieden werden, eine Toleranz kann, muß aber nicht vorliegen.

In der wissenschaftlichen Arbeit über pathologischen Alkoholkonsum
hat sich Jellinek Verdienste erworben. Von ihm stammt die klinisch
brauchbarste Typologie des Alkoholismus (300, 301). Er entwickelte dabei
eine Verknüpfung zwischen Abhängigkeitsart und Entwicklung (Phase)
des Alkoholismus (330). Vorangehend hatte Jellinek bereits die phasenhafte Entwicklung des Alkoholismus beschrieben (299, 300), die den
Begriff des Kontrollverlustes als zentrales Kriterium in den Vordergrund
stellte. Der Begriff des Kontrollverlustes war auch der zentrale Punkt des
von ihm geförderten Krankheitskonzeptes der Alkoholabhängigkeit.
Dieses Konzept bedurfte später einer Modifikation in Hinsicht auf den
Delta-Typ, der trotz Alkoholabhängigkeit keinen Kontrollverlust zeigt.

Typologie nach Jellinek

Alpha(α)-Typ:
Zeitweilige psychische Abhängigkeit ohne Kontrollverlust, Fähigkeit zur
Abstinenz; Typ des Konflikt-, Erleichterungs- oder Betäubungstrinkers,
Gefahr von familiären oder sozialen Komplikationen (208, 284, 628).

Beta(β)-Typ:
Übermäßiger, aber nicht regelmäßiger Alkoholkonsum ohne sichere
Zeichen psychischer oder körperlicher kontinuierlicher Alkoholabhängig-

keit. Körperliche Komplikationen wie Gastritis oder Polyneuropathie sind möglich, Typ des Wochenend- und Gelegenheitstrinkers.

Gamma(γ)-Typ:
Psychische und später auch physische Abhängigkeit, süchtiger Trinker mit Toleranzsteigerung, Abstinenzsyndromen und insbesonders **Kontrollverlust**. Bei anhaltendem Verlauf, besonders in der chronischen Phase, kann es zu psychopathologischen (wie Wesensveränderung), sozialen und somatischen Schäden kommen.

Delta(δ)-Typ:
Ebenfalls süchtiger Alkoholtrinker, im Gegensatz zum Gamma-Trinker zeigt er keinen Kontrollverlust. Dafür **Unfähigkeit zur Abstinenz**. Soziokulturelle Faktoren (z.B. Weinbauern oder mediterrane Länder) sind beeinflussend.

Epsilon(ε)-Typ:
Episodischer Trinker (»Quartalssäufer«), der phasenhaft einen unwiderstehlichen Drang nach Alkohol entwickelt. Unter Kontrollverlust kommt es zu mehrtägigen Alkoholexzessen, oft bis an den Rande der physischen Belastbarkeit. Der Epsilon-Typ entspricht wesentlich dem früheren Begriff Dipsomanie. Vor der Trinkphase kommt es oft zu einer phasischen depressiven Verstimmung.

Der Gamma- und der Delta-Typ sind als Alkoholabhängige im eigentlichen Sinne aufzufassen, der Alpha- und der Beta-Typ sind als Vorstufe für die Alkoholabhängigkeit gefährdet. Die einzelnen Typen sind oft nicht ausreichend voneinander abgrenzbar, so daß Mischtypen (84) nicht selten sind, typische Verlaufsformen des Alkoholismus können fehlen.

Die Typologie von Jellinek hat sich trotz einiger Unzulänglichkeiten durchgesetzt, da sie verständlich und relativ an der Praxis orientiert ist. Darauf basierend wurde vorgeschlagen, die Typologie von Jellinek zu erweitern z.B. mit dem Omega-Typ (664), der einem unterschwelligen Gewohnheitstrinker entspricht. Zusätzliche Typisierungen setzten sich nicht einheitlich und vor allem nicht international durch.

Wieser (674) versuchte eine Unterscheidung anhand der Intensität des Alkoholkonsums:
1. Totalabstinente (5 %)
2. Bedingt Abstinente mit nur gesellschaftlichem Konsum (ca. 20 %)
3. Selten, regelmäßig oder mäßig Trinkende (30–35 %)
4. Häufig und mäßig Trinkende (33 %)
5. Regelmäßig und exzessiv Konsumierende (ca. 5 %), diese Gruppe enthält die Gewohnheitstrinker und die Alkoholiker.

Eine Typologie mittels der Motivation führte bereits 1943 Staehelin (601) ein. Er unterschied vier Motivationsgruppen:
1. Genußtrinker
2. Erleichterungstrinker
3. Rauschtrinker
4. Betäubungstrinker

Seidel (562) entwickelte eine klinisch-pragmatische Typologie, die sich an der Krankenhausrealität orientierte:
1. Drehtür-Alkoholiker mit wiederholten Aufnahmen (11,8 %)
2. Grenz-Alkoholiker (Diagnose Alkoholismus nicht eindeutig, 19 %)
3. Vollentwickelte Alkoholiker, ohne bleibende neuropsychiatrische Schäden (48,3 %)
4. Vollentwickelte Alkoholiker, mit bleibenden psychischen Schäden (9,3 %)
5. Sekundäre Alkoholiker, infolge einer primären psychischen Grunderkrankung (11,6 %)

1.7. Alkoholkrankheit – Definition und kassentechnische Sachlage

Die Definition des Alkoholismus und die Formulierung des Krankheitskonzeptes steht unter dem Einfluß von Jellinek, der als nichtärztlicher Biometriker erster Direktor des 1949 entstandenen Centers for Alcohol Studies war. Vorläufer des Instituts war ein Forschungsprojekt der Rockefeller-Stiftung, später das Research Council on Problems of Alcohol (Yale University). Ein seit 1940 erscheinendes Journal (Quarterly Journal of Studies on Alcohol) ist eine vollständige Dokumentation der Alkoholismusliteratur und zentrales Kommunikationsorgan der Alkoholismusforschung. Das Institut arbeitet mit Jellinek in der WHO zusammen, speziell im Unterkomitee Alkoholismus des Expertenkomitees für seelische Gesundheit. Exzessives Trinken wurde von dem Begriff Alkoholismus abgegrenzt. Der Terminus Alkoholismus und das Krankheitskonzept bezog sich auf süchtige Alkoholiker. Wie zuvor erwähnt basierte das Krankheitskonzept auf dem Begriff des Kontrollverlustes als Maßstab der Erkrankung (300). Acht Jahre später erweiterte Jellinek (301) das Krankheitskonzept des Alkoholismus, da der Delta-Alkoholiker keinen Kontrollverlust, jedoch die Unfähigkeit zur Abstinenz zeigt. Jellinek vermutete bereits, daß der Kontrollverlust einem komplizierten Muster erlernter Verhaltensweisen entspricht; eine ausschließliche organische Bedingtheit sei nicht vorhanden. Der Kontrollverlust ist überwiegend organisch bedingten Phänomenen wie dem Entzugssyndrom sehr nahe (18).

Die Diskussion um das Krankheitsmodell unterliegt vielfältiger Kritik mit verschiedenen Ansätzen. Ein häufiger Vorwurf ist, daß sich das Krankheitsmodell sekundär mehr an den Auswirkungen des Alkoholmißbrauchs orientiert als am klassischen medizinisch-naturwissenschaftlichen Modell. Die Folgen einer Entwicklung führen erst zur Alkoholabhängigkeit und resultierende Alkoholfolgeschäden werden als Beweis des medizinisch-naturwissenschaftlichen Modells betont. Andere Krankheitsmodelle wie das tiefenpsychologisch-psychosomatische Modell und das juristisch-soziologische Modell sind nicht berücksichtigt, so daß ein biopsychosoziales Krankheitsmodell (168) gefordert wird. Die Krankheitseinstufung des Alkoholikers birgt die Gefahr, daß regressives und passives Verhalten gefördert wird, dieser erwartet die Heilung durch den Arzt/Therapeuten.

Neuere Erkenntnisse der biologisch-biochemischen Theorien (z.B. zu Neuropeptiden – s. Kap. 6.3.) melden Zweifel für die Bedeutung der Entwicklung zur psychischen Abhängigkeit an. Die Unterscheidung erst in psychische und später physische Abhängigkeit entspricht nicht dem Versuch, pharmakologisch mit Alkohol ein gestörtes biologisches Regelsystem ins Gleichgewicht zu bringen.

Aus der Richtung der kybernetischen Theorie sowie der Lerntheorien wird das Krankheitskonzept angezweifelt, das Alkoholproblem sei ein Fehlverhalten, welches durch Störgrößen bzw. erlerntes Verhalten entsteht. Diese Modelle sind auf den Entwicklungsprozeß in Richtung Alkoholabhängigkeit anwendbar, sie vernachlässigen aber die multikonditionale Genese des Entwicklungsprozesses, besonders biologische Seiten der Alkoholabhängigkeit wie auch der Alkoholfolgeschäden sind in diesen Modellen nicht enthalten. Die Vielfalt der konkurrierenden Therapiekonzepte sowie die Komplexität der Alkoholproblematik forderte die »provozierende« Kritik heraus, Alkoholismus sei ein korrigierbares Fehlverhalten wie eine schlechte Angewohnheit (616). Als Beleg für die Kritik wird das mögliche Auftreten von Spontanremissionen angeführt.

In der Bundesrepublik erfolgte mit Entscheidung des Bundessozialgerichtes vom 18.06.1968 ein Grundsatzurteil (3 RK 63/66), daß Alkoholiker entsprechend dem Gamma- und Delta-Typ von Jellinek als Kranke anerkannt werden. Das Urteil war Folge eines Rechtsstreites zur Klärung der Kostenfrage zwischen Rentenversicherungsträgern und den Krankenkassen. Im Gegensatz zur akuten körperlichen Symptomatik wie beim Alkoholentzugssyndrom oder bei akuten Alkoholfolgeschäden wollten die Krankenkassen mit Hinweis auf den rehabilitativen Aspekt die Kosten der Langzeitbehandlung nicht übernehmen. Nach dem Grundsatzurteil wurden Absprachen zwischen Krankenkassen und Rentenversicherungsträgern durchgeführt zur Übernahme der Kostenregelung. In einem weiteren Urteil des Bundesozialgerichtes vom 15.02.1978 (3 RK 29/77) wurde entschieden, daß Entwöhnungstherapien zum Leistungsbereich sowohl der Rentenversicherung als auch der Krankenversicherung gehören. Nach Art der Behandlungsmaßnahme ist für den Kostenträger abzuklären, ob es sich um eine rehabilitative (Teil-)Maßnahme handelt mit Einfluß auf die Erwerbsfähigkeit. Wird dieses bejaht, kommt als Kostenträger die Rentenversicherung zuerst in Frage.

1.8. Phasenhafte Entwicklung zur Alkoholabhängigkeit

Eine phasenhafte Entwicklung zur Alkoholabhängigkeit wurde durch Jellinek (299) bereits 1946 beschrieben. Seine Ergebnisse basierten auf einer Fragebogenuntersuchung, die an ca. 2.000 Angehörigen der Anonymen Alkoholiker in den USA gewonnen wurden. Aufgrund der amerikanischen typischen Trinksitten (mit dem Pionier-Image des sogenannten »Frontier-Trinken«) kommt es zu übermäßigem Trinken von Spirituosen, besonders Whisky. Seit Anfang des 20. Jahrhunderts wird bei sich verändernden Trinksitten (322) zunehmend auch Bier konsumiert. Dies führte dazu, daß die Erkenntnisse der phasenhaften Entwicklung zur Alkoholabhängigkeit im wesentlichen an Gamma-Alkoholikern gewonnen wurden. Dadurch wird ein Vergleich mit der Bundesrepublik möglich, in der 67 % (524) bzw. 90 % (536) der Alkoholiker als Gamma-Alkoholiker eingeschätzt wurden.

Das Mißbrauchspotential des Alkohols ist ein weiterer wichtiger Parameter, welcher die Entwicklung der Abhängigkeit bestimmt. Er wurde als mindestens so hoch angegeben wie das der barbituratähnlich wirkenden Substanzen (276).

Bei seiner Fragebogenaktion stellte Jellinek 42 diagnostisch verwertbare Symptome fest, die eine Entwicklung in drei Phasen darstellen (300). Eine vierte, voralkoholische Phase stellte er der Entwicklung voran.

Die phasenhafte Entwicklung des Alkoholismus nach Jellinek

VORALKOHOLISCHE PHASE

Anfänglich werden unauffällige oder mäßige Alkoholmengen getrunken. Das Trinken ist besonders sozialmotiviert und soll Spannungen beseitigen. Innerhalb von zwei Jahren kann sich eine leichte Zunahme der

Alkoholtoleranz einstellen. Immer mehr dient Alkohol dazu, eine geminderte Frustrationstoleranz zu kompensieren. Depressive Stimmungsschwankungen werden mit Alkohol selbst behandelt. Zunehmend regelmäßiger oder täglich wird Alkohol konsumiert, intoxikative Zustände sind die Ausnahme.

PRODROMAL-PHASE

Jellinek nennt sieben Symptome zur Entwicklung der Prodromalphase:

1. Alkoholische Palimpseste. Damit sind alkoholintoxikative Zustände gemeint, die Erinnerungslücken, sogenannte »Blackouts« oder »Filmrisse« hervorrufen.
2. Heimliches Trinken, in der Absicht, daß andere es nicht merken. Bevorzugt werden Spirituosen, die schnell »gekippt« werden.
3. Dauerndes Denken an Alkohol, das »inhaltliche« Denken ist eingeengt, besonders ob genügend Alkohol vorhanden ist oder die konsumierte Trinkmenge ausreicht.
4. Gieriges Trinken der ersten Gläser.
5. Schuldgefühle.
6. Vermeidung von Anspielungen auf Alkohol, um Schuldgefühle zu umgehen.
7. Zunahme der Palimpseste.

Die Prodromalphase entwickelt sich ca. in sechs Monaten bis fünf Jahren; beim Auftreten von Erleichterungstrinken, Gedächtnislücken und Alleintrinken sollte trotz fehlender Angabe von Rauschzuständen an die Entwicklung eines Gamma-Alkoholismus gedacht werden (536). Durch erhöhte Alkoholtoleranz können die Rauschzustände fehlen, ein Kontrollverlust ist noch nicht eingetreten.

KRITISCHE PHASE

Die weitere phasenhafte Entwicklung wird durch folgende Symptome gekennzeichnet:

8. Verlust der Kontrolle über die Trinkmenge nach Beginn des Trinkens.
9. Schaffung von Alibis, weshalb getrunken wurde.
10. Widerstand gegen Vorhaltungen.
11. Großspuriges Benehmen, d.h. alkoholbedingte Zunahme des »Größenselbst«.
12. Auffallend aggressives Benehmen.
13. Dauernde Zerknirschung.

14. Kürzere Perioden mit geplanter Abstinenz, als Beweis, den Alkohol »im Griff zu haben«. Daraus resultieren ständige Niederlagen.
15. Änderung des Trinksystems, Alkoholkonsum nicht mehr zu bestimmten Stunden oder Tageszeiten.
16. Freunde fallenlassen, z.B. Abstinente oder wohlwollende Mahner.
17. Arbeitsplätze fallenlassen, d.h. arbeitsbedingte Belastungen und Verunsicherungen werden weniger ertragen, vermeintliche Kränkungen werden überbewertet oder fast gesucht.
18. Das Verhalten auf den Alkohol konzentrieren.
19. Verlust an äußeren Interessen, Bezug zur Realität geht verloren.
20. Neue Auslegung von zwischenmenschlichen Beziehungen.
21. Auffallendes Selbstmitleid.
22. Gedankliche oder tatsächliche Ortsflucht.
23. Ungünstige Änderung im Familienleben.
24. Grundloser Unwillen, als Fehlen von Motivation und dysphorisches Vermeiden interpretierbar.
25. Bestreben, seinen Alkoholvorrat zu sichern.
26. Vernachlässigung angemessener Ernährung.
27. Erste Einweisung ins Krankenhaus wegen »körperlicher« alkoholischer Beschwerden, die vom Alkoholiker üblicherweise – bagatellisierend oder verdrängend – mißdeutet werden.
28. Abnahme des sexuellen Triebes.
29. Alkoholische Eifersucht.
30. Regelmäßiges morgendliches Trinken, um zunehmende Entzugszeichen wegen der nächtlichen Trinkpause zu kompensieren. Der Übergang zur chronischen Phase ist erreicht.

Jellinek hat für seine Krankheitskonzeption als wichtigstes Kriterium den Kontrollverlust eingeführt. Der Kontrollverlust, mit dem die kritische Phase beginnt, wird durch Alkoholiker überwiegend verdrängt oder negiert. Auffällig häufig ergibt sich zur Überlegung, ob ein Kontrollverlust denkbar ist, die Antwort, daß man noch »Herr der Lage« ist. Üblicherweise wird dann im Nachsatz angeführt, daß Trinkpausen mit totaler Abstinenz doch beweisen, daß sie den Alkohol im Griff haben. Der Zusammenhang zwischen Ursache und Wirkung wird umgedreht und passend gemacht. Das nicht beabsichtigte Ende der Selbstbeweise, nämlich der Abstinenzpausen, wird dann als Niederlage erlebt. Dazu gehört üblicherweise ein mit Schuldgefühlen besetztes Erleben. Die sich häufenden Niederlagen zehren zunehmend an der Vorstellung der Selbstkontrolle, die andauernde Zerknirschung weist auf wachsende Zweifel und Ängste hin, daß der Alkoholkonsum nicht mehr beherrschbar wird.

In der kritischen Phase erfährt der Stoffwechsel des Alkoholikers den entscheidenden Grad der Adaptation, der als physische Abhängigkeit bezeichnet wird. Der Alkohol wird bei der Regulation einer großen Zahl von biochemischen Mechanismen wirksam, bei Fehlen von Alkohol führt dies bis zu vegetativen und anderen körperlichen Entzugszeichen. Der Alkoholiker versucht, einen ausreichenden Alkoholwirkspiegel zu halten, um z.B. Schweißausbrüche und Unwohlsein zu vermeiden. Die notwendige Schlafperiode bedingt einen Abfall des nächtlichen Alkoholwirkspiegels, der Alkoholiker verspürt den unwiderstehlichen Drang, sich regelmäßig sofort nach dem Aufwachen Alkohol gierig einzuverleiben, um Entzugserscheinungen zu kupieren. Um einen ausreichenden Alkoholwirkspiegel während des Schlafes zu haben, wird vor dem Schlafengehen eine entsprechend hohe Trinkmenge konsumiert.

Davon ist die hypnagoge Wirkung des Alkoholtrinkens gegen Einschlafschwierigkeiten abzugrenzen. Bereits in der voralkoholischen Phase und in der Prodromalphase wird versucht, Schlafschwierigkeiten mit Alkohol zu beheben, wenn z.B. quälendes Grübeln das Einschlafen behindert. Im Zusammenhang mit dem nächtlichen Abfall des Alkoholwirkspiegels während des Schlafes können sich Durchschlafschwierigkeiten einstellen, was vermehrt in der chronischen Phase auftritt. Daraus resultiert häufig, daß Alkoholiker ihr Schlafverhalten ändern, einen Teil des Schlafes als »Mittagsschlaf« oder Tagesschlaf anstreben. Der Schlaf wird in zwei oder auch mehr kürzere Schlafperioden geteilt, um einen Abfall des Alkoholwirkspiegels und Entzugssymptome zu vermeiden.

CHRONISCHE PHASE

Diese ist gekennzeichnet durch:

31. Verlängerte, tagelange Räusche.
32. Bemerkenswerten ethischen Abbau.
33. Beeinträchtigung des Denkens.
34. Passagere alkoholische Psychosen.
35. Trinken mit Personen weit unter Niveau.
36. Zuflucht auf nicht zum Verzehr geeigneten Alkohol (Haarwasser, Brennspiritus u.a.).
37. Verlust der Alkoholtoleranz.
38. Angstzustände.
39. Zittern.
40. Psychomotorische Hemmung.
41. Das Trinken nimmt den Charakter der Besessenheit an.
42. Das Erklärungssystem versagt, der Alkoholiker wird leichter der Behandlung zugänglich.

In der chronischen Phase reichen die vielfältigen Abwehrmechanismen wie Bagatellisierung, Verdrängung oder Verleugnung nicht mehr aus. Die geminderte Kritikfähigkeit wird weiter reduziert, im sozialen und seelischen Bereich wird der Rückzug angetreten, übliche Folgen sind zunehmende Krankschreibungen, Verlust des Arbeitsplatzes, Verlust von nahen Kontakten u. a. Körperliche Folgeerkrankungen treten auf, die früher erhöhte Alkoholtoleranz geht verloren. Das hat zur Folge, daß die Alkoholmengen noch schwieriger zu dosieren sind, schwere Rauschzustände mehren sich. Die Alkoholbevorratung wird ebenfalls schwieriger und wenn die finanziellen Mittel erschöpft sind, wird Alkohol gestohlen. Auch nicht zum Verzehr geeignete alkoholhaltige Produkte werden getrunken, welches in der Not öfter geschieht, als angenommen wird (153). Nach Jellinek besagt sein zuletzt angegebener Punkt, daß der Alkoholkranke der Behandlung leichter zugänglich wird, wenn sein Erklärungssystem versagt. Folgerungen daraus abzuleiten ist nicht unproblematisch.

Die Vorstellung, daß ein Patient erst »mal ganz unten in der Gosse« gelegen haben müsse, berücksichtigt nicht die Gefahr und Risiken der körperlichen Alkoholfolgeschäden. Diese sind zum Teil nicht reversibel, die tertiäre Prävention wäre nicht ausreichend berücksichtigt. Eindeutig muß auf die zerebralen Folgeschäden durch Alkohol hingewiesen werden. Auch wenn der größere Teil der hirnorganischen Psychosyndrome nur passager ist (Remissionsdauer zwischen Tagen und Jahren!), kann die Existenz von Patienten mit bleibenden hirnorganischen Psychosyndromen nicht ignoriert werden, die meist in spezialisierten psychiatrischen Einrichtungen auf Dauer verbleiben.

Das 42. Symptom Jellineks ist so zu interpretieren, daß der Alkoholiker durchaus Chancen hat, wenn er die ganze phasenhafte Entwicklung durchlaufen hat. Sein Erklärungssystem bietet ihm keine Abwehrmechanismen mehr, die seinen Leidensdruck behindern könnten. Der Leidensdruck wäre in diesem Fall die entscheidende Motivation zur Behandlung. Oft durchlaufen Patienten aber die phasenhafte Entwicklung nicht regelhaft, Symptome können fehlen oder in anderen Phasen auftreten (168). Den Endpunkt der phasenhaften Entwicklung des Alkoholismus mit Versagen des Erklärungssystems erreicht nur ein kleiner Anteil von Patienten. Der überwiegende Anteil der Patienten, die Alkoholprobleme haben oder bereits alkoholkrank sind, werden schon früher mit einer Menge von zu behandelnden unterschiedlichen Symptomen eingeliefert. Die Vielfalt reicht von der Alkoholintoxikation über die zahlreichen körperlichen Folgeerkrankungen bis zu multiplen psychischen Problemen und Krisen. Solche Patienten bedürfen einer angemessenen Beratung, auch wenn es nur einen kleinen »Baustein« in der Entwicklung der Krankheitseinsicht bedeutet.

Die phasenhafte Entwicklung nach Jellinek ist eine brauchbare Beschreibung. Das Aufdecken dieser Gesetzesmäßigkeiten der Alkohol-problematik überfordert den Patienten rasch und muß vom Therapeuten zeitlich angemessen und behutsam durchgeführt werden, unter Berück-sichtigung der spezifischen Psychodynamik mit ihren Abwehrmechanis-men und den individuellen Abweichungen von der Entwicklung.

2. Epidemiologie

2.1. Daten und Statistik zum nationalen Alkoholkonsum

Die absolute Zahl der Bevölkerung, die als alkoholgefährdet oder alkoholabhängig einzuschätzen ist, wurde 1986 in der Bundesrepublik Deutschland mit 3,5 Millionen (141) beziffert. Als Erfassungskriterien wurden ein Alter über 16 Jahre sowie eine tägliche Konsumgrenze von 60 g reinem Alkohol bei Männern und 40 g bei Frauen angesetzt. Das bedeutet, daß 14 % der Männer und 5 % der Frauen als alkoholgefährdet oder alkoholabhängig eingeschätzt werden. Der Anteil der stark alkoholgefährdeten Personen oder Alkoholiker wurde in der Bevölkerung zwischen 2 bis 7 % (»wahre« Prävalenz) in einer vergleichenden Studie (633) ermittelt, als Meßinstrument dienten üblicherweise Repräsentativbefragungen. Eine aktuelle Übersicht der Feldstudien und Repräsentativbefragungen aus dem Jahr 1988 beschreibt Welz (667). Die Prävalenz des Alkoholismus kann auch durch indirekte Methoden ermittelt werden. Die Methode nach Ledermann ist eine Hochrechnung vom Pro-Kopf-Verbrauch an Alkohol auf die Anzahl der starken Alkoholkonsumenten in der Population. Die Methode nach Jellinek ist eine Hochrechnung, die auf den Daten über die Mortalität an Leberzirrhose in der Bevölkerung basiert (168, 593, 633).

Nach Schätzung der Deutschen Hauptstelle gegen die Suchtgefahren (DHS) waren 1987 1,5 bis 1,8 Millionen Menschen in der Bundesrepublik alkoholabhängig (139), weitere Veröffentlichungen lagen in ähnlicher Größenordnung. Im Jahre 1974 wurde die Prävalenz für Alkoholiker in der Bundesrepublik durch Steinbrecher und Solms (594) auf 1,2 bis 1,8 Millionen Menschen geschätzt. Im Vergleich zu der Schätzung der DHS würde es bedeuten, daß in den letzten zehn bis zwölf Jahren keine wesentlichen Veränderung der Prävalenzzahlen stattgefunden hat, im Gegensatz zu den beiden Jahrzehnten nach Ende des zweiten Weltkrieges. Dafür spricht auch die Entwicklung des Konsums reinen Alkohols pro Kopf (139). Im Jahre 1985 wurden 11,8 l und 1986 nur noch 11,5 l reiner Alkohol pro Kopf konsumiert, d.h. daß seit einem Maximum mit 12,7 l im Jahre 1980 in den letzten Jahren der Alkoholkonsum leicht rückläufig ist (667).

Eine eindeutige Trendwende ist für die nächsten Jahren abzuwarten. Eine vermutliche Ursache dafür könnte mehr Aufklärung (Prävention) einschließlich weiter verbreitetem Gesundheitsbewußtsein in der Bevölkerung sein.

Tabelle 2: Die Entwicklung des Getränkeverbrauchs in der Bundesrepublik und Westberlin[1] (Verbrauch in Litern) (aus: Jahrbuch '87 zur Frage der Suchtgefahren, Neuland-Verlag, Hamburg 1987)

Getränke	Jahr 1900[2]	1913[2]	1929[2]	1938[2]	1950[2]	1955[1,2]	1960[1,2]	1965[1,2]	1970[1,2]	1975[1,2]	1980[1,2]	1981[2,3]	1982[1]	1983[1]	1984[1,2]	1985[1,5]
Bier	125,1	102,1	90,0	69,9	38,1	68,8	95,6	122,3	141,1	147,9	145,7	147,0	147,8	148,3	144,8	145,5
Wein einschl. Schaumwein	6,7	5,0	5,0	6,0	5,1	11,0	16,0	18,1	19,5	25,7	26,6	26,2	26,8	26,5	25,8	25,6
Branntwein	11,3	6,8	2,0	3,9	3,0	3,4	5,1	7,2	7,9	8,0	8,8	7,4	6,6	6,5	6,3	6,1
reiner Alkohol insgesamt	10,1	7,6	5,2	4,9	3,3	5,2	7,8	10,0	11,4	12,4	12,7	12,4	12,2	12,2	11,9	11,8
Fruchtsäfte u. -nektare	–[4]	–[4]	–[4]	1,6	1,9	3,4	6,6	7,1	9,9	13,5	19,4	20,9	21,7	22,8	23,5	25,2
übrige alkoholfreie Erfrischungsgetränke	–[4]	–[4]	–[4]	5,2	10,3	17,9	26,6	41,3	59,7	89,1	112,2	113,8	122,7	128,6	124,9	131,9
Bohnenkaffee	–[4]	–[4]	–[4]	81,2	–[4]	62,0	94,1	105,4	116,2	132,9	158,8	169,9	168,1	169,5	164,2	163,6
Ersatzkaffee	–[4]	–[4]	–[4]	80,9	105,5	82,0	52,2	31,0	16,6	9,3	8,9	8,4	8,4	8,5	8,2	8,1
Tee	–[4]	–[4]	–[4]	18,1	9,6	19,0	24,3	26,0	29,0	30,8	47,6	51,6	48,5	48,4	50,6	49,0
Milch	–[4]	–[4]	–[4]	120,0	110,0	118,0	92,6	88,9	101,8	91,6	92,9	93,8	94,1	96,2	95,7	96,8
Getränke insges. (100 %)	–[4]	–[4]	–[4]	386,8	302,7	385,5	413,1	464,8	521,0	548,8	619,9	639,0	644,7	655,3	644,0	651,8
davon alkoholische Getränke	–[4]	–[4]	–[4]	20,6 %	15,3 %	21,6 %	28,2 %	31,8 %	32,3 %	33 %	29,2 %	28,3 %	28,1 %	27,7 %	27,5 %	27,2 %
davon nichtalkoholische Getränke	–[4]	–[4]	–[4]	79,4 %	84,7 %	78,4 %	71,8 %	68,2 %	67,7 %	67 %	70,8 %	71,7 %	71,9 %	72,3 %	72,5 %	72,8 %

1) Verband der deutschen Fruchtsaftindustrie e.V. (Hg): Jahresbericht 1985, Schönborn 1986
2) DHS-Jahrbücher
3) IFO-Schnelldienst 12/85
4) Für dieses Jahr liegen keine Daten vor
5) Eigenberechnungen

Zum Verständnis der Entwicklung des Alkoholkonsums muß angemerkt werden, daß im Jahre 1900 bereits 10,1 l reiner Alkohol pro Kopf konsumiert wurden, im Jahre 1950 waren es nur 3,3 l. Danach gab es einen massiven Anstieg der Konsummenge reinen Alkohols pro Kopf auf 12,4 l im Jahre 1975. Von den 11,8 l pro Kopf reinem Alkoholkonsum im Jahre 1985 wurden 6,4 l in Form von Bier, 3,1 l in Form von Wein und Schaumwein sowie 2,3 l als Branntwein getrunken (139) (s. Tabelle 2).

Daß eine Stagnation oder sogar ein leichter Rückgang des Alkoholverbrauchs eingetreten ist, kann einem aktuellen Vergleich des Info-Instituts* entnommen werden. Der Vergleich zwischen den Jahren 1976 und 1986 ergab einen deutlichen Anstieg des Gesamtgetränkeverbrauchs (Leitungswasser nicht mitgerechnet) von 539,3 l auf 631,9 l. Die Pro-Kopf-Trinkmenge an Bier ging auf 146,6 l (minus 4,4 l) zurück. Der Konsum von Wein ging auf 18,9 l pro Kopf (minus 1,6 l) und von Spirituosen sogar um 25 % auf 6,3 l (minus 2,1 l) zurück. Lediglich bei Sekt gab es eine Zunahme auf 4,4 l pro Kopf im Jahre 1986 (plus 1,0 l).

Anzumerken ist, daß der leichte Rückgang des Pro-Kopf-Verbrauchs an reinem Alkohol trotz erhöhtem Werbeaufwand für Alkohol in den Medien auftrat. 1975 wurden ca. 89 Mill. DM, 1985 sogar 181 Mill. DM für Bierwerbung ausgegeben. Für Weinwerbung wurden 1975 19 Mill. DM, und 1985 49 Mill. DM ausgegeben. Für Schaumweinwerbung wurden 1975 33 Mill. DM und 1985 42 Mill. DM, für Spirituosenwerbung 1975 162 Mill. DM und 1985 195 Mill. DM investiert.

Im Jahre 1985 wurden für alkoholische Getränke über 32 Mrd. DM ausgegeben, die dem Fiskus eine Steuereinnahme von 6,1 Mrd. DM brachte. Die Steuereinnahmen stehen in negativer Relation zur volkswirtschaftlichen Belastung durch Alkoholfolgen, die vorsichtig in Höhe von ca. 30 Mrd. DM pro Jahr geschätzt werden.

Die Gesamtkosten im Leben eines Alkoholikers werden mit 500.000 DM für Diagnostik, Behandlung, Rehabilitation oder Frühberentung veranschlagt (364). Die Dunkelziffer der sozialen Folgekosten sind bei der Komplexität des Alkoholproblems nur schwer abzuschätzen. Neben eindeutigen somatischen Alkoholfolgeschäden ist Alkohol an der Ätiologie einer Unzahl von weiteren somatischen Erkrankungen in noch umgeklärtem Maße beteiligt, als Beispiel sind Resistenzminderung gegen Infekte, verzögerte Wundheilung oder die Beteiligung an der Karzinogenese (82) zu berücksichtigen.

Besonders schwierig dürften soziale Schäden im Bereich der Familie einzuschätzen sein, wenn Kinder in gestörter Atmosphäre (»broken

---

* (aus: Die Zeit – vom 22.05.1987)

home«) aufwachsen. Z.B. sind erhöhte Scheidungsquoten oft der erste
Schritt in Richtung eines Desozialisationsprozesses (167). Alkoholiker
sind an Arbeitsunfällen 3,5 mal häufiger beteiligt, sie werden länger
krankgeschrieben als nicht trinkende Mitarbeiter, fehlen 16 mal häufiger
und sind 2,5 mal häufiger krank (700). Alkoholiker haben ein erhöhtes
Risiko, arbeitslos zu werden. Etwa 25 % aller Hausunfälle und die Hälfte
der tödlichen Unfälle in den eigenen vier Wänden wird nach amerikanischen Schätzungen durch Alkohol bewirkt.

Auf dem 25. Verkehrsgerichtstag in Goslar 1987 war zu erfahren, daß
Trunkenheit am Steuer als die zweithäufigste Unfallursache gilt. Bei
jedem dritten bis fünften getöteten Verkehrsopfer soll ein Zusammenhang
mit Alkoholbeeinflussung im Straßenverkehr bestehen. Jährlich werden
150.000 Führerscheine wegen Trunkenheit am Steuer eingezogen.
Bedenklich erscheint, daß in den folgenden fünf Jahren von den erstmals
wegen Alkohol am Steuer Verurteilten ein Drittel erneut rückfällig wird.
Die Häufigkeit von Alkoholeinfluß wird bei kriminellen Delikten je nach
Literatur zwischen 12 bis 50 % angegeben (364, 684). Der Versuch, die
direkten und indirekten Alkoholfolgekosten für die Gesellschaft abzuschätzen ergab für das Jahr 1983 ein errechnetes Defizit von 113,4
Mrd.DM (684).

   Von soziologisch-epidemiologischem Interesse ist die Verteilung des
Alkoholkonsums auf verschiedene Sozialschichten oder Berufsgruppen.
Zwischen verschiedenen Sozialschichten bestehen nur sehr geringe Unterschiede, als Tendenz ist erkennbar, daß Angestellte bei Alkoholikern
etwas unterrepräsentiert sind (674). Angestellte hatten niedrigere Werte
bei einem Alkoholindex als Facharbeiter und Selbständige, eindeutig die
höchsten Indexwerte traten bei ungelernten Arbeitern auf (675). Unter-
nehmer, Selbständige und freie Berufe haben den mengenmäßig höchsten
Alkoholkonsum, anscheinend trinken sie jedoch kontrollierter als unge-
lernte Arbeiter, die bedeutend häufiger »Filmrisse« (»Blackouts«) angaben (288). Interaktionen zwischen Alkoholkonsum und Faktoren aus
Arbeits- und Freizeitbereich bestehen bei unregelmäßiger Arbeit und
Schichtarbeit, verstärkt durch Akkord und Überstunden, monotone oder
schwere körperliche Arbeiten mit starken Temperatur- und Witterungs-
einflüssen sowie Staubentwicklung. In den Bereichen Land- und Forst-
wirtschaft, im Handwerk, bei den ungelernten Berufen, in der Bau- und in
der Chemischen Industrie finden sich vermehrt starke Konsumenten (18).
Wichtig ist die sogenannte »Griffnähe« von Alkohol, zu den »High-
risk«-Berufen gehören Gastwirte. Tödliche Alkoholvergiftungen treten
häufiger unter chronischem Alkoholabusus bei gestörten Familienverhält-

nissen, reduzierter sozialer Integration und geringem beruflichem Status (wie Hilfsarbeiter) auf (405). Arbeitslosigkeit kommt eine alkoholismus-fördernde Wirkung zu (263). Die Alkoholismusentwicklung wird durch soziale Deklassierung gefördert, wechselseitig führt Alkoholismus oft zur Arbeitslosigkeit.

Zur Mortalitätsstatistik ist festzuhalten, daß Alkoholiker eine deutlich kürzere Lebenserwartung haben, die Literaturangaben sprechen von einer 12 bis 15 %igen Verkürzung der Lebenserwartung (121). Neben somatischen Alkoholfolgeschäden traten als Todesursachen besonders Suizide und tödliche Unfälle auf. Für chronische Alkoholiker wurde sogar eine verkürzte Lebenserwartung um 23 Jahre angegeben.

2.2. Geschlechts- und altersspezifische Aspekte

2.2.1. Frauen und Alkohol

Nach dem zweiten Weltkrieg hat sich die geschlechtsspezifische soziale Rolle der Frau einem erheblichen Wandel unterzogen. Bei zunehmendem sozialen Wohlstand bedeuten Heirat und Mutterrolle, trotz der Tendenz von weniger Kindern oder Einzelkind, immer noch das vorübergehende oder dauernde Aufgeben einer eigenständigen Lebenswelt. Das wachsen-de Streben in unserer Gesellschaft nach materiellem Wohlstand und Konsum wird oft auch mit einer Doppelbelastung Mutter und Berufstä-tigkeit erkauft. Vermehrte sexuelle Aufklärung und Freiheiten bewirken häufig eher Unzufriedenheit und Resignation wegen unerfüllbarer Erwar-tungen und Sexual- und Leistungsängsten. In diesem Zusammenhang ist Alkohol ein Medium, das die Konformität zwischen weiblichem und partnerschaftlichem Rollensterotyp aufrechtzuerhalten hilft (61). Der Konsum von Alkohol dient dazu, sich von der weiblichen Rollenerwar-tung zeitweise zu suspendieren. Unter Alkohol können Frustrationen wie auch Elemente der männlichen, dominant erlebten Rolle wie Aggressivi-tät aufgegriffen und ausgelebt werden. Sich ausbreitende egozentrische und konsumorientierte Wertmaßstäbe führen zu unbefriedigenden emo-tionalen und sexuellen Beziehungen (695). Dem Druck der eigenen und gesellschaftlichen Erwartungen von Selbstverwirklichung stehen immer mehr Phantasien von passiver Oralität (Versorgt-Werden, Wohlstand, Konsum) gegenüber. Gesellschaftliche Normen beeinflussen Entwicklun-gen wie den Anstieg von Schwangerschaftsabbrüchen, Scheidungen und außerehelichen Beziehungen, die zu Schuldgefühlen führen. Belastend sind auch Befürchtungen, als Mutter zu versagen oder die notwendige »Nestwärme« nicht entwickeln zu können. Im Zusammenhang mit dem

Ablösungsprozeß der heranwachsenden Kinder kann sich ein »Empty-nest-Syndrom« einstellen (323). Es wird Bilanz gezogen, ein Gefühl von Leere und Verlassensein stellt sich ein, da die Frau sich dem Ende einer möglichen biologischen Mutterschaft nähert, mit Veränderungen in der weiblichen Identität und Rolle.

Bei Frauenalkoholismus bestehen insgesamt zwei große Konfliktbereiche:

1. Krisenhafte Situationen im Leben wie Scheidung oder Tod des Partners sind verbunden mit Rollenverlust und sozialer Instabilität (313).
2. Belastende chronische Beziehungs- und Partnerprobleme, während für Männer mehr die Arbeitswelt zu Unzufriedenheit und Schwierigkeiten führt. Bis zu 50 % der Ehemänner von Alkoholikerinnen wurden als ebenfalls suchtkrank beschrieben (131), so daß eine beziehungsstabilisierende Wirkung des Alkohols für ein Familien- oder Beziehungsgleichgewicht zu berücksichtigen ist.

Alkoholtrinkende Frauen (angeblich 85 % der Alkoholikerinnen [360]) trinken häufiger allein und heimlich (313, 536). Sie haben die Erfahrung gemacht, daß vermehrtes Alkoholtrinken durch die Gesellschaft weniger akzeptiert wird als bei Männern. Alkoholkranke Frauen werden von ihren Partnern meist allein gelassen, sowohl vor wie auch während der Behandlung (61).

Frühzeitig (45) wurde auf das Ansteigen der Zahlen von alkoholkranken Frauen aufmerksam gemacht. Während die Relation von alkoholkranken Männern zu Frauen im Jahre 1968 bei ca. 10 : 1 lag (364, 633), ist ein Anstieg der Relation auf 3 : 1 eingetreten (175, 364, 536, 633, 650).

Gegenüber den Männern finden sich bei alkoholkranken Frauen häufiger ledige, geschiedene, vor allem aber verwitwete Frauen (261), was sich vorwiegend bei stationär behandelten alkoholkranken Frauen nachweisen ließ (407, 536). Gegenüber Männern ist der Alkoholabusus bei Frauen erheblich öfter mit einem gleichzeitigen Medikamentenabusus kombiniert (536, 633, 652).

Vor Krankheitsbeginn spielte Bier auch bei Frauen eine wichtige Rolle (538), obwohl Frauen öfter mit Wein in den Alkoholismus einsteigen. Als weitere Tendenzen zeichnen sich ab, daß alkoholkranke Frauen in der Regel mit härteren Getränken beginnen und den Spirituosenanteil am Gesamtalkoholkonsum relativ rasch steigern (536). Sie entwickeln vermutlich bei geschlechtspezifisch-differentem Metabolismus schneller körperliche Folgeschäden. Bei Entwicklung der Alkoholabhängigkeit tritt angeblich gegenüber Männern häufiger der Gamma-Typ (mit Kontrollverlusten) bei bis zu 90 % der Alkoholikerinnen auf (313).

Der Anteil der Frauen an der alkoholbedingten allgemeinen Kriminalität macht schätzungsweise nur 3–7 % aus (207). Im Jahre 1979 betrug der

Anteil der weiblichen Tatverdächtigen an der Gesamtkriminalität 19,5 %.

2.2.2. Alkohol bei Kindern, Jugendlichen und Heranwachsenden

Bei den 12–24jährigen beträgt die Häufigkeit von regelmäßigem Alkoholkonsum beim männlichen Geschlecht ca. 34 %, beim weiblichen Geschlecht ca. 13 %, die Alkoholgefährdung soll rückläufig sein. Speziell ein starker Rückgang des regelmäßigen Bierkonsums (mindestens einmal pro Woche) bei 14–17jährigen soll von 40 % im Jahre 1973 auf ca. 25 % im Jahre 1982 zurückgegangen sein. Der Alkoholgefährdungsindex soll sich für 12–14jährige sowie für 15–17jährige laut Auskunft des Bundesministers (141) in der Zeit von 1976–1984 halbiert haben. Bei den jungen Erwachsenen verhielt sich die Alkoholgefährdung unverändert (5 %).

Der erste Alkoholkonsum erfolgt meist im Alter von 14–15 Jahren, mit 17 Jahren kommt es beim männlichen Geschlecht zu einem sprunghaften Anstieg der Zahl der Alkoholräusche – dies korreliert mit einem abrupten Anstieg jugendlicher Alkoholiker (654). Nach Schätzungen beträgt die Zahl der Jugendlichen in der BRD, die Alkoholmißbrauch betreiben bzw. alkoholabhängig sind, etwa 150.000 (364, 654).

In einer Berliner Studie zeigte das Ergebnis einer Repräsentativbefragung von 1.040 Schülern der 10. Jahrgangsstufe bei 9 % der Jugendlichen einen so hohen Alkoholkonsum, daß bereits von einer Alkoholgefährdung gesprochen werden kann (291). In der Studie wird auf den lerntheoretischen Hintergrund hingewiesen, nur 1 % der Väter der stark alkoholkonsumierenden Jugendlichen war abstinent (Durchschnitt 2 %), 15 % der Väter der starken Konsumenten (gegenüber durchschnittlichen 9 %) wurden von den Jugendlichen als alkoholabhängig eingestuft.

Die Familie ist der wichtigste Lernort, um Trinksitten und Trinkmuster als Lernprozeß festzulegen (29), sie gibt viele Trinkanlässe im Rahmen von Feierlichkeiten. Der erste richtige Kontakt mit Alkohol erfolgt durchschnittlich im Alter von 11,6 Jahren (536). Wieser (674) stellt fest, daß 46,6 % der Befragten von ihrem Vater zum Trinken angeregt wurden, während Mütter in 20,5 % zum Trinken anregten. 1974 gaben in einer Befragung 46 % der Erwachsenen an, daß sie Jugendliche ab 15 Jahre für alt genug zum Alkoholtrinken halten, ca. ein Drittel der Befragten würde Alkoholkonsum auch bei Kindern unter 15 Jahren tolerieren (29). In der Familie wird eine Art »Trinkmündigkeit« im Zusammenhang mit bestimmten Ereignissen (z.B. Konfirmation oder Jugendweihe) ausgesprochen, an diesem Feiertag sind Jugendliche nicht selten erstmalig alkoholintoxikiert.

Alkoholkonsum zeigt bei Jugendlichen oft gewisse Gesetzmäßigkeiten, sie trinken bevorzugt in Gruppen mit Gleichaltrigen, um sich zu unterhalten und um zu feiern. Man trifft sich mit Freunden in entsprechenden Freizeiteinrichtungen, Diskotheken, bei privaten Feiern, zunehmend auch in Gaststätten (417). Die Gruppe von Gleichaltrigen (peergroup) hat oft eine psychisch stabilisierende Funktion, um die Enttäuschung über die gestörte Familienstruktur zu kompensieren. Zu den gestörten Familienstrukturen gehören die sogenannten »Broken-home-Situationen«, deren Familienatmosphäre durch Scheidung oder geringen Zusammenhalt mitbestimmt wird. In der »Broken-home-Situation« sind pathologischer Alkoholkonsum der Eltern häufig, Zusammenhänge zur Delinquenz bei Jugendlichen bestehen. Eine Studie aus Boston (440) beschreibt die Verhältniszahlen für Trunksucht der Eltern bei delinquenten bzw. nichtdelinquenten Jungen. 62,8 % der Väter und 23 % der Mütter der delinquenten Jungen wurden als trunksüchtig bezeichnet. Bei den nichtdelinquenten Jungen wurden 39,9 % der Väter und 7,0 % der Mütter als trunksüchtig bezeichnet. Der hohe Anteil der trinkenden Väter auch für nichtdelinquente Jugendliche fällt auf – anzumerken ist, daß der Begriff »trunksüchtig« einer ungenauen Definition entspricht, Trinken wurde als »to the point of intoxication« beschrieben. Individuelle Faktoren für eine Alkoholgefährdung werden folgendermaßen beschrieben:

Die »prämorbide« Persönlichkeit zeigt Persönlichkeitsmerkmale wie konnexionelle physische oder psychische Mängel, vegetative Labilität, partielle oder totale Entwicklungs- oder Reifestörungen, starke Ich-Orientierung (nach dem Lustprinzip), geringe Frustrationtoleranz, bei persönlichen Konflikten Gefühl des Alleinseins und Kontaktschwierigkeiten (29). Eine geringe Ich-Stärke kann sich in einem gehemmten, unproduktiven, antriebsgeminderten und wechselhaften Verhalten äußern, die Fähigkeit sich zu steuern ist gemindert. Die individuelle Gesamtstruktur wird durch Bedürfnisbereiche ergänzt, die dem Streben nach Befriedigung und Harmonie, nach vitaler Dynamik, nach dem Selbstsein, dem Wunsch nach Angenommen-Werden und nach Vervollkommnung unterliegen (29). Wenn das individuelle Verhalten trotz oder durch Alkohol in der sozialen Umwelt und der peer-group nicht mehr akzeptiert wird, kommt es zur Gewohnheit oder auch Notwendigkeit, allein zu trinken. Die Phase der Alkoholabhängigkeit ist erreicht (417). Alkoholiker, die bereits frühzeitig als Jugendliche zu trinken begannen, sind mit mindestens vier- bis sechsmal häufigeren Rückfällen überrepräsentiert (95).

Für den Alkoholkonsum Jugendlicher sind auch sozioökonomische Faktoren zu berücksichtigen, in Gaststätten ist Bier oft das billigste

Getränk, billiger als alkoholfreie Erfrischungsgetränke. Die Einführung von großflächigen Selbstbedienungsläden und Supermärkten macht die Zugänglichkeit zu alkoholischen Getränken für Jugendliche einfacher (442), die »Griffnähe« erhöht sich. Auffallend ist, daß Lockangebote mit geringerer Gewinnmöglichkeit für den Handel oft Alkoholika sind. Billigangebote bieten sich zur Bevorratung an, bei Umgehung von Zollvorschriften, z.b. bei »Butterfahrten« oder im Intershop in der DDR, können sich Jugendliche ihren Konsumanteil verdienen, indem sie Bestellungen zur Bevorratung anderer erledigen.

Das Trinkverhalten der Jugendlichen wird durch weitere soziale Faktoren bestimmt, besonders das Eintreten in die Arbeitswelt verlangt Anpassung und geändertes Verhalten. In verschiedenen Arbeitsbereichen, wie z.B. im Baugewerbe, erfährt der Jugendliche, daß Alkohol getrunken wird. Oft werden ihm verbogene Leistungsprinzipien mitgeteilt wie: »Wenn du ein Mann werden willst, mußt du auch trinken können«. Diese Philosophie beinhaltet, daß man viel üben (trinken) muß, ansonsten wird man nicht akzeptiert. Zu dem Prinzip paßt die Vorstellung, daß der »Stift« das Bier holen muß, so daß bereits der jüngste Lehrling in die falsche Vorstellung des Sich-Bewährens einbezogen wird.

Der Heranwachsende wird abrupt seinem bisherigen Milieu entzogen, wenn er der Wehrpflicht nachzukommen hat. Psyche und Verhalten des Heranwachsenden werden in bisher nicht bekannter, neuer und direkter Weise beeinflußt. Die Erfahrung und das Erleben, von der Macht und auch der Willkür von Vorgesetzten abhängig zu sein, muß bewältigt oder zumindest kompensiert werden. Trinkverhalten junger Soldaten sollte nicht als spezifisch militärisches Problem verstanden werden – hier wird eine gesellschaftliche Entwicklung fortgeführt. Alkoholkonsum wird oft nicht nur toleriert, sondern das Alkoholtrinken kann mit der Vorstellung eines »ganzen Kerls« trainiert werden. Bei mangelnder Anpassung des Soldaten tritt eine erhöhte Konfliktwahrnehmung auf, der gesteigerte Alkoholkonsum dient als Versuch zur Bewältigung emotionaler Spannungen (634).

Teilaspekte der vorgenannten Studie (634) sind, daß als wichtigstes Motiv für Alkoholkonsum die Fähigkeit zur Kommunikation, noch vor der Aussage »Weil es gut schmeckt«, angegeben wird. Das könnte erklären, wenn bei der Marine, die den »Gemeinschaftsgeist« betont, die starken Trinker überrepräsentiert sind. Soldaten mit höherem Schulabschluß trinken eher »normal« (sozialangepaßt), abweichendes Trinkverhalten tritt vermehrt bei Soldaten mit niedrigem Schulabschluß auf (exzessiv viel trinken oder auch abstinent sein). Mit längerer Trinkzeit nimmt die Alkoholkonsummenge und Trinkhäufigkeit zu, der Anteil der abstinenten Soldaten blieb im wesentlichen unverändert (634).

Zusammenfassend kann angemerkt werden, daß die Entstehung des Jugendalkoholismus auf einer multifaktoriellen Genese beruht, Aspekte der Familiensoziologie und der sozialen Beziehungen werden wirksam. In der primären Sozialisation (Elternhaus) werden die Grundlagen für gestörte Partnerbeziehungen am Vorbild der Eltern geprägt – das kann als vorbereitende Phase (314) interpretiert werden.

In einer neueren, umfassenden Übersichtsarbeit (670) wurde der Zusammenhang zwischen elterlichem Alkoholismus und jugendlichem Alkoholismus untersucht. Die Mehrzahl der Alkoholikerkinder hatten später keine psychischen Symptome. Ein Zusammenhang zwischen elterlichem Alkoholismus und jugendlichem Alkoholismus, Drogenmißbrauch, Schulschwierigkeiten und Delinquenz kann trotzdem als gesichert angesehen werden. Das Risiko der Jugendlichen für Symptome wie Depressivität, Ängste und Selbstwertprobleme scheint erhöht. Als alkoholismusfördernder Einzel-Risikofaktor zeigt sich der Schweregrad des elterlichen Alkoholismus, mütterlicher Alkoholismus ist dabei gefährdender als väterlicher. Gegenüber früherer Annahme kann hyperkinetisches Verhalten von Kindern als nicht durch elterlichen Alkoholismus bedingt angesehen werden (670).

In der sekundären Sozialisation (peer-group, Schule, Berufsausbildung) wird der Übergang zur Ablösung vom Elternhaus und zur Selbständigkeit eingeleitet. Nehmen die Sozialisationsstörungen zu (labile Phase), kann der weitere Verlauf zur Alkoholabhängigkeit führen.

Ein Klassifikationsschema für Jugendliche und Abhängige wurde beschrieben (168, 234), welches sich an der Jellinekschen Typologie orientiert. Die Einteilung des jugendlichen Alkoholabhängigen erfolgt nach Feuerlein in fünf Untergruppen:

1. Gelegenheitstrinker (Probierer)
2. Beginnende Gewohnheitstrinker
3. Primäre Rauschtrinker (sozusagen Prototyp des jugendlichen Alkoholikers)
4. Sekundäre, d.h. von Drogen auf Alkohol umgestiegene Rauschtrinker
5. Fakultative Rauschtrinker bei vorliegender Mehrfachabhängigkeit (Polytoxikomanie)

Da Kinder und Jugendliche ihren Individualisationsprozeß nicht abgeschlossen haben, fehlen ihnen die vollentwickelten und schützenden Abwehrmechanismen der Erwachsenen. Vermehrte emotionale Unsicherheit und herabgesetzte Widerstandfähigkeit führen dazu, daß der Alkohol Angst-, Spannungs- und Unzulänglichkeitsgefühle überdecken soll (314). Die Zeitspanne vom voralkoholischen Stadium (Erleichterungstrinken) bis zum chronischen Alkoholismus mit Kontrollverlusten, täglichen Räuschen und sozialem Abstieg verkürzt sich bei psychisch und sozial labilen Jugendlichen erheblich. Während der Krankheitsprozeß bei erwachsenen Alkoholkranken, je nach Literatur, meist mit zwölf bis fünfzehn Jahren angegeben wird (95, 536), ist bei Jugendlichen die Entwicklung erheblich verkürzt. Angeblich soll sogar eine Zeitdauer von ein bis drei Jahren reichen (314).

Im Rahmen einer größeren Studie (596) wurde u.a. auch ein Kollektiv von 118 jugendlichen und jungen Alkoholikern bis zum 25. Lebensjahr erfaßt. Bei den jugendlichen und heranwachsenden Alkoholikern traten kein sicheres Prädelir oder ein Alkoholentzugsdelir als ein Zeichen der körperlichen Abhängigkeit auf. Bei der angegebenen Altersgruppe von jungen Alkoholikern war bei den neurologischen Komplikationen das Auftreten von zerebralen Anfällen am häufigsten, ein kausaler Zusammenhang zum Alkohol bestand bei ca. 11 % der Jugendlichen und jungen Alkoholiker (596).

Die Behandlungsziele für jugendliche Alkoholiker müssen berücksichtigen, daß besondere Abhängigkeitsformen bestehen, jugendliche Alkoholiker haben ausgedehnte Sozialisationsdefizite, die jugendspezifischer Behandlungsformen bedürfen. Bei Defiziten der persönlichen Substanz sollte die Möglichkeit der Nachreifung zur Entwicklung einer größeren Ich-Stärke geboten werden. Als konkrete Behandlungsziele sind eine stabile Abstinenzmotivation, Sensibilisierung der eigenen Wahrnehmungsfähigkeit, Entwicklung von stabilen Beziehungen bei Selbst- und Fremdverantwortlichkeit und Förderung von Selbstbehauptung und sozialer Kompetenz notwendig. Zur Rehabilitation gehören die Förderung schulischer und beruflicher Leistungsfähigkeit, Aufbau und Stabilisierung von alkoholfreien Kontakten und stabilisierenden Freizeitinteressen (314). Neben dem Angebot der speziellen Krisenintervention bei Rückfällen müssen angemessene Bewältigungsstrategien bei Konfrontationen und Krisen entwickelt werden. Für geeignete und motivierte junge Alkoholiker ist eine intensive wie auch genügend lange Therapie notwendig. Nach der Entzugsbehandlung ist eine längerfristige Nachbehandlung in einer therapeutischen Wohngemeinschaft zu erwägen und danach gegebenenfalls betreutes Wohnen in einer spezifischen Wohngemeinschaft. Da jugendliche Alkoholiker Selbsthilfegruppen mit Anwesenheit von älteren Erwachsenen in der Regel ablehnen, ist die Schaffung einer relativ altersgleichen Sondergruppe, später als relativ homogene Selbsthilfegruppe anzustreben (314). Distanzprobleme und Berührungsängste werden bereits während der stationären Behandlung durch regelmäßige Kontakte abgebaut. Über die Selbsthilfegruppe sind nach Entlassung weiter Kontakte zur therapeutischen Einrichtung gegeben. Ängste vor

dem Alleinsein werden gemindert durch die Möglichkeit der therapeutischen Nachsorge in der bereits bekannten Einrichtung.

Grundsätzlich lassen sich vier therapeutische Konzepte unterscheiden
(336):

1. Behandlung von jüngeren Alkoholabhängigen in einer Spezialeinrich-
   tung mit ausschließlich Gleichaltrigen.
2. Behandlung von jüngeren Abhängigen in einer altersgemischten Klinik
   in altersspezifischen Gruppen.
3. Behandlung von jüngeren Abhängigen in einer altersgemischten Klinik
   in altersgemischten Gruppen.
4. Behandlung der jüngeren Abhängigen in einer altersgemischten Klinik
   in altersgemischten Gruppen und altersspezifischen Sondergruppen.

In der bereits genannten Arbeit (314) wurde das unter Punkt 4 genannte
Setting, auch mit Generationsunterschieden, befürwortet wegen der
größeren sozialen Realität und zur Aufarbeitung von familiär bedingten
Defiziten. In der Sondergruppe ist der Einstieg in die Arbeitstherapie
besser möglich, die Therapiemotivation wird durch Vorbilder (gleichaltri-
ge Patienten in weiter fortgeschrittener Therapie) gefördert. In der
Sondergruppe sind bestimmte Themenbereiche, z.B. Sexualität, einfacher
und intensiver zu behandeln. Therapien der jüngeren Patienten sollten
intensiviert werden durch Teilnahme an weiteren Gruppen mit unterschiedlicher Zielsetzung und Patienten unterschiedlicher Generationszu-
gehörigkeit.

In der Katamnese zeigte sich zwölf Monate nach Klinikentlassung bei
der Effizienzkontrolle kein wesentlicher Unterschied zwischen verschiedenen Altersgruppe hinsichtlich Abstinenz und wichtigen psychischen
Zufriedenheitsindizes (336).

2.2.3. Alkohol im Alter

Beim älter werdenden Menschen sind altersbedingte Besonderheiten zu
berücksichtigen, im sechsten Lebensjahrzehnt wird besonders der Mann
feststellen müssen, daß er am Ende seines Berufsweges ist. Die Hoffnung
auf besonderen oder weiteren beruflichen Erfolg wird deutlich weniger;
davon hängt das Selbstwertgefühl nicht unwesentlich ab (394). Die Frau
hat nach traditionellem Rollenverständnis im gleichen Alter üblicherweise
die Kindererziehung längst abgeschlossen, neue Aufgaben bzw. Verpflich-
tungen erwachsen aus der Sorge um ihre hilfsbedürftigen Eltern und
Verwandten. Im siebten Lebensjahrzehnt endet das Berufsleben, der
strukturbringende Berufsalltag sowie Kontakte gehen verloren. Der
Berentete hat oft ein Gefühl der Leere und der Unzufriedenheit, zwischen
den Ehepartnern muß der Alltag neu »arrangiert« werden. Weitere soziale

und biologische Belastungen müssen hingenommen werden, die eigene
physische und psychische Leistungsfähigkeit nimmt ab, Krankheiten
mehren sich. Freunde haben ebenfalls Krankheiten, versterben, so daß die
Kontakte zunehmend schwieriger aufrecht zu erhalten sind bzw. weniger
werden.

Ältere Menschen reagieren auf das Vorhandensein von zunehmenden
körperlichen Erkrankungen sowie auf ihre abnehmende Alkoholtoleranz,
indem sie den Alkoholkonsum reduzieren (386, 590). Bei den über
60jährigen läßt sich eine Zunahme der Abstinenten feststellen (110).
Weiter wurde berichtet (111), daß von den 50–54jährigen 18 %, von den
55–59jährigen 31 % abstinent waren. Die Hälfte der Abstinenten gab an,
daß sie früher Alkohol getrunken hatten und dies aufgaben, weil er ihnen
nicht bekam oder weil sie um ihre Gesundheit fürchteten. Eine weitere
Besonderheit zeigte sich in einer englischen Studie (204): Bei über
65jährigen Alkoholkranken überwogen die Frauen mit 60 % des Kollek-
tivs. Von Einfluß könnte einerseits die höhere Lebenserwartung der
Frauen sein, so daß sie in höheren Altersgruppen überrepräsentiert sind,
eine andere Erklärung wäre, daß alkoholkranke Männer eine geringere
Überlebenschance haben könnten (323). Die Auswirkungen, die durch
einen Verlust des Lebenspartners eingetreten waren, sind anscheinend
nicht wesentlich. Zwei Drittel dieser Gruppe waren langjährige Problemtrinker.

Eine ähnliche Annahme wird durch Luderer (386) vertreten. Ältere
Alkoholiker sind meist altgewordene Alkoholiker oder ältere Menschen,
die ihre Trinkmenge der im Alter verminderten Alkoholtoleranz nicht
angepaßt haben. Soeder und Markowsky (590) versuchen die Abhängigkeitskranken im Alter in vier, oft konvertierende Typen zu unterscheiden:

1. Spätzustände nach langjährig betriebenem Alkoholmißbrauch, so daß
   körperliche und psychische Ausfallerscheinungen eingetreten sind.
2. Langjährig angepaßte Gewohnheits- und Genußtrinker, die ihren
   Alkoholkonsum jedoch nicht reduzierten bei geminderter altersbe-
   dingter Alkoholtoleranz.
3. Spätalkoholismus als Erleichterungstrinken infolge von Beschäfti-
   gungsverlust (durch Dauerarbeitslosigkeit oder Berentung) und durch
   Beziehungsverlust (z.B. Tod des Lebenspartners).
4. Rückfälle von früheren langjährigen Alkoholikern, die den Belastungen des Älterwerdens nicht gewachsen waren.

Die Gründe, weshalb Patienten im fortgeschrittenen Alter anfangen,
Alkohol zu trinken, sind noch nicht genügend abgeklärt. In einer Studie
wurde berichtet, daß von den über 60 Jahre alten Patienten ca. 10 % erst
nach dem 50. Lebensjahr zu trinken begonnen hätten (204). Bei den

älteren Alkoholikern wiesen 61% ein chronisches hirnorganisches
Psychosyndrom mit unterschiedlicher Genese auf. Angemerkt werden
kann, daß in Suchtkliniken nur ca. 1–2 % der alkoholkranken Patienten
über 60 Jahre alt sind (168, *).

Das Mißbrauchsmuster von Alkohol in Altersheimen ist schwer erfaß-
bar, da durch das Pflegepersonal und auch durch Mitbewohner offener
regelmäßiger Alkoholkonsum nicht akzeptiert wird. Weiter ist die individuelle, altersbedingte Toleranzminderung schwer einzuschätzen, die
Trinkmengen werden bagatellisiert oder verleugnet. Häufig wird Alkohol
als selbstverordnetes Arzneimittel in Form von Arzneiweinen oder in
Form von Arzneimittelspezialitäten konsumiert. Etliche der Spezialitäten
sind hochprozentige Spirituosen bis zu einem ca. 80 %igen Äthanolgehalt.
Dieser Sachverhalt wird in der Werbung häufig unterschlagen, während
der medizinische Nutzen unverhältnismäßig herausgestellt wird.

Ältere Alkoholiker haben viel seltener Persönlichkeitsstörungen als
jüngere Alkoholiker, sie sind überwiegend lebenstüchtige Personen mit
»normalen« Trinkwohnheiten gewesen (513).

Das Therapieangebot für Alkoholiker im Alter bedarf einer entsprechenden Modifizierung, »dynamische« Formen von Gruppentherapie und
»sanfter Druck«, um Aktivitäten zu fördern, bewirken rasch Ängste und
Ablehnung. Stützende Einzelgespräche sind für die alten Alkoholiker
notwendig, sie fühlen sich dadurch angenommen. Häufig ist zu beobachten, daß alte Alkoholiker sich auf einer Station mit ausschließlich
jüngeren Alkoholikern alleingelassen fühlen. Rasch und nicht selten
berechtigt kann sich bei alten Patienten das Gefühl einstellen, daß sie
durch die Jüngeren abgelehnt werden. Deren oft überschießend laute
Aktivitäten beunruhigen die alten Alkoholiker. Jüngere Gruppenmitglieder tolerieren manchmal nicht genügend eine gewisse Umständlichkeit
und das Haften an persönlichen, sehr weit zurückliegenden Erinnerungen, so daß die alten Alkoholiker ihre Probleme nicht genügend
aufarbeiten können. Wenn Gruppentherapie stattfindet, sollte eine Isolierung von einzelnen, z.B. aufgrund von Geschlecht oder Alter vermieden werden, die Gruppe bedarf einer entsprechenden Zusammenstellung
oder sogar getrennter Gruppen für jüngere bzw. ältere Abhängige
(Sondergruppen).

Die Annahme, daß Alkoholiker im Alter eine schlechtere Prognose als
die übrigen Alkohokranken haben, läßt sich nicht belegen, die Ergebnisse
der Therapie älterer Alkoholiker sehen eher günstiger aus als allgemein

---

* Basisdokumentation der Abt. für Abhängigkeitskrankheiten (Chefarzt: Dr.W. Platz),
  Karl-Bonhoeffer-Nervenklinik, Berlin 1984

angenommen wird. Die Zahl der stationären Therapieabbrüche und der disziplinarischen Entlassungen lag bei Patienten über 50 Jahren bei nur 8,6 % (590), während bei Patienten unter 25 Jahren etwa 40 % vorzeitig abbrachen, bei insgesamt einer durchschnittlichen Abbruchsquote von 15 %.

Abstinenz als Therapieziel wird von Alkoholikern im Alter eher als von jungen Alkoholikern bei Therapiebeginn akzeptiert. Krankheitseinsicht und Motivation fehlen bei chronischen Alkoholikern mit fortgeschrittenem hirnorganischen Psychosyndrom, die meist wegen des Mangels an adäquaten Möglichkeiten in den psychiatrischen Großkrankenhäusern behandelt werden und verbleiben. Bei diesen Patienten sind die Behandlungsmöglichkeiten eingeschränkt, Behandlungsziel ist zuerst die Therapie der alkoholbedingten Folgeschäden. Eine spezielle psychotherapeutische Behandlung wurde in Form eines verhaltenstherapeutischen Programmes bei eingeschränkter Zielsetzung mit bedingtem Erfolg durchgeführt (521).

2.3. Aspekte des internationalen Alkoholkonsums

Als Tendenz kann festgehalten werden, daß in den meisten ökonomisch-hochentwickelten (Industrie-)Staaten als eindeutige Tendenz ein zunehmender Alkoholkonsum bis Anfang bis Mitte der 70er Jahre beobachtet werden konnte. In der Phase von 1950–1975 wurden einzelne Ausnahmen mit abnehmendem oder stagnierendem Konsum beschrieben. Die Zunahme des Konsums entwickelt sich in den verschiedenen Gesellschaften mit unterschiedlicher Beschleunigungsrate, ein wichtiges Parameter der Beschleunigungsrate ist anscheinend das Ausgangsniveau des Konsums. Ein Stagnieren oder eventuell ein beginnend rückläufiger Alkoholkonsum (wie in der BRD – s. Kap. 2.1.) läßt sich in mehreren Ländern feststellen (442). Als wichtiges Merkmal kann festgehalten werden, daß zwischen verschiedenen Gesellschaften bzw. Staaten eine Homogenisierung des Trinkverhaltens auftritt. Innerhalb einzelner Staaten werden neben traditionellen zunehmend ungewohnte, fremde (importierte) Getränkearten genossen. Die Einführung neuer Getränkearten soll den Konsum traditioneller Getränke eher noch fördern (442).

In einem Vergleich von 17 ökonomisch hochentwickelten Ländern in der Zeit von Mitte der 50er Jahre bis Anfang der 70er Jahre war bis auf Frankreich ein Anstieg des Alkoholkonsums festzustellen. In Frankreich war ein deutlicher Rückgang des regelmäßigen Weinkonsums zu verzeichnen, dafür wurden mehr Spirituosen konsumiert.

In den Vereinigten Staaten herrschte ein spezielles Trinkmuster mit dem Image des rauhen Western-Raufboldes und der Pioniermentalität (Skid-Row- und Frontier-Trinken). Gegenüber 1850 (90 % hochprozentige Alkoholika) wurden jetzt weniger als 50 % hochprozentige Alkoholika konsumiert, während der Pro-Kopf-Alkoholkonsum etwa gleich hoch ist wie Mitte des vorigen Jahrhunderts (323). Dafür stieg der Konsum von Bier an. In jüngerer Zeit hat der Wein deutliche Zuwachsraten, leichtere werden zunehmend gegenüber schwereren Weinen bevorzugt.

Auswirkungen des Frontier-Trinkverhaltens haben anscheinend noch Einfluß in Australien. Dort stieg der Verbrauch von Spirituosen in der Zeit von ca. 1955–1969 um 25 % (323) an, der Anstieg des Alkoholkonsums hat in Australien zur hohen Prävalenz (von 11 % bei Männern und 2 % bei Frauen) von Alkoholikern geführt (7).

In den angloamerikanisch beeinflußten Ländern Canada und Neuseeland hat in der Zeit von 1956–1967/69 der Spirituosenverbrauch deutlich abgenommen, während die Gesamtalkoholkonsummenge langsam anstieg (442). In Neuseeland soll bei 3,2 Mill. Gesamtbevölkerung der Anteil der Alkoholgefährdeten bei mehr als 250.000 liegen, 60.000 werden als chronische Alkoholiker eingestuft (7).

Japan hat nach dem zweiten Weltkrieg einen enormen wirtschaftlichen Aufschwung erlebt, so daß es zu den führenden Industrienationen gehört. Dies kann nicht ohne Einfluß auf Tradition und Gesellschaft bleiben. Eine der indirekten Folgen war ein allmählicher Anstieg des Alkoholkonsums auf das ca. Dreifache. 1984 wurden pro Kopf 5,7 l reiner Alkohol konsumiert. In der Relation dazu ist ein Anstieg der alkoholbedingten Mortalität um das Dreifache berichtet worden (287). Das Durchschnittsalter der verstorbenen Männer lag bei ca. 50 Jahren, der verstorbenen Frauen bei ca. 48 Jahren. Die Mortalitätsrate liegt für geschiedene Alkoholiker besonders hoch (für Männer 18,6-fach höher, für Frauen 9,6-fach höher gegenüber Verheirateten).

Zwischen verschiedenen Gesellschaften bzw. Staaten ist eine Homogenisierung des Trinkmusters auch in Hinsicht auf den Ort des Alkoholkonsums festzustellen. Z.B. zeigt sich in Ländern, in denen Alkohol traditionell vorwiegend in Gaststätten konsumiert wird, die Tendenz, Alkohol auch zu Hause zu trinken. Die Tendenz der zunehmenden Homogenisierung hinsichtlich situativer Kontexte zeichnet sich ab, der Verhaltensakt des Alkoholtrinkens wird immer häufiger gesellschaftlich legimitiert. Die gastronomisch-nutritive Funktion des Alkohols überlagert mehr und mehr die Bedeutung des Alkoholtrinkens bei bestimmten traditionellen Anlässen mit rituellen, rekreativen wie auch intoxikativen Funktionen, die Gebrauchsmuster zwischen den Gesellschaften werden ähnlicher (612).

Die Ausbreitung des Alkoholkonsums wurde bis zum Anfang der 70er Jahre durch Sollms (593) beschrieben. Im Vergleich zum Alkoholkonsum im Jahre 1984 (139) sind deutliche Änderungen der Pro-Kopf-Trinkmenge für mehrere europäische Nachbarstaaten erwähnenswert.

Die höchste Pro-Kopf-Trinkmenge wird im Jahre 1984 in Luxemburg mit ca. 18 l reinem Alkohol pro Kopf erreicht. Den 5. Rang nahm die Bundesrepublik Deutschland mit 11,9 l 1984 ein. Die Deutsche Demokratische Republik (DDR) liegt auf Rang 10 mit 10,4 l reinem Alkohol pro Kopf (1983), ein weiterer Anstieg auf 11,0 l reinen Alkohol pro Kopf wurde für das Jahr 1988 berichtet. Der Konsum von reinem Alkohol pro Kopf und Jahr zeigt in der Schweiz und in Österreich keine großen Veränderungen, im Jahr 1984 lag die Schweiz mit 11,1 l Konsum reinen Alkohols auf Rang 8, Österreich befindet sich mit 10,0 l auf Rang 12.

Eine deutliche Zunahme des Alkoholkonsums läßt sich in Nachbarländern wie Belgien, Dänemark, Niederlande und besonders in Finnland feststellen (s. Tabelle 3).

Tabelle 3: Alkoholkonsum im internationalen Vergleich

Der Konsum an reinem Alkohol aus Bier, Wein und Spirituosen pro Kopf der Bevölkerung 1984		
Rang Land	Jahr	Liter reinen Alkohols pro Kopf und Jahr
1 Luxemburg	1984	ca. 18,0
2 Frankreich	1984	13,5
3 Portugal	1984	12,8
4 Italien	1984	12,1
5 Bundesrepublik Deutschland	1984	11,9
6 Ungarn	1984	11,7
7 Spanien	1984	11,2
8 Schweiz	1984	11,1
9 Belgien	1984	10,6
10 Deutsche Demokratische Republik	1983	10,4
11 Dänemark	1984	10,2
12 Österreich	1984	10,0
13 Tschechoslowakei	1984	9,5
14 Argentinien	1984	9,5
15 Australien	1984/85	9,3
16 Neuseeland	1984	9,1
17 Bulgarien	1984	8,7
18 Niederlande	1984	8,6
19 Kanada	1983/84	8,5
20 Jugoslawien	1983	ca. 8,4
21 USA	1984	8,0
22 Rumänien	1983	7,7
23 Großbritannien	1984	6,9

aus: Jahrbuch '87 zur Frage der Suchtgefahren, Neuland-Verlag, Hamburg 1987

3. Somatische Folgeschäden

3.1. Einleitung

Der Buchkonzeption entsprechend werden die internistisch-somatischen Alkoholfolgeschäden als gekürzte Übersicht abgehandelt. Das Kapitel ist für nicht suchtspezialisierte Ärzte vorgesehen, für weitergehende und detaillierte Informationen muß auf die entsprechende, umfangreiche Fachliteratur zurückgegriffen werden. Die somatischen Alkoholfolgeschäden werden besonders in der internistischen Literatur abgehandelt, obwohl sie auch in anderen medizinischen Disziplinen auftreten.

Küfner, Feuerlein und Flohrschütz (360) stellten in einer größeren Studie, als repräsentativen Querschnitt von 21 stationären Einrichtungen, anhand von 1.410 Alkoholabhängigen fest, daß 82 % der Patienten typische somatische Alkoholfolgeerkrankungen zeigten. Darunter waren 38 % mit Magenerkrankungen, 12 % mit Pankreatitiden, 2 % mit Myopathien sowie 9 % mit Kardiomyopathien diagnostiziert worden. Ebenfalls in einer größeren Studie (22) wurde die Häufigkeit von verschiedenen Erkrankungen von Alkoholikern bei Aufnahme festgestellt. Es fällt der Anteil von chronisch obstruktiven Lungenerkrankungen, Traumen, Bluthochdruck, Mangelernährung, Anämie, Gastritiden und Magen-Darmulzera u.a. auf. Deshalb müssen vor allem die Alkoholiker erfaßt werden, die bisher rein symptomatisch behandelt wurden, ohne daß die kausale Alkoholproblematik diagnostiziert wurde.

Im Rahmen einer Validitätsprüfung für den Münchener Alkoholismustest (MALT) befanden sich unter den Klinikpatienten 10 % verdeckte Fälle von Alkoholismus (177). Für den deutschen Sprachraum gibt der umfassende Test durch Fremd- und Selbstbeurteilung Hinweise für Trinkverhalten sowie Grad von psychosozialen und somatischen Alkoholfolgeschäden.

Nicht-Alkoholiker sollen zu 95 %, Alkoholiker zu 88 % richtig klassifiziert werden (170). In weiteren Studien unter Verwendung des MALT wurde festgestellt, daß in internistischen Abteilungen 11 % (26) bzw. 14 % (28) als Alkoholiker erfaßt wurden. In einer chirurgischen Abteilung wurden 7 % der Patienten als Alkoholiker erfaßt (28).

Die notwendige und adäquate Therapie für Alkoholiker ist erst möglich nach Stellung der Diagnose. Die diagnostische Sicherheit korreliert mit Parametern wie Kompetenz und Erfahrung, die fachlichen Gründe reichen jedoch nicht aus, um die »Dunkelziffer« der nichterkannten Alkoholiker zu erklären.

Feuerlein formulierte, daß Alkoholiker ungeliebte Patienten sind (169), im Rahmen ihrer Abwehrmechanismen wird die Diagnosestellung erschwert. Die typischen Abwehrmechanismen wie Verleugnung, Bagatellisierung, Verdrängung u.a. (s. Kap. 7.3.) erschweren die Klärung und die Diagnosestellung und werden allzuleicht als mangelnde Kooperationsbereitschaft interpretiert. Festzuhalten ist, daß bei nicht im Suchtbereich arbeitenden Ärzten, Therapeuten und sonstigen Tätigen oft eine zwiespältige oder ungeklärte Einstellung gegenüber Alkoholikern besteht. Der Alkoholiker wird üblicherweise sein »orales Verhalten« einsetzen, seine Schuldgefühle auf Partner oder die Gesellschaft projizieren. Der Arzt/Therapeut gerät rasch in die Rolle des »Retters«, der Alkoholiker versucht, ihn mit seinem oralen Verhalten zu vereinnahmen. Der therapeutische Spielraum für den Therapeuten wird zunehmend eingeengt, wenn der Alkoholiker ihn idealisiert und die Erwartungshaltung an den guten Therapeuten signalisiert. Der Behandelnde muß beachten, daß die Therapie von Alkoholikern Enttäuschungen mit sich bringt und sehr langwierig ist. Er sollte die Zusammenarbeit mit Vertretern anderer Disziplinen suchen. Negative Erfahrungen und Frustrationen prägen das Verhalten von Ärzten/Therapeuten. In einer Studie gaben 47 % der Ärzte Vorurteile gegenüber Alkoholikern an. Die Vorurteile gegenüber Alkoholikern beinhalten zusätzlich nicht bewußte eigene Latenzen und Ängste, die bei den Alkoholikern als maßloses Genießen und labiler Charakter erlebt werden. Einstellung und Latenzen des Arztes/Therapeuten werden durch mögliche eigene Schuldgefühle gespeist, die vielschichtig sein können (s. Kap. 7.2.).

Nicht akzeptierbar ist, wenn die Diagnose »Alkoholismus« gestellt wurde, ohne daß therapeutische Konsequenzen resultieren. Das Durchführen eines körperlichen Entzuges in einem Allgemeinen Krankenhaus erfordert unbedingt eine angemessene Aufklärung, Beratung und Therapie des Alkoholikers. Kenntnisse über Grundlagen des multidisziplinären Behandlungskonzeptes, des Phasenmodells und der Therapie sind notwendig. Das unkritische Durchführen von körperlichen Entzügen sowie die symptomatische Behandlung von somatischen Folgeschäden kommt den Abwehrmechanismen des Alkoholikers entgegen. Ihm wird die notwendige therapeutische Hilfe zur Motivationsfindung vorenthalten, Leidensdruck und Anfänge eines möglichen Motivationsprozesses werden verspielt. Klinisch läßt sich beobachten, daß wiederholt durchgeführte körperliche Entzüge ohne suchtspezifische begleitende und anschließende Entwöhnungsbehandlung prognostisch ungünstiger einzuschätzen sind.

Da Alkohol in unserer Gesellschaft weit verbreitet ist, hauptsächlich als Genuß- und Nahrungsmittel, werden im Krankenhaus medizinische Folgeschäden durch Alkoholkonsum zu behandeln sein, ohne daß eine bisherige Entwicklung in Richtung Alkoholismus gegeben sein muß. Als schwerwiegende Folgen durch Alkoholkonsum treten unterschiedliche Unfälle (im Straßenverkehr, bei der Arbeit und im Haushalt u.a.) auf, mit zunehmender Blutalkoholkonzentration steigt das Unfallrisiko überproportional. Um die Gefährlichkeitsrisiken des Kraftfahrers zu begrenzen, besteht in der Bundesrepublik die 0,8‰-Grenze, die Gefährlichkeit eines Kraftfahrers mit einer BAK zwischen 0,6‰–0,7‰ steigt gegenüber einem nüchternen Kraftfahrer um das Dreifache an (233).

In amtlichen Unfallstatistiken spielt der Alkoholeinfluß nur eine geringe Rolle, eine erhebliche Dunkelziffer ist anzunehmen. 103 Arbeitsunfälle wurden im Bereich des Hamburger Hafens ausgewertet (480), 82,5% der Verletzten hatten Blutalkoholkonzentrationen über 1,5‰. Deutlich zeigt sich, daß Alkohol als Ursache bei den verschiedenartigsten Schäden, Erkrankungen und Ereignissen verantwortlich oder einflußnehmend sein kann. Diese Folgen führen Alkoholiker neben »Normalkonsumenten« in die verschiedenen Fachdisziplinen des Krankenhauses. Um den Gedankengang abzuschließen, möchte ich die Untersuchung von Heberle (254) erwähnen: Von 334 Fällen ungeklärter Todesursachen hatten 149 Fälle (44,6%) eine BAK von 0,1–4,5‰, bei den niedrigen BAK-Werten ist eine Interferenz mit Arzneimittel und Drogen zu berücksichtigen, die bei 39 der 149 Fälle nachgewiesen wurde. 33 Fälle der 149 Alkoholpositiven zeigten eine BAK von über 2,1‰, von ihnen hatten 27 eine entsprechende Alkoholikeranamnese.

Bei der allgemeinen Verbreitung und den unterschiedlichen Erscheinungsbildern des Alkoholproblems macht der Alkohol nicht Halt vor der Institution Krankenhaus. Auch hier lassen sich belastende, Alkoholkonsum fördernde Faktoren finden wie Schichtarbeit und Hierarchiekonflikte (64). Gegenüber sonstigen betrieblichen Trinksitten wird dem Krankenhauspersonal Abstinenz für die Arbeitszeit überwiegend auferlegt, in einer Studie (331) wurde festgestellt, daß von 67 Krankenhäusern insgesamt 57 Krankenhäuser (85,1%) Alkoholkonsum während der Arbeitszeit untersagten. Wenn Alkoholkonsum im Krankenhaus praktiziert wird, dann eher in Bereichen von psychischer Unterforderung, wo offen Alkohol getrunken werden kann. Aus eigenen Beobachtungen erscheinen z.B. Hausarbeiter, Pförtner oder Sektionsgehilfen vermehrt gefährdet. Bei psychischer Überforderung und subjektiver Handlungsfreiheit mit hoher psychomotorischer Präsenz (geforderte Aufmerksamkeit, Präzision, Tempo und Verantwortung) wird eher heimlich Alkohol konsumiert (430). Wenn Alkoholprobleme bereits innerhalb des Krankenhauspersonals nicht befriedigend zu regeln sind, braucht es nicht zu verwundern, daß Patienten während ihres stationären Aufenthaltes Probleme mit Alkohol haben.

Zum Schutz der alkoholgefährdeten Patienten, die sich, wie bereits ausgeführt, überproportional häufig unter den Krankenhauspatienten befinden, sollte als wichtiger präventiver Ansatz der Verkauf von alkoholischen Getränken im Krankenhaus untersagt werden. Dies forderte auch Keup, der in der bereits erwähnten Studie (331) feststellte, daß von 67 antwortenden Krankenhäusern 62 (92,5%) dem Pächter nicht auferlegt hatten, keinen Alkohol zu verkaufen.

3.2. Organschäden

3.2.1. Leber

Unter Einbeziehung der leichteren Formen von alkoholtoxischen Leberschädigungen beträgt der Anteil der Betroffenen 1–1,5% der Bevölkerung in der Bundesrepublik (82). Dabei fällt die Zunahme der Mortalität durch Leberzirrhose auf, der Anstieg korreliert mit dem gestiegenen Alkoholkonsum. Die alkoholbedingten Stoffwechselveränderungen zeigen beim Menschen typische Leberveränderungen, die relativ artspezifisch sind, tierexperimentell wurden noch beim Pavian ähnliche Veränderungen beschrieben (380). Unabhängig von einer direkten, dosisabhängigen Alkoholwirkung werden genetisch bedingte Faktoren sowie eine quantitative und/oder qualitative Fehlernährung vermutet (82). Die entscheidende Therapie der alkoholinduzierten Lebererkrankungen besteht in absoluter Alkoholkarenz. Eine Abgrenzung der Leberschäden in alkoholbedingte Fettleber, alkoholische Hepatitis (AH) sowie alkoholische Leberzirrhose (AZ) ist histologisch möglich. Nur über eine Leberbiopsie ist der Grad des betreffenden Leberschadens genauer zu klären.

Die **alkoholbedingte Fettleber** ist der häufigste Leberschaden. Sie erscheint bei relativ weicher Konsistenz vergrößert. Die Gamma-Glutamyltranspeptidase (Gamma-GT) ist als empfindliches Leberenzym meist leicht erhöht, die Laborwerte können auch unauffällig sein. Histologisch befinden sich in den Leberzellen vermehrt Fettröpfchen, bei entsprechend langer Alkoholkarenz ist die alkoholische Fettleber komplett reversibel (564).

Die **alkoholische Hepatitis (AH)** zeigt ein breites Spektrum an klinischen und morphologischen Befunden. Klinisch kann die AH einen beschwerdelosen Patienten zeigen, das andere Extrem wäre ein Patient

mit ausgeprägter Gelbsucht und zunehmenden Zeichen eines Leberver-
sagens (82). Bei unterschiedlichen klinischen und histologischen Befunden sowie unterschiedlichem Verlauf ist die Unterteilung in eine chronisch-persistierende Hepatitis sowie eine chronisch-aggressive Hepatitis
angezeigt (168). Die chronisch-persistierende Hepatitis zeigt eine deutlich
vergrößerte Leber mit derber Konsistenz, die Transaminasen sind mäßig
erhöht. Der histologische Befund zeigt im Frühstadium Mitochondrien-
schwellungen sowie einzelne sogenannte Mallory-Hyalinkörperchen als
Zeichen einer nicht alkoholspezifischen Leberzellendegeneration. Bei
fortgeschrittener chronisch-persistierender Hepatitis kommt es überwiegend zu periportalen Infiltrationen bei erhaltener Läppchenstruktur,
allenfalls zu beginnenden Fibrosezeichen. Klinisch handelt es sich um eine
anikterische AH.

Die chronisch-aggressive Hepatitis tritt in ca. 15–20 % der Fälle von AH
auf, anamnestisch besteht oft ein Zusammenhang mit einem Alkoholex-
zeß. Laborchemisch sind die Transaminasen deutlich erhöht, weiter die
alkalische Phosphatase (AP) sowie das Serumbilirubin. Die Elektrophorese zeigt deutliche Veränderungen. Histologisch finden sich entzündliche
Infiltrate mit größeren Nekrosebereichen (»Mottenfraßnekrosen«), die
Läppchenstruktur der Leber beginnt sich aufzulösen. Die Prognose dieser
Verlaufsform ist oft foudroyant mit möglichem Übergang zum Leberko-
ma. Typische Symptome sind Gewichtsabnahme, die gefördert wird durch
Appetitlosigkeit, Übelkeit und Erbrechen sowie Durchfälle, die Pati-
enten fühlen sich körperlich schwach. Die cholestatisch-alkoholische
Hepatitis (536) wird mit Hämobilirubin im Serum sowie deutlich erhöhter
AP beschrieben. Klinische Symptome sind leichtes Fieber, Leukozytose,
Anämie und nicht selten Hämolysezeichen.

Die Pathogenese der Alkoholhepatitis ist noch nicht befriedigend
abgeklärt, Übergänge von der Alkoholfettleber zur Alkoholhepatitis bzw.
von der Alkoholhepatitis über zentrale Leberzellnekrosen zur Leberfibrose werden beschrieben. Die entscheidende Therapie ist die absolute
Alkoholkarenz, besonders bei Unterernährung und/oder Kachexie kann
neben Flüssigkeits- und Elektrolytsubstitution eine kalorienreiche Leber-
diät verabreicht werden. Parenterale Hyperalimentation (von mehr als
3.000 Kilokalorien pro Tag) sowie Gabe von Multivitaminpräparaten
können günstige therapeutische Effekte erzielen (564).

Die Wirkung medikamentöser Therapien ist befriedigend beurteilbar.
Therapieversuche mit Glukokortikoiden und anabolen Steroiden, mit
einem Thyreostatikum (Propylthiouracil) und Insulin/Glukagon sind
durchgeführt worden.

Die **alkoholische Leberzirrhose (AZ)** zeigt fortschreitende Leberzellnekrosen, die zu einem Umbau des Leberparenchyms mit bindegewebi-

gen Regenerationsknoten führen. Die AZ entspricht im wesentlichen der von Laennec beschriebenen allgemeinen Leberzirrhose. Die Laborbefunde zeigen eine deutlich gestörte Elektrophorese mit Hypalbuminämie und Erhöhung der Gammaglobuline. Wenn das Leberparenchym zerstört und bindegewebig umgebaut ist, können die Transaminasen nur noch gering erhöht sein. Klinisch ist die Leber von harter Konsistenz und oft vergrößert. Bei der Inspektion des Alkoholkranken sind Palmar- und Plantarerythem sowie eine »Lackzunge« zu finden, es zeigen sich Gefäßsternchen (Spider-Nävi). Fehlende Sekundärbehaarung, Gynäkomastie, Hodenatrophie sowie geminderte Potenz und Libido stehen im Zusammenhang mit einem gestörten Östrogenabbau der Leber und hormonellen Störungen. Gerinnungsstörungen stehen im Verhältnis zum Schweregrad der Leberzirrhose.

Einer kompensierten AZ läßt sich eine dekompensierte AZ gegenüberstellen, die zu Folgeschäden der Leberfibrose wie portaler Hypertension führt. Medikamentöse Versuche, die alkoholinduzierte Leberfibrose zu hemmen, wurden mit D-Penicillamin sowie Kolchizin unternommen, die Hemmung der Kollagensynthese hat bisher nicht zu entsprechendem Erfolg geführt. Im Zusammenhang mit der portalen Hypertension kommt es zu Kollateralkreisläufen (Ösophagusvarizen, Caput medusae, eventuell Hämorrhoiden) sowie ferner zur Splenomegalie (572).

Als Komplikation der dekompensierten AZ kommt es nach der sogenannten »Überfüllungstheorie« zum Aszites. Therapeutisch ist eine strikte Kochsalzbegrenzung und Wasserzufuhr notwendig bei laufenden Gewichtskontrollen. Bei zusätzlichen peripheren Ödemen ist eine Therapie mit Spironolacton abzuwägen, die maximale Tagesdosis sollte 400 mg nicht überschreiten, maximal sollten nicht mehr als 750–950 ml Aszites in 24 Stunden resorbiert werden (418). Die noch in den 70er Jahren propagierte Aszitespunktion birgt das Risiko, eine irreversible Niereninsuffizienz auszulösen. Als Komplikation der dekompensierten AZ ist das hepatorenale Syndrom zu nennen, bei dem es sich um eine progressive oligurische Niereninsuffizienz mit schlechter Prognose handelt. Anhand von Nierentransplantationen gibt es Hinweise dafür, daß es sich um eine funktionelle und möglicherweise reversible Niereninsuffizienz handelt (418).

Eine weitere Komplikation der dekompensierten AZ ist die hepatische Enzephalopathie. In der Pathogenese spielt der gestörte Ammoniakabbau eine Schlüsselrolle, so daß es sich um eine chronische Vergiftung mit Ammoniak handelt. Klinische Symptome sind ein eingeschränktes Bewußtsein, Verlangsamung, Hypothermie, konstruktive Ataxie, Hyperventilation und Foetor hepaticus (418), eine typische Tremorform (flapping tremor) kann auftreten. Ein Therapieansatz besteht darin, Ammoniak zu reduzieren. Dabei bietet sich die Gabe von Laevulose mit einem Laxantieneffekt an, um die durch Darmbakterien bedingte Ammoniakproduktion zu reduzieren. Klinisch kann oft eine plötzliche Verschlechterung einer hepatischen Enzephalopathie beobachtet werden. In diesen Fällen ist nach einer akuten gastrointestinalen Blutung zu suchen. Das durch Darmbakterien abgebaute Bluteiweiß führt zu erhöhtem Ammoniakanfall. Therapeutisch ist eine strikte, eiweißreduzierte Diät (unter 40 g/die) notwendig.

Klinisch gefürchtet ist die Ösophagusvarizenblutung, die als absoluter Notfall angesehen wird (s. auch Kap. 3.2.3.). Die Therapie besteht in Reduktion der portalen Hypertension, da Varizen erst über 12 mm Hg entstehen sollen. Falls der erhöhte intrahepatische Druck nicht herabgesetzt werden kann, ist ein portokavaler Shunt als Ultima ratio abzuwägen (137). Nachteilig bei dieser Anastomoseoperation ist die beschleunigte Entwicklung einer portokavalen Enzephalopathie.

Das **Zieve Syndrom** wurde durch Zieve (702) beschrieben als eine Kombination von Ikterus, Hyperlipidämie und hämolytischer Anämie, die zunächst bei Patienten mit Alkoholfettleber, jedoch auch bei Alkoholhepatitis mit und ohne Zirrhose beobachtet werden kann (82). Klinisch bestehen Beschwerden wie Inappetenz, kolikartige Oberbauchbeschwerden und Durchfälle. Bei der Untersuchung sind Leber und Milz meist vergrößert und induriert, ein leichterer Ikterus ist als Sklerenikterus am besten erkennbar. Laborchemisch handelt es sich um eine normochrome Anämie, bei verkürzter Überlebenszeit der Erythrozyten läßt sich im Knochenmark eine gesteigerte Erythropoese finden. Das Zieve Syndrom erfährt üblicherweise eine Rückbildung nach Alkoholkarenz (54). Neben dem erhöhten konjugierten Bilirubin fallen bei den Laborparametern eine Erhöhung der Transaminasen und der alkalischen Phosphatase auf. Außerdem kommt es zu Hypoproteinämie (mit Hypalbuminämie) und einer Erhöhung der Gesamtlipide (Cholesterin, Triglyceride, Phosphatide).

3.2.2. Pankreas

Als Ätiologie der Pankreasentzündungen ist chonischer Alkoholabusus die häufigste Ursache für die chronische Pankreatitis sowie die zweithäufigste Ursache für die akute Pankreatitis (82, 229). Bei Pankreatitiden handelt es sich um eine Autodigestion des Organs, deren Pathogenese nicht ausreichend geklärt ist. Als Hypothesen werden diskutiert, daß durch Alkoholkonsum vermehrt proteinreiches Pankreassekret ausgeschüttet wird, welches ausflockt und durch Kalziumeinlagerungen im

Gangsystem zu obstruktiven Verkalkungen führt. Eine direkte alkoholtoxische Wirkung an der Pankreaszelle wird diskutiert, eine weitere
Hypothese ist die vorzeitige Aktivierung proteolytischer Proenzyme in
den abführenden Gängen. Eine ältere Hypothese nimmt eine alkoholbedingte Abflußstörung im Pankreasgangsystem durch einen Sphinkter-
Oddi-Spasmus an (82, 418).

Gegenüber früheren, komplizierteren Klassifikationen bewährt sich
eine Unterscheidung in eine akute (reversible) Pankreatitis und eine
chronische (progressive) Pankreatitis (13). Bei einem durchschnittlichen
Alkoholkonsum von 80–120 g/Tag beträgt die Zeit bis zur Erstmanifesta-
tion der Pankreatitis zwei bis zwanzig Jahre (79).

Die **akute Pankreatitis** zeigt als Leitsymptom starke abdominelle
Schmerzen, die am ganzen Oberbauch und am Rücken empfunden
werden können (229). Der Schmerz ist meist begleitet von Übelkeit und
Erbrechen, oft bestehen Zeichen eines Subileus mit Bauchdeckenspan-
nung. Weitere Symptome können Schockzustand (mit Oligurie) und
Übergang zum akuten Nierenversagen sein, Aszites sowie Ikterus sind
möglich. Die Diagnose kann bei leichteren Fällen durch eine isolierte oder
atypische Symptomatik erschwert werden, schwere Formen der akuten
Pankreatitis sind ein intensivpflichtiges Krankheitsbild bei einem Letali-
tätsrisiko von 10–15 % (229). Die Laborbefunde zeigen eine massive
Leukozytose (meist zwischen 20.000–40.000 Leukozyten/mm³), charakteristisch sind die erhöhten Lipasewerte im Plasma sowie die erhöhten
Alpha-Amylasewerte in Plasma und Harn. Bei den Laborparametern
fallen Hyperglykämie, Glukosurie, Elektrolytverschiebungen, oft Hypokalzämie bei ausgedehnten Fettgewebsnekrosen, auf. Die Therapie
besteht in völliger oraler Nahrungs- und Flüssigkeitskarenz für mehrere
Tage, bei schweren Fällen wird das Magen- und Duodenalsekret durch
eine Magenverweilsonde abgesaugt. Die parenterale Ernährung erfolgt
über Infusionen mit Glukose, Aminosäuren und Elektrolyten, vor allem
Schockzustände müssen verhütet werden. In diesem Zusammenhang ist
eine effektive Schmerzbekämpfung z.B. mit Dolantin angezeigt. Papillen-
spasmuserzeugende Morphinpräparate sind nicht indiziert. Zur Vermeidung von Sekundärinfektionen muß eine Antibiotikatherapie frühzeitig
begonnen werden. Die Blutzuckerwerte müssen laufend kontrolliert
werden, die Kalziumwerte wie auch der Quickwert sind mindestens
einmal täglich zu überprüfen.

Leichtere Formen der akuten Pankreatitis lassen sich unter Umständen
mit Bettruhe und anfänglicher Nahrungskarenz, später kohlehydratrei-
cher, fettarmer Diät bei häufigen kleineren Mahlzeiten ausreichend
behandeln. Die Gabe von Enzympräparaten ist indiziert bei exokriner
Pankreasinsuffizienz.

Die **chronische Pankreatitis** ist gekennzeichnet durch rezidivierende Schübe, die mit Schmerzen und Oberbauchbeschwerden, erhöhten Pankreasfermenten sowie anfänglich reversiblen, zunehmenden Funktionsstörungen im exokrinen und endokrinen Pankreasanteil einhergehen. Primär schmerzlose chronische Pankreatitiden sind seltener. Persistierende Oberbauchschmerzen können auf Komplikationen wie Pankreaszysten, Pseudozysten oder Abszesse hinweisen. Folgen der chronischen Pankreatitis können Stenosen im Bereich des Ductus pancreaticus oder des Ductus choledochus sein als Folge von Kalzifikationen und fibrotischem Umbau. Seltener sind Duodenalkompressionen oder Milzvenenthrombose, differentialdiagnostische Überlegungen wie Pankreaskopfkarzinom oder den Ductus pancreaticus blockierende Konkremente dürfen nicht vernachlässigt werden. An diagnostischen Methoden bieten sich weniger belastende Methoden wie Sonographie, ERCP* und Computer-Tomographie an, eine Feinnadelbiopsie unter sonographischer Kontrolle ist abzuwägen. Probelaparatomien sind bei komplizierten Fällen notwendig. Operative Intervention ist bei Choledochus- und papillenblockierenden Prozessen (Konkremente, Stenosen) indiziert, ausgedehnte Pankreaszysten (418) sowie die Notwendigkeit einer partiellen oder totalen Pankreatektomie wegen therapieresistenter starker Schmerzen sind Indikationen für den erfahrenen Chirurgen.

Im Laufe von rezividierenden akuten Schüben manifestiert sich zunehmend eine Steatorrhoe und Glukoseintoleranz, die in einen Diabetes mellitus übergehen kann. Unter typischer Maldigestions- und Malabsorptionsstörung tritt ein Gewichtsverlust, eventuell bis zur Kachexie, ein. Neben den rezidivierenden akuten Erkankungsschüben neigt der Patient bei geminderter Resistenz zu allgemeinen Infektionen. Die internistische Therapie besteht in Gaben von hochdosierten Pankreasfermenten, die manchmal die Schmerzen günstig beeinflussen, sowie einer Pankreasdiät.

Bei Steatorrhoe sollte die Pankreasdiät mit leichter zu resorbierenden mittelkettigen Triglyzeriden angereichert werden. Die Entwicklung eines Diabetes mellitus ist diätisch zu berücksichtigen. Im Intervall ist eine fettarme Diät mit mehreren kleineren Mahlzeiten notwendig, neben obligatorisch striktem Alkoholverbot sollten Kaffee, Tee und koffeinhaltige Getränke vermieden werden, das Rauchen ist möglichst ganz einzustellen.

Histopathologisch läßt sich die Entwicklung der chronischen Pankreatitis mit fibrotischen Veränderungen, Einlagerung von Fetttröpfchen

---

* ERCP = Endoskopische retrograde Cholangio-Pancreatikographie

(Triglyzeriden) im Zytoplasma und Erweiterung des endoplasmatischen Retikulums nachweisen. Durch Obstruktion, verursacht durch kalzifizierende Eiweißniederschläge, kommt es mehr proximal zu Veränderungen des Gangepithels. Im Spätstadium lassen sich durch Abdomenleeraufnahme und Sonographie bei 60–90 % der Patienten Verkalkungen nachweisen (82). Schmerzfreiheit können im Spätstadium ca. noch 50 % Patienten nach einem fünfjährigen Verlauf erwarten (13).

3.2.3. Gastrointestinaltrakt

In der **Mundhöhle** beeinflußt der Alkohol die Speichelsekretion, eine chronische Schwellung der Parotis läßt sich bei Alkoholikern oft diagnostizieren. Klinisch korreliert der stark sanierungsbedürftige Gebißzustand meist deutlich mit dem Grad der Entwicklung einer (fortgeschrittenen) Alkoholabhängigkeit. Ursächlich könnte besonders ein Summationseffekt von vernachlässigter Zahnpflege und dysnutritiven Einflüssen vorliegen. Fehlernährung, wie auch Nikotinabusus, fördern Karies und Parodontose, bei fortgeschrittener Alkoholabhängigkeit tritt zunehmend häufiger ein Vitaminmangel auf. Bei starkem Alkoholmißbrauch steigt das Risiko für ein Pharynx- und Larynxkarzinom auf das drei- bis sechsfache gegenüber Nichtalkoholikern an (81).

Der **Ösophagus** zeigt bei Alkoholikern oft entzündliche Veränderungen der Schleimhaut, Ursache sind insbesondere alkoholbedingte Störungen der Peristaltik. Bei Lähmung des unteren Ösophagussphinkters führt der Reflux von Magensaft zu Arrosionen der Schleimhaut im Bereich der distalen Speiseröhre und zur Entwicklung eines Barrett Syndroms, d.h. zur Geschwürsbildung mit nachfolgenden Schrumpfungsprozessen (502).

Die meist ohne Vorzeichen auftretenden Ösophagusvarizenblutungen (137) bedeuten einen intensivpflichtigen Notfall, die Therapie erfordert zuerst eine exakte Diagnostik durch Endoskopie. Neben Blut- bzw. Volumenersatz wurden Therapien mit Medikamenten wie Vasopressin, früher Somatopressin, und die Ballontamponade mit der Sengstaken-Blakemore-Sonde angewendet. In den letzten Jahren hat sich die Sklerosierungsbehandlung der Ösophagusvarizen als Methode der ersten Wahl in vielen Zentren entwickelt (58), während eine Notfallchirurgie wegen der hohen Mortalität nur selten angewandt wird. Die schlechte Prognose zeigt, daß 50 % der Patienten in sechs Monaten und 75 % in zwölf Monaten erneut aus den Ösophagusvarizen bluten bei anhaltender portaler Hypertension (konstante Druckerhöhung im Pfortaderbereich >12–15 mm Hg), so daß eine portokavale Shunt-Operation therapeutisch berücksichtigt werden muß (117). Wirksam zeigen sich gegen portale

Hypertension neben Vasopressin als akute Medikation Nitroglycerin, bei
Langzeittherapie sind Betarezeptorenblocker (Propranolol) und Spironolacton günstig.

Bei anhaltendem Erbrechen (durch Alkoholintoxikationen) kommt es
zu Arrosionen durch Magensaft, durch starkes Würgen können längsver-
laufende Schleimhauteinrisse mit Blutungen im Bereich der Kardia
(Mallory-Weiss Syndrom) auftreten. Ein erhöhtes Risiko für das Auftreten eines Ösophaguskarzinoms liegt vor (81, 82).

Im **Magen** stimulieren Getränke mit niedriger Alkoholkonzentration
wie Bier oder Wein die Magensekretion deutlich, während Spirituosen wie
Whisky oder Cognac die Säuresekretion nicht aktivieren (373). Vermehrte
Produktion von Magensäure wird durch Histamin und Gastrin stimuliert,
durch Alkohol bleibt die Pepsinproduktion im wesentlichen unbeeinflußt
(404). An der Magenschleimhaut werden nach Aufnahme von größeren
Alkoholtrinkmengen beim Menschen wie auch im Tierexperiment
Schleimhautläsionen beobachtet, die von der Schleimhautschwellung bis
zur hämorrhagisch-erosiven Gastritis reichen können (82). Sie können
sich unter Alkoholkarenz meist innerhalb weniger Tage zurückbilden. Bei
stationär wegen akuter hämorragisch-erosiver Gastritis aufgenommenen
Patienten wurde in 40–50 % der Fälle ein übermäßiger Alkoholkonsum
als alleinige Ursache diagnostiziert (80). Bei hoher Blutalkoholkonzentration wird die Magenentleerung durch einen Pylorospasmus verzögert,
so daß eine verlängerte direkte Einwirkung des Alkohols sowie von im
Alkohol enthaltenen Substanzen wie Geschmacksstoffen auf die Schleimhaut auftreten können.

Bei chronischem Alkoholmißbrauch ist eine eindeutige Aussage über
die Entwicklung einer chronischen Gastritis umstritten, obwohl klinisch
häufig atrophische Gastritiden, insbesondere im Korpusbereich (80)
auffallen. Ob chronischer Alkoholabusus die Entwicklung von Magenulzera fördert, wird nicht einheitlich beantwortet. Vermehrte Magenulzera
lassen sich bei Leberveränderungen leichteren Grades (Alkoholfettleber)
wie auch schwereren Grades (Alkoholzirrhose) nachweisen (82). In
eigenen Beobachtungen fiel mir auf, daß bei chronisch alkoholkranken
Straftätern gehäuft Magenoperationen wie Billroth II-Operationen vorkommen. Neben dem Alkoholeinfluß könnten Persönlichkeitsvariablen
(gehemmt-aggressive Persönlichkeitsmerkmale), jedoch auch Nikotinein-
fluß einen wesentlichen Einfluß haben (30). Bei Billroth II-operierten
Patienten werden hohe Blutalkoholkonzentrationen schnell erreicht, da
die Magenentleerung beschleunigt erfolgt, ein die Magenentleerung
verhindernder Pylorospasmus kann nicht auftreten.

Im Bereich des **Darmes** besteht anscheinend eine direkte Wirkung des
Alkohols auf die Dünndarmschleimhaut, bei chronischem Alkoholabusus

kann es zu einer Zottenatrophie mit Verminderung der Gesamtoberfläche der Schleimhaut kommen. Durch Alkoholkonsum wird die Darmperistaltik angeregt. Möglicherweise beeinflußt Alkohol direkt die Zellmembranen der Darmschleimhaut, so daß eine Anzahl von aktiv zu resorbierenden Substanzen (Glukose, Kalzium, wasserlösliche Vitamine wie Folsäure und Thiamin) nicht resorbiert werden können (404). Äthanol wird in kleinen Mengen im Magen-Darm-Trakt über ADH wie auch MEOS (565) oxidiert. Als Folgen einer erhöhten Schleimhautpermeabilität werden vermutlich mehr Toxine in den Körper aufgenommen, dafür gehen Wasser und Elektrolyte im Darm verloren. Durch chronischen Alkoholabusus kommt es zu Veränderungen der Darmflora, bei vermehrter Besiedlung werden anaerobe und koliforme Keime gefördert – dies ist möglicherweise ursächlich für verschiedene Resorptionsstörungen und Schleimhautveränderungen (576). Die gestörte Darmflora kann klinisch zu Symptomen von Völlegefühl, Flatulenz, Druckgefühl bis zu schmerzhaften Beschwerden führen.

Im Dickdarmbereich sind durch Alkoholeinfluß Störungen möglich, obwohl üblicherweise im Ileum die Alkoholresorption abgeschlossen ist und eine direkte Alkoholwirkung auf den Dickdarm nicht vorliegt. Bei Alkoholikern ist die Kolonmotorik oft beschleunigt und der Kot wird wie bei Malabsorptionsstörungen nicht genügend eingedickt.

3.2.4. Niere

Alkohol verhält sich im Glomerula-Bereich ähnlich dem Wasser und diffundiert passiv ins tubuläre System. Die Konzentration des Blutplasmas entspricht etwa derjenigen in den Harnkanälchen. Die Niere scheidet nur einen Bruchteil der im Körper aufgenommenen Alkoholmenge aus. In der Blase findet kein Diffusionsausgleich zum Blut mehr statt, so daß die Harnalkoholkonzentration deutlich von der BAK abweichen kann. Praktisch ergibt sich, daß sich bei starkem Anstieg der Blutalkoholkonzentration im Harn erst geringe Alkoholmengen befinden. Umgekehrt kann in Blut und Gewebe der Alkoholspiegel bereits deutlich abgebaut sein, während die Harnalkoholkonzentration noch hoch ist. Der Effekt ist nur von kurzer Dauer und entspringt einer zentralnervösen hemmenden Alkoholwirkung auf die Produktion von Vasopressin bzw. Adiuretin (404). Die diuretische Wirkung ist abhängig vom primären Hydratationszustand des Individuums. Bei exzessiven Biertrinkern tritt durch das massive Flüssigkeitsvolumen bei gleichzeitigem Natriummangel eine »Wasservergiftung« auf. Durch die Wasserretention kommt es im Gehirn z.B. zu Ödemen, die ursächlich für zerebrale Krampfanfälle sein können. In diesem Zusammenhang läßt sich die Gewohnheit erklären, daß in

Gaststätten salzhaltige Nahrungsmittel wie Salzstangen, Salzgebäck oder Soleier angeboten werden.

Durch Alkohol sind persistierend schädigende Wirkungen auf Niere oder Blase nicht als gesichert beobachtet worden, es kommt jedoch zu Störungen im Säure-Basen-Gleichgewicht sowie im Wasser-Elektrolyt-Haushalt. Durch Alkoholeinfluß wird die Ausscheidung von Magnesium sowie von Natrium und Kalzium beeinflußt. Von den Spurenelementen wird Zink vermehrt ausgeschieden, aus Zinkmangel können Hautläsionen und beeinträchtigte Wundheilung resultieren. Bei Alkoholikern sind ein erniedrigter Phosphatgehalt in Blut und Organen beschrieben worden. Bei akuter Hypophosphatämie wird die Sauerstoffabgabe vom Hämoglobin ins Gewebe beeinträchtigt, dadurch werden eine Hämolyse und Rhabdomyolyse begünstigt (404).

3.2.5. Kardiovaskuläre Störungen

Am **Herz** ist seit über einem Jahrhundert die kardiotoxische Alkoholwirkung (657) bekannt, wobei deren genauere Pathogenese noch nicht ausreichend geklärt ist. Die Diagnose Kardiomyopathie bei Alkoholikern wird letztendlich dadurch gestellt, daß bei einem dilatierten hypokontraktilen Herzen außer Alkohol eine andere Ätiologie ausscheidet (132). Die alkoholbedingte Kardiomyopathie wird durch chronischen Alkoholabusus und nicht durch eine häufig begleitende Mangelernährung erklärt (560). Bei fortgeschritten Alkoholabhängigen beträgt die Häufigkeit ca. 1 % (82), in der englischen Literatur 1–2 % (132). Unklare beeinflussende Größen sind eine mögliche genetische Prädisposition wie auch die synergistische Wirkung von kardiovaskulären Risikofaktoren. Nach einer asymptomatischen alkoholinduzierten Kardiomyopathie etabliert sich die manifeste Kardiomyopathie. Die Verdachtsdiagnose wird üblicherweise röntgenologisch gestellt, während EKG-Veränderungen unspezifisch sind (einschließlich ST- und T-Veränderungen).

Herzrhythmusstörungen als Sinustachykardien wie auch in Form von supraventrikulären und ventrikulären Arrhythmien (132) sind möglich. Herzrhythmusstörungen im Zusammenhang mit erhöhten Leberwerten und Leberveränderungen, Blutbildveränderungen besonders mit Makrozytose und der klinische Inspektionsbefund (wie Plethora, Teleangiektasien) weisen auf die Diagnose Alkoholismus hin. Zu den klinisch gravierenden Folgen gehört die dekompensierte Herzinsuffizienz, mit Symptomen wie Belastungsdyspnoe und pektanginösen Beschwerden.

Die Therapie besteht in strikter Alkoholabstinenz, eine ausführliche Aufklärung des Patienten über die Zusammenhänge ist notwendig. Bei Vorliegen von neurogenen Schäden empfiehlt sich die Kontrolle des

Thiaminspiegels (Vitamin B$_1$), obwohl ein echter Thiaminmangel in der heutigen Zeit selten besteht. Aus therapeutischer Sicht sollte das Blutvolumen zur Entlastung des Herzens beeinflußt werden durch begrenzte Flüssigkeitsaufnahme sowie Behandlung mit Diuretika. Bei fortgeschrittener Herzinsuffizienz ist eine Digitalisierung, bei pektanginösen Beschwerden und bei Pre- und Afterload-Symptomatik ist eine medikamentöse Behandlung, z.b. mit Nitrolangzeitkörpern, angezeigt. Bei Zeichen der fortgeschrittenen Herzinsuffizienz ist Bettruhe indiziert. Von den Rhythmusstörungen sind die Sinustachykardien oft durch Beheben eines Kaliummangels behandelbar. Die Prognose ist ernst, Feuerlein beschreibt eine Fünfjahresüberlebensrate von weniger als 50 % (168).

Patienten mit einer koronaren Herzerkrankung zeigen nach Alkoholgenuß vermehrt pektanginöse Beschwerden (82, 530). Deren Genese wird in der Literatur uneinheitlich diskutiert. Hypothetisch ist z.B. ein »Steal-Phänomen« denkbar bei starker peripherer (Haut-) Durchblutung. Veränderungen der Koronardurchblutung oder ein gesteigerter Sauerstoffverbrauch durch Alkoholgenuß wurden ebenfalls diskutiert. Alkoholiker haben ein vierfach höheres Risiko (383) im Vergleich zu mäßigen Alkoholkonsumenten, an den Folgen einer koronaren Herzkrankheit (KHK) zu sterben. Der plötzliche Tod bei Alkoholikern tritt meist durch einen Herzinfarkt ein, ursächlich sind neben der Koronarsklerose, als Folge der Risikofaktoren, auch intrazelluläre Elektrolytstörungen (383).

Im **Kreislaufsystem** wirkt Alkohol in kleinen bis mittleren Dosen eher blutdrucksteigernd, bei höherer BAK kommt es zu einer peripheren Vasodilatation. Daraus resultiert, daß Alkoholintoxikierte bei niedrigen Temperaturen besonders schnell auskühlen.

Bei chronischem Alkoholabusus läßt sich oft ein blutdruckerhöhender Effekt nachweisen, es besteht eine zunehmende Dosis-Wirkungs-Beziehung (20, 21, 479). Die sich unter regelmäßigem Alkoholkonsum entwickelnde Hypertonie ist unter Alkoholkarenz meist reversibel. Klinisch kann beobachtet werden, daß Alkoholiker bereits oft im Rahmen des körperlichen Entzuges eine Normalisierung der Blutdruckwerte zeigen. Es empfehlen sich regelmäßige Blutdruckkontrollen sowie eine Reduzierung der Antihypertensiva, die oft ganz abgesetzt werden können.

3.2.6. Hämatologische Störungen

In der **Hämatopoese** können alkoholbedingte Störungen in allen drei hämatopoetischen Systemen auftreten (217). Die Erythropoese zeigt häufig Veränderungen mit hyperchromer Makrozytose. Laborchemisch fällt der erhöhte MCV-Wert (MCV = Mean Corpuscular Volume) auf. Ein erhöhter MCV-Wert stellt meines Erachtens ein noch zuverlässigeres Verdachtskriterium zur Diagnose Alkoholkrankheit dar als die erhöhte Gamma-GT. Während die Transaminasen (besonders die Gamma-GT) sich bei Alkoholabstinenz innerhalb von wenigen Wochen meist normalisiert haben, ist der erhöhte MCV-Wert trotz Alkoholabstinenz noch über Monate erhöht. Bei fortschreitendem Alkoholismus treten neben der Makrozytose zunehmend megaloblastische Anämieformen auf, neben der Makrozytose sieht man auch Ovalozyten, Retikulozyten, Akanthozyten. Ein früher angenommener Vitamin B_{12}-Mangel erscheint nicht ursächlich zu sein für die makrozytär-megaloblastischen Anämieformen, dagegen besteht ein direkter Zusammenhang mit der Makrozytose bzw. Megalozytose (54). Der Zusammenhang korreliert nicht mit dem Grad der Leberfunktionsstörung, obwohl bei alkoholbedingten Leberzirrhosen öfter ein Folsäuremangel nachweisbar ist.

Im Knochenmark von Alkoholikern finden sich Hinweise für eine Reifungsstörung der Erythropoese mit Megaloblasten und Kernanomalien, neben einem Folsäuremangel wird auch eine direkte toxische Wirkung des Alkohols vermutet (255). Vereinzelt soll bei entsprechender genetischer Determinierung eine Sideroblastenanämie infolge der gestörten Hämbildung durch Alkohol klinisch manifest werden. Dabei wirkt Alkohol auf die Hämoglobinsynthese (217).

Anämien bei Alkoholikern können auch als Folge von gastrointestinalen Blutverlusten wie hämorrhagischer Gastritis oder Mallory-Weiss Syndrom auftreten. Gesteigerte Hämolyse tritt bei fortgeschrittenem Alkoholismus zunehmend auf, ihre Pathogenese erscheint noch nicht ausreichend geklärt. Das Auftreten einer gesteigerten Hämolyse im Zusammenhang mit massiver Hyperlipidämie wurde in diesem Kapitel bei den alkoholbedingten Lebererkrankungen als Zieve Syndrom beschrieben (s. Kap. 3.2.1.). Bei fortgeschrittener Alkoholerkrankung mit Leberzirrhose tritt ein zunehmender Hypersplenismus auf mit Wirkung auf die Hämatopoese. Nach stationärer Aufnahme läßt sich unter Alkoholabstinenz bei anämischen Patienten oft ein deutlicher Retikulozytenanstieg, eventuell bis zur Retikulozytenkrise, beobachten (536).

Störungen der Myelopoese zeigen bei den Granulozyten häufig eine Leukozytose mit Linksverschiebung, vorwiegend bei Patienten mit Alkoholhepatitis und Leberzirrhose in einer Häufigkeit von 20–40 % der Fälle

(82, 384). Bei Alkoholikern treten auch Leukopenien auf, ein Zusammenhang mit Folsäuremangel ist möglich. Im Knochenmark können sich Zeichen der herabgesetzten Granulopoese (268) finden. Als Folge der Reifestörung lassen sich vergrößerte jugendliche und stabkernige, jedoch auch übersegmentierte Granulozyten finden. Eine gesteigerte Infektionsanfälligkeit bei Alkoholikern ist teilweise mit Funktionsstörungen der Granulozyten und/oder mit Verringerung der Granulozytenreserve im Knochenmark erklärbar (82, 384, 404, 536).

Die verminderte zelluläre Infektabwehr macht sich durch gestörte Chemotaxis und Phagozytose bemerkbar. Im Bereich der Myelopoese sind auch Störungen des lymphatischen Systems nachweisbar mit veränderten Funktionen der B- und T-Lymphozyten (698). Die Lymphozytentransformation wie auch die Immunsuppression wird durch Alkohol beeinflußt (217).

Alkoholinduzierte Störungen der Lymphopoese wirken möglicherweise auf komplexe Immunvorgänge, z.B. wird das Auftreten von Autoantikörpern gegen Leberzellmembranantigene diskutiert (698). Alkoholbedingte Änderungen der mononukleären Zellen haben vermutlich Einfluß auf Leberzellnekrosen und die Entwicklung der Leberfibrose (698). Durch massiven Alkoholkonsum, eventuell auch vor Auftreten von Lebererkrankungen, läßt sich relativ häufig eine Thrombozytendepression nachweisen.

Bei chronischen Alkoholikern gibt Feuerlein die Häufigkeit der Thrombozytendepression zwischen 14–81 % an (168). Die Thrombozytopenien werden durch direkte alkoholtoxische Wirkung, durch erhöhten Thrombozytenverbrauch wie auch durch eine Pool-Funktion der Milz verursacht (255). Alkohol beeinträchtigt die Thrombozytenfunktion vielfältig, der Prozentsatz der Aggregation und der Thromboxan A_2-Freisetzung war bei Alkoholikern zum Zeitpunkt ihrer stationären Aufnahme signifikant geringer (427). Innerhalb einer Abstinenzperiode von zwei bis drei Wochen normalisierten sich die Thrombozytenaggregation und die Freisetzung von Thromboxan A_2 oder reagierten sogar übermäßig. Gestörte Blutungszeiten lagen, bei siginifikanter Korrelation zu veränderter Thrombozytenaggregation und Thromboxan A_2-Freisetzung, wieder im Normbereich. Die unter Alkoholabstinenz eintretende überschießende Thrombozytenbildung bei Alkoholikern erhöht das Risiko für Auftreten von thromboembolischen Komplikationen (82).

Störungen der Blutgerinnung sind nicht nur durch die gestörte Thrombopoese mit Thrombopenien und Thrombozytopathien bedingt, sondern auch durch Beeinträchtigung verschiedener Blutgerinnungsfaktoren (wie Faktor VII, Antithrombin III, Plasminogen) im Zusammenhang mit schweren Leberschäden. Als Hinweis auf Gerinnungsstörungen sind Petechien und Ekchymosen zu bewerten (137, 229). Einflüsse der gestörten Blutgerinnung sind klinisch relevant beim Auftreten von Subduralhämatomen, persistierenden gastrointestinalen Blutungen sowie prellungsbedingten ausgedehnten Hämatomen u.a.. Die meist ohne Vorwarnung auftretenden Ösophagusvarizenblutungen werden oft erschwert durch Störungen der Blutgerinnung (137). Ösophagusblutungen können auch iatrogen ausgelöst werden durch zu rasches Ausschwemmen von Aszites mit Diuretika.

3.3. Störungen von Stoffwechsel und Endokrinologie

3.3.1. Stoffwechsel

KOHLENHYDRATSTOFFWECHSEL

Auch bei gesunden Menschen wird durch Alkohol über verschiedene Enzyme der Kohlenhydratstoffwechsel beeinflußt, so daß es zu einer Hemmung der Glykolyse und der Glukoneogenese kommt (655, 656). Mit einer Einzeldosis von Alkohol läßt sich der Einfluß auf den Blutzuckerwert demonstrieren, die Blutzuckerkurve zeigt einen biphasischen Verlauf. Initial ist eher eine Hyperglykämie durch Mobilisation von Glukose aus den Leberglykogenspeichern erkennbar, danach folgt eine hypoglykämische Phase durch Hemmung der Glukoneogenese. Unter Nahrungskarenz (Fasten) und bei Alkoholikern sind die Glykogenreserven reduziert, so daß nach Alkoholkonsum deutliche Hypoglykämien auftreten. In Extremfällen können hypoglykämische Schockzustände eintreten.

Alkohol zeigt vielfältige Wirkungen im Energiemetabolismus, die Umwandlung von Galaktose in Glukose ist NADH-abhängig und wird durch Alkohol gehemmt, durch die Redoxverschiebungen kommt es zu einer Erhöhung des Serumlaktatspiegels. Alkohol verhindert, daß in der Muskulatur aus Glukose gebildetes Laktat in der Leber wieder voll zu Glukose umgewandelt wird. Durch die Laktazidose im Blut kommt es zu einer reduzierten Harnsäureausscheidung in den Nieren. Störungen des Kohlenhydratstoffwechsels mit möglichem Auftreten von Glukoseintoleranz sowie zunehmender Entwicklung bis zum manifesten Diabetes mellitus wurden bereits in diesem Kapitel bei Pankreasschädigungen abgehandelt (s. Kap. 3.2.2.).

FETTSTOFFWECHSEL

Der Einfluß des Alkohols auf den Lipidstoffwechsel ist abhängig von der Höhe des Blutalkoholspiegels, der Dauer des Alkoholkonsums, von

der Nahrungszufuhr und dem Ernährungszustand (82). Kleinere Alkoholmengen führen zu einer Abnahme der freien Fettsäuren, während bei
hohen, intoxikativen Alkoholkonzentrationen die freien Fettsäuren
erhöht sind (40). Bei den alkoholinduzierten Störungen des Fettstoff-
wechsels kommt es besonders zu Hypertriglyceridämien. Eine Ursache ist
die Stimulation der Fettsäuren und der Triglyceridsynthese in der Leber.
Das führt zu morphologischen Veränderungen der Leberparenchymzellen
mit Anschwellen des endoplasmatischen Retikulums und der energiepro-
duzierenden Mitochondrien. Eine zunehmende Leberverfettung steht in
Zusammenhang mit verminderter Lipidoxidation, vermehrter Lipidsyn-
these, verhindertem Lipidabtransport aus der Leber, gesteigerter Freisetzung von Lipiden aus Fettdepots sowie verstärkter Aufnahme von Lipiden
aus dem Blut (536, 655). Bei deutlichen Hypertriglyceridämien läßt sich
oft auch erhöhtes Cholesterin nachweisen. Durch regelmäßigen Alkoholkonsum wird Cholesterin vermehrt an die Alpha-Lipoproteinfraktion
gebunden (Anstieg des HDL-Spiegels = **H**igh-**d**ensity-**l**ipoprotein-Chole-
sterin), während die Beta-Lipoproteinfraktion (LDL = **L**ow-**d**ensity-
lipoprotein-Cholesterin) abnimmt (40, 41). Solcher Änderung des
HDL/LDL-Cholesterinquotienten wird eine protektive Wirkung gegen
die Entwicklung von arteriosklerotischen Gefäßveränderungen zugeschrieben.

AMINOSÄUREN-, PROTEIN- UND NUKLEINSTOFFWECHSEL

Alkohol beeinflußt vielfältig den Stoffwechsel, bei chronischem Alkoholkonsum sollen die verzweigtkettigen Aminosäuren wie Leucin vermehrt auftreten, während Aminosäuren wie Methionin, Serin und
Threonin durch Alkohol verstärkt abgebaut werden (536). Durch chronischen Alkoholabusus kommt es zu Störungen des Proteinstoffwechsels,
die Ergebnisse sind noch uneinheitlich. Mit der Schwere des Leberschadens kommt es zu einer zunehmenden Veränderung der Serumproteine
(655), in den Leberzellen läßt sich vermehrt Eiweiß finden (41). Ursächlich für den gestörten Eiweißstoffwechsel könnte der gestiegene Anfall
von Azetaldehyd sein. Störungen des Nukleinstoffwechsels betreffen die
Purinderivate, als Endergebnis des Nukleinstoffwechsels entsteht die
Harnsäure, ein Trihydroxypurin.

Harnsäure fällt aus endogener Produktion wie auch aus exogener
Zufuhr in Form von Nahrung, besonders Fleisch, an (572). Der deutliche
Alkoholeinfluß auf Hyperurikämien wird besonders durch verminderte
Harnsäureausscheidung in der Niere im Bereich des proximalen Tubulus
erklärt. Die gehemmte Harnsäureausscheidung wird alkoholbedingt
durch Erhöhung des Serum-Laktatspiegels (s. Kohlenhydratstoffwechsel)

verursacht (422). Die Laktazidose kann einen verstärkten Effekt durch die gesteigerte Harnsäuresynthese haben (656).

PORPHYRINSTOFFWECHSEL

Durch Alkohol kommt es zu Störungen der Porphyrin- und Hämsynthese, die fast ausschließlich im Knochenmark und in der Leber stattfindet. Die Synthese schafft Hämoproteide (Hämoglobin und Myoglobin), Störungen des Porphyrinstoffwechsel werden unter dem Begriff »Gruppe der Porphyrien« zusammengefaßt. Bei den Porphyrien können die erythropoetischen, hepatischen sowie die sekundären Porphyrien unterschieden werden (146). Unter sekundären Porphyrien versteht man erworbene Formen der Porphyrien, die toxisch durch unterschiedliche Substanzen (Noxen) und symptomatisch z.b. durch Lebererkrankungen sowie Blutkrankheiten, besonders Leukämien, entstehen.

Alkoholkonsum ist ein entscheidender Faktor bei der Auslösung von primären hepatischen Porphyrien wie auch akut intermittierenden Formen. Die chronische Porphyrie als Porphyria cutanea tarda sowie gemischte Porphyrien und die hereditäre Koproporphyrie können sich bei latenter Form durch Alkoholeinfluß manifestieren. Das Auftreten der Porphyria cutanea tarda soll bei zwei Drittel der Fälle in einem wesentlichen Zusammenhang mit Alkoholkonsum stehen (147). Der Konsum von über 60 g reinen Alkohols pro Tag erhöht die Ausscheidungen bei Gamma-Aminolävulinsäure, Porphobilinogen und Porphyrinen um das Drei- bis Sechsfache, durch längeres Fasten und durch bestimmte Medikamente wie Barbiturate potenziert sich die ungünstige Alkoholwirkung auf den Porphyrinstoffwechsel (147). Bereits einmaliger Alkoholkonsum kann eine akute kutane Porphyrie provozieren (230), so daß Patienten mit hepatischen Porphyrien eine strikte Alkoholkarenz empfohlen wird.

STÖRUNGEN DES MINERALSTOFFWECHSELS

Einige Aspekte von Störungen des Mineralstoffwechsels wurden bereits in diesem Kapitel abgehandelt, bei chronischem Alkoholabusus besteht oft ein Mangel an **Magnesium, Kalium und Zink**. Bei alkoholinduzierten Leberzirrhosen läßt sich häufig ein erniedrigter Zinkwert im Serum bei vermehrter Ausscheidung von Zink im Urin nachweisen (613). Als Folgen von Zinkmangel im Serum werden schlechte Wundheilung, jedoch auch Minderwuchs, Hypogonadismus sowie Einflüsse auf hämatologische Erkrankungen wie Thalassämie und myeloische Leukämien angegeben. Magnesiummangel im Serum ist möglicherweise durch eine vermehrte renale Magnesiumsausscheidung im Rahmen der Hyperlaktazidämie

möglich. Einflüsse auf Herzrhythmusstörungen, neuro-muskuläre Übererregbarkeit wie auch depressiv-nervöse Psychoalterationen werden
beschrieben. Kaliummangel ist relativ häufig bei Alkoholikern zu beobachten, besonders auch während der Entzugsphase. Durch Erbrechen,
Durchfälle und Schwitzen treten Kaliumverluste auf. Ein Kaliummangel
kann auch durch Saluretika und sekundären Hyperaldosteronismus
verursacht sein.

Bei chronischem Alkoholabusus lassen sich öfter erhöhte Werte von
Eisen und Ferritin im Serum nachweisen; Eisenpigmente werden in der
Leber vermehrt gespeichert, in der Milz sind erhöhte, nicht blutbedingte
Eisenkonzentrationen nachweisbar (536). Als Ursache für die Eisenerhö-
hung wird eine alkoholbedingte Salzsäuresekretion des Magens diskutiert, so daß sich indirekt die Löslichkeit für dreiwertiges Eisen erhöht.
Spekulativ erscheint die Annahme, daß Weintrinker sich durch Rotwein
mehr Eisen zuführen. Dysnutritiver Vitamin C-Mangel schränkt die
Reduktion zum zweiwertigen, transportfähigen Eisen ein. Folsäuremangel kann die Erythropoese hemmen oder stören, dadurch kann Eisenüber-
schuß entstehen. Am wahrscheinlichsten erklärt sich das Auftreten
erhöhter Eisenwerte jedoch dadurch, daß wegen der toxischen Wirkung
des Alkohols Eisen nicht eingebaut werden kann.

STÖRUNGEN DES VITAMINHAUSHALTES

Durch chronischen Alkoholabusus sind besonders Störungen der
Vitamin B-Gruppe bekannt, ca. 20–50 % der Alkoholiker haben einen
Folsäuremangel. Ursächlich sind meist Mangelernährung, jedoch auch
Absorptionsstörungen, direkte Alkoholwirkung auf den Folsäurestoff-
wechsel sowie eine reduzierte Folsäurespeicherkapazität in der geschädigten Leber. Bei Alkoholikern mit neurologischen Symptomen muß an
einen Thiaminmangel **(Vitamin B$_1$)** gedacht werden. Die durch einen
Vitamin B$_1$-Mangel bedingte Wernicke Enzephalopathie ist ein akuter
neurologischer Notfall, so daß Vitamin B$_1$ sofort substituiert werden muß
(s. Kap. 4.4.4.3.).

Zum **Vitamin B$_2$-Komplex** gehören Riboflavin, Niacin und die Pantothensäure. Besonders Niacinmangel kann zu einer allgemeinen Schwäche,
Haut- und Schleimhautveränderungen, gastrointestinalen Beschwerden,
Störungen im ZNS mit psychoseähnlichen Psychoalterationen wie auch zu
Störungen des peripheren Nervensystems mit Parästhesien führen. Die
niacinabhängige Avitaminose ist die Pellagra. Der Mangel an Riboflavin,
auch als das eigentliche Vitamin B$_2$ bezeichnet, kann bei Säuglingen von
Alkoholikerinnen zu Wachstumsstörungen führen. Haut- und Schleimhautveränderungen ziehen Turgorminderung sowie Neigung zu Fissuren

nach sich. Mangel an Pantothensäure soll die Infektanfälligkeit erhöhen und Motilitätsstörungen des Gastronintestinaltraktes sowie Störungen des Nervensystems in Form von Parästhesien (Burning-feet Syndrom) verursachen.

Der Mangel an Pyridoxin **(Vitamin B$_6$)** führt beim Säugling zu epileptiformen Krämpfen, seborrhoischen Hautveränderungen, Erosionen im Lippen- und Mundschleimhautbereich sowie zu Störungen der Porphyrinsynthese mit Anämien als Folge. Bei Behandlung mit dem Tuberkulosemittel INH tritt oft eine schwere Polyneuropathie auf, die deutliche Analogien zu einer Vitamin B$_6$-Avitaminose zeigt (529).

Da Alkoholiker aufgrund der reduzierten Immunabwehr überproportional häufig an Tuberkulose erkranken, bedürfen Alkoholiker mit früherer Mangelernährung der besonderen klinischen Überwachung. Bei oder kurz nach alkoholtoxischen Polyneuropathien erscheint eine INH-Therapie nicht empfehlenswert.

Vitamin B$_{12}$ (Cyanocobalamin) ist ein kobalthaltiges Cobalamin, früher auch Extrinsic-Faktor genannt. Bei Mangel von Vitamin B$_{12}$ kommt es zur Hemmung der Methionin- und Cholinsynthese, die Bildung von Aminosäuren und Proteinen wird gemindert, die Bildung von Ribonucleinsäure wird blockiert. Vitamin B$_{12}$-Mangelzustände können bei Intrinsic-Faktor-Mangel auftreten, die z.B. bei chronisch atrophischen Gastritiden, isoliert gestörter Malabsorption und bei dem seltenen Befall mit Fischbandwurm vorkommen. Die Vitamin B$_{12}$-Avitaminose führt zur perniziösen Anämie einschließlich der Hunterschen Glossitis mit typischem Zungenbrennen. Neurologische Symptome sind Schädigungen der peripheren Nerven, insbesonders jedoch Schädigungen der Hinterstränge im Sinne einer funikulären Myelose (s. Kap. 4.6.). Trigeminusneuralgien können durch Vitamin B$_{12}$-Mangel verursacht sein. Bei der Verdachtsdiagnose auf einen Vitamin B$_{12}$-Mangel sollte vor Substitutionstherapie mit Vitamin B$_{12}$ zumindest ein Vitamin B$_{12}$-Spiegel im Serum abgenommen werden, ein Intrinsic-Faktor-Mangel läßt sich mit dem Schilling-Test nachweisen.

Weitere Vitaminstoffwechselstörungen können beim **Vitamin A** (Dehydroretinol) auftreten, bei chronischem Alkoholabusus kann eine Nachtblindheit und ein herabgesetztes Farbsehen auftreten (572).

Der Mangel an **Vitamin C** (L-Ascorbinsäure) kann bei Fehlernährung von Alkoholkranken erhebliche Folgen für den Stoffwechsel haben. Während die typische Avitaminose, früher als Skorbut bekannt, eine Rarität darstellt, kann eine Vitamin C-Hypovitaminose ursächlich sein für eine allgemeine Schwäche, Müdigkeit, Appetitverlust, Wachstumsstörungen sowie Infektanfälligkeit. Bei längerem Vitamin C-Mangel können sich Knochenveränderungen sowie Gelenkschwellungen wie auch hämorrhagische Diathesen einstellen. Biochemisch ist die Ascorbinsäure ein wichtiger Teil des Redoxsystems. Vitamin C hat auf die Biosynthese der Nebennierenrindenhormone Einfluß, ist am Abbau zyklischer Aminosäuren beteiligt und begünstigt die Resorption und Utilisation von Eisen. Durch seine antioxidierende Eigenschaft werden andere Vitamine wie Folsäure, Thiamin, Riboflavin, Pantothensäure, Vitamin A und Vitamin E geschützt. Vitamin C wirkt in der Abwehr von Toxinen (z.b. Diphtherietoxin) mit und fördert die Kollagensynthese (572).

Alkoholiker haben, durch Hypoproteinämie bedingt, vermehrt Hypokalzämien, so daß kompensatorisch **Vitamin D** (Gruppe der antirachitischen Vitamine, insbesondere Vitamin D_3 = Cholecalciferol) verbraucht wird zur Kalziumresorption aus dem Darm. Mit zunehmender Abnahme der Vitamin D-Reserven kann sich bei Hypokalzämie eine Osteomalazie entwickeln (404).

3.3.2. Endokrinologie

THYREOIDALER REGELKREIS

Alkoholkonsum bei Gesunden wie auch bei Alkoholikern beeinflußt anscheinend nicht den Hypothalamus und Hypophysenvorderlappen, der basale TSH-Spiegel sowie die Stimulation nach TRH-Test werden nicht beeinflußt (82). Bei Patienten mit Leberzirrhose mit resultierenden schweren Veränderungen der Proteine soll es im TRH-Test eine verzögerte und verminderte TSH-Sekretion geben (622). Bei Alkoholikern läßt sich ein erniedrigter T_3-Plasmaspiegel nachweisen, der mit dem Grad der Leberschädigung vermutlich korreliert und bei Leberzirrhose am deutlichsten ist (402). Die frühere Annahme, daß Alkohol einen Hypothyreoidismus macht, ist nicht belegt (82, 168, 404). Bei Patienten mit Leberzirrhose können sich normale oder leicht erhöhte T_4-Spiegel zeigen (402). Alkoholbedingte Hypokalzämie und Vitamin D-Mangel können zu einem sekundären Hyperparathyreoidismus führen (404).

HYPOPHYSENHORMONE

Der Plasmaspiegel von **Prolaktin** wird auch bei längerem Alkoholabusus nicht wesentlich verändert, während bei Patienten mit Leberzirrhose sich eine deutlich erhöhte basale Prolaktinkonzentration im Plasma nachweisen läßt (622). Ob Alkohol auf den Prolaktingehalt einwirkt und dadurch die bei männlichen Alkoholikern auftretenden Gynäkomastien bzw. das vermehrte Auftreten von Brustkrebs bei alkoholkranken Frauen beeinflußt, ist nicht ausreichend geklärt (404).

Das **somatotrope Hormon** (STH), auch Wachstumshormon oder Somatotropin genannt, wird durch Alkohol beeinflußt: Deutliche Ergebnisse durch Alkoholkonsum finden sich bei Alkoholikern durch Hemmung der stimulierten Sekretion von TSH (622).

Bei den Hypophysenhinterlappenhormonen (HHL-Hormonen) führt Alkoholgabe zur Hemmung des adiuretischen Hormons, auch **Adiuretin** oder Vasopressin genannt. Die Diurese vermehrt sich, da durch Hemmung des antidiuretischen Hormons im distalen Tubulusabschnitt der Henleschen Schleifen die Rückresorption gemindert wird. Als weiteres HHL-Hormon wird das **Oxytocin** durch akute Alkoholgabe gehemmt. Oxytocin bewirkt Uteruskontraktionen beim Gebären und leitet die Entwicklung der Laktation ein, so daß durch Alkoholwirkung bei gesunden Frauen der perinatale Ablauf negativ beeinflußt werden kann.

GONADALER REGELKREIS

Bei Alkoholikern ist als Folge eines alkoholischen Hypogonadismus eine Symptomatik mit »Feminisierung« häufig. Die Symptomatik wird durch Hodenatrophie, Gynäkomastie, herabgesetzte Libido, Impotenz und Sterilität gekennzeichnet (608). Die Symptome sind die komplexe Störung praktisch aller am Androgenstoffwechsel beteiligten Systeme (82). Durch Alkoholwirkung wird die Testosteronproduktion gehemmt, jedoch soll die metabolische Clearencerate zunehmen. Als Ursache wird eine direkte toxische Wirkung von Alkohol und/oder Azetaldehyd auf die Leydig-Zellen angenommen. Als Alkoholwirkung soll weiter eine Störung der Gonadotropinbindung im Hodengewebe auftreten. Die direkte Alkoholwirkung ist wesentlich für das Auftreten von Hodenatrophien mit den möglichen Folgen der Infertilität und Potenzstörungen. Für die Hodenatrophien sind weiter die Folgen von fortgeschrittenen alkoholbedingten Leberschäden ursächlich (622). Dabei kommt es zu einem »Hyperöstrogenismus« bei Alkoholikern, der für den weiblichen Behaarungstyp, die Gynäkomastie und die Spider-Nävi verantwortlich gemacht wird. Bei fortgeschrittenen Leberschäden lassen sich stark erhöhte Östronwerte nachweisen, während die Plasmaöstradiolwerte meist nur leicht erhöht sind (deutlicher bei Leberzirrhosen). Vermehrte Östrogene können hemmend auf die Steroidsynthese einwirken, so daß sich die Relation zwischen Androgenen und Östrogenen weiter verschiebt.

Bei alkoholkranken Frauen lassen sich als Zeichen der gestörten Gonadenfunktion verminderte Östradiol- und Progesteronplasmawerte nachweisen, als Zeichen der Ovarialinsuffizienz treten Oligo- oder Amenorrhöen auf. Als Folge können sich sekundäre Geschlechtsmerkmale zurückbilden, besonders die Verteilung des weiblichen Depotfettgewebes verändert sich – das bewirkt eine Abnahme der Mammae wie auch

Veränderungen der weiblichen Figur mit Abnahme der Hüftrundungen.

Aufgrund des möglichen Zusammenhangs mit dem gonadalen Regelkreis werden im Anschluß Störungen der Sexualität abgehandelt.

ORGANISCH-FUNKTIONELLE UND PSYCHOGENE SEXUALSTÖRUNGEN

Nach Masters und Johnson (411) ist alkoholbedingt häufig das Eintreten von Impotenz zu erwarten, bei Männern mittleren Alters sogar als häufigste Ursache. Es gibt relativ wenig methodisch abgesicherte empirische Untersuchungen zum Auftreten von sexuellen Dysfunktionen (160). Angegeben wird, daß ungefähr 50 % der Alkoholabhängigen an sexuellen Problemen leiden. Mit Dauer der Abhängigkeit nimmt der Prozentsatz der Sexualstörungen zu, die sich in Form von Störungen der Libido, der Erektions- und Ejakulationsfähigkeit sowie Orgasmusproblemen äußern.

Anzumerken ist, daß selbst bei ausführlichen Anamneseerhebungen die Sexualanamnese oft mit einer gewissen Scheu ausgelassen wird. Das Akzeptieren von wenigen, oberflächlichen Fragen und Antworten kann nicht das Erkennen und Klären von sexuellen Dysfunktionen erreichen. Das Verhältnis von psychogenen zu organischen sexuellen Funktionsstörungen muß geklärt sein als Ausgangslage für eine adäquate Beratung und Behandlung von Patienten mit Alkoholproblemen.

Ein nicht unwichtiges Motiv zum vermehrten Alkoholtrinken und zur Entwicklung einer psychogenen Alkoholabhängigkeit ist das Vorhandensein von Sexual- und Hingabeängsten. Durch Alkoholkonsum wird versucht, Angstgefühle zu reduzieren (104).

Kaplan (318) beschreibt, daß spontane Panikattacken der Entwicklung von massiver Angstspannung vorausgehen. Chronische Angst führt wiederum zu hilfloser Erwartung sich unregelmäßig wiederholender Panikattacken. Wenn Panikattacken Vermeidungsverhalten fördern, können sich Phobien entwickeln. Kaplan (318) beschreibt totale und situative Phobien. Manche Patienten reagieren massiv phobisch auf Sexualität mit Panik oder Abscheu in Hinsicht auf alle erotischen Empfindungen, Gefühle, Gedanken und Situationen. Häufiger treten phobische Reaktionen nur für bestimmte Aspekte der Sexualität auf, die von Kaplan aufgeführten Sexualphobien sind umfangreich. Zu den Sexualphobien gehören die Angst vor sexuellem Versagen (Leistungspanik), vor sexueller Erregung und dem Orgasmus (Angst vor Kontrollverlust), vor den eigenen oder andersgeschlechtlichen Genitalien, vor bestimmten Sexualpraktiken, Berührungen u.a.

Alkohol kann zur Abwehr von Angst und Abscheu bei Ich-dyston erlebter Sexualität einiger Sexualphobien und Störungen der sexuellen Appetenz eingesetzt werden. Bei Störungen der Erregungs- und Orgasmusphase dient Alkohol mehr zur Reduktion von Angstspannung.

Bei der Ejaculatio praecox als häufigster sexueller Störung der Männer soll Alkohol eine innere Spannung reduzieren, um die befürchtete vorzeitige Ejakulation abzuwenden. Neben organischen Erektionsschwierigkeiten führen besonders Leistungsängste zum Versagen der Erektionsfähigkeit.

Der unbewußte Anteil von Sexualängsten und Triebdurchbrüchen läßt sich mit der Triebtheorie der Psychoanalyse erklären. Unüberlegte sexuelle Handlungen, Entgleisungen und auch Perversionen werden alkoholbedingt durch Abbau von Hemmungen ausgelöst, die im nüchternen Zustand oft nicht stattgefunden hätten. Nach Ernüchterung stellt sich dann z.B. eine Unzufriedenheit mit der Partnerwahl, Schuldgefühle oder Abscheu vor sexuellen Handlungen ein. Als Folge treten depressive Verstimmungen und Störungen des Selbstwertgefühles ein, dadurch verstärken sich auch die Hemmungen und Beziehungsschwierigkeiten. Viele Alkoholiker sind im nüchternen Zustand nicht mehr in der Lage, echte Kontakte zu finden, weil sie dann unter Persönlichkeitsdefiziten leiden mit Folgen wie Unzufriedenheit, Mißtrauen und Feindseligkeit.

Mit der Entwicklung zur Alkoholabhängigkeit verschiebt sich die Wechselwirkung von psychischen Faktoren zunehmend zu organischen Faktoren der sexuellen Dysfunktion. Bei Bestehen von sexuellen Dysfunktionen sollte bei Alkoholikern im Rahmen der Entzugs- und Entwöhnungstherapie eine gründliche Sexualanamnese erhoben werden als Grundlage der notwendigen Aufklärung und Beratung. Auch sexuelle Versagensängste sollten angesprochen werden. Unter einer sechs- bis zwölfmonatigen Alkoholkarenz kommt es zu einem Rückgang besonders der organisch bedingten Sexualstörungen. Längeranhaltende Sexualstörungen sollten einem kompetenten Team von Sexualtherapeuten und Urologen vorgestellt werden (608). Die Behandlung der Sexualstörung ist für die weitere Prognose von Alkoholikern und die mögliche Entwicklung eines Eifersuchtswahnes nicht unwesentlich.

Zu den organisch bedingten sexuellen Dysfunktionsstörungen kann angemerkt werden, daß unter anhaltender Alkoholabstinenz sich meist die erhöhten Östrogenwerte und/oder verminderten Testosteronwerte deutlich bessern. Alkoholtoxische Polyneuro(myelo)pathien, die zur Abschwächung der Spinalreflexe führen, können ursächlich sein für herabgesetzte Erektions- und Ejakulationsfähigkeit bzw. verlängern die Latenzzeit der Ejakulation (104).

Kaplan (317) beschreibt als Auswirkung der alkoholtoxischen Polyneuropathie eine herabgesetzte oder fehlende Erregung. Der Orgasmus kann beeinträchtigt sein. Die alkoholtoxische Schädigung somatischer und autonomer Nerven als pathogener Mechanismus beeinträchtigt die Erektion und den Orgasmus, weiter sind auch Schmerzen und/oder Blasen- und Mastdarmstörungen möglich (317). Die Besserung der alkoholbedingten Polyneuro(myelo)pathie wird meist in dem angegebenen Zeitraum von sechs bis zwölf Monaten eintreten.

Zu den unterschätzten alkoholbedingten organischen Folgeschäden gehören Störungen der Spermiogenese. Durch Verminderung des Testosterons wird die Spermiogenese gehemmt, es kommt zu einer unzureichenden Zahl von Spermatozoen, die Spermienmotilität wird reduziert (12). Nicht selten wird festgestellt, daß Alkohol die Ursache für Infertilität bei Männern ist. Anzumerken ist, daß auch für Männer ohne Alkoholproblem, die ihre potentielle Fertilität erhalten oder fördern wollen, mäßiges Alkoholtrinken oder sogar Alkoholabstinenz empfohlen wird (586).

Zu den selteneren organischen Störungen des Sexualapparats gehört die Induratio penis plastica (Morbus Peyronie). Im Bereich des Corpus cavernosus bilden sich harte, fibröse Plaques, die gelegentlich auch eine schmerzhafte Krümmung des Penis bei der Erektion verursachen. Die Induratio penis plastica ist häufig mit Dupuytren Kontrakturen vergesellschaftet (587), die vermehrt bei Alkoholikern und schweren Lebererkrankungen (Leberzirrhose) auftreten.

Probleme sexueller Süchtigkeit und Deviationen werden unter Berücksichtigung der Entwicklung des psychischen Prozesses und des Zusammenhanges mit Alkohol im Kapitel 4.7.2. abgehandelt.

ADRENALER REGELKREIS

Alkohol greift in den Regelkreis des sympathiko-adrenergen Systems ein, geringere Alkoholmengen haben üblicherweise eher einen entspannenden und sedierenden Effekt. Bei chronischem Alkoholabusus kommt es dagegen eher zu einer Stimulierung des sympathiko-adrenergen Systems, was zum Teil das Auftreten von hypertonen Blutdrucklagen bei chronischem Alkoholabusus erklären könnte. Bei Patienten mit dekompensierter Leberzirrhose finden sich deutlich erhöhte Noradrenalin-Plasmaspiegel, eine quantitativ geringere Erhöhung läßt sich auch bei Alkoholikern mit Fettleber nachweisen (82). Alkohol wirkt direkt auf das ZNS, so daß ein selektiver Abfall der ACTH-Produktion auftritt – dies führt zur geminderten peripheren Reaktion auf Hypoglykämien. In seltenen Fällen kann bei Alkoholikern ein Cushing-ähnliches Syndrom auftreten (502) als Folge von direkter Alkoholwirkung sowie chronischem Streß bei individueller Disposition. Das Syndrom ist reversibel bei Alkoholabstinenz und entsprechender Ernährung (404). Bei bestehender Nebennierenschädigung kann eine größere Alkoholmenge zum Versagen der Nebennierenrindenfunktion mit plötzlichem Exitus führen. Ein Einfluß der Nebennierenrinde auf die Bildung von Alkoholdehydrogenase in der Leber ist zu vermuten (404). Durch chronischen Alkoholabusus kommt es histologisch zu einer Atrophie der Zona fasciculata und einer Verbreiterung der Zona glomerulosa, was teilweise eine verminderte Kortisonproduktion bedingt.

3.4. Zusammenhänge zu anderen Alkoholfolgeschäden

3.4.1. Teratogenese

Ab 1968 bzw. 1973 wurde die teratotoxische Wirkung des Alkohols (399, 400) beschrieben. Als Alkoholembryopathie wurde ein Syndrom mit folgenden Symptomen erkannt:

A **Kardinalsymptome:**
Prä- und/oder postnatale Dystrophie, Mikrozephalus, statomotorische und/oder mentale Retardierung, Muskelhypotonie, Hyperaktivität

B **Kraniofaziale Dysmorphie:**
Am Auge (Epicanthus, Blepharophimose, Ptosis, antimongoloide Lidachse, Strabismus, selten Myopie), am Ohr (Ohrdysplasie), an der Nase (kurzer Nasenrücken, verstärkte Nasolabialfalten), am Mund (schmales Lippenrot, hoher Gaumen, eventuell Gaumenspalte), am Unterkiefer (Retrogenie)

C **Fakultative Symptome:**
1. Kardiovaskuläre Störungen (Herzfehler, Hämangiome)
2. Urogenitale Fehlbildungen (Genitalanomalien wie Hypospadie und Klitorishypertrophie), Steißbeingrübchen, Nierenfehlbildungen, Hernien
3. Skelettanomalien (Handfehlbildungen wie Klinodaktylie, Kamptodaktylie, Nagelhypoplasie, anomale Handfurchen, Supinationshemmung der Finger und im Ellbogen, Hüftluxation) (450).

Der intrauterine und postnatale Minderwuchs, die Mikrozephalie sowie die charakteristische kraniofaziale Dysmorphie ermöglichen oft eine Prima vista-Diagnose (399, 400). Die Alkoholembryopathie kann in drei

Schädigungsgrade eingeteilt werden. Der Schädigungsgrad I entspricht den leicht, Schädigungsgrad II den mittelgradig und Schädigungsgrad III den schwerstbetroffenen Patienten (400).

Die Häufigkeit der Alkoholembryopathie hat stark zugenommen, ein wesentlicher Grund dafür ist die relative Zunahme alkoholkranker Frauen sowie die verbesserte Diagnostik mit Erkennung des Alkoholembryopathiesyndroms. Die Häufigkeit der Alkoholembryopathie in der Bundesrepublik Deutschland dürfte zwischen den Zahlen in Schweden (1 : 1000) und in Frankreich (5 : 1000) liegen. Nach Schätzungen werden jährlich etwa 1800 Kinder mit einer Alkoholembryopathie aller Schädigungsgrade geboren (400, 450, 654). Dieses Syndrom ist damit häufiger als der Morbus Down (mit einer Häufigkeit von 1 : 650 bei allen Altersstufen der Mütter). Bei den unterschiedlichen Studien gibt es deutliche endemische Unterschiede, bei kanadischen Indianern wurde die Häufigkeit der Alkoholembryopathie sogar auf 1 : 100 geschätzt.

Die Prognose der Alkoholembryopathie ist von der Art und der Schwere des Schädigungsgrades abhängig. Mortalitätsfaktoren sind insbesondere Herzfehler, die bei 60 % des Schweregrades III auftreten (400). Eine Untergewichtigkeit bei Geburt wird durch eine häufige Trinkschwäche verlängert, eine geminderte Infektabwehr führt zu rezidivierenden respiratorischen Infekten. Nach drei bis vier Jahren hat sich der allgemeine körperliche Entwicklungsstand, soweit möglich, normalisiert, während die Entwicklung der geistigen Fähigkeiten zurückbleibt. Insgesamt sind rund 90 % der Kinder geistig retardiert, wobei der Schweregrad der Alkoholembryopathie mit den Intelligenzquotienten und Verhaltensauffälligkeiten korreliert.

Eine Folgeuntersuchung nach ca. drei Jahren (605) zeigte eine erstaunliche Kompensation von auffälligen Befunden. Andere Autoren weisen dagegen darauf hin, daß wegen der Schwere des Krankheitsbildes und der schlechten Prognose bei chronisch alkoholkranken Schwangeren eine Interruptio (399, 400) angezeigt erscheint. Zur Pathogenese ließ sich in zahlreichen Tierversuchen nachweisen, daß Alkohol in entsprechender Dosierung und Zeitdauer als teratogene Noxe wirkt. Anscheinend ist die Teratotoxizität weniger eine Folge der direkten Alkoholwirkung. Nach der Azetaldehydhypothese wirkt dieses Alkoholabbauprodukt entscheidend teratotoxisch. Mitverantwortlich für die Alkoholembryopathie werden auch dysnutritive Mangelzustände der schwangeren Mütter gemacht, die unter Folsäure-, Zink- und Vitaminmangel leiden können. Die alkoholkonsumierenden Schwangeren haben möglicherweise häufiger hypoglykämische Zustände. Die Mangelzustände führen in Kombination mit der Alkohol- und Azetaldehydwirkung zur synergistischen oder gar potenzierten schädigenden Wirkung auf das ungeborene Kind.

Anzumerken ist, daß die Plazentaschranke für Alkohol durchlässig ist. Bei Neugeborenen wurden hohe Blutalkoholkonzentrationen nachgewiesen, nach der Geburt trat bei ihnen ein Alkoholentzugssyndrom auf (49). Typische laborchemische Abweichungen lassen sich bei der Alkoholembryopathie nicht nachweisen, mutagen bedingte strukturelle Chromosomenbrüche ließen sich nicht finden (400).

3.4.2. Karzinogenese

Das Alkoholabbauprodukt Azetaldehyd hat mutagene und karzinogene Wirkung (454). Bei Analyse von peripheren Lymphozyten von Alkoholikern zeigt sich, daß Alkohol zu Chromosomenmutationen in somatischen Zellen führt. Chromosomenmutationen oder auch Chromosomenaberrationen wurden bei Alkoholikern dreimal häufiger diagnostiziert. Ein Störeinfluß durch die starke Koexistenz von Alkoholismus und Nikotinabusus wurde berücksichtigt. Ein Vergleich von Nichtrauchern mit nichtrauchenden Alkoholikern zeigte ebenfalls eine signifikante Erhöhung der Chromosomenmutationen bei den Alkoholikern. Da der molekulare Mechanismus, der zu Mutationen führt, zwischen somatischen Zellen und Keimzellen gleich ist, muß vermutet werden, daß beim Menschen Keimzellenmutationen bewirkt werden. Tierexperimentell sind Mutationen durch Alkoholwirkung in Keimzellen von Mäusen und Ratten nachgewiesen worden (454).

Die Beeinflussung der Karzinogenese ist ein komplexer Vorgang. Vereinfacht läßt sich die Zweiphasenkarzinogenese (563) wie folgt beschreiben. Alkohol wirkt direkt auf die Zellmembranen. Karzinogene entstehen über sogenannte Prokarzinogene (wie Alkohol) im Körper, durch metabolische Umwandlung (wie Azetaldehyd) wird die karzinogene Wirkung freigesetzt. Durch Schädigung des Epithels im oberen Gastrointestinaltrakt wird die Aufnahme von Alkohol/Prokarzinogenen in den Körper gefördert, Alkohol beeinflußt die Permeabilität von Zellmembranen, so daß karzinogene Substanzen vermehrt in das Zellinnere transportiert werden. Der Ablauf dieser Initiationsphase liegt eher im Minutenbereich. Alkoholbedingt wird in der nachgeschalteten Promotionsphase die gesteigerte Zellregeneration (Repair-System) durch verschiedene Stoffwechselvorgänge beeinflußt. Die genetische Zellschädigung läßt sich nicht reparieren, durch Störung der genetischen Informationen entwickelt sich die Karzinomzelle. Die Funktion des Immunsystems wird durch Alkohol herabgesetzt, so daß eine Progression des Karzinomzellenwachstums erfolgt. Durch Mangel- und Fehlernährung der Alkoholiker ist die allgemeine Widerstandsfähigkeit zusätzlich herabgesetzt (82).

Durch direkte Schädigung mit konzentrierten Alkoholika oder auch durch verminderte Resistenz der Schleimhautzellen treten an der Zunge, am Hypopharynx, am Larynx sowie am Ösophagus vermehrt Karzinome auf, auch wenn es sich um Nichtraucher handelt. Für die Entstehung eines Ösophaguskarzinoms wird je nach Intensität des Alkoholabusus und Konzentration der alkoholischen Getränke das Karzinomrisiko um das fünf- bis zwanzigfache erhöht. Das Karzinomrisiko steigt durch konzentrierte Alkoholika wie Whisky und Cognac (82).

Bei der Entstehung eines primären Leberkarzinoms hatten über 80 % der Fälle eine zirrhotische Leber, die ätiologisch am häufigsten durch chronischen Alkoholabusus bedingt war. Alkohol hat die Wirkung eines Cokarzinogens bei der Entwicklung des primären Leberzellkarzinoms, während die Leberzirrhose als prämaligne Gewebserkrankung einzuschätzen ist. Weiter wird angenommen, daß sich das Risiko für die Entwicklung eines Pankreaskarzinoms durch chronischen Alkoholabusus erhöht (82, 502). Alkohol könnte hierbei ebenfalls die Funktion eines Cokarzinogens haben. Vermutlich erhöht sich auch durch chronische rezidivierende Pankreasentzündungen, Sekretionsstörungen und Autolyse das Entartungsrisiko.

3.4.3. Muskulatur und Haut

Durch chronischen Alkoholabusus kann die quergestreifte Muskulatur akut oder chronisch geschädigt werden. Das Auftreten von Muskelnekrosen (Rhabdomyolyse) geht mit starken Schmerzen und Muskelschwellungen einher, durch Myoglobinurie droht ein Nierenversagen durch Tubulusnekrosen. Durch den Myoglobinfarbstoff kommt es zur dunklen Verfärbung des Urins, als klinischer Parameter fällt insbesondere die erhöhte CPK auf. Anzumerken ist, daß die akute Form der Myopathie sehr selten ist.

Bei Hypokaliämien, z. B. durch anhaltendes Erbrechen, können akute Myopathien auftreten, so daß in Tagen bis Wochen schmerzlose proximale Paresen auftreten können (122).

Die chronische Form der alkoholbedingten Myopathie ist dagegen häufig, bei einem Drittel der Alkoholiker sollen sich erhöhte CPK-Aktivitäten nachweisen lassen (404). Klinisch handelt es sich üblicherweise um einen schmerzfreien, langsam progredienten Muskelschwund, bei Myopathien sind die Sehnenreflexe und die Sensibilität nicht beeinträchtigt. Mit dem Elektromyogramm (EMG) läßt sich die myogene Schädigung nachweisen, die Diagnose läßt sich meist durch Muskelbiopsie klären. Die Abgrenzung gegenüber einer Polyneuropathie kann differentialdiagnostische Schwierigkeiten machen.

Zur Wirkung von Alkohol auf glatte Muskulatur ist wenig bekannt. Jedoch wird z.B. der Tonus der Aorta abdominalis und der Portalvene sowie die Gefäßmuskulatur beeinflußt, so daß die Entwicklung von Ösophagusvarizen, Spider-Nävi und Palmarerythem gefördert wird (404).

Ein seltenes Krankheitsbild ist die Lipomatosis symmetrica benigna, die meistens in Kombination mit Folgekrankheiten von chronischem Alkoholismus auftritt (505). In über 50 % der Fälle besteht eine alkoholtoxische Hepatopathie, Polyneuropathien und Hirnleistungsdefizite mit Verlangsamung des Denkens sowie Merk- und Konzentrationsmängel wurden als Begleitsymptomatik beschrieben. Die ausgeprägte Lipomatose zeigt eine Fettverteilungsstörung mit massiven Fettpolstern am Oberkörper, Hals und Oberarmen, während die Beine deutlich weniger betroffen sind (505).

Typische Hautveränderungen im Gesichtsbereich sind eine Gesichtsrötung (vermehrte Hyperämie), betont im Wangenbereich fallen häufig Telangiektasien, auch Spider-Nävi auf. Die Anlage für eine Acne rosacea wird durch Alkohol verstärkt. Das Auftreten eines Rhinophyms, die sogenannte »Säufernase« mit Rötung, Hyperplasie der Talgdrüsen einschließlich alter Mikrotraumen nach deren Auspressen sowie Veränderungen des Bindegewebes, zeigt sich relativ selten mit dem typischen Befund.

Im Bereich der distalen Extremitäten fallen an Händen und Füßen eine verdünnte Haut wie auch Palmar- und Plantarerytheme auf. Im Zusammenhang mit vegetativen Hautveränderungen ist der Einfluß von früheren oder diskreten Polyneuropathien möglich. Es lassen sich weiter uncharakteristische Nagelveränderungen und Pigmentierungsstörungen an den distalen Extremitäten finden. Die Haut des Alkoholikers ist oft weich, schlaff, atrophisch und an den lichtexponierten Stellen gerötet. An den lichtgeschützten Stellen wirkt sie bei fortgeschrittenem Leberschaden eher grau bzw. gelblich. Pruritus ist oft durch einen Leberschaden und durch einen Diabetes mellitus verursacht. Durch den Pruritus kommt es häufig zu Kratzspuren oder Exkoriationen, durch chronisches Kratzen kann die Haut lichenifizieren (404). Hautveränderungen wie Psoriasis, bestimmte Ekzeme und Kontaktdermatitiden, Lichtdermatosen sowie die Porphyrien (s. Kap. 3.3.1.) können durch Alkohol provoziert werden (230). Zum Teil handelt es sich um eine direkte Alkoholwirkung auf die Haut und die Hautgefäße.

Die Dupuytrensche Kontraktur führt besonders an den Händen zur Verhärtung und Schrumpfung der Palmaraponeurose mit Ausbildung von derben Strängen und Knoten. Die Ätiologie ist nicht ausreichend geklärt, jedoch können z.B. äußere Faktoren wie berufliche Dauerbelastung die

Erkrankung fördern. Eine konstitutionelle Disposition sowie hereditäre Einflüsse sind anzunehmen. Pathogenetisch handelt es sich wohl um eine Bindegewebserkrankung (Kollagenose), alkoholbedingt kommt es vermutlich zur Störung der Kollagensynthese.

3.4.4. Arteriosklerose und Durchblutungsstörungen

Chronischer Alkoholabusus beeinflußt die Entstehung von Arteriosklerose und arteriellen Durchblutungsstörungen. Es handelt sich um ein ausgesprochen komplexes Thema, so daß scheinbare Widersprüche auftreten. Bei untergewichtigen Alkoholikern mit schweren Lebererkrankungen wie Leberzirrhose und/oder Pankreasschäden besteht oft nur eine geringe Arteriosklerose. Auch bei Nichtalkoholikern läßt sich bei konsumierenden Erkrankungen wie Krebs oder krankheitsbedingter Fehlernährung, jedoch auch in Hungerzeiten eine deutlich geringere Häufigkeit der Arteriosklerose nachweisen (530). Mit zunehmendem Wohlstand nach dem Zweiten Weltkrieg, der zur quantitativ wie auch qualitativ erhöhten Ernährung führte, haben die Arteriosklerosefolgeerkrankungen wie Herzinfarkte, Hirninfarkte und arterielle Durchblutungsstörungen zugenommen. Durch die Technisierung der Industriegesellschaft sind schwere körperliche Arbeiten weniger geworden. Bei Arbeit im Sitzen hat der Körper einen verringerten Kalorienbedarf (Grundumsatz). Durch Trinken von größeren Mengen niederprozentiger Alkoholika (wie Bier) werden dem Körper große Kalorienmengen zugeführt, solche Patienten sind häufiger übergewichtig mit daraus resultierendem Arterioskleroserisikofaktor.

In Laienkreisen wird Alkoholkonsum in geringer Menge als Schutz gegen Arteriosklerose propagiert. Bereits der angenommene protektive Alkoholeffekt ist nicht in der Lage, die schädliche Wirkung des Zigarettenrauchens zu kompensieren (530). Anzumerken ist, daß Alkoholiker zu über 90 % Raucher sind, starke Raucher sind überproportional vertreten.

Anscheinend wirkt Alkohol indirekt durch Förderung von Risikofaktoren auf die Arterioskleroseentstehung ein. Die Zusammenhänge mit Fettstoffwechselstörungen wurden bereits abgehandelt; das bei Alkoholikern auftretende Zieve Syndrom geht mit starken Erhöhungen der Blutfette, betont der Triglyceride, einher. Es gibt Hinweise, daß Alkohol die Cholesterinwerte günstig beeinflussen kann, das HDL-Cholesterin steigt an (40), die Alkoholdosis/Wirkung-Korrelation ist noch unzureichend geklärt. Als weiterer Risikofaktor läßt sich bei Alkoholikern häufig eine Störung des Kohlenhydratstoffwechsels nachweisen, nach Alkoholkonsum kommt es vermehrt zu reaktiven Hypoglykämien. Bei Alkoholikern finden sich häufig Glukosetoleranzstörungen, mit fortgeschrittener Pankreasschädigung wird ein latenter Diabetes mellitus oft manifest.

Alkohol führt zur verminderten Harnsäureausscheidung, als Arterioskleroserisikofaktor entsteht eine Hyperurikämie. Durch Alkohol werden Gichtanfälle gefördert oder provoziert.

Alkoholiker haben häufig einen Hypertonus als Risikofaktor, wobei eine deutliche Dosiswirkungsbeziehung besteht. Der Blutdruck erhöhende Effekt des Alkoholkonsums läßt sich unabhängig von Körpergewicht und Nikotinabusus nachweisen (21, 479).

Über die direkte Wirkung von Alkohol sowie seines Abbauproduktes Azetaldehyd auf die Gefäßmuskulatur der Arterien ist wenig bekannt, z.B. wird der Vasomotorentonus der Aorta abdominalis verändert (404). Dabei bleibt unklar, inwieweit der Gefäßtonus oder eine Zunahme der Gefäßrigidität beeinflußt wird. Durch akute Alkoholzufuhr können bei Patienten mit koronarer Herzkrankheit pektanginöse Beschwerden provoziert werden. Bei vermehrter Durchblutung von Intestinum und Haut kommt es zu einer Art »Steal-Phänomen« mit gestörter Verteilung des Blutvolumens (530). Bei Alkoholikern sind rheologische Einflüsse zu berücksichtigen, z.B. können Thrombozytenfunktionen wie die Thrombozytenaggregation herabgesetzt werden, während der körperlichen Entzugsphase kann die Thrombozytenaggregation überschießend reagieren (427).

Neben den beschriebenen Interaktionen zwischen Alkohol und Risikofaktoren führen individuelle und hereditäre Einflüsse zu einer weiteren Komplexität des Themas Arteriosklerose.

Als Beispiel für eine Arteriosklerosefolgeerkrankung kann das Auftreten von apoplektischen Insulten (als »stroke« bezeichnet) genannt werden. Das Risiko ischämischer Hirninfarkte verläuft mit dem Alkoholkonsum nicht linear (212). Männer mit geringem Alkoholkonsum (10–90 g reinen Alkohols pro Woche) hatten ein geringeres Risiko gegenüber Abstinenten. Männer mit einem Alkoholkonsum von über 300 g reinen Alkohols pro Woche zeigten dagegen ein deutlich angestiegenes relatives Insultrisiko, auch unabhängig von Nikotinabusus und arterieller Hypertonie.

Bei Frauen war eine eindeutige Aussage wegen des zu kleinen Untersuchungskollektivs nicht möglich, jedoch scheint ein Insultrisiko bei hohen Alkoholmengen nicht zu bestehen (212).

Im Zusammenhang können eigene Erfahrungen erwähnt werden: Es handelt sich um drei ca. 45 Jahre alte männliche Patienten, die mittelschwere Hirninfarkte erlitten hatten. Es bestanden nur ein bzw. zwei Arterioskleroserisikofaktoren wie leicht erhöhter Cholesterinwerte oder mäßiger Nikotinabusus. Gemeinsam war ihnen, daß sie trockene Alkoholiker waren (ca. fünf Jahre Abstinenz). Hypothetisch muß offen bleiben, ob ein alkoholbedingter arterioskleroseprotektiver Faktor verloren ging oder gar eine »Gegenregulation« möglich war. Gegenhypothetisch kann vermutet werden, daß langfristige Arterioskleroserisikofaktoren während der alkoholischen Zeit bestanden haben könnten, die sich unter Alkholabstinenz im wesentlichen normalisiert hatten.

3.5. Hinweise und diagnostische Kriterien zur Diagnose Alkoholabhängigkeit

Erstaunlich ist immer wieder, wie lange die Diagnose der Alkoholabhängigkeit nicht gestellt wird, auch wenn der Patient sich bereits längere Zeit in der chronischen Phase nach Jellinek befindet. Die Selbstverleugnungsmechanismen beim Alkoholismus führen dazu, daß der Alkoholiker fest daran zu glauben versucht, er habe kein Alkoholproblem. Bedenken und Zweifel des Therapeuten oder von Gesprächspartnern werden oft vom Alkoholiker im Überzeugungston mit einer »gewissen suggestiblen Wirkung« ausgeräumt. Werden weitere Zweifel und Bedenken erhoben, fühlt sich der Alkoholiker oft angegriffen und reagiert mit heftiger verbaler Verteidigung oder er wendet sich ab (Vermeidungs- oder Fluchtverhalten). Entsprechende Reaktionen müssen eingeschätzt und eingeplant werden, wenn die Diagnose der Alkoholabhängigkeit gestellt werden soll. Die Diagnose ist über vier Wege möglich:
1. Suchtanamnese
2. Inspektion und körperlicher Befund
3. Technisch-diagnostische Verfahren (wie Labor)
4. Testpsychologische Diagnostik
   Mit der gekonnten **Suchtanamnese** läßt sich die Diagnose Alkoholabhängigkeit recht sicher stellen. Mit der Suchtmittelanamnese sollte die Trinkmenge, die Trinkdauer wie auch das Trinkverhalten erfaßt werden – soweit möglich bei Abwehrverhalten wie Bagatellisierung oder Verleugnung des Alkoholkonsums (s. auch Kap. 1.6. sowie Kap. 4.1.).
   Indirekt ist über bestimmte Fakten in der Suchtanamnese die fortgeschrittene Alkoholabhängigkeit zu vermuten oder zu belegen. Bei Auftreten von rezidivierenden Infekten wie Pankreatitiden oder Bronchopneumonien, bei Tuberkulose sowie häufigen gastrointestinalen Beschwerden ist oft ein chronischer Alkoholabusus explorierbar.
   Neben der obligaten Frage nach einem früher durchgemachten Delir sollte auch nach epileptischen Anfällen gefragt werden. Symptomatische

zerebrale Krampfanfälle, die im mittleren Lebensalter erstmalig auftreten, sind meist alkoholbedingt (s. Kap. 4.5.). Wenn die nach zerebralen Krampfanfällen empfohlene Alkoholabstinenz nicht eingehalten wird, handelt es sich noch wahrscheinlicher um einen Alkoholiker. Das Auftreten eines Diabetes mellitus im mittleren Lebensalter oder andere körperliche Zusammenhänge wurden in diesem Kapitel besprochen, eine Kausalität durch Alkohol ist differentialdiagnostisch zu prüfen.

Zur Komplettierung der Suchtanamnese gehört, Erfahrungen mit Gerichten zu erfragen. Die Entwicklung der »Alkoholikerkarriere« zeigt öfter z. B. Verurteilungen wegen Körperverletzungen (Wirtshaus- und Zechraufereinen), Eß- und Genußmitteldiebstählen und unterlassener Alimentenzahlungen. Ein wiederholter Führerscheinverlust ist ein wichtiger Hinweis auf eine Alkoholproblematik.

Die **Inspektion** und der **körperliche Untersuchungsbefund** sind weiter wesentlich zur Klärung der Diagnose Alkoholabhängigkeit, die Differentialdiagnostik von Lebererkrankungen muß berücksichtigt werden, da die bei der Inspektion auffallenden Hautveränderungen leberbedingt sind. Von einer Prima vista-Diagnose »Alkoholismus« oder von einer »Facies alcoholica« wird gesprochen.

Wichtig ist, wann Alkohol zuletzt getrunken wurde. Als direkte Alkoholwirkung kommt es zu einer peripheren Gefäßerweiterung und einer Hautrötung im Gesicht. Bei Alkoholikern findet sich öfter eine Rötung der Nase, die anliegenden Wangenpartien haben eine glänzend-fettige Haut (536). Konjunktivitis sowie gerötete und verdickte Lidränder, glänzende Augenbulbi sowie hydro-ödematös geschwollene Gesichtshaut sind bei Alkoholikern häufig zu finden. Zur typischen »Facies alcoholica« gehören auch Teleangiektasien, fakultatorisch können Xanthelasmen, eine Schwellung der Parotiden, Acne vulgaris, Rhagaden im Mundwinkelbereich, eine lackrot atrophische Zunge oder bei fortgeschrittenen Leberschäden ein Ikterus sein. Der Gebißstatus korreliert häufig deutlich mit dem Grad der Alkoholabhängigkeit, Alkoholiker in der chronischen Phase haben oft einen stark sanierungsbedürften Gebißstatus.

Die Inspektion des Körpers zeigt je nach Schwere des Alkoholismus Symptome wie Spider-Nävi, Palmar- und Plantarerytheme, Purpura (z.B. beim Rumpel-Leede Test), es fehlt die männliche Sekundärbehaarung, als Bauchglatze erkennbar. Der alkoholbedingte Hypogonadismus zeigt sich klinisch mit Symptomen wie Gynäkomastie, Hodenatrophie, herabgesetzte Libido, Impotenz oder Sterilität müssen eruiert werden.

Bei fortgeschrittenem Alkoholismus mit Leberumbauprozessen kommt es zunehmend zur Entwicklung von venösen Kollateralkreisläufen. Im abdominellen Bereich sind Kollateralvenen als Caput medusae möglich,

Hämorrhoiden treten häufiger auf. Alkoholbedingte Bindegewebsschwächen sind, im abdominellen Bereich als Striae oder als Nabel- und Leistenhernien sichtbar. Weitere alkoholbedingte Hautveränderungen wie Ödeme, Pigmentierungsänderungen oder Veränderungen an den Nägeln sind möglich. Die Dupuytren Kontrakturen wurden bereits erwähnt.

Bei der körperlichen Untersuchung läßt sich ein Foetor alcoholicus gut feststellen, der Alkoholgeruch wird jedoch durch aromatische Begleitstoffe bestimmt, z.b. ist getrunkener Wodka kaum zu riechen. Bei Patienten mit Alkoholproblematik sollte das Benutzen z.B. von Mundwasser oder pfefferminzhaltigen Pastillen als Verdachtshinweis beachtet werden.

Ein Foetor hepaticus ist Zeichen der Leberinsuffizienz bei schwersten Leberschäden. Durch die körperliche Untersuchung ist eine grobe Beurteilung der Leber möglich.

Der neurologische Status dient besonders zur Abklärung von Polyneuropathien; sensible Störungen sowie eine Abschwächung der Muskeleigenreflexe bestehen häufig (s. Kap. 4.6.).

Die **apparativ-technische Diagnostik** zeigt besonders veränderte Laborparameter im Zusammenhang mit der Leberschädigung. Erstaunlich ist, wie sehr sich die Transaminasen bei der noch regenerationsfähigen Leber bessern und meist nach entsprechender Zeit normalisieren. Alkoholbedingte Transaminasenerhöhungen, insbesondere der Gamma-GT zeigen empirisch oft eine annähernde Halbierung der erhöhten Transaminasewerte etwa zweiwöchentlich. Differentialdiagnostisch ist bei leicht erhöhten Transaminasen an die relativ häufigen Gallenprozesse zu denken, so daß m.E. der erhöhte MCV-Wert (main corpuscular volume) oft ein valideres Kriterium bedeutet, natürlich unter Berücksichtigung der differentialdiagnostischen Möglichkeiten für makrozytären Anämien. Der MCV-Wert ist üblicherweise länger erhöht und läßt sich meist noch einige Monate später in der Entwöhnungs- oder in der Langzeittherapie nachweisen.

Durch Bestimmung der Alpha-Amino-m-Buttersäure (ABS), die beim Abbau von Methionin, Serin und Threonin entsteht sowie des ABS/Leucinquozienten bei gleichzeitiger Bestimmung der Gamma-GT liegt ein relativ zuverlässiges diagnostisches Mittel zum Erkennen des chronischen Alkoholkonsums vor (536).

Mit dem Grad des Alkoholismus korrelieren Veränderungen der Proteinfraktionen: In der Elektrophorese fällt oft eine Hypalbuminämie bei vermehrten Globulinen auf. Störungen der Blutgerinnung sind bei schwereren Leberschäden zu erwarten. Als Abbauprodukte des Hämoglobins, meist im Rahmen von fortgeschrittenen Leberschäden, lassen sich leichte Erhöhungen des Bilirubins nachweisen, ab ca. 2 mg % tritt Bilirubin auch im Harn auf.

Weitere diagnostische Methoden zur Abklärung der Diagnose Alkoholismus sind apparative Verfahren wie Oberbauchsonographie, Laparaskopie und Punktionen zur histologischen Abklärung des Leberschadens. Röntgenologische Verfahren können angezeigt sein zur Beurteilung des Ösophagus und des Magens, kontrastmittelgebende Methoden beurteilen die Gallenwege. Letzteres ist auch retrograd über eine ERCP (endoskopisch-retrograde Cholangio-Pankreatikographie) möglich. Je nach Fragestellung sind weitere diagnostische Methoden indiziert wie z.B. eine Splenoportographie. Die übliche Standarddiagnostik mit entsprechenden Laborparametern, Röntgen des Thorax sowie EKG ist obligatorisch.

Bei verschwiegenem Alkoholabusus wurde als relativ verläßliches Diagnoseparameter der Nachweis von alten (Serien-)Rippenfrakturen beschrieben (382).

Bei spezieller Symptomatik und entsprechender Fragestellung ist ein EEG angezeigt. Zur diagnostischen Abklärung der Alkoholabhängigkeit ist es jedoch nicht relevant. Ein kraniales Computertomogramm (CT) wird nur bei speziellen Fragestellungen durchgeführt. Im CT oft zu findende leichte, unspezifische Hirnatrophien bei chronischen Alkoholikern sind kein diagnostisch beweisendes Kriterium.

Testpsychologische Verfahren (z.B. MALT) diagnostizieren unter klinischen Verhältnissen etwa 90 % der Alkoholiker eindeutig, 8 % werden als alkoholverdächtig eingestuft, während nur 2 % der Identifikation entgehen (173). Objektivierende Tests ohne Befragung von Patienten und/oder fremdanamnestischen Angaben sind nicht zu erwarten, die sichersten diagnostischen Ergebnisse ergeben umfassende Testungen, die somatische wie psychosoziale Schäden, pathologisches Trinkverhalten sowie Kriterien der physischen und psychischen Abhängigkeit erfassen.

4. Neuropsychiatrische Alkoholfolgen

Nachdem im vorigen Kapitel die allgemeinmedizinisch-internistischen Alkoholfolgeschäden abgehandelt wurden, folgen nun die neurologischen und psychiatrischen Störungen durch Alkohol. Im Zusammenhang mit den Alkoholpsychosen wird die Alkoholintoxikation sowie das Alkoholentzugssyndrom und die Beeinflussung anderer psychiatrischer Krankheitsbilder in diesem Kapitel abgehandelt.

4.1. Grundlagen: Die spezielle Anamnese des Suchtprozesses

Ausdrücklich muß die Wichtigkeit der gekonnten und ausführlichen speziellen Anamnese zum Suchtprozeß betont werden. Zur Erfassung der Diagnose Alkoholismus und zur aktuellen Behandlung ist eine definitorische Unterteilung der speziellen Anamnese des Suchtprozesses grundsätzlich notwendig in:
1. Suchtmittelanamnese
2. Suchtanamnese

Von mehr aktuell klinischer Relevanz ist der Teil der speziellen Anamnese, der gezielt das Gebrauchsmuster der Suchtmittel exploriert (Suchtmittelanamnese). Als Grundlage der Behandlung, aber auch als wesentlicher Prädiktor auf die zu erwartende klinische Symptomatik des Alkoholentzugs dient besonders die Suchtmittelanamnese.

Zum Verständnis des Suchtprozesses ist neben der Suchtmittelanamnese eine Erweiterung zur Suchtanamnese notwendig, um Einflüsse speziell auf die soziale und psychische Entwicklung einschließlich psychischer Abhängigkeit zu erfassen. Im Rahmen der Suchtanamnese müssen auch langjährige Vorgeschichten bzw. Entwicklungen zur Alkoholabhängigkeit exploriert werden. Das ist notwendig, um die Entwicklung in Richtung Alkoholabhängigkeit oder den Grad der manifesten Alkoholabhängigkeit abschätzen zu können. Obligat ist die Frage nach früher durchgemachten körperlichen Entzugssyndromen oder einem Alkoholdelir als Hinweis für eine fortgeschrittene körperliche Abhängigkeit.

Viele Fälle sind weniger eindeutig, der explorierende Therapeut muß auf praktische Erfahrungen sowie auf theoretische »Gesetzmäßigkeiten« zurückgreifen, um die Entwicklung in Richtung einer psychischen und physischen Alkoholabhängigkeit abschätzen zu können. Die von Jellinek geprägte Terminologie wie Kontrollverlust oder die Unfähigkeit, mit dem Trinken aufzuhören, sind Basiswissen. Kenntnisse der Psychodynamik der Alkoholiker sind notwendig, wenn z.b. im Rahmen von Abwehrmechanismen der Alkoholismus bagatellisiert, verdrängt oder auch verleugnet wird. Mit gekonnter Exploration läßt sich eine Alkoholabhängigkeit recht zuverlässig diagnostizieren (s. Symptome der phasenhaften Entwicklung zur Alkoholabhängigkeit, Kap. 1.8.). Indirekte Hinweise sind häufig aus alkoholbedingten Führerscheinentzügen, Suizidversuchen unter Alkoholeinfluß oder einer zunehmend gestörten Sozialisation möglich. Die gestörte soziale Integration kann sich in häufigen Arbeitsplatzwechseln oder Arbeitsplatzverlusten wegen Alkohol bemerkbar machen, bei Delinquenz sollte der Alkoholeinfluß erfragt werden. Hinweise auf eine Alkoholabhängigkeit lassen sich aus Alkoholfolgeerkrankungen oder weniger typischen Erkrankungen wie z.b. häufigen Gastritiden entnehmen (weitere Hinweise s. auch Kap. 3., Somatische Folgeschäden und Kap. 3.5, Diagnostische Kriterien).

Die Suchtmittelanamnese hat zu klären, über welche Zeitdauer Alkohol getrunken wurde sowie welche Art von Alkoholika und in welcher Dosierung. Weiter ist zu klären, welche Medikation der Patient aktuell eingenommen hat, aber auch die Einnahme von Psychopharmaka in früheren Jahren muß berücksichtigt werden. Von entscheidender Wichtigkeit ist, wann der Patient zuletzt Alkohol und/oder Medikamente eingenommen hat.

Die Frage nach »wann zuletzt, was und wieviel eingenommen« muß bei unbekannten Intoxikierten oder unklar bewußtseinsgeminderten Patienten sofort gestellt werden, weil als Grundlage für die Behandlung von Alkoholintoxikationen oder sonstigen Intoxikationen sofortige Entscheidungen notwendig werden. Als Beispiel läßt sich der Sturztrunk von größeren Mengen von Spirituosen relativ kurz vor Einlieferung ins Krankenhaus nennen. Weitere Beispiele sind Suizidversuche mit Alkohol und/oder Medikamenten sowie der Konsum von nicht zum Verzehr geeigneten alkoholhaltigen Mitteln, die sofortiger besonderer therapeutischer Konsequenzen bedürfen. Entsprechend ist bei Patienten damit zu rechnen, daß sich die Bewußtseinslage innerhalb einer Stunde dramatisch verschlechtern kann. Der Zeitpunkt zur notwendigen Therapie wie der (noch) effektiven Magenaushebung und -spülung kann versäumt werden.

Bei der Klärung des aktuellen Alkoholgebrauchsmusters handelt es sich um den ersten, dringlichsten Teil (Suchtmittelanamnese) der speziellen Anamnese zum Suchtprozeß. Es ist zu entscheiden, ob die Erweiterung der Suchtmittelanamnese durch die komplette Vorgeschichte (Suchtanamnese) zur Beurteilung der Entwicklung zur möglichen Alkoholabhängigkeit sofort erhoben wird. Der zweite Teil der speziellen Anamnese kann häufig erst nach Ausnüchterung des Patienten exploriert werden. Im Krankenhausalltag wird der erste Teil meist durch den Aufnahmearzt, der zweite Teil durch den Stationsarzt erhoben. Bei Patienten, bei denen eine fortgeschrittene Alkoholentzugssymptomatik bzw. Alkoholpsychose zu erwarten ist, sollte der Zeitpunkt zur Erhebung von wichtigen Hinweisen aus der Suchtmittelanamnese (z.b. frühere epileptische Anfälle) nicht verpaßt werden. Nach Trinkende liegt dieser Zeitpunkt meist einen halben Tag später, eventuell noch unter fallender Blutalkoholkonzentration. Je nach Schwere der Alkoholabhängigkeit ist nach Absetzen des Alkohols in den folgenden 24 bis 72 Stunden mit entsprechend schwerer Entzugssymptomatik bzw. einem Entzugsdelir zu rechnen. Die Entwicklung eines späteren Entzugsdelirs innerhalb einer Woche ist seltener, meist handelt es sich um mitigierte oder atypische, oft medikamentös beeinflußte Verlaufsformen.

Die Suchtmittelanamnese und die komplette Suchtanamnese liefern den entscheidenden Beitrag zur Diagnose »Alkoholismus« sowie zur Prädiktion für den Verlauf der zu erwartenden Entzugsphase. Ohne sie ist eine adäquate medikamentöse Therapie und/oder Behandlung nicht möglich.

4.2. Alkoholintoxikation

4.2.1. Kriterien und Stadien

Die akute Alkoholintoxikation, die sich weitgehend mit dem Terminus Alkoholrausch deckt, ist die Folge von übermäßiger Alkoholzufuhr, so daß ein Zusammenhang mit Alkoholismus nicht gegeben sein braucht. Nach dem Diagnosenschlüssel der ICD wurde die akute Alkoholintoxikation unter der Diagnose Alkoholmißbrauch (ICD 305.0) verschlüsselt. Das neuere DSM III hat einen abweichenden fünfstelligen Schlüssel und ordnet die Alkoholintoxikation unter dem Schlüssel 303.00 ein.

Als **diagnostische Kriterien** der Alkoholintoxikation werden gefordert (142):
A Kürzlicher Alkoholgenuß – es sollte keinen Hinweis geben, daß die Alkoholmenge nicht ausreichend war, um bei Menschen üblicherweise eine Intoxikation herbeizuführen.
Diese Formulierung dient dazu, idiosynkratische Reaktionen abzugrenzen, d.h. individuell bestehende starke Toleranzminderungen, die auch bei minimaler Alkoholmenge zu idiosynkratischen Rauschzustän-

den führen. Der idiosynkratische Rausch entspricht qualitativ der Bezeichnung pathologischer Rausch. Als Voraussetzung ist eine nicht näher bekannte Disposition und/oder eine zerebrale Schädigung (z.B. traumatisch oder toxisch wie durch Alkohol) anzusehen (628).

B Als weiteres Kriterium der Alkoholintoxikation besteht schlecht angepaßtes Verhalten wie z.b. Streiten, Einschränkung der Urteilsfähigkeit, akute Beeinträchtigung der sozialen und beruflichen Anpassung.

C Mindestens eins der folgenden physischen Zeichen ist notwendig:
   1. Verwaschene Sprache
   2. Gestörte Koordination
   3. Unsicherer Gang
   4. Nystagmus
   5. Gesichtsrötung

D Mindestens eines der folgenden psychischen Zeichen ist notwendig:
   1. Stimmungswechsel
   2. Reizbarkeit
   3. Redseligkeit
   4. Gestörte Aufmerksamkeit

E Die Störung darf nicht durch irgendeine andere körperliche oder psychische Ursache hervorgerufen sein.

Eine Alkoholvergiftung muß gegebenenfalls nach der Zusatzklassifikation der ICD verschlüsselt werden, wenn die Alkoholintoxikation nicht im Zusammenhang mit einer psychiatrischen Erkrankung eintrat.

Die Zusatzklassifikation der ICD der äußeren Ursachen bei Verletzungen und Vergiftungen wird durch den Buchstaben E gekennzeichnet. Suizid, Suizidversuch oder Selbstbeschädigung durch innerliche Vergiftung (mit Alkohol) hat den Schlüssel E 950. Falls die Alkoholvergiftung Folge eines Unfalls war, wird der Schlüssel E 860 verwendet. Wenn der Grund der Alkoholvergiftung unklar ist oder nicht bestimmt werden kann, ob die Vergiftung vorsätzlich oder unbeabsichtigt erfolgte, kommt der Schlüssel E 980 zur Anwendung.

Die klinischen Symptome der Alkoholintoxikation sind im wesentlichen von der Höhe der Blutalkoholkonzentration abhängig. Der Schweregrad der Alkoholintoxikation läßt sich in vier **Stadien** einteilen (243, 437, 599):
   1. Exzitationsstadium
   2. Hypnotisches Stadium
   3. Narkotisches Stadium
   4. Asphyktisches Stadium

Die Stadien der Alkoholvergiftung kennzeichnen die unterschiedliche Wirkung auf zerebrale Funktionen. Schon bei einer BAK um 0,5 ‰ treten

Assoziationslockerung, gehobene Stimmungslage, Rededrang, Kritikminderung und Änderungen von Affekt und Emotionen ein (602).

Bei einer BAK von ca. 1,0 ‰ treten Funktionsstörungen phylogenetisch älterer Hirnstrukturen auf, insbesonders des Kleinhirns und des Hirnstammes, klinische Symptome sind Koordinationsstörungen des Ganges (Ataxie), beginnende Dysarthrie sowie Störungen der extrapyramidalen Haltungs- und Stellreflexe.

Von klinisch-diagnostischer Relevanz ist das Auftreten eines Nystagmus. Ab einer BAK von ca. 0,4 ‰ läßt sich in der Resorptionsphase ein Lagenystagmus nachweisen. Ab ca. 0,8 ‰ tritt ein Endstellnystagmus beim Seitenblick auf (404). In der Eliminationsphase ist ein Drehnachnystagmus charakteristisch, der praktisch zwischen der 5.–10. Stunde nach Trinkende auftritt und die vollständige Alkoholausscheidung aus dem Körper überdauern kann. Mit steigender BAK tritt ein immer deutlicherer, grobschlägiger und längerdauernder Nystagmus unter Frequenzabnahme ein. Bei einer BAK von ca. 2 ‰ soll der Drehnachnystagmus üblicherweise verschwinden (404).

Bei Promillwerten zwischen 1,5–2,5 ‰ werden zunehmend subkortikale Zentren beeinträchtigt, deutliche Störungen der Koordination und der Motorik sind nicht zu übersehen, Schmerz-, Berührungs- und Temperaturreize stumpfen ab. Ab 2 ‰ ist die Körperbeherrschung sowie die geistige Körperkontrolle entscheidend erschwert bzw. schon weitgehend aufgehoben (602). Ein geplantes Handeln geht verloren, Fehlhandlungen wie Beleidigungen und Streiten oder Delinquenz mit Körperverletzungen, sexuelles Fehlverhalten oder schwerwiegende Straßenverkehrsdelikte sind möglich. Der Übergang vom exzitativen zum hypnotischen Stadium ist unscharf, die Wirkung des Alkohols am Kortex führt zur zunehmenden Bewußtseinsstörung. Die sedierende Wirkung läßt den Patienten zunehmend langsamer und müde werden. Er ist im hypnotischen Stadium noch erweckbar und reagiert auf Reize.

Mit zunehmender Schwere der Alkoholintoxikation stellt sich das narkotische Stadium ein, der Patient ist nicht mehr erweckbar, auch grobe Abwehrreflexe fehlen. Im schwersten Stadium der Alkoholintoxikation werden lebenswichtige Zentren der Medulla oblongata gelähmt, das Atemzentrum sowie andere zentralregulative Zentren fallen im asphyktischen Stadium aus.

Eine weitere Unterteilung der Alkoholintoxikation nach klinischen, forensischen und psychopathologischen Aspekten unterscheidet in drei Stadien, die auf entsprechenden Bereichen der Blutalkoholkonzentration (bei individuellen Abweichungen) basieren (685):

1. Leichter Rausch (BAK 0,5–1,5 ‰): Allgemeine Enthemmung mit vermehrtem Rede- und Tätigkeitsdrang, Stimulation und subjektives

Gefühl der gesteigerten Leistungsfähigkeit, Minderung der Kritikfähigkeit und Selbstkontrolle, abnehmende psychomotorische Koordi-
nationsfähigkeit.
2. Mittelgradiger Rausch (BAK 1,5–2,5‰): Deutliche affektive Störungen wie euphorische Stimmung oder aggressive Gereiztheit. Die
Orientierung ist im wesentlichen ungestört, die Umwelt wird zwar noch
real erkannt, jedoch besteht deutlich geminderte Selbstkritik, speziell
gegenüber Eigenfunktionen wie dem Grad der Enthemmung, Benom-
menheit und motorischer Unsicherheit. Das Erleben wird zunehmend
dem Wunsch nach direkter Triebbefriedigung untergeordnet, das
eigene Verhalten wird abhängig von der äußeren Situation. Das
Verhalten ist inkonstant, mit unkontrollierten, auch aggressiven
Reaktionsweisen ist zu rechnen.
3. Schwerer Rauschzustand (BAK über 2,5‰): Höhergradige Bewußtseinsstörungen bzw. Bewußtseinseintrübungen, geplantes Handeln ist
bei fehlendem Realitätsbezug, Desorientiertheit und unkontrollierten
Affekten nicht mehr gegeben. Nach Ausnüchterung ist vermehrt mit
dem Auftreten von Erinnerungslücken, sogenannten Blackouts, auch
alkoholische Palimpseste oder »Filmrisse« genannt, zu rechnen.

Bei den beschriebenen Stadieneinteilungen der Alkoholintoxikation ist
zu berücksichtigen, daß die klinische Symptomatik und die Korrelation
mit der Blutalkoholkonzentration in einem nicht unwesentlichen Maß von
individuellen Faktoren abhängig ist. Neben der individuellen Disposition
ist wichtig, ob der Patient ein seltener Alkoholkonsument oder ein
gewohnheitsmäßiger Alkoholtrinker ist (z.B. mit Toleranzsteigerung).
Ältere Menschen haben eine geminderte Alkoholtoleranz, junge Patienten und Kinder sowie »Geistesarbeiter« reagieren auf Alkohol empfindlicher.

4.2.2. Klinik und Therapie der Alkoholintoxikation

Die Dosis letalis wird mit 6–8 g reinem Alkohol/kg Körpergewicht
angegeben. Tödliche Alkoholintoxikationen können bei einer BAK um
4‰ (168, 404, 437) eintreten, vermehrt ergeben sich tödliche Intoxikationen bei einer BAK um 5‰. Bei entsprechender Toleranzentwicklung
von Alkoholikern sind tödliche Alkoholvergiftungen erst mit einer BAK
erheblich über 5‰ beschrieben worden.
Als wichtiger Hinweis ist anzumerken, daß die Dosis letalis bei Kindern
bei 1,5–2 g Alkohol/kg Körpergewicht liegt (404, 654). Je kleiner das Kind
ist, um so empfindlicher reagiert es. In der Literatur sind letale
Alkoholintoxikationen bei kleinen Kindern beschrieben, die mit Alko-

holumschlägen behandelt worden waren. Alkohol ist in die Muttermilch
gängig, eine Alkoholintoxikation von Säuglingen durch Stillen von stark
intoxikierten Müttern ist möglich. Die tödliche Dosis bei Kleinkindern
entspricht ca. 30 g Alkohol (404, 654). Die mittlere Dosis letalis für
Kleinkinder ist z.B. in ca. 150 g Gramm Maraschinokirschen (ca. 20 g %
Alkoholgehalt) oder in 110–190 ml Eierlikör (15,8–25,3 g % Alkoholgehalt) enthalten (433).

Als Basis für die Therapie und für Entscheidungen muß die Suchtmittelanamnese herangezogen werden. Wenn dies nicht möglich ist wegen des
Schweregrades der Alkoholintoxikation, sollte möglichst eine Fremd-
anamnese gewonnen werden. Die Fragen »wann zuletzt wieviel Alkoholika« getrunken wurden, sind entscheidend und müssen frühstmöglich
gestellt werden – besonders wenn bereits eine Bewußtseinseintrübung
erkennbar ist. Die Einnahme von Medikamenten muß unbedingt eruiert
werden, speziell Sedativa potenzieren die Alkoholwirkung, so daß
Lähmungen von Hirnstammzentren (z.B. Atemzentrum) zu befürchten
sind. Bei Verdacht auf »Sturztrunk« muß eine schnelle Magenaushebung
durchgeführt werden, ansonsten ist zu befürchten, daß sich trotz eines
kompensatorischen Pylorospasmus ca. zwei Stunden danach der Magen
entleert.

Im fortgeschrittenen Exzitationsstadium wirken Alkoholintoxikierte
oft unruhig, sie sind uneinsichtig und lärmend. Dieses Bild des Alkohol-
rausches impliziert das Erscheinungsbild des »Randalierers«.

Der oft ins Krankenhaus verbrachte Patient im Exzitationsstadium
führt häufig zu Hilflosigkeit, aber auch Ärger von Seiten des Krankenhauspersonals, da die Therapie für den »ungeliebten« und uneinsichtigen
Patienten in der Ausnüchterung unter Beobachtung besteht. Von einer
medikamentösen Sedierung der unruhigen Patienten ist üblicherweise
abzuraten.

In der psychiatrischen Terminologie wird neben dem einfachen Alkoholrausch der **komplizierte** oder **abnorme Rausch** abgegrenzt. Der
Unterschied ist ein quantitativer, die Erregung und die Bewußtseinsstörung sind intensiver ausgeprägt. Der komplizierte Rausch tritt eher bei
geistig behinderten, persönlichkeitsgestörten und zerebralgeschädigten
Menschen auf.

Der komplizierte Rausch spielt in der forensischen Beurteilung eine
wesentlich größere Rolle als die selteneren pathologischen (ideosynkra-
tischen) Räusche (s. Kap. 4.4.3.2.). Der komplizierte Rausch bedarf einer
intensiveren Behandlung. Wenn der Patient sich noch in der Resorptionsphase befindet, ist das Erbrechen durch Salzsole zu fördern. Eine
Therapie mit Apomorphin, welches eine sedierende und emetische
Wirkung hat, ist möglich.

Zur Kreislaufstützung sollte dann zusätzlich ein kreislaufstabilisierendes Medikament wie Novadral injiziert werden. Die Apomorphinwirkung kann durch Morphinantagonisten wie Naloxon gesteuert bzw. aufgehoben werden.

Notfalls ist bei sehr unruhigen Patienten im komplizierten Rausch noch am ehesten eine Therapie mit Butyrophenonen wie Haloperidol zu empfehlen. Bei hochgradig unruhigen Patienten wurden, soweit leber- und kreislaufmäßig verantwortbar, auch Phenothiazine wie Levomepromazin verabreicht (136).

Bei allen Schweregraden der Alkoholintoxikation muß eine Blutzuckerkontrolle obligatorisch sein, da häufig hypoglykämische Zustände zu erwarten sind. Den Patienten im Exzitationsstadium sollte Flüssigkeit angeboten werden. Neben einer geringen Verdünnung durch Erhöhung des Körperflüssigkeitsvolumens sind Spirituosentrinker nicht selten exsikkiert. Ein weiterer Effekt ist, daß durch Erbrechen entstandene leichte Verätzungen des Ösophagus gelindert werden.

Der Alkoholintoxikierte im hypnotischen und im narkotischen Stadium muß in eine stabile Seitenlagerung gebracht werden, damit er bei Erbrechen nicht aspiriert. Bei somnolenten oder komatösen Patienten sollte die körperliche Untersuchung sorgfältig durchgeführt werden, speziell sollte auf Hinweise für Schädelhirn-Traumen oder Stürze geachtet werden. Auch im Verdachtfall sollte der Schädel geröntgt werden, um z.B. die Verdachtdiagnose einer Schädelfraktur mit der möglichen Folge von einem subduralen Hämatom auszuschließen.

Eine medikamentöse Besserung der Vigilanz ist zwar mit deutlichen Soforteffekten möglich (243, 404, 591, 599), es handelt sich aber nur um einen kurzfristigen Effekt. Neben verschiedenen Analeptika wird als Antidot Naloxon empfohlen. Auch Physostigmin führt nach i.v.-Injektionen innerhalb von 15 Minuten zum Aufklaren des Bewußtseins, die Atemdepression soll sich bessern, der Patient wird ruhiger (591). Die Behandlungsdauer verkürzt sich nicht und somit eignen sich diese Behandlungsmethoden nicht zur Routinebehandlung einer Alkoholintoxikation.

Bei alkoholintoxikierten Patienten ist wegen der verstärkten Hautdurchblutung mit vermehrter Auskühlung zu rechnen, die vermieden werden sollte. Bei aufgefundenen neueingelieferten komatösen Patienten muß auch bei einigen Temperaturgraden über Null an starke Auskühlung oder sogar Erfrierungen gedacht werden.

Der Patient im narkotischen und grundsätzlich im asphyktischen Stadium bedarf der intensivmedizinischen Überwachung zur Kontrolle der vitalen Funktion von Atmung und Kreislauf. Der Blutalkoholwert muß bestimmt werden. Bei einer BAK von über 4‰ ist eine Hämo- oder

Peritonealdialyse abzuwägen, jedoch ist auch ohne Dialyse mit einer Normalisierung des Blutspiegels zu rechnen. Bei einer BAK von 4‰ soll z.B. in ca. 20 Stunden eine Normalisierung eingetreten sein (591).

Bei komatösen Patienten muß differentialdiagnostisch immer an eine Mischintoxikation, möglicherweise mit dialysablen Pharmaka oder mit Methanol bzw. Äthylenglykol gedacht werden. Ein Koma hepatischer oder hypoglykämischer Genese sowie eine zerebrale Hypoxie müssen ausgeschlossen werden. Wenn die BAK sich nicht bessert, ist das Durchführen der Dialyse abzuwägen. Differentialdiagnostisch sollte das erhöhte Risiko von Alkoholikern für Marklagerblutungen, Subarachnoidalblutungen und subdurale Hämatome berücksichtigt werden (122).

Im asphyktischen Stadium ist eine intensive Stützung der vitalen Funktionen notwendig, nach Intubation wird beatmet. Eine derartig starke Komatiefe bei Alkoholintoxikierten ist oft die Folge von Trinkwetten. Der Säurebasenhaushalt muß gegebenenfalls bilanziert werden, über einen venösen Zugang kann Natriumbicarbonat und/oder Glukose infundiert werden (243, 599).

Außer der Dialyse gibt es keine praktizierbaren Wege, die Alkoholeliminationsrate bei Alkoholintoxikierten zu beschleunigen. Fruktose kann bei genetisch-determinierten Menschen die Reoxydation von NADH beschleunigen. Bei diesen Personen kann die gesamte Alkoholabbaurate gefördert werden, wenn der Abbau durch die Reoxydation des Koenzyms stärker limitiert wird als die Alkoholdehydrogenase. Bei den meisten Menschen erzielt die Fruktose keine entsprechende Wirkung, da die Abbaugeschwindigkeit von der Alkoholdehydrogenase abhängt. Dagegen soll die Fruktose bei disponierten Menschen eine starke Erhöhung des Azetaldehyds bewirken (656).

4.3. Alkoholentzugssyndrom (ICD 291.8)

4.3.1. Grundlagen

4.3.1.1. Symptomatik und Behandlungsindikation

Bei dem Alkoholentzugssyndrom handelt es sich um ein umfassendes Krankheitsbild, das sich nach Schweregrad in drei Stadien mit einer charakteristischen Symptomatik unterteilen läßt. Bei zunehmender Schwere des Alkoholentzugssyndroms lassen sich die Stadien als drei progressiv addierende Phasen abgrenzen (316, 638):
1. Tremoröses Stadium (mit psychomotorischer Agitation)
2. Zusätzlich akutes Halluzinose-Stadium

3. Delirium tremens (die beiden vorangegangenen Stadien beinhaltend)

Mit Übergang zu einem der drei Stadien treten vermehrt große epileptische Anfälle (»rum fits«) auf. Das akute halluzinatorische Stadium und das Delirium tremens werden unter Alkoholpsychosen (s. Kap. 4.4.) abgehandelt.

Das tremoröse Stadium mit psychomotorischer Agitation entspricht bei der Begriffsvielfalt etwa dem Terminus Prä- oder Subdelir, der englische Ausdruck dafür ist »alcohol withdrawal syndrome«. Das Alkoholentzugssyndrom wird unter der ICD Nr. 291.8 verschlüsselt (unter Alkoholpsychosen – ICD Nr. 291). Das erscheint etwas irritativ, aber auch im Prädelir bestehen in der Regel diskrete, testpsychologisch erfaßbare psychische Ausfälle (425).

Das Prädelir ist in voller Ausprägung gekennzeichnet durch charakteristische Symptomatik wie groben Tremor der Hände, der Zunge und der Augenlider, Nausea, Erbrechen, allgemeine Schwäche sowie vegetative Symptome wie Schwitzen, erhöhten Blutdruck und Tachykardie. Kreislaufinstabilität mit orthostatischer Hypotonie kann auftreten. Der psychopathologische Befund ist gekennzeichnet durch Ängstlichkeit, innere Unruhe, depressive Verstimmung, Dysphorie und Reizbarkeit. Der Schlaf ist meist trotz vorhandenem Schlafdefizit gestört und unruhig bei »schweren und schlechten« Träumen. Die Entzugssymptome treten unter Alkoholabstinenz oder bei Dosisreduktion in den folgenden Stunden bzw. zwei bis drei Tagen auf und klingen spätestens innerhalb von von fünf bis sieben Tagen ab (142).

Das Prädelir zeigt klinisch unterschiedliche Schweregrade wie auch Verlaufsformen, eine befriedigende Unterteilung erscheint eher willkürlich. Oft gibt es nur diskrete, leichte Verlaufsformen mit vegetativen Zeichen wie mäßiger Hyperhidrosis und leichtem Fingerspitzentremor, so daß die leichten Verlaufsformen nicht selten im Allgemeinkrankenhaus übersehen werden, besonders dann, wenn der Patient wegen einer anderen körperlichen Erkrankung oder nach einem Unfall aufgenommen wurde. Bei mittelgradiger Verlaufsform des Alkoholprädelirs sind die Symptome deutlicher, es besteht ein ausgeprägterer Leidensdruck des Patienten, der zum Wunsch nach medikamentöser Therapie führt.

Schwerere Verlaufsformen des Prädelirs sind gekennzeichnet durch körperliche Komplikationen wie das Auftreten von einzelnen epileptischen Anfällen, hypertone Blutdrucklagen (mit RR > 160 syst./100 diast. mmHg), Tachykardien (Frequenz > 100/min.).

Die entscheidende Voraussage für die Verlaufsform des Alkoholentzugssyndroms ermöglicht die spezielle Anamnese des Suchtprozesses. Neben der klinischen Symptomatik entscheidet sie über die Notwendigkeit und die Wahl der Medikation. Dabei gilt die Leitlinie, daß so wenig Medikation wie möglich gegeben wird. Falls eine Medikation aufgrund der klinischen Symptomatik und/oder der speziellen Anamnese notwendig wird, sollte sie möglichst früh verabreicht werden. Das gilt besonders für bestimmte »Risiko«-Patienten, die neben anamnestischen Hinweisen auf die Entwicklung einer Alkoholabhängigkeit folgende Risiken haben:

1. Schwere somatische Krankheiten (Herzerkrankungen, Diabetes mellitus, Hypertonus u.a.)
2. Frühere halluzinatorische Stadien oder Delirium tremens
3. Anamnestische Angabe von epileptischen Anfällen oder zuvor akut aufgetretener epileptischer Anfall
4. Schweres vegetatives Entzugssyndrom mit wahrscheinlichem Übergang zum akuten halluzinatorischen Stadium/Delir

Die akute körperliche Entzugssymptomatik ist bei unkomplizierten Verläufen spätestens nach einer Woche abgeschlossen, der Patient ist soweit körperlich wiederhergestellt, daß er an den therapeutischen Möglichkeiten wie angemessener Sporttherapie teilnehmen oder die Station allein verlassen kann. In Hinblick auf die Kostenübernahmeregelung mit den Krankenkassen hat sich eine dreiwöchige Behandlungszeit für den körperlichen Entzug ergeben.

Kassentechnische Abweichungen sind möglich unter Berücksichtigung von speziellen therapeutischen Konzepten. Der Übergang zwischen körperlichem Entzug und Beginn der Therapie ist real schlecht abgrenzbar und auch in einem gewissen Grad willkürlich (535).

Der Therapiewunsch sollte erkennbar vom Patienten ausgehen und nicht von Angehörigen, die Aufnahme sollte, wie üblich, unter regulären Bedingungen erfolgen. Die notfallmäßige, nicht geplante Aufnahme von alkoholintoxikierten Patienten zum Durchführen einer Entzugsbehandlung erscheint weniger günstig, auch in Hinsicht auf die Prognose. Die Entwicklung des Motivationsprozesses dürfte sich sicherlich nicht innerhalb weniger Stunden unter Alkoholeinfluß entwickeln. Gewisse Zweifel an der Krankheitseinsicht des Patienten können aufkommen, wenn er sich vor Klinikaufnahme noch mit einem Trinkgelage bei seinen Kontaktpersonen verabschiedet, sozusagen mit dem Gefühl eines Verzichtes. Mit dem Patienten sollte in solchen Fällen ein beratendes und klärendes Gespräch durchgeführt werden, damit er die eigene Motivation für sich klärt. In dieser Hinsicht ist es wünschenswert und sinnvoll, wenn der Patient sich bemüht, die Kostenübernahme für die Krankenhausbehandlung selber zu arrangieren – soweit der körperliche Zustand es zuläßt.

4.3.1.2. Pathogenese des Alkoholentzugssyndroms

Das Alkoholentzugssyndrom kann als Gegenregulation des Körpers, vor allem als ZNS-gesteuertes Exzitationssyndrom durch die unterbrochene Alkoholzufuhr verstanden werden. Durch die fehlende Alkoholwirkung kommt es zum Wegfall von hemmenden Einflüssen, ein sich allmählich eingestelltes homöostatisches Gleichgewicht dekompensiert im Sinne eines physiologischen Rebound-Mechanismus (86, 401, 552, 673). Die durch den Alkohol bedingten unmittelbaren und direkten Regulationsvorgänge im neuroendokrinen System sind hochkompliziert und bedürfen weiterer Erforschung. Durch chronischen Alkoholeinfluß werden Neurotransmitter wie Noradrenalin, Dopamin, Serontonin, Azetylcholin und die Gamma-Aminobuttersäure (GABA) beeinflußt. Im Alkoholentzug kommt es zum Abfall des inhibitorischen Transmitters GABA, der bei der Regulation des energieliefernden Hirnstoffwechsels und bei Zellmembranfunktionen sowie Erregbarkeit des Gehirns wichtige Funktionen hat (86, 401, 455, 656).

Als neuere Theorie zur Pathogenese des Alkoholentzugssyndroms wurde ein »Kindling-Prozeß« beschrieben (37). Damit wurde die Entwicklung von periodischen Stimulationen des Gehirns mit Übererregbarkeit im Bereich des Mittelhirns und des limbischen Systems bezeichnet, die unterschwellig langsam in der Intensität zunehmen. Die Periodizität der Reize durch Kindling stehen in Beziehung zu biologischen zirkadianen Rhythmen und der schlafbedingten Abstinenz. Zusammenhänge mit der REM-Schlafunterdrückung als Alkoholwirkung sind zu sehen. Langsam entwickeln sich gegenregulatorisch Schlafstörungen durch zunehmende periodische bioelektrische Impulse des Limbischen Systems. Während die hypnagoge Wirkung des Alkohols nachläßt (wichtig für Dosissteigerung), führen Reize über das Limbische System zu Änderungen im affektiven Verhalten und zu Störungen der Bahnung und Synchronität von Hirnströmen, die bei zunehmender Intensität zu EEG-Veränderungen bis zum Auftreten von epileptischen Krampfanfällen führen können. Die langsame Progredienz des Kindling-Prozesses könnte erklären, daß trotz zunehmender Alkoholtrinkmenge ohne geplanten Entzug ein Alkoholentzugssyndrom auftreten kann. Weitere Ausführungen zu biologisch-pathophysiologischen Theorien gibt das Kapitel 6.3.

4.3.2. Therapie des Alkoholentzugssyndroms

4.3.2.1. Überblick der Therapieprinzipien

Die Therapie stützt sich auf die spezielle Anamnese des Suchtprozesses (Suchtanamnese mit Suchtmittelanamnese) sowie die klinische Symptomatik. Zum Standard für die Alkoholentzugsbehandlung gehören komplette Laborkontrolle, EKG und Röntgenthorax.

Eine oft nicht ausreichend berücksichtigte Grundlage der Behandlung ist die Überwachung des Flüssigkeitshaushaltes. Bei fehlenden Kontraindikationen sollten den Patienten anfänglich Flüssigkeitsmengen von 3–5 l täglich verabreicht werden.

Besonders durch starke Hyperhidrosis, Erbrechen und Diarrhöen bestehen oft Elektrolytverschiebungen, Hypokaliämien treten häufig auf. Wenn bei Patienten mit fortgeschrittenem Prädelir in der Nacht oder am Wochenende eine Kontrolle der Elektrolyte nicht möglich ist, empfiehlt sich bis zum Eintreffen des Kaliumwertes eine Kaliumsubstitution (2–3 Brausetabletten pro die). Gegenüber der häufigen Notwendigkeit und Effizienz dieses Vorgehens besteht eine Relation mit geringem Risiko von Hyperkaliämien bei Kaliumsubstitution an ein oder zwei Tagen.

Zur Behandlung der akuten Alkoholentzugsphase der ersten Tage gehört die durchgehende Überwachung des Patienten, um die Risiken von epileptischen Entzugsanfällen oder Fehlhandlungen im Rahmen von sich entwickelnder Desorientiertheit zu vermeiden. Nach Befragen des Patienten sollte darauf geachtet werden, daß sämtliche Medikamente und alkoholhaltige Mittel abgegeben werden. Dazu gehört die Abgabe von alkoholhaltigen kosmetischen Wässern, da die Möglichkeit besteht, daß Patienten, die unter einem fortgeschrittenen Alkoholentzugssyndrom mit süchtigem unkontrollierbaren Verlangen (»craving«) leiden, nicht zum Verzehr bestimmte Alkoholika trinken (153). Die in kosmetischen Wässern enthaltenen Begleitstoffe und ätherischen Öle haben oft eine erhebliche Toxizität, so daß akute Intoxikationen mit schweren Psychosyndromen auftreten können.

Anhand der Suchtanamnese sollte eine Einschätzung des Schweregrades der Entwicklung der Alkoholabhängigkeit erfolgen. Obwohl vereinfachend, bewährt sich die Einordnung in die Typologie nach Jellinek. Nicht selten ist eine befriedigende Einordnung nicht entscheidbar, das Auftreten von Mischtypen (84) ist zu berücksichtigen.

Die Entzugsbehandlung bei körperlicher Alkoholabhängigkeit sollte wegen der Risiken in der Klinik durchgeführt werden. Entzüge im ambulanten Bereich sind möglich bei geringer physischer Alkoholabhängigkeit sowie bei Patienten mit Alkoholmißbrauch des Alpha- oder Betatyps nach Jellinek, die nach Beenden von Trinkphasen leichte vegetative Dysfunktionen und Befindlichkeitsveränderungen erleben. Anzumerken ist, daß generell im ambulanten Bereich, egal ob bei Alkoholabusus oder Alkoholabhängigkeit, von einer medikamentösen Therapie, speziell von Psychopharmaka mit eigenem Suchtpotential, abzuraten ist.

Grundsätzlich ist die Frage zu klären, ob eine medikamentöse Therapie überhaupt notwendig ist; bei Unklarheiten muß entschieden werden, ob abgewartet werden kann. Als Grundlagen der Beurteilung sind die gezielte Sucht(mittel)anamnese und die klinische Symptomatik entscheidend. Die Selektion von Risikopatienten mittels der Suchtanamnese, bei denen die frühzeitige Medikation über den Verlauf und die Prognose entscheidet, ist durchzuführen.

Eine Beobachtung und frühzeitige Therapie ist angezeigt, wenn Patienten Entzugssymptome haben trotz Alkoholintoxikation oder höherer BAK.

Zur medikamentösen Therapie des Alkoholentzugssyndroms sind über hundert Substanzen aus der Gruppe der Sedativa, Hypnotika, Antikonvulsiva, Antihistaminika, Betablocker, Alpha$_2$-Stimulatoren, Thyreotropinreleasingfaktor, NAD und sogar Aprotinin eingesetzt worden, mit unterschiedlichem Erfolg (591). Ein einheitliches Therapiekonzept hat sich nicht durchgesetzt, z.B. gelten in den USA Benzodiazepine als Mittel der ersten Wahl. Im deutschsprachigen Raum sowie in Frankreich hat sich dagegen Clomethiazol durchgesetzt. In Dänemark wird Barbitursäure (Barbital) bevorzugt. Die größere Wirksamkeit der Medikamente hängt in der Regel von einem ähnlichen Wirkungsspektrum wie bei Alkohol ab. Das Behandlungsprinzip bedeutet, daß eine ähnlich wirkende Substanz äquivalent substituiert wird, um die Alkoholentzugssymptome zu unterdrücken. Die Substanzen werden dann allmählich reduziert. Das impliziert, daß mit Alkohol in abnehmender Trinkmenge ebenfalls das Alkoholentzugssyndrom vermieden bzw. in stark abgeschwächter protrahierter Form durchgeführt werden kann. Weiter läßt sich ableiten, daß Medikamente mit ähnlicher Wirksamkeit wie Alkohol ein ähnliches Suchtmittelpotential haben und eine teilweise Kreuztoleranz zu erwarten ist. Klinisch läßt sich das im wesentlichen bestätigen, die Literatur über Suchtmittelverlagerung auf Clomethiazol, Benzodiazepine und Barbiturate u.a. ist umfangreich. Aus der Überlegung heraus wurden Medikamente mit anderem Wirkungsspektrum und fehlendem Suchtpotential eingesetzt.

Eines der Behandlungsprinzipien ist die Anhebung der Krampfschwelle nach Brune (101, 102) durch Carbamazepin bei vertretbaren Nebenwirkungen. Ein weiteres Antikonvulsivum (Valproat) wurde eingesetzt (550, 552, 591), eine entsprechende Behandlung ist jedoch bei alkoholbedingten Leberschäden sowie der Hepatotoxizität von Valproinsäurederivaten problematisch. Als weiteres Antikonvulsivum wurde Phenytoin eingesetzt (591), die Nebenwirkungen auf das Herzreizleitungssystem sowie die Hämotopoese beschränken die Behandlungsindikation, so daß der Einsatz nur zur Unterbrechung von Anfällen sinnvoll erscheint. Außerdem ist bei Phenytoin die Wahrscheinlichkeit größer, daß ein Sedativum/Hypnotikum zusätzlich gegeben werden muß, da Nebenwirkungen wie Kopfschmerzen, Schwindel, Schlaflosigkeit, Ataxie und Tremor auftreten können. Als weitere Medikamente ohne Hinweis auf ein Suchtpotential können aus der Gruppe der Neuroleptika (Butyrophenone), Betarezeptorenblocker (wie Propranolol) und der Alpha$_2$-Stimulatoren (wie Clonidin) eingesetzt werden. Eine differenzierte Therapie des Alkoholentzugssyndroms, auch in Hinsicht auf die Wahl der Medikation, ist angezeigt.

Es erscheint notwendig, von der prädeliranten Symptomatik des Alkoholentzugssyndroms eine Symptomatik mit vorwiegend Magenbeschwerden, Übelkeit und Erbrechen sowie geringer vegetativer Symptomatik abzugrenzen, die nach kurzfristigen exzessiven Trinkphasen von vorwiegend hochprozentigen Alkoholika (Spirituosen) auftritt (533). Diese Symptomatik ist relativ typisch bei dem Epsilon-Typ nach Jellinek (sogenannten Quartalstrinkern) und bei Rückfällen von Alkoholikern des Gamma-Typs, die nach Alkoholabstinenz unter Kontrollverlust exzessive Mengen speziell von Spirituosen trinken. Das exzessive Trinken führt die Patienten häufig innerhalb von Tagen bis an den Rand der körperlichen Belastbarkeit. Auch durch die direkte Alkoholwirkung auf die Magenschleimhaut kommt es zunehmend zu gastro-emetischen Beschwerden, so daß die Patienten gezwungen sind, das exzessive Trinken einzustellen. Wenn es sich nicht um Patienten der Risikogruppe handelt, sollte möglichst auf den Einsatz von Hypnotika und Sedativa verzichtet werden. Das gilt vor allem für Patienten, die häufige und regelmäßige Rückfälle, z.B. öfter im Jahr, haben. Nach dem Rückfall wird nicht selten mit einer gewöhnungsmäßigen Erwartung eine Medikation wie Clomethiazol gefordert. Bei häufiger Gabe von Medikamenten mit Suchtpotential ist die Annahme zu diskutieren, ob ein Umstieg auf solche Medikamente oder langfristig eine ungünstige Prognose gefördert wird.

Bei der überwiegend gastro-emetischen Symptomatik von Rückfällen der Patienten des Epsilon-Typs und bei längerfristig Abstinenten des Gamma-Typs erscheint ein anderes medikamentöses Behandlungsprinzip sinnvoll (533). Gute Erfolge lassen sich mit i.m.-Gaben von 2–4 Ampullen Metoclopramid (entsprechend 20–40 mg/die) üblicherweise über ein bis zwei Tage erzielen. Die i.m.-Gabe erscheint auch unter dem Gesichtspunkt des anhaltenden Erbrechens günstig, da ansonsten die Resorptionsquote bei einer oralen Medikation unklar ist. Metoclopramid hat im Wirkungsprofil Ähnlichkeiten zu Neuroleptika, dafür spricht das gelegentliche Auftreten von Nebenwirkungen mit extrapyramidalen Reaktionen (Frühdyskinesien mit Zungen-Schlund-Syndrom, Torticollis u.a.).

Metoclopramid ist Dopaminantagonist, ähnlich den Neuroleptika kommt es zu einem Anstieg des Prolaktins. Metoclopramid hat eine hemmende selektive Wirkung auf bestimmte Stammhirnbereiche, insbesondere auf Chemorezeptoren der Area postrema (Triggerzone) in der Formatio reticularis sowie auf das Brechzentrum, so daß zentralnervöse und humorale Reize gehemmt werden. Metoclopramid hat auch eine direkte periphere Wirkung: Das durch Reizung der Magenschleimhaut reflektorisch ausgelöste Erbrechen wird gehemmt, die Motilität des Magens und die Schleimhaut beeinflußt. Neben den i.m.-Gaben von Metoclopramid empfiehlt es sich, Antazida (z.B. 5 x 2 Beutel sowie nach Erbrechen erneut) zu verabreichen (533), weil die gastritische Symptomatik sowie das Erbrechen von Magensaft zu erosiven Veränderungen der Ösophagusschleimhaut führt. Erosive Schleimhautschäden sowie starke Änderungen der Druckverhältnisse im Ösophagusbereich durch anhaltendes Würgen und Erbrechen fördern das Risiko von schweren Schleimhauteinrissen (Mallory-Weiss Syndrom) in der Kardia und im Ösophagus sowie von Blutungen bei vorhandenen Ösophagusvarizen.

4.3.2.2. Clomethiazol

Das im deutschsprachigen Raum verbreitete Clomethiazol zeigt beim Delirium tremens, dem schwersten Stadium des Alkoholentzugssyndroms seine Wirksamkeit als Mittel der ersten Wahl bzw. eine Überlegenheit gegenüber anderen Psychopharmaka (27, 176, 278, 414, 570, 683 u.a.).

Bei Patienten der Risikogruppe mit entsprechender Suchtmittelanamnese sowie Angabe eines früher durchgemachten Delirium tremens ist die frühzeitige Clomethiazolmedikation empfehlenswert. Bei bestimmten bekannten somatischen Krankheiten ist zu überlegen, ob nicht eine andere medikamentöse Wirkstoffgruppe sinnvoll ist (z.B. bei Tachykardien Betablocker, bei Hypertonus Clonidin) im Fall eines leichten bis allenfalls mittelschweren Prädelirs. Bei fortgeschrittener vegetativer Entzugssymptomatik mit Komplikationen wie epileptischen Anfällen oder somatischen Krankheiten ist Clomethiazol zu empfehlen, gegebenenfalls ist eine zusätzliche Medikation wegen spezieller Symptomatik oder Clomethiazolnebenwirkungen zu erwägen.

Clomethiazol ist ein Thiazolanteil des Thiamin (Vitamin B_1). Die Bioverfügbarkeit zwischen jungen und alten gesunden Probanden ist nicht unterschiedlich, jedoch verändert sich altersbedingt die relativ kurze Halbwertzeit ($t\frac{1}{2}$). Bei den jungen Probanden betrug $t\frac{1}{2}$ 3,1 ± 1,7 Stunden, bei den älteren Probanden 5,3 ± 2,0 Stunden (309). Zu den physiologischen zentralen Mechanismen ist bekannt, daß Clomethiazol die Wirkung des inhibitorischen Transmitters GABA und antikonvulsiver

Medikamente verstärkt. Weiter wird durch Clomethiazol als einzigste Substanz die durch Glycin vermittelte Hemmung potenziert. Die beiden zuvor beschriebenen Effekte sind für die antikonvulsive Wirkung entscheidend.

Clomethiazol wirkt möglicherweise an einer spezifischen Stelle im $GABA_A$-Rezeptorkomplex, die mit der Barbiturat-empfindlichen Picrotoxinstelle in naher Beziehung steht (455). Höhere Clomethiazoldosierung führt zu sedativer und hypnotischer Wirkung, neben einer GABA-Transmission dürfte eine hemmende Wirkung im dopaminergen System ursächlich sein. Interaktionen bzw. hemmende Einflüsse von GABA-Rezeptoren auf Dopamin-Neuronen im nigroneostriatalen Bereich sind wahrscheinlich. Eine wesentliche Wirkung auf Noradrenalin und den 5-Hydroxyindolessigsäure-Mechanismus ließ sich nicht finden (455). Zu den neuroendokrinen Wirkungen des Clomethiazol wurde festgestellt, daß der bei Alkoholikern oft erhöhte Prolaktinspiegel durch Clomethiazol reduziert wird. Das katecholamine System zeigt bei Alkoholikern eine gesteigerte Adrenalinausschüttung, die Clomethiazol beeinflußt (beruhigende Wirkung). Bei Alkoholikern wird Serotonin vermehrt ausgeschüttet, eine sedativ-hypnotische Wirkung des Clomethiazols könnte auf einer Steigerung der Serotoninübertragung beruhen.

Nachdem Clomethiazol ab 1963 in Deutschland eingesetzt wurde, gab es in den folgenden Jahren rasch Hinweise, daß Clometiazol ein deutliches Suchtpotential hat (14, 332, 340, 354, 526, 607 u.a.).

Früher wurde eine primäre Clomethiazol-Abhängigkeit in Frage gestellt, bei reiner Distraneurinsucht bestand zuvor in der Regel eine Abhängigkeit von anderen Suchtmitteln (Umstieg). Bei polyvalenter Sucht oder bei BTM-Abhängigen ist ein Clomethiazolmißbrauch beobachtet worden.

Keup (332) hat aufgrund genutzter Erfassungssysteme folgende Einzelheiten nachgewiesen bzw. abgeleitet: Das Ausmaß des Clomethiazolmißbrauchs ist in der Bundesrepublik beträchtlich, trotz Aufklärung der deutschen Ärzteschaft zeigt sich eher eine Zunahme des Mißbrauchs. 1986 wurden weitere Fälle im Frühwarnsystem erfaßt. Von den Suchtmitteln steht Clomethiazol neben Diazepam und Bromazepam an dritter Stelle.

Von den Suchtkranken sind die Alkoholiker die größte Gruppe, Medikamentenabhängige und Drogenabhängige sind nicht unbeträchtlich beteiligt. Alkoholabhängige steigen auf einen alleinigen Clomethiazolmißbrauch um, sehr selten soll der Beginn einer Suchtkarriere mit Clomethiazol (sogenannte Distraneurinstarter) erfolgen. Das Abhängigkeitspotential des Clomethiazol ist beträchtlich, die Zahl derjenigen, die beim»Probieren« bleibt, ist klein. Die bei Abhängigkeit erreichten Dosen bewegen sich bei 3,2 bzw. 4,8 g (maximal bis 20 g/die) unter Entwicklung

von psychischer und physiologischer Toleranz. Die mittlere Abhängig-
keitsdauer bis zum Zeitpunkt der Erfassung liegt bei über zwei Jahren,
selten sogar bis zu 20 Jahren. In der Drogenszene ist Clomethialzol gängig
und beschaffbar, ca. 5,7 % der Probanden hatte erst Kontakt bei
Probierverhalten bzw. in der Drogenszene, ohne daß ein Zusammenhang
mit einer antialkoholischen Therapie bestand. Als Bezugsquelle für
Clomethiazol benutzten die Mißbraucher in 75 % die verschreibenden
Ärzte. Keup weist darauf hin, daß wegen des Suchtpotentials von
Clomethiazol zur Behandlung des Delirium tremens in der Literatur
zunehmend andere Medikamente beschrieben werden.

Besorgniserregend erscheint, wenn im Jahre 1985 rund 280.000 Verord-
nungen von Clomethiazol (Wert: 10,3 Mill. DM) zu Lasten der Krankenkassen ausgestellt wurden (140).

Unter zunehmender Clomethiazolsucht ist das Auftreten eines Entzugsdelirs oder von körperlich begründbaren (exogenen) Psychosen
häufiger beschrieben worden (340, 354).

Zusammenfassend läßt sich zum Thema Clomethiazolbehandlung
festellen, daß sich fachlich zwei konträre Standpunkte in der Behandlung
mit Clomethiazol herausbilden. Bei der belegten Effektivität des Clomethiazols wird ein möglichst frühzeitiger Medikationsbeginn zur Prävention
des Delirium tremens nachgewiesen und gefordert (461). Demgegenüber
wird von anderer Seite das starke Suchtmittelpotential betont und davor
gewarnt, zu früh und zu häufig Clomethiazol zu verabreichen.

Der Autor hält das ausschließliche Festhalten an einem der beiden
Standpunkte nicht für sinnvoll. Für die Patienten der beschriebenen
Risikogruppe ist Clomethiazol das Mittel der ersten Wahl. Dagegen wird
Clomethialzol unnötigerweise bei diskreten vegetativen Entzugssympto-
men verabreicht. Bei leichtem bis mittelschwerem Prädelir ist eine
differenziertere Therapie mit anderen Medikamentengruppen ohne
Suchtpotential zu prüfen und zu bevorzugen. Die ambulante Verordnung
von Clomethiazol ist üblicherweise nicht gerechtfertigt; wenn der Patient
Alkohol oder andere Suchtmittel weiter einnimmt, ist die Clomethiazol-
verordnung eindeutig kontraindiziert.

In der Klinik sollte die medikamentöse Therapie mit Clomethiazol bei
fortgeschrittenem Prädelir meist nach ca. fünf Tagen abgeschlossen sein.
Es muß darauf hingewiesen werden, daß der körperliche Entzug ohne
medikamentöse Behandlung üblicherweise in einer Woche durchgestan-
den ist. Bei nichtvermeidbarer Medikation ist eine Dosierung von 4 x 2
Kapseln bzw. 4 x 25 ml meist ausreichend. Die Medikation sollte ab dem
dritten Behandlungstag täglich um 2 Kapseln bzw. 25 ml Clomethiazolmixtur bis zum völligen Absetzen reduziert werden. Das entsprechende

Medikationsschema sieht folgendermaßen aus (für Kapseln von Clomethiazol):

	1. Tag	2. Tag	3. Tag	4. Tag	5. Tag	6. Tag
Morgens:	2	2	2	1	1	0
Mittags:	2	2	1	1	0	0
Abends:	2	2	1	0	0	0
Nachts:	2	2	2	2	1	0

Bei der Behandlung kann unter psychodynamischen Aspekten angemerkt werden, daß bereits bei leichten Alkoholentzügen die Patienten eine
Medikation für obligatorisch halten und drängen. Beratung und Aufklärung des Patienten ist notwendig, besonders wenn Patienten nur unter der
Bedingung einer Medikation aufgenommen werden wollen. Der Wunsch
nach einer Medikation bedeutet die Vorstellung der Delegation der
Verantwortlichkeit an den Arzt, der externen Problemlösung oder auch
magischer Erwartungen. Das Medium »Doktor« soll mit der Medikation
das Problem der Alkoholabhängigkeit aus der Welt schaffen.

Neben dem fordernden Patienten gibt es den Patienten, der ein für sich
einnehmendes oder mitleidsgewinnendes Verhalten entwickelt. Die Kompetenz des Arztes zeichnet sich sicherlich nicht dadurch aus, daß er
besonders schnell, viel oder lange medikamentös behandelt. Die eigene
Motivation sollte dabei nicht unkritisch gesehen werden. Durch großzü-
gige Medikamentengabe wird »oral passiven« Strukturen der Patienten
entgegengekommen, mit der sedativ-hypnotischen Wirkung des Clomethiazol wird dem allgemeinen Bedürfnis nach mehr Ruhe auf der
Station entsprochen.

Frühzeitig muß der Patient darauf hingewiesen werden, daß Medikamente wie Clomethiazol kein Heilmittel der Alkoholabhängigkeit sind.
Falls Medikamente überhaupt eingesetzt werden müssen, dienen sie zur
Behandlung der körperlichen Entzugssymptomatik (14). Der Patient muß
beraten werden, falls er die Vorstellung hat, daß ihm ein wesentlicher Teil
der Therapie vorenthalten wird. Zu berücksichtigen ist, daß eine Medikation beim Patienten die Phantasie von der Allmacht des Alkohols
fördert. Er wird zweifeln, ob er ohne Medikation den Willen aufgebracht
hätte, die Entzugsbehandlung durchzustehen.

Eine indizierte medikamentöse Therapie, z.B. mit Clomethiazol, zu
versäumen, sollte dagegen nicht aus unbewußten Bestrafungstendenzen
des therapeutischen Teams resultieren (414). Im folgenden werden zur
differenzierteren Therapie des Alkoholentzugssyndroms medikamentöse
Alternativen abgehandelt.

4.3.2.3. Benzodiazepine

Benzodiazepine (BZD) gelten in vielen Ländern als Medikation der ersten Wahl, insbesondere in den USA, weil dort Clomethiazol bisher nicht zugelassen wurde. In den USA wird am häufigsten Chlordiazepoxid eingesetzt (414, 591), in Frankreich wurden recht gute Resultate mit injizierbarem Dikalium-Chlorazepat auch bei der Delirbehandlung erreicht (315). Die Effektivität der Benzodiazepinmedikation in der Behandlung des Alkoholentzugssyndroms wird vielfach beschrieben (25, 160, 180, 285, 315, 374, 408, 409, 414, 552, 591, 683 u.a.).

Die Wirksamkeit der Benzodiazepine beruht auf Verstärkung von physiologischen Hemmungsmechanismen im ZNS, die durch den Neurotransmitter GABA ausgelöst werden. Ca. 30–40 % aller Synapsen im Gehirn werden als GABAerg betrachtet. Benzodiazepine verstärken die Wirkung von inhibitorischen Neuronen im ZNS, spezifische Benzodiazepinrezeptoren im ZNS sind nachgewiesen worden (435). Sie sollen als Glykoproteine in den postsynaptischen Membranen der GABAergen Synapsen lokalisiert sein.

Das Abhängigkeitspotential der Benzodiazepine wird im Vergleich zu anderen Substanzen des Alkohol-Barbiturattyps kleiner eingeschätzt. Als Grund dafür wird eine andere psychotrope Wirkung auf die affektive Lage mit euphorisierender oder sedierender Wirkung angesehen. Weiter besteht ein Unterschied im Mechanismus der Toleranzentwicklung, die vermutlich nicht auf einer entsprechenden Enzyminduktion beruht (369). Bei sehr jungen und alten Patienten wird der intermediäre Metabolismus mit Desmethyldiazepam abgeschwächt, so daß eine Akkumulation eher eintreten kann (669). Zu berücksichtigen sind die stark divergierenden Halbwertszeiten der verschiedenen Benzodiazepine, t $\frac{1}{2}$ liegt ca. zwischen vier Stunden für Triazolam und über achtzig Stunden für Desalkylflurazepam (87). Benzodiazepine mit einer t $\frac{1}{2}$ zwischen zwölf und zwanzig Stunden (wie Oxazepam, Lorazepam und Bromazepam) haben anscheinend ein höheres Abhängigkeitspotential (87). Benzodiazepinrezeptoren finden sich u.a. im Bereich des limbischen Systems und in der Hirnrinde, molekularbiologische Verhältnisse ähnlich den Opiatrezeptoren sind denkbar. Endogene Liganden analog den Enkephalinen und Endorphinen, wurden bisher nicht gefunden, es gibt aber bereits kompetitive Benzodiazepin-Antagonisten (435). Aus der Gruppe der Rezeptorliganden ist das Imidazodiazepin Anexate am besten untersucht, durch kompetitive Wechselwirkung am Rezeptor wird die Wirkung z.B. von Diazepam antagonisiert. Die Wirkung von Tranquilizern vom BZD-Typ ist sedierend, während sie bei kurzer Halbwertszeit hypnotisch wirken. Der entspannende muskelrelaxierende Effekt wie auch die antikonvulsive

Wirkung wird als therapeutisches Prinzip bei entsprechenden Indikationen eingesetzt. BZD werden häufig in Kombination mit Neuroleptika vom Butyrophenon-Typ gegeben, da Neuroleptika die Krampfschwelle herabsetzen (283). Eine wesentliche Wirkung der Benzodiazepine wird mit einem GABA/BZD-Rezeptor-Ligand im Bereich limbischer Strukturen erklärt. Ein physiologischer Zusammenhang mit zwischenzeitlich identifizierten Substanzen aus der Reihe der Beta-Carboline wurde angenommen, ein »angstkontrollierendes (Carbolin?)System« wird vermutet (87).

Im Zusammenhang mit dem GABA/BZD-Rezeptor-Ligand-Modell sind Schwankungen in Unlust-Lust-Gleichgewicht vermutet worden. Als Genese eines »angstmodellierenden« Systems werden genetische, früherworbene und auch konditionierte Defizite vermutet.

Von klinischer Relevanz ist, daß bei phobisch und angstneurotisch strukturierten Patienten die Anxiolyse der BZD besonders effektiv ausfällt, so daß rasch eine Anpassung mit Gewöhnung und Abhängigkeit befürchtet werden muß. Die Abhängigkeit von BZD ist umfangreich belegt (87, 88, 369, 396, 401, 551, 583, 669 u.a.).

Bei stationärer Aufnahme von chronischen Alkoholikern gaben 20,2 % der Patienten eine Einnahme von psychotropen Substanzen an. Dagegen wurden nach der Aufnahme bereits bei 25,5 % der Patienten BZD im Urin nachgewiesen (537).

Nach Absetzen von BZD entwickelt sich ebenfalls eine Entzugssymptomatik, die oft protrahierter als beim Alkoholentzug verläuft. Nicht selten stellt sich nach einer Woche oder später die klinische Entzugssymptomatik ein (612). Bei schwerer BZD-Abhängigkeit (high-dose-dependence) mit hohen Tagesdosen wird besonders wegen des Risikos von epileptischen Entzugsanfällen ein ausschleichendes Absetzen empfohlen. Unter allmählicher Reduzierung sollte nach ca. zwei bis drei Wochen, bei komplizierten Fällen in vier Wochen die BZD-Medikation beendet sein (396). Eine BZD-Entzugsbehandlung wurde in einem festen Schema beschrieben. Die Ausgangsdosis wurde alle fünf Tage halbiert, die Reduktion erfolgte in Schritten mit 50 %, 25 %, 12 % der Ausgangsdosis, der Entzug war dementsprechend nach 15 Tagen abgeschlossen (597).

Von den Fällen mit fortgeschrittener BZD-Abhängigkeit mit zunehmendem Toleranzphänomen und Dosissteigerung läßt sich eine Niederdosisabhängigkeit (low-dose-dependence) abgrenzen. Diese Dauereinnehmer überschreiten meist auch innerhalb von Jahren nicht eine (früher) empfohlene therapeutische Dosierung (371). Ein Absetzen ist ihnen dagegen nicht möglich, auch bei Reduzierung kommt es häufig zu Psychoalterationen mit Ängstlichkeit, leicht agitierter Dysphorie, Schlaflosigkeit, Konzentrationsmängeln sowie diskreten neurasthenischpsychovegetativen Symptomen (88, 583). Beratung sowie gegebenenfalls stützende und tiefenpsychologisch fundierte Kurzzeittherapie ist angezeigt.

Für einen Teil der Patienten ist es sinnvoller, über einen längeren Zeitraum von Monaten unter ambulanten Bedingungen zu entziehen. Angstpatienten drohen unter panikartigen Angstanfällen bei langfristigen ambulanten Entzügen oder nach Beendigung von stationären Entzügen zu dekompensieren unter der Symptomatik von Ängstlichkeit und beispielsweise Tachykardien. In den Fällen ist zu überlegen, ob eine Medikation mit Betablockern indiziert ist. Bei Symptomatik mit Subdepressivität sowie Schlafstörungen ist eventuell eine Medikation mit L-Tryptophan angezeigt (583).

Wegen der guten Verträglichkeit der BZD mit geringer Toxizität und meist guter Steuerbarkeit ohne Dosiserhöhung halten Autoren wie Marks (408, 409) eine geringdosierte langfristige BZD-Therapie, auch über Jahre, für vertretbar, um innere Spannungszustände der Patienten zu vermeiden als Ursache für Rückfälle nach Alkoholabstinenz. Er verweist auf die schweren ökonomisch-gesellschaftlichen Schäden durch den Alkohol.

Dagegen seien die sozialen Kosten bei BZD-Abhängigkeit gering. Marks sieht das Abhängigkeitsrisiko als gering an, es gäbe keine klinischen Anhaltspunkte für psychische Schädigung. Für die physische Gesundheit sei das Risiko angeblich Null, zur Zerstörung der Familie komme es kaum und am Arbeitsplatz ergibt sich eher eine Besserung und Anpassung. Das Kriminalitätsrisiko wird als minimal angesehen, Unfälle treten sehr selten auf. Die Überlegungen zeigen gewisse Analogien mit dem Methadon-Ersatzprogramm, das bei BTM-Abhängigkeit kontrovers diskutiert wird. Die Langzeittherapie mit BZD stößt auf gegensätzliche Einstellungen (371, 387). Ihr Einsatz dürfte nur für einen selektiven, sehr kleinen Anteil der Alkoholiker nach sorgfältiger kompetenter Diagnostik und differenziertem Therapieansatz in Frage kommen.

4.3.2.4. Neuroleptika

Bei der Behandlung der prädeliranten Symptomatik des Alkoholentzugssyndroms werden Neuroleptika im deutschsprachigen Raum seit Einführung des Clomethiazols relativ selten eingesetzt. Vor Einführung von Clomethiazol und Benzodiazepinen wurden Neuroleptika vom Phenothiazin-Typ häufig verabreicht, wegen der Lebertoxizität der Phenothiazine scheidet ihr Einsatz jedoch aus, da bei Alkoholikern bereits oft schwere Leberschäden bestehen. Mit der Gruppe der Butyrophenon-Neuroleptika wurden die hochpotenten Neuroleptika entwickelt. Sie zeigen nicht diese Lebertoxizität und haben deutlich weniger Nebenwirkungen auf die Kreislaufverhältnisse. Butyrophenone sind in der Behandlung des fortgeschrittenen Prädelirs bei Alkoholentzug eingesetzt worden (223, 552).

Sie haben sich nicht im deutschsprachigen Raum durchsetzen können, da sie die vegetative Dystonie nicht abschwächen und das Risiko von epileptischen Anfällen erhöhen. Da Butyrophenone nur eine relativ geringe sedierende Wirkung haben, sind oft sehr hohe Dosierungen notwendig, extrapyramidale Nebenwirkungen sind zu befürchten. Dagegen werden Butyrophenone zur Behandlung produktiv psychotischer Symptome bei Alkoholpsychosen, auch im Delir, häufiger eingesetzt (25, 52, 138, 181, 321, 414, 552). Wegen der nicht ausreichenden sedierenden Wirkung sowie der Senkung der Krampfschwelle ist bei deliranten Patienten eine Kombination mit anderen Medikamenten wie Benzodiazepinen oder Clomethiazol angezeigt (s. Kap. 4.4. Alkoholpsychosen). Der Einsatz von Piracetam wurde ebenfalls mit Butyrophenonen (Haloperidol) kombiniert, dadurch sollen hohe Dosen von Haloperidol gut vertragen worden sein, schwere prädelirante Zustände waren therapeutisch beeinflußbar (426, 636).

4.3.2.5. Clonidin

Clonidin wurde 1966 als Antihypertensivum eingeführt, der Alpha$_2$-Stimulator zeigt Nebenwirkungen wie Bradykardie, Mundtrockenheit und Sedierung, aber auch Schlafstörungen. Neben der Behandlung des Heroinentzuges wurde Clonidin auch zur Behandlung des Alkoholentzugssyndroms mit Erfolg eingesetzt (68, 253, 406, 423, 449, 591, 647, 649, 676). Clonidin hat als Imidazolin-Derivat eine zentrale Wirkung vor allem im Locus coeruleus, die durch Stimulation von adrenergen Alpha$_2$-Rezeptoren bedingt wird. Als Wirkungszentrum des Clonidins gelten der vordere Hypothalamus und weitere Hirnkernregionen (423). Dadurch ist eine Verminderung der peripheren sympathischen Aktivität (wesentliche blutdrucksenkende Wirkung) sowie eine Verstärkung des Vagotonus bedingt. Das lipidlösliche Clonidin tritt rasch durch die Blut-Hirn-Schranke, wird aber langsamer als endogenes Noradrenalin aus dem ZNS eliminiert (449).

Die zentralwirkende Sedierung des Clonidin ist anscheinend unabhängig von der Wirkung des endogenen Adrenalins (449). Die wesentliche Wirkung des Clonidins auf das Alkoholentzugssyndrom ist die Stimulierung inhibitorischer postsynaptischer Alpha$_2$-Rezeptoren mit Reduzierung der Sympathikusüberaktivität (Sympathikolyse). Als weitere Nebenwirkung ist das Auftreten von Hypothermie zu nennen, Clonidin hat günstige Effekte auf die Hyperhydrosis und vermehrte Darmaktivität mit Diarrhöen. Die Halbwertzeit des Clonidins beträgt bei gesunden Menschen acht bis zwölf Stunden. Eine Clonidintherapie ist nicht angezeigt bei folgenden Ausschlußkriterien: Ruhebradykardie, systolischem Blutdruck unter 100 mm Hg, Herzreizleitungsstörungen wie Sick-Sinus-Syndrom und höhergradige AV-Blockierungen sowie bei fortgeschrittener Niereninsuffizienz wegen Kumulationsgefahr (253).

Die Dosierung des Clonidins wird beim Alkoholentzugssyndrom mit 5 μg je kg Körpergewicht (676) bzw. 2 x 0,15 mg Clonidin bis 2 bis 4 x 0,3–0,6 mg täglich (406) angegeben. Die Dosierungen bei Behandlung des Alkoholentzugsdelirs lagen höher, die Tagesbehandlungsdosis wird zwischen 0,45 mg und 3,16 mg angegeben (423) bzw. nach dem Clonidinplasmaspiegel dosiert. Die höchsten gemessenen Clonidinplasmaspiegel lagen mit 5 ng/ml sogar fünf- bis zehnfach über den üblichen Konzentrationen bei antihypertensiver Therapie (253).

Die Vorteile der Clonidintherapie sind die gute Besserung der vegetativen Symptomatik und das Herabsetzen der Vigilanz ohne Bewußtseinseintrübung. Zudem soll die Krampfschwelle eher angehoben werden (253).

Erwartungsgemäß hat Clonidin eine besonders günstige Wirkung auf den systolischen und diastolischen Blutdruck sowie auf die Herzfrequenz (253, 449, 676). Diese Clonidinwirkung zeigte sich dem Clomethiazol überlegen (406, 647). Clonidin reduziert die Plasma-Renin-Aktivität sowie die Katecholamine im Plasma und im Urin schneller als Clomethiazol, ein signifikanter Unterschied wurde nicht belegt. In dieser Vergleichsstudie zwischen Clonidin und Clomethiazolbehandlung beim Alkoholentzugsdelir wurde der therapeutische Einsatz von Clonidin häufiger empfohlen, auch in Hinsicht auf das fehlende Suchtpotential (647).

Ein weiterer Vorteil der Clonidintherapie ist die fehlende atemdepressive Wirkung (253). Bei schweren Alkoholentzugsdelirien konnte der Anteil der zu beatmenden Patienten mit Clonidin (zusätzlich Butyrophenone und Benzodiazepine) deutlich geringer gehalten werden als eine Vergleichsgruppe ohne Clonidin mit unterschiedlichen Sedativa (423). Eine weitere vergleichende Studie fand Clonidin (2 x 0,3 mg täglich) ähnlich wirksam wie eine Medikamentenkombination von Carbamazepin (400 mg täglich) und Chlorprothixen (150 mg täglich). Das Resultat ließ sich auch bei Auswertung eines Selbst-Ratings der Patienten feststellen (36). Eine weitere Studie zeigte bei unterschiedlicher Dosierung Clonidin vergleichbar effektiv gegenüber Carbamazepin und Neuroleptika (Chlorprothixen bzw. Dixyrazin) (649).

Zu beachten ist, daß Clonidin durch Verabreichung von Medikamenten wie Phentolamin und trizyklischen Antidepressiva (z.B. Imipramin oder Amitriptylin) in seiner Wirkung gehemmt werden kann (449). Abschließend kann festgehalten werden, daß Clonidin eine Alternative oder gegebenenfalls auch eine Ergänzung zum Clomethiazol sein kann. Bei Patienten der Risikogruppe mit somatischen Erkrankungen wie Hypertonus, Sinustachykardien und bei dadurch geförderten Herzinsuffizienzen sollte der Einsatz von Clonidin erwägt werden, besonders wenn nicht mit einem Alkoholentzugsdelir gerechnet wird.

4.3.2.6. Betablocker

Betarezeptorenblocker bedeuten ein weiteres Therapieprinzip zur Behandlung von leichten bis mittelgradigen prädeliranten Zuständen bei Alkoholentzugssymptomatik. Am besten von den Betarezeptorenblockern ist Propranolol bei der Therapie des Alkoholentzugs untersucht (112, 186, 228, 568, 582, 703), Untersuchungen mit Pindolol und Atenolol wurden beschrieben (347, 374). Zur Physiologie und der Wirkungsweise der Betablocker kommen verschiedene Mechanismen wie z.B. eine zentrale Betablockade von adrenergen Rezeptoren im Gehirn in Frage.

Anatomisch abgrenzbare adrenerge und monoaminerge Strukturen wie das dorsale Nervenbündel (mit Locus coeruleus und subcoeruleus), das zentrale Nervenbündel mit noradrenalinhaltigen Zellgruppen der Medulla und der unteren Brücke, den medullären Kernen sowie vom Locus coeruleus ausgehende noradrenerge Fasern zur pontinen Retikulärformation werden beeinflußt (342). Die adrenergen Systeme sind u.a. an der Regulierung des Vigilanzniveaus und an vegetativen Funktionen sowie an der Regulierung von Angst und Stimmungslagen beteiligt.

Adaptionsstörungen besonders im Bereich dieser Systeme wurden durch Selye als Streß bezeichnet. Erwünschter angenehmer Streß, als gutdosierte Bereitstellungsreaktion, heißt Eu-Streß, unangenehmer belastender Streß dagegen Dys-Streß (auch: disstress). Zur Behandlung von Streß und negativen Folgen wie ein sich manifestierender Hypertonus sind Betarezeptorenblocker geeignet, die besonders für Menschen mit gewohntem oder selbstgemachtem Streß in Frage kommen (z.B. Manager). Die Wirkung von Betarezeptorenblockern besteht in Abnahme der Herzfrequenz, Blutdrucksenkung, Bronchospasmen, leichter Anxiolyse sowie einer Minderung von essentiellem Tremor. Die Kontraindikationen für Betarezeptorenblocker wie Asthma bronchiale, Herzinsuffizienz sowie AV-Blockierungen sind zu berücksichtigen, ein insulinpflichtiger Diabetes mellitus ist zumindest als relative Kontraindikation anzusehen.

Prädelirante Zustände beim Alkoholentzugssyndrom führen zu Symptomen wie Zunahme von Herzfrequenz und Blutdruckanstieg, Ängstlichkeit und auch Tremor. Die Symptome lassen sich durch Betablocker therapieren, denen ein (sicheres) Suchtpotential nicht zugeschrieben wird. Die Wirksamkeit von Propranolol läßt sich in der täglichen Urinexkretion von Noradrenalin nachweisen (568). Die Effektivität des Propranolols zeigte sich auch bei supraventrikulären Tachykardien im Rahmen eines Alkoholentzuges, nachdem bei i.v.-Gaben von Diazepam keine Wirkung eintrat (582).

Für Atenolol liegt eine randomisierte Doppelblindstudie vor: Mit Atenolol behandelte Patienten brauchen signifikant weniger angebotene Benzodiazepine als eine Kontrollgruppe mit Placebo (347), der körperliche Entzug war früher beendet. In einer Vergleichsstudie zwischen Propranolol (4 x 40 mg täglich) und einem Tranquilizer (Chlordiazepoxid) zeigte Propranolol eine etwas bessere Blutdrucksenkung, vor allem aber eine deutlichere Besserung der Herzfrequenz. Schlaf wurde durch Propranolol vergleichsweise weniger induziert, weshalb die Patienten die hypnotische Wirkung des Chlordiazepoxids bevorzugten (228).

Beim protrahierten psychischen Alkoholentzugssyndrom (543) stellen sich nach durchgeführtem körperlichem Entzug Phasen von psychischer Instabilität innerhalb von Monaten bis etwa eineinhalb Jahren ein (544). Vereinfachend kann gesagt werden, daß die psychische Abhängigkeit langfristig zu behandeln ist, bis eine anhaltende Stabilisierungsphase erreicht wird. Zwischenzeitlich sind krisenhafte Phasen nach der erfolgten physischen Entzugsphase zu durchstehen, besonders etwa sechs bis acht Wochen sowie im dritten bis vierten Jahresquartal nach Trinkende. In diesen Phasen wirken die Patienten innerlich getrieben, nervös und gespannt, affektive Störungen wie Angst, Dysphorie oder auch Euphorie machen sich bemerkbar. Als Gradmesser der inneren Anspannung können sich hypertone Blutdruckwerte einstellen, Angstzustände und Panikattacken treten auf, unter geringen Belastungen reagieren die Patienten überschießend. Das Rückfallrisiko, Alkohol zu trinken, steigt erheblich, da die Patienten unter der inneren Spannung leiden. Ein Zusammenhang mit sogenannten periodischen Suchtanfällen (periodic craving) ist anzunehmen. Zur Behandlung der inneren Spannung sind Betarezeptorenblocker gut geeignet (112).

Eine weitere »Indikation« der Betarezeptorenblocker ist die Behandlung von Tremorformen, z.B. bei stark gesteigertem essentiellem Tremor. Ein alkoholbedingter Tremor (Tremor alcoholicus) kann bei chronischem Alkoholabusus irreversibel werden, eine prädestinierende Schädigung des Zerebellums mit Atrophie des Kleinhirnwurms wird als Ursache vermutet (244). Der Tremor im Alkoholentzug soll typischerweise fünf- bis zwanzigmal intensiver, aber mit annähernd gleicher Frequenz wie der essentielle Tremor sein. Pathophysiologisch soll ein zentraler Schrittmacher im Gehirn die motorischen Einheiten synchronisieren. Betarezeptorenblocker bessern die Asynchronität im Bereich der feuernden Motoneuronen bei essentiellem wie auch bei alkoholbedingtem Tremor (703).

4.3.2.7. Carbamazepin

Beim Übergang zwischen den Stadien des Alkoholentzugssyndroms mit
progressiv-addierender Schwere (1. tremoröses Stadium; 2. akut halluzinatorisches Stadium; 3. Delirium tremens) wurde das vermehrte Auftreten von symptomatischen epileptischen Anfällen vom Typ Grand-mal
beschrieben (316). Ca. jedes dritte Entzugsdelir wird mit einem Grandmal-Anfall eingeleitet, begleitet oder gefolgt (86). Bei Annahme einer
alkoholentzugsbedingten neuronalen Hyperexzitabilität postulierte Brune die Anhebung der Krampfschwelle als therapeutisches Behandlungsprinzip von Alkoholdelirien (101, 102). Neben einer Monotherapie mit
Carbamazepin führte er medikamentöse Kombinationen von Carbamazepin mit Sedativa (Paraldehyd, Chlordiazepoxid, Diazepam und Clomethiazol) durch. Als effektive Medikation des Delirium tremens wurde
eine Antikonvulsiva-Sedativa Kombination beurteilt, am häufigsten
wurden Carbamazepin und Clomethiazol verwendet (102). Die Bedeutung dieser »forcierten Normalisierung« der alkoholbedingten neuronalen
Hyperexzitabilität steht in einem gewissen Gegensatz zu der empirischen
Feststellung, daß Delirien mit vorausgegangenen epileptischen Anfällen
eher einen leichteren Verlauf haben als Delirien ohne epileptische Anfälle
(279). Carbamazepin wurde neben der Behandlung von Delirien auch bei
prädeliranten Zuständen des Alkoholentzugssyndroms eingesetzt (337).
Bei geringer vegetativer Entzugssymptomatik und leichten prädeliranten
Zuständen wurden ambulante Therapien mit Carbamazepin durchgeführt
(69, 477).

Eine siebentägige ambulante Carbamazepintherapie wirkte sich besonders bei Schlafstörungen gegenüber einer Placebokontrollgruppe günstig
aus. Ein Befindlichkeitsscore zeigte eine signifikante Besserung vom
ersten zum zweiten Behandlungstag gegenüber der Plazebokontrollgruppe (69). Wegen des fehlenden Suchtpotentials bietet sich Carbamazepin
für eine ambulante Behandlung an, es empfiehlt sich eher eine nicht zu
kurze Therapiezeit von mindestens 14 Tagen.

Bei finnischen Studien (69, 477) wurde die initiale Dosierung von
200–400 mg täglich bereits ab dem dritten Behandlungstag ausschleichend
reduziert, die Abenddosis wurde am siebten Tag zuletzt abgesetzt. Bei
ambulanter Therapie mit Carbamazepin ist es notwendig, die Patienten
gut zu beraten. Bei chronischen Alkoholikern, die medikamentöse
Erfahrungen z.B. mit Clomethiazol haben, ist ansonsten zu befürchten,
daß eine eigenmächtige Dosierung des Carbamazepins durchgeführt wird

aus Angst vor epileptischen Anfällen oder mit dem Wunsch nach besserer Kupierung der vegetativen Entzugssymptome. Empirisch war erkennbar, daß chronische Alkoholiker bei zunehmenden symptomatischen zerebralen Krampfanfällen oder bei verstärktem Alkoholkonsum auch heimlich mehr Carbamazepin einnahmen, so daß Carbamazepinintoxikationen mit klinischen Symptomen wie Ataxien, Nystagmus, Dysarthrien, Bewußtseinsstörungen u.a. auftraten.

Unterschiedlich schwere Stadien der Alkoholentzugssymptomatik wurden in der DDR behandelt mit einer Initial- sowie Erhaltungsdosis von 3 x 400 mg Carbamazepin, ab dem achten Behandlungstag wurde langsam reduziert, die durchschnittliche Behandlungszeit betrug 28 Tage. Die besten Resultate wurden bei der Remission psychischer und psychomotorischer Erscheinungen des Entzugssyndroms erzielt (337).

Zur Pharmakologie des Carbamazepins ist anzumerken, daß eine strukturelle Ähnlichkeit zu den trizyklischen Antidepressiva besteht, eine psychotrope Wirkung des Carbamazepins liegt in der antimanischen Beeinflussung von phasenhaften affektiven Psychosen (456).

Der spezifische Wirkungsmechanismus ist nicht ausreichend geklärt, einen Zusammenhang mit dem GABAergen Mechanismus der neuronalen Krampfmission wird vermutet.

Zur Pharmakokinese ist bekannt, daß Alkoholiker signifikant später Carbamazepin gastrointestinal absorbieren (482). Die Bioverfügbarkeit entspricht im wesentlichen der von nicht alkoholkranken Probanden (337, 482). Der Metabolismus des Carbamazepins greift in das hepatische mikrosomale Mono-Oxydase-System ein, schwere Leberfunktionsstörungen wie auch Herzreizleitungsstörungen mit AV-Block schließen eine Carbamazepintherapie aus.

Weiter sind Nebenwirkungen mit gastrointestinalen Beschwerden, allergischen Hautreaktionen sowie Störungen der Hämatopoese und der Schilddrüsenfunktion möglich. Zuerst sind Laborkontrollen des Blutbildes wie der Leberfunktion wöchentlich, später vierwöchentlich indiziert. Eine gleichzeitige Therapie mit MAO-Hemmern und Lithium ist nicht angebracht. Abschließend kann angemerkt werden, daß mit Carbamazepin ein Pharmakon ohne Suchtpotential zur Verfügung steht, dessen effektive Wirksamkeit sich auf leichte bis mittelschwere prädelirante Zustände (tremoröses Stadium) beim Alkoholentzugssyndrom erstreckt.

4.3.2.8. Sonstige Pharmakotherapie

Für leichtere Alkoholentzugssyndrome kann auch ein sedierend wirkendes Antidepressivum wie Doxepin (z.B. 3 x 50 mg/die oral) verabreicht werden (136).

Als die ersten angewendeten Sedativa zur Behandlung von schweren Alkoholentzugssyndromen wurden ca. ab 1880 Chloralhydrat und Paraldehyd eingesetzt. Beide Medikamente sind nicht mehr relevant für die Therapie, besonders auch wegen ihrer Nebenwirkungen. Chloralhydrat ist bei schweren Leber- und/oder Nierenfunktionsstörungen sowie bei dekompensierten Herz-/Kreislaufverhältnissen nicht indiziert, als Nebenwirkungen sind u.a. Störungen des Herzreizleitungssystems möglich. Paraldehyd ist wegen des unangenehmen Geruchs, der beschränkten Steuerungsmöglichkeit und der pharmakologischen Ähnlichkeit zum Alkohol mit Gewöhnungsrisiko ein jetzt nur noch wenig gebräuchliches, aber wirksames Mittel.

Nach Chloralhydrat und Paraldehyd wurden Barbiturate zur Behandlung von fortgeschrittenen Alkoholentzugssyndromen eingesetzt. Langwirkende Barbiturate wie Phenobarbital und Barbital gehören in Dänemark noch zur Standardtherapie (262). Die angegebene Dosis lag bei 500 mg Barbital halbstündlich oral bis der Schlaf eintrat, danach wurde bei Bedarf substituiert. Die durchschnittliche Tagesdosis lag bei 4,5 g (2–10 g) Barbital (591). Die therapeutische Effektivität der Barbiturate steht außer Frage, besonders wegen ihres ähnlichen Wirkspektrums. Das beinhaltet aber ein gleichhohes Suchtpotential. Als therapeutische Effekte zeigen Barbiturate eine gute Sedierung und antikonvulsive Wirkung, eine antipsychotische Wirkung fehlt (552). Nebenwirkungen wie Atemdepression und hepatische Störungen sind als Risiken möglich.

Barbiturate sind potente Antiepileptika, die Dosisreduktion sollte erst nach sicherem Abklingen der körperlichen Entzugssymptomatik beginnen und muß sehr vorsichtig ausschleichend reduziert werden. Deshalb ergibt sich für die Behandlung, daß die Medikationszeit von Barbituraten weit über zwei Wochen liegt. Die starke hypnotische Wirkung der Barbiturate wird von Süchtigen »geschätzt«, ein Umsteigen von Alkohol und/oder Drogen auf Barbiturate ist nicht selten.

Beim Alkoholentzugssyndrom sind über hundert Substanzen zur medikamentösen Therapie eingesetzt worden, deren Anwendung sich meist nicht etabliert hat oder nicht ausreichend effektiv erscheint. In den letzten Jahren wurden Neuropharmaka eingesetzt wie das Benzamid Tiaprid mit schwach neuroleptischen Eigenschaften sowie der Dopaminagonist Bromocriptin (591).

4.3.2.9. Zusammenfassung

Grundsätzlich ist mittels kompletter Suchtanamnese und des körperlichen Befundes über die Notwendigkeit der Medikation zu entscheiden, ob bei Patienten der Risikogruppe eine sofortige Medikation indiziert ist oder ob abgewartet bzw. auf eine Medikation verzichtet werden kann. Bei leichten vegetativen Entzugssyndromen sollte, nach entsprechender Beratung der Patienten, auf eine Medikation verzichtet werden. Eine medizinisch nicht zwingende medikamentöse Therapie ist psychodynamisch für den Patienten wenig günstig, der Wunsch nach einer externen Lösung des Alkoholproblems sowie die Gewöhnung an Medikamente sollte iatrogen nicht gefördert werden.

Medikamente mit ähnlichem Wirkungsprofil wie Alkohol besitzen ein ähnliches Suchtpotential. Zu den Medikamenten mit hohem Suchtpotential gehören Clomethiazol und Barbiturate, in einem etwas geringeren Grade auch die Benzodiazepine. Diese Medikamente sollten bei ambulanten Alkoholentzügen nicht verschrieben werden. Falls eine ambulante Therapie mit Clomethiazol oder Benzodiazepinen aus schwerwiegenden Gründen trotzdem durchgeführt wird, sollten die Medikamente tageweise abgegeben werden. Wenn der Patient weiter Alkohol konsumiert, ist die Abgabe von Medikamenten mit Suchtpotential kontraindiziert. Ambulant und üblicherweise auch in der Klinik trotz der schwereren Fälle, ist die medikamentöse Therapie mit Clomethiazol etwa nach fünf bis sieben Tagen und bei Benzodiazepinen nach ca. 14 Tagen unter ausschleichender Dosisreduktion zu beenden. Eine differenziertere medikamentöse Therapie des Alkoholentzugssyndroms ist anzustreben, besonders wenn leichtere bis mittelschwere prädelirante Zustände mit Medikamenten ohne Suchtpotential wie Clonidin, Betarezeptorenblockern, Carbamazepin sowie Butyrophenonen, kombiniert mit einem antikonvulsiven Medikament, behandelbar sind.

Ein therapeutisch anderes Vorgehen empfiehlt sich bei Rückfällen mit nur einige Tage anhaltendem Alkoholexzess nach längeren Abstinenzpausen von mehreren Monaten bzw. sogar Jahren (533). Klinisch stehen gastro-emetische Beschwerden im Vordergrund, die symptomatisch behandelt werden sollten (Metoclopramid, Antazida). Ein wesentlicher erneuter Adaptionsprozeß an den Alkohol mit physischer Abhängigkeit ist bei Patienten vom Epsilon-Typ (Quartalstrinker), öfter auch bei tagelangen Rückfällen von langfristig abstinenten Patienten des Gamma-Typs, noch nicht eingetreten.

Die Entzugsphase, auch Entgiftung genannt, ist bei prädeliranten Zuständen in der Regel nach ca. vier bis sieben Tagen abgeschlossen, in Hinsicht auf die länger dauernde psychische Abhängigkeit ist eine langfristige Therapie notwendig (Entwöhnungsphase).

4.4. Alkoholpsychosen

4.4.1. Einleitung

Im ICD werden Alkoholpsychosen (ICD 291) relativ lapidar als organische Psychosen bezeichnet, die im Zusammenhang mit exzessivem Alkoholkonsum stehen. Nur einige Formen der Alkoholpsychose sind durch Alkoholentzug bedingt. Anzumerken ist, daß unter der Diagnose »Andere Alkoholpsychosen« (ICD 291.8) das fortgeschrittene vegetative Entzugssyndrom, auch Prädelir genannt, als leichteres, tremoröses Stadium des Alkoholentzugssyndroms nach ICD wie auch nach DSM III eingeordnet wird.

Bei den sehr leichten Verlaufsformen des Alkoholentzugssyndroms mit diskreten Symptomen sind zerebrale Leistungseinschränkungen nicht erkennbar, im fortgeschrittenen vegetativen Entzugssyndrom (Prädelir) ist die Orientierung erhalten, zerebrale Leistungsminderungen lassen sich mit apparativ-testpsychologischen Methoden nachweisen (425).

Im DSM III (142) wurde die Unterteilung in psychotische, nicht psychotische und chronische Formen der Alkoholpsychose aufgegeben. Es wird vielmehr in sechs Kategorien des hirnorganischen Psychosyndroms bei bekannter organischer Ätiologie – in diesem Fall mit Alkohol – unterschieden:

1. Delir und Demenz mit relativ ausgedehnter kognitiver Behinderung
2. Anamnestisches Syndrom und Alkoholhalluzinose als relativ umschriebene Behinderung und Symptomatik
3. Organisches Wahnsyndrom und alkoholbedingtes organisches affektives Syndrom (mit gewissen Analogien zu schizophrenen oder affektiven Störungen)
4. Organische (alkoholbedingte) Persönlichkeitsänderung
5. Alkoholintoxikation und Entzug (die Störung ist durch Einnahme oder Dosisreduktion von Alkohol bedingt und erfüllt nicht die Kriterien von Nr. 1.–4.)
6. Atypische oder gemischte hirnorganische Psychosyndrome, die eine Restkategorie darstellen, wenn hirnorganische Psychosyndrome sich nicht in die Nr. 1.–5. einordnen lassen. Diese beiden akuten alkoholbedingten Psychosyndrome (Nr. 5. + 6.) sind mehr ätiologisch als deskriptiv definiert.

4.4.2. Alkoholdelir (ICD 291.0)

4.4.2.1. Symptomatik

Bereits Bonhoeffer (90) betonte bei der Differenzierung von hirnorganischen Psychosyndromen, daß es exogene Reaktionstypen gibt. Im Zusammenhang mit chronischem Alkoholismus sowie der typischen Symptomatologie wird von Alkoholpsychosen gesprochen. Die klinisch-symptomatologisch am besten abgrenzbare Alkoholpsychose wird als Delirium tremens bezeichnet. Die klinische Symptomatologie mit der massiven Verstärkung des alkoholischen Tremors führte zu der Zusatzbezeichnung »tremens« zum Begriff Delirium, der Begriff wurde mit typischer Beschreibung der Symptomatologie bereits 1813 gewählt (615).

Die Symptomatik des Delirium tremens, im weiteren Alkoholdelir bezeichnet, läßt sich in körperliche und in psychische Symptome unterteilen. Die körperliche Symptomatik ist unter massiver vegetativer Entgleisung gekennzeichnet:

1. Grobschlägiger, mehr rhythmischer Tremor, auch in Ruhe, bei intendierten Bewegungen zunehmend, besonders an den Händen, der Zunge und am Kopf. Bei starker Hyperhidrosis meist Gesichtsrötung, je nach Delirschwere subfebrile bis febrile Temperaturen (25, 52, 138, 321).
2. Der Flüssigkeitshaushalt wird weiter durch Magen-Darm-Symptome sowie Übelkeit mit Erbrechen belastet.
3. Tachykardie, bei manifestem Alkoholdelir meist Pulsfrequenz über 120/pro Minute. Anstieg des Blutdrucks, oft mit hypertoner Krise.
4. Bei neuronaler Hyperexzitabilität ist eine Hyperreflexie zu finden. Epileptische Anfälle vom Typ Grand-mal treten einleitend, begleitend oder danach bei ca. einem Drittel der Alkoholentzugsdelirien auf (86).
5. Laborchemische Veränderungen wie Erhöhung der Serumtransaminasen korrelieren mit dem Grad der Leberschädigung, im Urin lassen sich Eiweiß und Urobilinogen nachweisen. Hypokaliämien sind in über der Hälfte der Delirfälle zu finden (52). Veränderungen der Erythropoese sowie von der Norm abweichende Befunde der Myelopoese, Störungen des Stoffwechsels sowie weitere somatische Alkoholschäden sind zu erwarten als Folge des chronischen Alkoholismus (s. Kap. 3).

Bei typischen Delirien lassen sich immunologische Veränderungen sowie Störungen der Blut-Liquor-Schranke nachweisen (85). Im Liquor cerebrospinalis deuten Laktat- und Pyruvatanstieg bzw. ein erhöhter

Laktat-Pyruvat-Quotient auf den gestörten Hirnstoffwechsel hin wie auch metabolische Liquorazidose. Bei über 60 % der akut Deliranten wurde eine eindeutig gestörte Blut-Liquor-Schrankenfunktion nachgewiesen in Form einer hochsignifikant pathologisch gesteigerten IgG-IgA-Relativ-prozenterhöhung (85). Nur in ca. 30 % der Fälle trat eine Normalisierung der Blut-Hirnschranke innerhalb von zwei bis drei Wochen ein.

Die Psychopathologie der deliranten Symptomatik zeigt, abhängig vom Zeitpunkt und der Schwere des Delirverlaufs vielfältige psychische Symptome. Die systematische Beschreibung der komplexen Störungen des psychischen Befundes entsprechend dem AMDP-System (19) zeigt Störungen des Bewußtseins, der Orientierung, der Aufmerksamkeit und des Gedächtnisses, formale Denkstörungen und besonders inhaltliche Denkstörungen mit Sinnestäuschungen und Wahnerleben. Ferner sind Störungen der Affektivität, des Antriebes sowie der Psychomotorik vorhanden, weitere Störungen wie eine reduzierte Krankheitseinsicht sind häufig. Die genauere Deskription des psychischen Befundes zeigt quali-tative Bewußtseinsstörungen, Orientierungsstörungen sind am häufigsten vorhanden (25). Fehlende situative wie auch örtliche Orientierung tritt zwischenzeitlich bevorzugt abends und nachts auf, während die Orientie-rung zur Person meist vorhanden ist. Störungen der Aufmerksamkeit und des Gedächtnisses machen sich als Mängel in der Auffassung, der Merkfähigkeit sowie der Konzentration bemerkbar. Formale Denkstö-rungen sind vorhanden, deskriptiv handelt es sich um nichtkohärente Gedankengänge, aber auch verlangsamtes oder umständliches Denken ist möglich. Wahnhaftes oder affektiv beeinflußtes Erleben kann sich passa-ger in weniger geordnetem Gedankendrängen bemerkbar machen. Im Rahmen von Wahrnehmungsstörungen kommt es zur fehlerhaften Verar-beitung, so daß illusionäre Verkennungen der Umgebung einsetzen, paranoide Vorstellungen mit Beziehungs- und Beeinträchtigungsideen beeinflussen wesentlich das wahnhafte Erleben. Szenenhafte Illusionen (297) gehen zunehmend in ein szenisches Delir mit halluzinatorischen Projektionen (105) über. Das Freisetzen von Gedächtnisinhalten (En-grammen) vermischt sich mit der realen Situation und Räumlichkeit. Abends oder im Dunkeln treten unter reduzierter visueller Wahrnehmung optische Halluzinationen auf. Oft werden sich bewegende Tiere wie Spinnen oder Mäuse gesehen, die Angabe verkleinert gesehener Objekte (Mikropsien) ist typisch. Bei akustischen Halluzinationen handelt es sich oft um die Fehldeutung von zufälligen Geräuschen.

Olfaktorische und gustatorische Halluzinationen werden weniger ange-geben, häufiger sind haptische Halluzinationen, wenn der Halluzinierende krabbelnde Objekte auf dem Körper spürt und sie abschütteln will. Die hohe Suggestibilität von Deliranten ist bekannt, welches sich z.b. dadurch prüfen läßt, daß der Delirante einen angeblichen Text von einem leeren Blatt abliest (25, 52).

Auffällig sind Schwankungen der Bewußtseinslage (»schwimmende Bewußtseinslage«), das führt zu wechselnder Kontaktfähigkeit, zu unvollständiger Realitätskontrolle, Störungen der Affektivität sowie zu Lücken für die spätere Erinnerung. Leichtere Formen des szenischen Delirs zeigen eher euphorische oder ängstliche Affektivität, schwerere Formen wirken eher emotionsverarmt, schwere Delirverlaufsformen wurden als stumpf beschrieben (105).

Das wahnhafte Erleben des Patienten geht meist mit einer deutlichen Wahnstimmung einher, die Affekte zeigen sich in massiven Ängsten, gelegentlich kann angstbesetztes aggressives Fehlverhalten und Gereiztheit auftreten. Wechselhafte Störungen der Affektivität mit Affektlabilität, Ratlosigkeit, Depremiertheit und ängstliche Unruhe können zum Erscheinungsbild gehören wie auch dysphorische oder euphorische Stimmungslagen.

Störungen des Antriebs und der Psychomotorik zeigen sich bei vielen Patienten als gesteigerte psychomotorische Aktivität und Unruhe, typisch ist das Umhertasten, das Nesteln an Sachen und das Reißen am Bettzeug. Nach nicht vorhandenen Gegenständen wird geschlagen, nicht vorhandene Fäden oder Ungeziefer sollen ergriffen oder abgeschüttelt werden. Andererseits kann eine geminderte psychomotorische Aktivität vorkommen mit Schwerfälligkeit, seltener sogar mit einer Tendenz zum katatonen Stupor (142). Abrupte Wechsel der psychomotorischen Aktivität treten oft auf. Die beschriebene Symptomatologie des psychischen Befundes macht es notwendig, daß delirante Patienten durchgehend beobachtet werden müssen.

In der Prodromalphase des Alkoholdelirs sind Tage bis Wochen anhaltende nächtliche Schlafstörungen üblich mit massivem Schlafdefizit. Schlaf wird durch angstbesetzte Träume gestört, während des Tages bestehen innere Unruhe und Nervosität sowie gesteigerte Reizbarkeit. Anhaltender Appetitmangel bei morgendlicher Übelkeit und Erbrechen ist üblicherweise zu finden.

Prädisponierend für ein Delir sind alternde oder unreife Gehirne, auch frühere Hirnschädigung oder ein vorausgegangenes Delir machen das Gehirn empfindlicher und erhöhen das Risiko für die Ausbildung eines Delirs (142).

Ein Delir bedeutet eine unspezifische Reaktion auf unterschiedliche Noxen bzw. zerebrale Funktionsstörungen, differentialdiagnostisch müssen andere Delirursachen ausgeschlossen werden wie ein chronischer Medikamentenabusus, Hirnerkrankungen wie Enzephalitis, Meningitis oder Hirntumor, ursächliche Hirntraumen, Epilepsie und zerebrale Prozesse wie ein seniles Delir (321). Internistische Ursachen können Infektionskrankheiten mit Hirnbeteiligung wie bei Typhus, Stoffwechselstörungen wie Hypoglykämie, Elektrolythaushaltstörungen und die Basedowsche Erkrankung sein. Weitere Ursachen können Leber- und Nierenerkrankungen, postoperative sowie komplizierte fieberhafte Zustände sein.

Die Differentialdiagnosen des Delirs führten dazu, daß die Pathogenese des Alkoholentzugsdelirs unter unterschiedlichen Aspekten betrachtet wurde. Hypothesen, daß eine Kausalität mit Leberstoffwechselstörungen, einer besonderen körperlichen Prädisposition oder mit dem Genuß von ausschließlich hochprozentigen Getränken besteht, wurden als nicht belegbar diskutiert (285). Entscheidende Voraussetzung für das Entzugsdelir ist die Alkoholabhängigkeit – kein Alkoholdelir ohne körperliche Abhängigkeit. Das pathogenetische Modell der Alkoholabhängigkeit läßt sich mit der Theorie der gestörten Adaptation und Homöostase nach Wieser (673) mit zunehmenden Adaptionsvorgängen und der Entwicklung von Toleranzmechanismen erklären. Ein sich immer mehr einregelndes homöostatisches Gleichgewicht dekompensiert schließlich akut, es kommt zu komplexen physiologisch-biochemischen Gegenregulationen.

Beim Delirium tremens handelt es sich anscheinend grundsätzlich um ein Alkoholentzugsdelir. Die Zeitspanne ab Alkoholtrinkende bis zum Auftreten der Delirsymptomatik beträgt üblicherweise mindestens zwölf, meistens um 24 Stunden (278). Es kann vermutet werden, daß es sich bei dem Kontinuitätsdelir um den gleichen pathophysiologischen Mechanismus handelt. Ein fortgeschrittener Adaptionsprozeß hat ein Maximum erreicht, eine Wechselwirkung zwischen einem Kindling-Mechanismus und einem schlafbedingten Abfall des Blutalkoholspiegels als regelmäßiger Provokationsreiz führt mit zur Dekompensation des Adaptionsprozesses.

Dafür würde auch sprechen, daß in den Wochen vor Eintritt des Alkoholdelirs eine zunehmende bis völlige Schlaflosigkeit eintritt. Trotz zunehmender Alkoholmengen verliert Alkohol seine sedativ-schlaffördernde Wirkung durch Gegenregulationen des Adaptionsprozesses. Bereits Bonhoeffer (90) diskutierte das Auftreten eines alkoholischen Gelegenheitsdelirs (Okkasionsdelir), welches z.B. bei fieberhaften Infekten oder anderen körperlichen Erkrankungen eintritt. Es ist zu vermuten, daß als Ursache des Delirs seltener ein Infekt den Hirnstoffwechsel beeinflußt als die damit verbundenen Unregelmäßigkeiten der Trinkkontinuität. Klinisch sind die Verlaufsformen des Gelegenheitsdelirs und auch des Kontinuitätsdelirs meist schwerer als die Verläufe des Alkoholentzugsdelirs. Zunehmende Schlafstörungen und massives Schlafdefizit gehören in die Prodromalphase des Alkoholdelirs, neben der ungünstigen Wirkung des Alkohols auf den REM-Schlaf (699) wird durch das Schlafdefizit zunehmend REM-Schlaf unterdrückt, so daß die dem REM-Schlaf zugeordneten Träume nicht stattfinden. Mit Eintreten des Alkoholdelirs kommt es praktisch zu einem Einbruch von Träumen in das Tagesbewußtsein, im EEG wird als maximale Ausprägung des Reboundphänomens eine fast 100%ige REM-Aktivität trotz fast völliger Schlaflosigkeit gefunden. Daher besteht ein Zusammenhang mit dem Ende des Alkoholdelirs, welches typischerweise mit einem tiefen Terminalschlaf ausklingt.

Üblicherweise sind fünf bis 15 Jahre von chronischem Alkoholabusus notwendig, bis ein Alkoholdelir auftritt (142, 168, 278, 285, 315, 683 u.a.). Gewöhnlich ist der erstmalig delirante Patient zwischen 30–40 Jahre alt, oft tritt erst nach zwei bis drei Jahrzehnten von chronischem Alkoholabusus ein Delir auf.

Wesentlich kürzere Zeiten der Alkoholabhängigkeit bis zum Auftreten eines Alkoholdelirs sind für Jugendliche angegeben (86), die geringste Zeit bis zur Entwicklung eines Alkoholdelirs bei exzessivem Alkoholkonsum wird mit einem halben Jahr für Jugendliche im Einzelfall angegeben (596). Die Häufigkeit des Alkoholdelirs beträgt nur 5% der Entzugsbehandlungen wegen Alkoholabhängigkeit (142, 374).

4.4.2.2. Therapie des Alkoholdelirs

Delirbehandlung bedeutet von geschultem Personal durchgehende Überwachung, die unter den Bedingungen einer Intensivstation möglich wird. Die vitalen Funktionen wie Blutdruck, Puls und Temperatur sind gegebenenfalls halbstündlich zu kontrollieren (52).

Bereits an anderer Stelle wurde darauf hingewiesen, daß zu den wichtigsten therapeutischen Maßnahmen eine Substitution von Flüssigkeitsverlusten gehört. Falls keine Gegenindikationen bestehen, sollte eine Flüssigkeitsmenge von 4–5 l täglich an den ersten zwei bis drei Tagen gegeben werden. Auf die Überprüfung und Substitution der Elektrolyte wie Natrium, Magnesium und besonders Kalium wurde hingewiesen. Bei über der Hälfte der deliranten Patienten ist mit einer Hypokaliämie zu rechnen, bei Kaliummangel soll ein signifikant höheres Auftreten von Korsakow Syndromen eintreten (52). Bei Patienten mit länger bestehender Fehlernährung sowie Infusionstherapie ist eine Vitaminsubstitution des Vitamin B-Komplex indiziert, besonders wenn sich schon neurologische Symptome wie eine Polyneuropathie finden lassen. Falls in der körperlich-klinischen Untersuchung nur der geringste Verdacht auf eine

Wernicke Enzephalopathie besteht wie Ausfälle von Hirnnerven mit häufigeren Abduzensparesen, ist eine Therapie mit Thiamin (Vitamin B_1) zwingend und sofort notwendig.

Bei Zeichen der Herzinsuffizienz ist eine Digitalisierung empfehlenswert, normalisierte Elektrolytwerte sind dabei Voraussetzung. Eine Digitalisierung oder der Einsatz von Betablockern kann bei supraventrikulären Tachykardien durch den Internisten befürwortet werden. Zur Behandlung von hypertonen Krisen ist Clonidin günstig, auch Betarezeptorenblocker sowie Kalzium-Antagonisten können eingesetzt werden. Ein wesentlicher Teil der Behandlung des Alkoholentzugssyndroms wurde beim fortgeschrittenen vegetativen Entzugssyndrom (Prädelir) abgehandelt (s. Kap. 4.3.2.).

Die Suchtanamnese ist Grundlage für die therapeutischen Entscheidungen, bei indiziert frühzeitigem Medikationsbeginn läßt sich bei einigen Patienten ein Delir vermeiden. Wird in diesen bestimmten Fällen eine frühzeitige Medikation versäumt, ist das Auftreten eines Alkoholdelirs nicht mehr aufzuhalten – »the point of no return« (315) liegt im Stundenbereich des ersten Tages nach Beginn der Alkoholpause.

Im deutschsprachigen Sprachraum hat sich zur Behandlung des Alkoholdelirs Clomethiazol durchgesetzt. In einer umfassenden Untersuchung setzten mehr als 90 % der 101 Kliniken Clomethiazol ein (531). Die Überlegenheit von Clomethiazol gegenüber Neuroleptika ließ sich signifikant durch kürzere Delirdauer wie auch durch niedrigere Letalität belegen (27).

Unter Einsatz von Clomethiazol hat sich die Letalität des Alkoholdelirs hochsignifikant gesenkt, vor dem Einsetzen von Clomethiazol wurde die Letalität je nach Publikation zwischen 4–30 % angegeben, meist lagen die Angaben um 15 % (285, 332, 526, 532, 552 u.a.). Unter Clomethiazol kam es zu einer deutlichen Senkung der Letalität, die Werte liegen bei 1–2 % (27, 86, 315, 332, 532, 552 u.a.).

Bei Dosierung des Clomethiazols sollte nicht immer an einem starren Schema festgehalten werden, oft ist zu beobachten, daß unnötig hohe Dosierungen (z.B. im Zweistundenrhythmus) anhaltend verabreicht werden. Auch beim Alkoholdelir reicht in einer spezialisierten Abteilung meist eine Dosierung von 5 x 2 Kapseln Clomethiazol oder eine äquivalente Dosis von 5 x 25 ml Clomethiazolmixtur täglich aus. Auf die Gabe von Clomethiazolfilmtabletten sollte verzichtet werden wegen des Risikos von Ösophagusschäden (414). Ab dem vierten Behandlungstag sollte die Reduzierung des Clomethiazols stufenweise erfolgen, die Abenddosis sollte am längsten belassen werden (550). Die Behandlungsdauer von ca. sieben Tagen bei ausschließlich oraler Clomethiazolbehandlung deckt sich mit eigenen Erfahrungen (414).

Die Clomethiazolmedikation sollte spätestens nach zehn bis zwölf Tagen auch bei schwersten Delirverläufen völlig abgesetzt sein (278, 683).

Das intravenöse Infundieren von 0,8 %iger Clomethiazollösung (unter Beatmungs- und Anästhesiebereitschaft) wird gegenüber früher seltener durchgeführt. Ungünstig ist die geringe toxische Breite mit dem Risiko der Kreislauf- und Atemdepression (278), obwohl Clomethiazol bei schneller An- und Abflutzeit gut steuerbar ist. Das rasche Infundieren von Clomethiazol mit dem Ziel, unruhige Patienten in einen pharmakogenen Schlaf zu versetzen ist bedenklich, da durch das Liegen die Lungenventilation beeinträchtigt wird. Mit Alkoholismus korreliert häufig ein Nikotinabusus mit der Folge von chronischen Bronchitiden, durch Clomethiazol kommt es zusätzlich zu einer Vermehrung des Bronchialsekrets, welches der liegende und pharmakogen komatös gehaltene Patient nicht abhusten kann. Mit Eintritt eines bronchopneumonischen Infektes ist ein Anstieg der Letalität zu befürchten. Ein Zusammenhang von pulmonal bedingter zerebraler Hypoxie mit einem passageren Psychosyndrom (»Durchgangssyndrom«) ist nicht auszuschließen. Ein weiteres vitales Risiko durch den bronchopneumonischen Infekt liegt in einer Zunahme der bereits alkoholentzugsbedingten Tachykardie. Durch Clomethiazol ist eine weitere signifikante Erhöhung der Herzfrequenz (559) zu erwarten, die Gefahr eines Herz-Kreislaufversagens wird möglich, besonders bei bestehenden toxischen Herzinsuffizienzen und Reizleitungsstörungen.

Auf den pharmakogen induzierten »Schlafzustand« durch Clomethiazol-Infusionen sollte bei den beschriebenen Risiken verzichtet werden. Dagegen sollte die psychomotorische Unruhe des Patienten bei durchgehender Überwachung mehr toleriert werden, gegebenenfalls ist es für den Patienten günstiger, wenn er kurzfristig fixiert wird (unter Beachtung der gesetzlichen Grundlagen).

Bei unterschiedlichen therapeutischen Ansätzen gibt es verschiedene Kombinationstherapien mit Clomethiazol. Aufgrund historisch-theoretischer Überlegungen mit der Einordnung des Delirium als Psychose wurde zusätzlich ein antipsychotisch wirksames Neuroleptikum (Haloperidol) verwendet (180, 181). Das führte neben geringer Verkürzung der Delirdauer zur Abschwächung der Delirintensität.

Wegen der Senkung der Krampfschwelle durch Neuroleptika ist eine Medikamentenkombination mit einem antikonvulsiv wirkenden Medikament, in diesem Fall Clomethiazol, sinnvoll. Eine gleichzeitige oder folgende Medikation von Haloperidol und Clomethiazol kann sich in bestimmten Fällen ergänzen, wenn der psychopathologische Befund nicht eindeutig ist und sich z.B. an der Grenze zwischen Alkoholhalluzinose und

Alkoholdelir bewegt. Mit der i.v.-Gabe von Haloperidol lassen sich paranoides und halluzinatorisches Erleben, das zu Ängsten und psychomotorischer Unruhe führt, anscheinend zusätzlich beeinflussen (181). Daraus kann eine Dosisreduktion des Clomethiazols resultieren.

Der Einsatz von Neuroleptika vom Butyrophenontyp ist eventuell unter notfallmäßigen Bedingungen außerhalb des Krankenhauses notwendig (138). Bei deutlicher psychomotorischer Unruhe und Angst wurde empfohlen, eine i.v.-Gabe von zwei oder mehr Ampullen Haloperidol zu verabreichen, besonders wenn befürchtet werden muß, daß wegen anhaltendem Erbrechen eine orale Medikation nicht ausreichend steuerbar erscheint. Die Wirksamkeit von Haloperidol ist am stärksten bei den Symptomen Angst, Reizbarkeit und Nausea, eine mittelstarke Wirksamkeit ergibt sich auf den Tremor (223).

Bei kombinierter Alkohol-Clomethiazolabhängigkeit oder nach Umstieg auf reine Clomethiazolabhängigkeit ist eine Behandlung mit Butyrophenonen indiziert. Anzumerken ist, daß Clomethiazol-Delirien therapeutisch oft schwer behandelbar sind (27). Zur Behandlung von deliranten Patienten sind dann extrem hohe Mengen von Butyrophenonen notwendig; eine Dosierung von 18–20 Ampullen Haloperidol/die soll mit Piracetam besser verträglich sein (636). Zum heutigen Zeitpunkt liegen für Alkoholiker keine ausreichenden Informationen über ein zusätzlich erhöhtes Nebenwirkungsrisiko (Prädisposition durch toxische Hirnschäden?) wie das vermehrte Auftreten von tardiven Dyskinesien vor. Ein Vorteil der Neuroleptikatherapie z.B. mit Haloperidol liegt besonders in dem fehlenden Suchtpotential.

Wie bereits beschrieben gelten in den USA Benzodiazepine als Mittel der ersten Wahl zur Behandlung des Alkoholentzugssyndroms einschließlich des Alkoholdelirs. Dort wurde angeblich eine Zulassung für Clomethiazol bis heute nicht beantragt und durchgeführt. Benzodiazepine wie Diazepam, Chlordiazepoxid und Dikaliumclorazepat werden, wie beim Prädelir abgehandelt, eingesetzt. Der antikonvulsive Effekt von Benzodiazepinen führt häufig zu einer Kombination mit Butyrophenonen wie Haloperidol. Auf das Suchtpotential der Benzodiazepine wird vielfach hingewiesen (87, 88, 369, 396, 435, 669 u.a.). Zu berücksichtigen ist, daß die Verwendung von Benzodiazepinen relativ verbreitet ist, da etwa ein Viertel der Bevölkerung unter Schlafstörungen, psychosomatischen Symptomen sowie Verstimmungszuständen leidet (87) und Benzodiazepin-Verordnungen zur Symptomentlastung führen. Da Alkoholiker unter den zuvor beschriebenen Symptomen häufig leiden, ist oft eine BZD-Verordnung in der Anamnese eruierbar.

Ein Vorteil der Benzodiazepintherapie bei Alkoholdelirien ist die intramuskuläre oder in bestimmten Fällen, wie Status epilepticus, auch langsame intravenöse Verabreichungsmöglichkeit von Benzodiazepinen. Übliche therapeutische BZD-Äquivalenzdosen liegen bei etwa 40–100 mg Diazepam/die. Bei Tranquilizern ist eine langsamere Dosisreduktion notwendig, so daß die medikamentöse Therapiezeit bei 2–3 Wochen liegt.

Die Prognose bei einem Alkoholdelir ist erheblich von den somatischen Komplikationen abhängig, dazu gehören der Schädigungsgrad bei Leberzirrhose und in welchem Ausmaß die Harnstoffsynthese beeinflußt wird. Beträgt die tägliche Harnstoff-N-Ausscheidung bei einer Eiweißzufuhr von 80 g täglich weniger als 7 g, ist die Prognose sehr ernst (443). Spezielle ammoniaksenkende Aminosäuren können verabreicht werden. Ausscheidungsstörungen der Niere oder eventuell eine Schockniere sind bei schweren Alkoholdelirien möglich, solche Komplikationen müssen z.B. bei Clomethiazol-Infusionen berücksichtigt werden. Außer pharmakogen induzierten Ateminsuffizienzen können diese z.b. durch Schädigung von vitalen Zentren der Medulla oblongata bei einer Wernicke-Enzephalopathie auftreten. Ein Herzversagen ist im Zusammenhang mit Herzinsuffizienz, Tachykardien, Herzrhythmusstörungen sowie hypertonen Krisen bzw. massiven Blutdruckschwankungen möglich. Deshalb ist es notwendig, bei der Behandlung von Alkoholentzugssyndromen einschließlich dem Alkoholdelir in psychiatrischen Abteilungen oder Kliniken eine internistisch-intensivmedizinische Betreuung zu haben.

In der Restitutionsphase des Delirium tremens tritt ein postdelirantes Syndrom (277) ein, eine Abgrenzung von einer abgelaufenen Wernicke-Enzephalopathie oder einem Wernicke-Korsakow-Syndrom ist notwendig. Deskriptiv handelt es sich um ein hirnorganisches Psychosyndrom, während auf der Zeitachse unterschiedliche Abläufe möglich sind. Auch nach unkompliziertem Delir ist in den anschließenden Tagen mit einem passageren Psychosyndrom (»Durchgangssyndrom«) unterschiedlicher Ausprägung zu rechnen. Nach Beendigung des Delirs läßt sich im EEG eine Verlangsamung der Grundaktivität finden, epilepsieverdächtige Potentiale treten noch vermehrt auf. Visuelle und sensible evozierte Potentiale (VEP und SEP) zeigen Veränderungen der Latenzen und der Amplituden (277).

Mit dem Terminalschlaf endet das Alkoholdelir, die Erinnerung an das Delir ist unscharf, nur punktuell erhalten, durch zusätzliche Verdrängungsvorgänge geht die spätere Erinnerung an den Ablauf des Delirs während der nächsten Monate wesentlich verloren. Psychodynamische Aspekte stehen hinter somatisch-biochemischen Abläufen beim Alkoholdelir zurück, der Therapeut/Arzt muß die klinische Symptomatik und Situation akzeptieren. Vorhaltungen oder pädagogisch strafende Vorstellungen sind abzulehnen. Weniger erfahrene Ärzte sollten eigene therapeutische Unsicherheiten oder Ängste verstehen, damit als Funktion der Gegenübertragung nicht überschießendes oder unbedachtes therapeutisches Handeln auftritt.

4.4.3. Alkoholhalluzinose und weitere Alkoholpsychosen

4.4.3.1. Alkoholhalluzinose (ICD 291.3)

Bei der Alkoholhalluzinose handelt es sich um eine organische Halluzinose, die besonders durch akustische Halluzinationen gekennzeichnet wird und nach Absetzen oder Reduzieren von schwerem Alkoholkonsum bei Personen eintritt, die Zeichen der Alkoholabhängigkeit aufweisen. Eine Bewußtseinseintrübung wie bei einem Delir besteht nicht, die Patienten sind orientiert. Die Reaktionen entsprechen der inhaltlichen Bedeutung von Halluzinationen: Wenn sie z.B. durch die Stimmen bedroht werden, wirken die Patienten ängstlich und depressiv (142).

Die Halluzinationen bestehen gewöhnlich aus Stimmen (Phonemen), der Inhalt der Halluzinationen wird meist als unangenehm, wie beschimpfend oder bedrohend beschrieben. Die Beschreibung der sprechenden Stimmen kann zum Teil definiert werden in der Tonalität, Stimmlage, räumlichen Situation, Dauer und Intensität. Der Patient kann das Geschlecht der Person angeben, ob die bestimmte Person mit anderen Personen oder direkt zu ihm spricht (142, 150). Die akustischen Halluzinationen können auch wie Stimmen oder Melodien aus einem Radio oder einem Lautsprecher beschrieben werden, seltener werden die akustischen Halluzinationen als ungeformte elementare Geräusche (Akoasmen) wie Zischen, Summen oder mechanische Geräusche beschrieben. Wenn die Patienten sich stark bedroht oder verfolgt fühlen, kann der Affekt zur Panik eskalieren. Solche Patienten sollten nicht mit übermäßiger Beratung oder direkter Fürsorge konfrontiert werden, da sie dies möglicherweise noch mehr ängstigt. Die Patienten bedürfen eher einer vorsichtigen, aber intensiven Überwachung, da bei gesteigerten Verfolgungsängsten Fehlverhalten wie riskante Fluchtversuche oder Angriffe möglich sind.

Die Alkoholhalluzinose tritt meist innerhalb von 48 Stunden nach Trinkende ein, vegetative Entzugszeichen bestehen diskret oder können völlig fehlen. Entscheidender prädisponierender Faktor ist ein zehn Jahre oder länger bestehender schwerer Alkoholkonsum, der üblicherweise einer Alkoholabhängigkeit entspricht. Das Erkrankungsalter liegt am Beginn des fünften Lebensjahrzehntes, bei Männern tritt eine Alkoholhalluzinose etwa viermal häufiger als bei Frauen auf, die Prävalenz wird im DSM-III als selten angegeben.

Der Verlauf von Alkoholhalluzinosen wurde durch Benedetti (57) untersucht. Neben der akuten Alkoholhalluzinose stellte er fest, daß etwa ein Fünftel der Fälle eine chronische Verlaufsform der Alkoholhalluzinose zeigen. Die Verlaufsform der chronischen Alkoholhalluzinose zeigte etwa jeweils zur Hälfte eine Entwicklung zu einer organischen Demenz bzw. zu einer chronischen Psychose vom paranoid-halluzinatorischen Typ.

Im DSM III wird davon ausgegangen, daß die akute Verlaufsform Stunden bis typischerweise weniger als eine Woche dauert, während nur 10 % der Fälle mehrere Wochen oder Monate dauern, chronische Verlaufsformen sind noch seltener. Gegenüber früherer Annahmen gibt es keinen Beweis dafür, daß eine Schizophrenie für die Entwicklung einer Alkoholhalluzinose prädisponiert (86, 142).

Eine differentialdiagnostische Abgrenzung zur Schizophrenie ist besonders über die Suchtanamnese möglich. Als Ursache einer Halluzinose sind organische Ursachen wie ein Hirntumor, Durchblutungsstörungen oder eine Enzephalitis auszuschließen.

Die Therapie der Alkoholhalluzinose besteht in Gabe von hochpotenten Neuroleptika (Butyrophenone) wie Haloperidol. Psychodynamische Überlegungen lassen an das Versagen der Abwehrmechanismen in bezug auf die ungelöste Alkoholproblematik denken. Mit Versagen des Verdrängungsmechanismus kommt es zu einem Spaltungsvorgang, eigene moralisierende Normen, dem Über-Ich entstammend, quälen den Patienten, bei dem Vorgang der Außenprojektion und der Externalisierung werden die Phoneme und die wahnhaften Ängste auf einen strafenden Unbekannten oder Außenstehenden projiziert. Dieser Mechanismus führt möglicherweise trotz Leidensdrucks sowie Orientiertheit der Patienten häufig zu reduzierter Krankheitseinsicht. Rückfälle mit schwerem Alkoholkonsum sind häufig, darunter werden beginnende, sehr kurze Episoden der Alkoholhalluzinose zunehmend häufiger und länger.

PARANOIDE ALKOHOLPSYCHOSE (ALKOHOLPARANOIA)

Eine paranoide Alkoholpsychose, auch als Alkoholparanoia oder Alkoholparanoid in der Literatur bezeichnet, ist eine umstrittene Verlaufsform einer Alkoholpsychose. In den meisten Fällen ist differentialdiagnostisch eine Abgrenzung zu längerdauernden Episoden der Alkoholhalluzinose nicht möglich. Die Symptomatik besteht in einem ausgeprägt wahnhaften Verfolgungs- und Beziehungserleben. Die Eigenbeziehung zur ungelösten Alkoholproblematik führt dazu, daß als Verdrängungs- wie auch als Spaltungsvorgang die (eigene) Schuldgewißheit abgespalten werden kann durch Externalisierung. Durch den Vorgang der paranoiden Außenprojektion wird die Umwelt als bedrohend und böse erlebt.

Eigene Empirie zeigte vereinzelt Fälle, in denen die relativ jungen Patienten sich in einem »Belagerungszustand« über ein bis zwei Wochen fühlten. Die wahnhaften Verfolgungs- und Beziehungsideen waren ganztägig durchgehend vorhanden, auch fremdanamnestisch ließ sich kein Hinweis für eine Bewußtseinseintrübung oder Halluzinationen erkennen. Bei stationärer Entlassung war der psychopathologische Befund gekennzeichnet durch deutliches Mißtrauen und Verschlossenheit, Zusammenhänge mit der Persönlichkeitsstruktur sind zu vermuten. Anfänglich waren die Patienten unkorrigierbar von dem Belagerungszustand mit Verfolgungs- und Beziehungsideen überzeugt. Auch nach medikamentöser Therapie mit Butyrophenonen war zum Entlassungzeitpunkt eine endgültige Distanzierung zum paranoiden Erleben des Belagerungszustandes nicht eingetreten.

4.4.3.2. Akute alkoholinduzierte psychotische Episode (ICD 291.4)

Bei der akuten alkoholinduzierten psychotischen Episode handelt es sich um einen alkoholinduzierten Dämmerzustand, der im wesentlichen dem Begriff »**Idiosynkratische Alkoholintoxikation**« (DSM III) oder dem Begriff »**Pathologischer Rausch**« (ICD) entspricht. Das Hauptkriterium ist eine deutliche Verhaltensänderung, die gewöhnlich als Aggressivität auffällt. Dabei wird ein direkter Zusammenhang mit kürzlichem Genuß von Alkohol angenommen, die Trinkmenge reicht üblicherweise bei den meisten Menschen nicht für eine Alkoholintoxikation aus. Das veränderte Verhalten ist untypisch für diese Personen, besonders wenn sie keinen Alkohol mißbrauchen. Die Ursache des überindividuellen exogenen Reaktionstypus auf vergleichsweise niedrige Mengen von Alkohol läßt sich nicht durch eine körperliche oder psychische Störung beweisend erklären. Als prädisponierende Faktoren werden diskrete Hirnschädigungen vermutet, die z.B. nach Traumen oder einer Enzephalitis auftreten können. Ein Toleranzverlust gegenüber Alkohol wurde beschrieben bei übermüdeten Personen oder nach schweren körperlichen Krankheiten.

Üblicherweise besteht für die alkoholinduzierte psychotische Episode eine Amnesie, Übergänge zum einfachen oder komplizierten Rausch sind bei fließenden Grenzen gegeben. Es handelt sich um quantitative und/oder qualitative Bewußtseinsstörungen mit verzerrter Realität und unerwartetem und atypischem Verhalten als Merkmal dieser akuten alkoholischen Dämmerzustände (86). Differentialdiagnostisch ist an exogene Intoxikationen z.B. durch Barbiturate zu denken, die gelegentlich zu plötzlichen Verhaltensänderungen führen. Eine Temporallappenepilepsie sollte ausgeschlossen werden. Wenn möglich, sollte auf eine medikamentöse Therapie verzichtet werden, da eine individuelle überschießende Reaktion auf Medikamente ebenfalls eintreten könnte. Bei einem ausgeprägten Exzitationszustand ist der Einsatz eines Neuroleptikums, z.B. eines Butyrophenons, abzuwägen (136, 278).

4.4.3.3. Alkoholischer Eifersuchtswahn (ICD 291.5)

Bei Alkoholikern entwickelt sich neben nichtwahnhaften Eifersuchtsideen und akuten wahnhaften Episoden, z.B. bei Alkoholpsychosen, häufig eine persistierende Eifersuchtproblematik. Beim alkoholischen Eifersuchtswahn handelt es sich um eine chronische paranoide Psychose, die durch wahnhafte Eifersucht charakterisiert und als durch Alkohol verursacht angesehen wird. Im DSM III wird darauf hingewiesen, daß die Literatur keine ausreichenden Beweise dafür liefert, daß es sich um ein selbständiges einheitliches Krankheitsbild handelt (142).

Pathogenetisch wird durch Alkohol das bereits gestörte Verhältnis zum Lebenspartner und zur Umwelt beeinträchtigt. Reale und vermeintliche Demütigungen, Schuldgefühle und ein rasch kränkbares Selbstwertgefühl lassen Ängste von sexueller Insuffizienz aufkommen. Unter Alkoholeinfluß kommt es oft zu gesteigerten sexuellen Phantasien, die Schuldgefühle bei realem Versagen abwehren sollen. Auch wenn der Partner keine enttäuschte Abwehrhaltung zeigen sollte, entwickelt sich die abnorme Eifersuchtsreaktion. Es geht weniger um die Liebe zum Partner als um den eigenen brüchigen Selbstwert. Eine auf tiefer Ambivalenz beruhende Liebesunfähigkeit führt zu einer Persönlichkeitsstruktur mit Verletzbarkeit bei sthenisch-expansiven Zügen, während soziale Sicherheit und Befriedigung nicht ausreichend besteht. Schuldhaft erlebtes eigenes Versagen wird abgewehrt und auf den Lebenspartner projiziert (164). Typisch ist mißtrauisches Beobachten und Kontrollieren des Partners.

Unsinnige Verdächtigungen (497) zeigen das Ausmaß der Kritikschwäche, aggressive Fehlhandlungen gegenüber dem (Ehe-)Partner treten vor allem bei fortgeschrittener Alkoholproblematik mit hirnorganischen Störungen auf. Die Symptomatik droht zu exazerbieren, wenn im Rahmen von fortgeschrittenen Leberschäden alkoholbedingte, hormonelle und sexuelle Dysfunktionen auftreten.

Unter Abstinenzbedingungen kann der Eifersuchtswahn persistieren, psychotherapeutische und medikamentöse Behandlung, z.B. mit Neuroleptika, können die Wahnentwicklung meist nicht wesentlich beeinflussen. Wahnhafte Eifersuchtsvorstellungen können außerdem bei Alkoholikern im Rahmen eines Delirium tremens oder bei Alkoholhalluzinosen beobachtet werden.

4.4.4. Hirnorganische Psychosyndrome

4.4.4.1. Einleitung

Die alkoholbedingten hirnorganischen Psychosyndrome gehören zu den körperlich begründbaren Psychosen. Die Einteilung in reversible Psychosyndrome (Funktionspsychose) und irreversible Psychosyndrome ist sinnvoll, da die Zeitachse als entscheidender Parameter eingeht. Die Funktionspsychose beinhaltet eine zeitliche Begrenztheit, als Funktionspsychosen sind auch Bewußtseinseintrübung, Bewußtlosigkeit und Koma einzuordnen (529). Die Funktionspsychose ohne Bewußtseinseintrübung wird als Durchgangssyndrom bezeichnet.

Ein Durchgangssyndrom kann in drei Schweregrade eingeteilt werden (529):

1. Leichtes Durchgangssyndrom: Die seelischen Vorgänge verlaufen, wie psychopathometrisch meßbar, ca. 1,5 mal langsamer als im Normalzustand. Diskrete mnestische Unsicherheiten lassen sich im Testverfahren eher als in der klinischen Exploration erkennen. Eine leichte Antriebsminderung besteht üblicherweise, Affektstörungen können vielfältig sein.

2. Mittelschweres Durchgangssyndrom: Die psychisch-intellektuellen Funktionen sind deutlicher als beim leichten Durchgangssyndrom beeinträchtigt, psychopathometrisch laufen seelische Vorgänge ca. 3,5 mal langsamer ab. Antriebsminderung, allgemeine Verlangsamung wie Störungen der Affektivität sind deutlicher. Bei den Affektstörungen tritt vermehrt eine Affektinkontinenz auf, damit ist eine plötzliche, nicht nachvollziehbare Veränderung der Grundstimmung gemeint. Im affektiven Bereich kann es zur depressiven Verstimmtheit kommen, bei ängstlicher Grundstimmung und durch diskrete Wahrnehmungsstörungen gefördert sind paranoid ausgestaltete Durchgangssyndrome möglich.

3. Schwere Durchgangssyndrome: Auch ohne psychopathometrische Untersuchungen fallen die schwer gestörten seelisch-geistigen Funktionen auf, besonders deutlich an der gestörten Gedächtnisleistung. Die Merkfähigkeit ist beeinträchtigt, das Gedächtnis ist nicht in der Lage, gerade aufgenommene Informationen zu speichern. Darin liegt ein wesentlicher Grund für die Desorientiertheit der Patienten. Eine erhebliche Antriebsminderung ist typisch, die Patienten zeigen oft das Bild eines organischen Stupors, affektiv wirken sie eingeschränkt (abgeflacht). Psychopathometrisch erscheinen die Denkabläufe um das 4,6fache verlangsamt, der Intelligenzquotient hat sich gegenüber früheren Normalbedingungen um 40 IQ-Punkte gemindert (529).

Ein Durchgangssyndrom tritt nach Ende eines Delirium tremens in der Regel ein, diskrete Befunde dauern nur einige Tage, deutlichere Durchgangssyndrome liegen im Wochenbereich, auch längere Verläufe über Monate sind möglich. Das Durchgangssyndrom, auch postdelirantes Syndrom genannt (277), zeigt anfangs deutlich auffällige neurophysiologische Befunde wie Veränderungen der Grundaktivität im EEG und öfter epilepsieverdächtige Hirnpotentiale sowie veränderte Latenzen und Amplituden von evozierten Potentialen. Das postdelirante Psychosyndrom wurde in ein frühes (bis zu drei Wochen) und in ein spätes postdelirantes Syndrom (nach drei Wochen) unterteilt (277).

Von dem Durchgangssyndrom muß eine bereits bestehende Hirnschädigung abgegrenzt werden, eine Überlagerung von reversiblen und irreversiblen Psychosyndromen ist möglich. Oft entwickeln sich besonders protrahiert verlaufende reversible Psychosyndrome (107). Solche protrahierten Verläufe sind durch Beeinträchtigung der Persönlichkeit und der geistigen Fähigkeiten gekennzeichnet. Bei persistierenden, aber weniger schweren Psychosyndromen bestehen psychische Veränderungen mit Verminderung von Initiative, Spontaneität und Kreativität, alltägliche Abläufe brauchen nicht tangiert zu sein, da viele Abläufe gewohnheitsmäßig vonstatten gehen. Bei schweren, eventuell protrahiert reversiblen Psychosyndromen wirken die Patienten entdifferenziert, ihre Beziehungen zu Menschen versagen. Schwere Antriebsmängel sind offensichtlich, sie bedürfen des Fremdantriebes, um die täglichen Verrichtungen kontinuierlich durchzuführen.

Bei schweren Psychosyndromen lassen sich drei ineinanderübergehende Formen abgrenzen. Die eine Form zeigt pseudoaktive, oberflächliche Patienten mit eher unangemessen gehobener Stimmung, ähnlich den Korsakow-Syndromen. Dagegen tritt bei den schweren, selten voll reversiblen Psychosyndromen eine Form mit schwerem Antriebsmangel auf, die Patienten wirken apathisch, oft organisch stuporös, affektiv hochgradig abgeflacht. Eher bei mittelschweren Psychosyndromen zeigen sich Auffälligkeiten im Affekt und Verhalten, die Patienten wirken dysphorisch und rasch reizbar. Im Rahmen der Restitution können die beschriebenen Formen durchlaufen werden, bei schweren Psychosyndromen ist häufig mit unvollständigen Remissionen und bleibenden Defiziten zu rechnen (irreversible psychosyndrome).

Der vermutete Abbau der geistigen Fähigkeiten als Alkoholfolge wird oft überbewertet, es läßt sich feststellen, daß sich die geistige Leistungsfähigkeit bei genügend langer Remissionsdauer (oft bis zu Jahren) erholt. Unter der Voraussetzung von Alkoholabstinenz ist das Auftreten von irreversiblen schweren Hirnleistungs- und Persönlichkeitsstörungen eher selten (86, 107).Bei den Hirnleistungsstörungen benötigen höhere kognitive Fähigkeiten eine längere Remissionszeit als visuell-motorisch und nonverbal gebundene Gedächtnisleistungen (512).

Für die Restitution oder Remission von organischen Psychosyndromen sind eine qualifizierte medizinische Betreuung und die Berücksichtigung somatischer Aspekte wichtig. Bei fortgeschrittenem Alkoholismus ist Multimorbidität häufig, weitere Einflußfaktoren wie toxische Einflüsse durch Nikotinabusus, Medikamentenabusus oder Stoffwechselerkrankungen bestehen. Gehäuft auftretende oder frühere Schädel-Hirntraumata sind nicht selten, deren Remission wird durch die Multimorbidität ungünstig beeinflußt (s. auch Kap. 3.).

4.4.4.2. Alkoholbedingte amnestische Störung / Korsakow Syndrom (ICD 291.1)

Das Korsakow Syndrom als organisches Psychosyndrom mit amnestischer Störung wird häufig nach Ablauf eines Delirium tremens oder nach einer Wernicke Enzephalopathie diagnostiziert. Pathogenetisch sind ein schwerer chronischer Alkoholabusus sowie ein Mangel von Vitaminen der Gruppe B (speziell Vitamin B_1 = Thiamin) ursächlich für die Erkrankung. Da die Wernicke Enzephalopathie gleicher Pathogenese entspringt bei gehäuftem gemeinsamen Auftreten, werden beide Krankheitsbilder als unterschiedliche Spielart einer Krankheit angesehen. Zusammenfassend wird von einem Wernicke-Korsakow Syndrom gesprochen, wegen der jeweils typischen Symptomatik erfolgt jedoch eine getrennte Beschreibung. Das Wernicke-Korsakow Syndrom kann auch nichtalkoholbedingt auftreten wie z.B. nach schweren Infekten sowie langfristiger Infusionstherapie (ohne Thiaminsubstitution).

Pathomorphologisch wird wie bei den präsenilen Demenzen eine Störung des cholinergen Neurotransmittersystems diskutiert. Obwohl eindeutige typische histopathologische Veränderungen des Gehirns bisher nicht belegbar waren, wurden eher Läsionen in medialen Thalamusbereichen, im Wandbereich des III. Ventrikels, gefunden (639).

Der psychopathologische Befund zeigt eine schwere Beeinträchtigung von Merkfähigkeit und Neugedächtnis. Eine resultierende Desorientiertheit besteht, die Patienten versuchen durch Konfabulationen mnestische Desorientiertheit zu überdecken. Durch suggestives Verhalten sind die Kranken leicht zu beeinflussen und lenkbar. Formale Denkstörungen treten auf, die Kranken sind unfähig, komplizierte Gedankenabläufe nachzuvollziehen. Affektiv wirken die Patienten oft subeuphorisch, kindlich sorglos sowie undistanziert.

Bei dem Vollbild eines Korsakow Syndroms »vergessen« die Kranken oft, weiter Alkohol zu trinken, aufgrund der schwer gestörten Gedächtnisfunktionen sowie der Ziel- und Antriebslosigkeit. Der körperliche Befund bei Korsakow-Kranken zeigt im ersten Jahr häufig einen deutlich reduzierten körperlichen Zustand, in der Regel auch schwere Leberschäden. Unter stationären Bedingungen kommt es häufig zu einer erstaunlichen Besserung des Ernährungszustandes sowie des Leberstoffwechsels. Mit einem Korsakow Syndrom korreliert deutlich eine alkoholtoxische Polyneuropathie.

Die Prognose ist durch Komplikationen der schweren somatischen Alkoholfolgeerkrankungen mit erhöhter Letalitätsquote besonders im ersten Behandlungsjahr beeinträchtigt. Auch danach ist die Prognose wenig günstig wegen der Irreversibilität des Psychosyndroms. Bei nur 20 % der Patienten läßt sich eine Vollremission erreichen, während 20 % überhaupt keine Besserung zeigen. 60 % behalten hirnorganische Residualstörungen (232).

4.4.4.3. Wernicke Enzephalopathie (ICD 265.1)

Die nach Wernicke benannte Wernicke Polioencephalitis haemorrhagica superior entspricht einem Psychosyndrom mit folgender Symptomatik:

1. Bewußtseinsstörung mit Bewußtseinseintrübung, Desorientiertheit, häufig im Rahmen eines Delirium tremens eintretend; Übergang in Apathie und höhergradige Bewußtseinseintrübung bis Koma möglich.
2. Kleinhirnsymptomatik mit zerebellarer Ataxie mit grob ataktischen Bewegungsabläufen sowie deutlichem Nystagmus (vertikal oder auch rotatorisch).
3. Störungen der Augenmotilität wie Ophthalmoplegie, konjugierte – meist horizontale – Blickparesen und am häufigsten ein einseitiger, selten auch beidseitiger Befall des Nervus abducens, so daß die Mm. recti laterales paretisch sind. Seltener treten Pupillenanomalien auf mit Größendifferenzen und träger Lichtreaktion oder Lichtstarre.

Die Prognose der Wernicke Enzephalopathie wird durch Beeinträchtigungen der zentralen bzw. vegetativen Regelzentren des Hirnstamms mitbestimmt. Anomalien des Schlaf-Wach-Rhythmus, Kreislauf- und Atemstörungen oder Vigilanzstörungen können als Folgen auftreten. Die klinische Symptomatik resultiert aus dem topomorphologischen Befund, Strukturen im sogenannten zentralen Höhlengrau, benachbart zum III. und IV. Ventrikel sowie dem Aquaeductus mesencephali, zeigen Wucherungen der Glia sowie des Gefäßbindegewebes mit Verdickung. Es folgt die zunehmende Einsprießung eines Kapillarnetzes.

Pathologische Veränderungen lassen sich vor allem im Bereich des Thalamus, der hinteren Vierhügel, der Corpora mamillaria und im Kernbereich des Okulomotorius sowie des dorsalen Vaguskernes finden.

Makropathologisch finden sich kapilläre Blutungen, histopathologisch lassen sich entzündliche Veränderungen im engeren Sinn nicht nachweisen – daher resultiert die alte Bezeichnung Pseudoencephalitis haemorrhagica superior.

Die Diagnose der Wernicke Enzephalopathie mit Störungen der Augenmotilität sowie zerebellaren Symptomen wird bei chronischem Alkoholabusus wahrscheinlich, besonders wenn sich auch eine alkoholtoxische Polyneuropathie nachweisen läßt. Bei 3–5 % aller chronischen Alkoholiker tritt, bevorzugt im fünften bis sechsten Lebensjahrzehnt, eine Wernicke-Enzephalopathie auf (86), die Diagnose wird zu selten gestellt. Dafür spricht z.B., daß von 71 autoptisch gesicherten Wernicke Enzephalopathien nur sieben Fälle klinisch diagnostiziert wurden (249).

Ohne entsprechende Alkoholanamnese ist differentialdiagnostisch eher an einen arteriosklerotischen oder entzündlichen basalen Prozeß zu denken, speziell auch an eine Lues. Der Liquorbefund zeigt bei der Wernicke Enzephalopathie einen Normalbefund oder allenfalls eine geringe Eiweißvermehrung. Eine Wernicke Enzephalopathie kann auch iatrogen auftreten, wenn Patienten langfristig eine Infusionstherapie erhalten ohne entsprechende Vitamin B-Substitution.

Die Wernicke Enzephalopathie gehört zu den neurologisch-intensivpflichtigen Akutfällen, bei ernster Prognose hängt der Verlauf wesentlich von der frühzeitigen Diagnose sowie dem Therapiebeginn ab. Entscheidende Therapie ist die parenterale Gabe von Vitamin B_1 (Thiamin), die Dosierung beträgt z.B. nach einer Initialgabe von 200–300 mg Thiamin als weitere Tagesdosis 200 mg Thiamin über ca. sechs Wochen. Die parenterale Gabe ist zwingend indiziert trotz der Möglichkeit einer allergisch-anaphylaktischen Reaktion. Auf Dauer günstiger als langsam verabreichte intravenöse Thiamininjektionen sind thiaminhaltige Tropfinfusionen oder i.m.-Injektionen. Anschließend wird über ca. sechs Monate dreimal pro Woche 100 mg i.m. gegeben (122).

Bei der ernsten Prognose kommt es nicht selten zu einem letalen Ausgang der Wernicke Enzephalopathie – auch bei frühzeitiger Diagnosestellung. Deshalb empfiehlt es sich unbedingt, bei Patienten mit entsprechender Alkoholanamnese sowie akutem Psychosyndrom einen sorgfältigen und wiederholten neurologischen Untersuchungsstatus durchzuführen. Bereits bei der Verdachtsdiagnose einer Wernicke Enzephalopathie mit fraglichen Hirnnerven- oder Kleinhirnsymptomen ist eine frühzeitige Therapie mit Thiamingabe indiziert. Für die Verdachtsdia-

gnose spricht nachträglich, wenn nach Thiamingabe Störungen der
Augenmotilität, eventuell innerhalb weniger Stunden, abklingen. Die
Kleinhirnsymptomatik bildet sich deutlich langsamer, oft auch nur
unvollständig zurück mit persistierenden Symptomen wie Nystagmus und
Ataxie. Bei gleichzeitigem Korsakow Syndrom sind irreversible Psycho-
syndrome unterschiedlich starker Ausprägung häufig.

4.4.4.4. Demenz bei Alkoholismus (ICD 291.2)

Bei chronischem Alkoholismus treten neben dem Korsakow-Wernicke-
Syndrom auch seltenere alkoholinduzierte irreversible Psychosyndrome
auf. Wie bereits erwähnt, ist unter Alkoholabstinenz eventuell nach
Monaten oder Jahren eine langsame Restitution von Psychosyndromen
(s. Kap. 4.4.4.1) möglich. Im DSM III wird als diagnostisches Kriterium
der alkoholinduzierten Demenz ein Persistieren der Demenz von mindes-
tens drei Wochen von Beginn der Alkoholabstinenz ab gefordert. Der
Zeitraum erscheint nicht ausreichend, um reversible und irreversible
Psychosyndrome in Hinsicht auf die dauerhafte intellektuelle Leistungs-
einbuße beurteilen zu können, im DSM III ist eine Tendenz zur Ausweitung des Demenzbegriffes weiter verfolgt worden.
Die Demenz wird interpretiert mit dem Verlust der intellektuellen
Fähigkeiten von ausreichender Schwere, so daß soziale und berufliche
Leistungen beeinträchtigt werden, weiteres diagnostisches Kriterium ist
die Gedächtnisschwäche. Zumindest eines der folgenden vier Merkmale
muß vorliegen (142):
1. Beeinträchtigung des abstrakten Denkens, z.B. prüfbar in Form von
   Schwierigkeiten bei der konkreten Interpretation von Sprichwörtern
   oder Unterschieden zwischen verwandten Begriffen
2. Beeinträchtigtes Urteilsvermögen
3. Andere Beeinträchtigungen von höheren kortikalen Funktionen wie
   z.B. Aphasie, Apraxie, Agnosie sowie Störungen bei konstruktiven
   Aufgaben, um z.B. dreidimensionale Figuren oder Räumlichkeiten
   darzustellen
4. Veränderungen der Persönlichkeit, z.B. Verstärkung oder Änderung
   prämorbider Persönlichkeitszüge. Andere ätiologische Möglichkeiten
   wie eine somatisch-bedingte Demenz müssen ausgeschlossen werden.
Nach dem DSM III wird die Demenz in drei Schweregrade unterschieden. Eine leichte Demenz würde nur eine geringe Einschränkung der
sozialen und beruflichen Leistungsfähigkeit bedeuten. Die Behinderung
zeigt leichte kognitive Defizite, die nur testpsychologisch verläßlich
nachweisbar sind. Der Schweregrad der mäßigen Demenz bedeutet eine

mäßige soziale Behinderung mit der Unfähigkeit, einen Beruf auszuüben. Als schwere Demenz wird nach dem DSM III eine schwere Leistungseinschränkung mit ausgeprägten Veränderungen der Persönlichkeit, wie Reizbarkeit, sozialem Fehlverhalten oder hochgradiger Abstumpfung und Unfähigkeit zum selbständigen Leben, angegeben. Wenn nach entsprechend langer Behandlungsdauer von einem irreversiblen Psychosyndrom vom Grad der schweren Demenz auszugehen ist, bedürfen sie einer langfristigen Pflege und Betreuung. Für diese Patienten besteht ein deutlicher Mangel von angemessen ausgestatteten Betreuungseinrichtungen.

Die Vorstellung, daß es sich um wenig therapiebedürftige Endzustände handelt, führt dazu, daß ein Großteil der Patienten durch gerichtliche Unterbringung als chronisch Kranke in psychiatrischen Landeskrankenhäusern verbleiben. Die Patienten bedürfen dagegen einer angemessenen, spezialisierten Rehabilitation. Auch wenn es sich um irreversible Psychosyndrome handelt, sind Lern- und Übungsprogramme und Eigenversorgung anzustreben, sogar befriedigende Erfolge sind möglich (520).

Bei einer schweren Demenz als Form eines organischen irreversiblen Psychosyndroms sollten neben psychometrisch erfaßbaren Defiziten neurologische und internistische Befunde vorliegen (107). Zu den bestätigenden, prognostisch ungünstigen neurologischen Zeichen gehört das Auftreten von sogenannten Primitivreflexen wie Greif- und Saugreflexen. Neurologische Symptome mit Tonusänderungen wie ein Zahnradphänomen, Störungen im Bereich der Hirnnerven wie Pupillenanomalien oder Schluckstörungen sowie Reflexanomalien sind bei schweren Demenzen möglich. Trotz zu berücksichtigender Multimorbidität ist die Ätiologie der Ausfälle oft nicht abklärbar. Als Zeichen der schweren Demenz ist das Auftreten von Blasen- und/oder Darminkontinenz möglich.

Bei Demenzen lassen sich im Computertomogramm vermehrt hirnatrophische Veränderungen finden. Ein häufiges Veränderungsmuster ist eine betonte Hirnatrophie im Bereich von Frontal- und Temporallappen sowie am Interhemisphärenspalt. Die Relation externer zu interner Hirnatrophie zeigt oft einen gleichmäßigen hirnatrophischen Abbau. Internistische Alkoholfolgeerkrankungen wie eine Leberzirrhose scheinen mit kortikaler Hirnatrophie zu korrelieren, die Bedingungen für diese Entwicklung sind nicht einheitlich zu benennen (86, 512).

Der Begriff der kortikalen Atrophie muß mit Vorsicht interpretiert werden. Unter Abstinenz kommt es besonders bei jüngeren Alkoholikern zur Rückbildung von kortikalen Strukturen (512), der Vorgang läßt sich oft mit einem Rehydrierungsvorgang erklären. Auch bei irreversiblen Parenchymveränderungen läßt sich keine signifikante Beziehung zwischen topographischen CT-Befunden sowie kognitiver Beeinträchtigung und Klinik finden (86).

4.4.4.5. Seltenere alkoholbedingte Erkrankungen des Gehirns

In der Regel mit einem Psychosyndrom auftretend gibt es seltenere alkoholbedingte Erkrankungen des Gehirns. Dazu gehören das Marchiafava-Bignami Syndrom (ICD 341.8), die zentrale pontine Myelinolyse (ICD 341.8) sowie die alkoholinduzierte zerebellare Ataxie (ICD 334.4). Die angegebenen ICD-Nummern sind gemeinsam mit der ICD-Nummer 303 anzugeben.

Das **Marchiafava-Bignami Syndrom** tritt angeblich vermehrt bei langjährigen Rotweintrinkern auf, pathomorphologisch handelt es sich um eine Degeneration mit Demyelinisierung im Bereich des Corpus callosum. Die Entmarkung betrifft meistens das vordere Balkendrittel, seltener das Splenium corporis callosi, die Entmarkung kann sich auf das Hemisphärenmark, den mittleren Kleinhirnstiel und das Chiasma opticum ausweiten (529). Der demyelinisierende Prozeß kann über Jahre protrahiert und/oder schnell progredient eintreten. Bei dem langsamen Entmarkungsprozeß bleiben die Achsenzylinder weitgehend erhalten, während bei rasch progredientem Prozeß eine Gewebsnekrose eintritt, mit Fettkörnchenzellen und schließlich zystischem Defekt. Die Pathogenese des Syndroms ist nicht geklärt.

Die Symptomatik sowie der Verlauf des Marchiafava-Bignami Syndroms können differieren; dazu gehören langsam fortschreitende, uncharakteristische psychische Auffälligkeiten wie Affektlabilität, Reizbarkeit und verändertes Verhalten. Relativ früh können hirnorganische Anfälle und grobe Koordinationsstörungen wie Gangunsicherheit auftreten.

Passagere oder anhaltende Störungen des Bewußtseins führen zur Bewußtseinseintrübung und Bewußtseinsverminderung, die präterminal bis zum Koma fortschreiten kann. Verwirrtheit resultiert aus Orientierungs-, Aufmerksamkeits- und Gedächtnisstörungen sowie Denkstörungen. Als akute neurologische Symptomatik können sich meist passagere Hemiparesen oder auch Tetraparesen mit Tetraspastik, mit beidseits auslösbarem Babinski-Reflex, ausbilden. Zusätzlich sind Dysarthrie, Dysphagie, Ataxie, Augensymptome sowie aphasie- und apraxieähnliche Zustände möglich.

Die differentialdiagnostische Abgrenzung zur zentralen pontinen Myelinolyse ist oft nicht einfach, besonders da es möglicherweise auch Übergangsformen gibt. Die Wernicke Enzephalopathie und die zentrale pontine Myelinolyse entwickeln sich meist schneller als das Marchiafava-

Bignami Syndrom. Das Auftreten von symptomatischen epileptischen Anfällen ist eher der Diagnose eines Marchiafava-Bignami Syndromes zuzuordnen und spricht gegen eine zentrale pontine Myelinolyse (529). Die Prognose des Marchiafava-Bignami-Syndroms ist bei den akuten Verlaufsformen ernst, bei Letalität sind überwiegend Männer im sechsten Lebensjahrzehnt betroffen.

Die **zentrale pontine Myelinolyse** zeigt pathomorphologisch begrenzte, meist symmetrische Entmarkungsherde im Brückenfußbereich. Bei geringer Schädigung der Achsenzylinder lassen sich oft im Bereich der Brückenkerne histologische Veränderungen nachweisen (529). Als klinische Kardinalsymptome sind Tetraparese, Spastik, Störungen der kaudalen Hirnnerven, Inkontinenz, Bewußtseinseintrübung, Desorientiertheit, Konfabulationen und arterielle Hypotonie möglich (235). Als Folge der Störungen im Bereich der kaudalen Hirnnerven kann das klinische Bild einer Bulbärparalyse auftreten.

Die Diagnose kann mittels der klinischen Symptomatik sowie Kenntnis des chronischen Alkoholismus vermutet werden. Die Bestätigung der Diagnose ist mit dem kranialen CT möglich, für den Hirnstammbereich ist das Kernspintomogramm in der Regel aussagefähiger. Eine weitere Klärung können akustisch evozierte Hirnstammpotentiale bringen (235).

Die Behandlungsmöglichkeit ist eingeschränkt, vitale Störungen von Atmung und Kreislauf sowie Elektrolyte, Stoffwechsel und Wasserhaushalt müssen kontrolliert und behandelt werden. Falls eine Hyponatriämie besteht, kann zu schnelle Korrektur zu neurologischen Komplikationen führen, so daß ein ätiologischer Zusammenhang mit der zentralen Myelinolyse diskutiert wurde (453). Bei Eintritt einer zentralen pontinen Myelinolyse ist differentialdiagnostisch besonders bei negativer Alkoholanamnese kausal an eine hepatolentikuläre Degeneration (Morbus Wilson) zu denken.

Die alkoholinduzierte **zerebellare Ataxie** betrifft eine Kleinhirnrindenatrophie im Bereich des vorderen und oberen Anteils des Kleinhirnwurms sowie benachbarte Hemisphärenanteile. Pathohistologisch sind alle Zellgruppen betroffen, besonders aber die Purkinje Zellen und die Körner Zellen. Der morphologische Befund und die klinische Symptomatik entsprechen etwa den hereditären systematischen Kleinhirnrindenatrophien, pathogenetisch ist eine direkte alkoholtoxische Wirkung als wesentlich anzunehmen. Bei üblicherweise ausgesprochen langsam progredienter Entwicklung ist die klinische Manifestation der zerebellaren Ataxie relativ selten, obwohl Kleinhirnvorderwurmatrophien bei Autopsien von chronischen Alkoholikern oder im kranialen CT vermehrt festgestellt werden können.

Die klinische Symptomatik ist typischerweise durch die zerebellare Schädigung gekennzeichnet. Die Ataxie zeigt sich mit Gangstörung und Rumpfataxie, während die oberen Extremitäten meist wesentlich geringer betroffen sind. Dementsprechend ist der Knie-Hacken-Versuch deutlich gestört, während der Finger-Nasen-Versuch weniger auffällig erscheint. Ein Nystagmus stellt sich nur bei einem Teil der Fälle ein, ein Tremor gehört zu den selteneren Symptomen (529). Als weitere Kleinhirnsymptome ist eine Abnahme des Muskeltonus zu erwarten, die Sprache ist unauffällig oder leicht dysarthrisch, eine grobe Dysarthrie besteht selten.

Die Therapie besteht in strikter Alkoholkarenz. Nach Alkoholexzessen kann oft eine Exazerbation der klinischen Symptomatik beobachtet werden, ein Zusammenhang mit einem Vitaminmangelsyndrom wird diskutiert, speziell zum Vitamin B_{12}. Eine Vitamin B_{12}-Resorptionsstörung sollte bei chronischen Gastritiden oder Zustand nach Magenresektion ausgeschlossen werden. Auch ohne Vitamin B_{12}-Resorptionsstörung ist bei akuter klinischer Symptomatik die Verabreichung von Vitamin B_{12} für einen Zeitraum vertretbar.

Bei zerebellaren Ataxien sollte möglichst von der Behandlung alkoholbedingter epileptischer Anfälle mit Hydantoin abgesehen werden wegen dessen kleinhirntoxischer Wirkung. Bei fehlender Alkoholabstinenz ist die Wirkung der Antikonvulsiva wenig effektiv, die Therapie mit Hydantoinen führt bei Alkoholabusus zu einer potenzierend toxischen Wirkung auf das Kleinhirn. Anhand eigener Kasuistik konnte ich beobachten, daß chronische Alkoholiker bei vermehrtem Alkoholabusus aus Angst vor Grand-mal-Anfällen die Hydantoindosierung eigenmächtig erhöhten. Die Einlieferung erfolgte dann wegen einer akuten zerebellaren Symptomatik, laborchemisch ließ sich eine Hydantoinintoxikation nachweisen.

Unter anhaltender Alkoholabstinenz ist die Rückbildungstendenz der klinischen Symptomatik der zerebellaren Ataxie üblicherweise meist deutlich, welches sich durch die guten Kompensationsleistungen bei Kleinhirnschädigungen erklärt. Während der akuten klinischen Phase ist krankengymnastische Behandlung mit Koordinationsschulung indiziert.

Zur Vervollständigung der alkoholbedingten Erkrankungssyndrome des Gehirns folgen noch drei sehr seltene bzw. kontrovers diskutierte und unbefriedigend abgrenzbare Erkrankungsbilder.
1. Die **Pachymeningiosis haemorrhagica interna** tritt vermehrt bei Alkoholikern auf und wird als chronisch proliferativer Prozeß im Bereich der Neurothelschicht angesehen, die zwischen Dura und Arachnoidea liegt. Eine eindeutige Differenzierung von einem chronischen subdu-

ralen Hämatom ist unbefriedigend möglich. Im Bereich der Neurothel-schicht führen Blutbestandteile zu lympho-plasmozytären Infiltraten sowie eosinophilen Leukozyten (529). Die uncharakteristische Symptomatik besteht in Kopfschmerzen, zum Teil bewegungsabhängig, sowie in einem allgemeinen Leistungsrückgang.

2. Die **laminäre Rindensklerose** (602) ist von dem Marchiafava-Bignami Syndrom schlecht abzugrenzen, die morphologischen Veränderungen sind mehr im Frontallappenbereich lokalisiert.

3. Die **Nikotinsäuremangel-Enzephalopathie** gehört zu den Vitaminmangelerscheinungen, meist kombiniert mit Pellagra und Beri-Beri. Psychische Beeinträchtigungen wie Antriebsstörungen und Verwirrtheitszustände sind deutlicher, wenn gleichzeitig neurologische Symptome wie extrapyramidale Störungen, orale Automatismen sowie spinale Schäden der Hirnstränge vorliegen. Alkohol ist an der Pathogenese nur mittelbar beteiligt, wesentlich sind Schleimhautschädigungen sowie Infekte des Magen-Darm-Traktes (168).

4.5. Alkohol und epileptische Krampfanfälle

Die hirnelektrische Aktivität wird durch Alkohol beeinflußt, als akute Alkoholwirkung kommt es im Elektroenzephalogramm (EEG) zu einer Aktivierung der Alphawellen. Ab 0,8‰ BAK kommt es zu einer Verlangsamung der Grundaktivität sowie zunehmenden dysrhythmischen Thetawellen (120). Zu berücksichtigen ist, daß Alkohol primär wie die meisten anderen Sedativa eine antikonvulsive Wirkung hat (602, 699). Als Aktivationsmethode der hirnelektrischen Aktivität ist Alkohol nicht erfolgversprechend (363). Exzessiver Alkoholgenuß mit massivem Flüssigkeitsvolumen, z. B. Biertrinken, kann zur Wasserretention führen, so daß im Gehirn eine ödemähnliche Wirkung als Provokation für zerebrale Krampfanfälle eintreten kann.

Störungen des Säure-Basen- und Elektrolythaushaltes wie eine Alkalose und Hypomagnesiämie lassen sich in der Entzugsphase finden, bei unvorsichtigem Einsatz von Diuretika, z.B. wegen Aszitesbehandlung, können epileptische Anfälle provoziert werden (502). Auf die hemmende Alkoholwirkung für die zentralnervöse Produktion von Vasopressin/Adiuretin wurde bei der Niere (Kap. 3.2.4.) bereits hingewiesen.

Die früher häufiger gebrauchte Bezeichnung »Alkoholepilepsie« wird den ätiologisch heterogenen zerebralen Krampferscheinungen nicht gerecht (86, 168, 602). Das Auftreten von alkoholinduzierten zerebralen

Krampfanfällen kann unter folgenden Gesichtspunkten diskutiert werden:

1. Eine primär bestehende Epilepsie wird durch Alkoholwirkung provoziert bzw. verschlimmert.
2. Eine latente epileptische Anfallsbereitschaft wird durch Alkoholeinfluß manifest.
3. Alkoholismus und epileptische Anfälle treten unabhängig voneinander auf (zufällige Koinzidenz). Die Pathogenese der epileptischen Anfälle kann z.b. in der Spätmanifestation einer Epilepsie, in symptomatischen Ursachen wie bei posttraumatischen Epilepsien oder toxischen und enzephalitischen Hirnschäden liegen.
4. Epileptische Anfälle treten im Rahmen des komplexen Alkoholentzugssyndroms auf. Wie bereits abgehandelt wurde, treten bei der schweren Form des Alkoholentzugssyndroms, dem Alkoholdelir, ca. in einem Drittel der Fälle zerebrale Krampfanfälle vom Typ Grand-mal auf (86, 285). Häufig wird das Alkoholdelir durch Grand-mal-Anfälle eingeleitet, besonders beim Übergang vom tremorösen Stadium zum akut-halluzinatorischen Stadium bzw. zum Delirium tremens.

Daraus wurde als therapeutisches Prinzip zur Vermeidung bzw. Behandlung von Alkoholdelirien die Anhebung der Krampfschwelle durch Antikonvulsivatherapie formuliert (101). Die neuronale Hyperexzitabilität im Alkoholentzugssyndrom resultiert aus der Störung eines komplexen Regelkreissystems. Die Störung ist neurophysiologisch auch durch den Kindling-Mechanismus gekennzeichnet, so daß die Regelkreise der Neurotransmitter gestört werden. Die Alkoholwirkung mit initial erhöhter zerebraler Krampfschwelle führt nach Absinken des Alkoholspiegels bei chronischem Alkoholabusus zunehmend zu Gegenregulationen, so daß die Krampfschwelle unter normal absinkt. Das Rebound-Phänomen erfährt eine Periodizität durch den Schlaf mit absinkender Blutalkoholkonzentration. Dadurch gefördert ergibt sich, daß in den frühen Morgenstunden epileptische Anfälle vom Typ Grand-mal vermehrt auftreten. Krampfanfälle treten meist am ersten bis zweiten Tag nach Alkoholentzug ein (s. auch Kap. 4.3.1.2.).

Bei chronischen Alkoholikern können epileptische Anfälle auch nach längerdauernder Alkoholabstinenz auftreten. Kausal müssen protrahierte Alkoholentzugsmechanismen oder Einflüsse von Trinkexzessen ausgeschlossen werden. Hinweise einer früheren latenten epileptischen Anfallbereitschaft oder die Möglichkeit einer symptomatischen Epilepsie nach schwereren Schädel-Hirntraumen sollten nicht bestehen. Für Anfälle dieser Art bei chronischen Alkoholikern würde der alte Terminus »Alkoholepilepsie« noch am besten passen (86, 168). Bei chronischen

Alkoholikern ist in der Hälfte der Fälle das EEG unauffällig, bei einem Viertel der Fälle kommt es zu einer mangelnden Ausprägung des Alpha-Grundrhythmus, vermehrt treten Beta-Wellen und niedrige Amplituden auf, es wird von einem »flachen EEG« gesprochen.

Das übrige Viertel der Fälle von chronischen Alkoholikern zeigt eine Verlangsamung des Grundrhythmus (120). Als Ausnahme lassen sich singuläre oder multiple steilere, epilepsieverdächtige Potentiale wie atypische Spike-wave-Komplexe ableiten. Entsprechend früherer Terminologie könnte das als Verselbständigung in Richtung »Alkoholepilepsie« interpretiert werden. Bei alkoholinduzierten epileptischen Anfällen handelt es sich in der Regel um Anfälle vom Typ Grand-mal, das Auftreten von psychomotorischen Anfällen und von Petit-mal-Anfällen ist selten.

Die Differentialdiagnose bei Störung oder Verlust des Bewußtseins können Stoffwechselstörungen sein, unter Alkoholeinfluß ist an eine Hypoglykämie zu denken. Schwächeanfälle sind eher morgens, z.B. während der Miktion oder dem Stuhlgang infolge orthostatischer hypotoner Dysregulationen möglich, verbunden mit neurovegetativen Störungen (404). Störungen des Mineralstoffwechsels wie Magnesiummangel können Einfluß auf Bewußtseinsstörungen oder epileptische Anfälle bei Alkoholikern haben. Störungen der Neurotransmission können z.B. zu erniedrigten Serotoninspiegeln führen mit kurzzeitigem Bewußtseinsverlust (404).

Eine differenzierte Therapie der epileptischen Anfälle im Zusammenhang mit Alkohol muß entsprechend der heterogenen Pathogenese durchgeführt werden.

Entscheidend für die Prognose ist die dauerhafte Alkoholabstinenz, der Patient bedarf einer ausführlichen Beratung. Bei einer primär bestehenden Epilepsie wird der Patient darauf hingewiesen, daß Alkohol Krampfanfälle provozieren oder verschlimmern kann, eine latente epileptische Anfallsbereitschaft kann durch Alkoholabusus manifest werden. Das Auftreten von epileptischen Anfällen während eines Alkoholentzugssyndroms, auch während eines Alkoholdelirs, bedarf einer kurzfristigen antikonvulsiven Behandlung. Mittels der gezielten Suchtanamnese sollte die Entwicklung und der Schweregrad in Richtung Alkoholabhängigkeit abgeschätzt werden. Wenn mit einem Alkoholdelir bei Alkoholentzug gerechnet wird, sollte mit einer frühzeitigen medikamentösen Therapie begonnen werden, um dem »point of no return«, soweit beeinflußbar, zuvorzukommen.

Aspekte der differenzierten medikamentösen Therapie wurden bereits im Kap. 4.3.2. und Kap. 4.4.2.2. angeschnitten, gute antikonvulsive Wirksamkeit zeigen Clomethiazol sowie Benzodiazepine bei der Delirbehandlung.

Wenn (nur) mit einem prädeliranten Zustand gerechnet wird, ist die Therapie mit Carbamazepin wegen des fehlenden Suchtpotentials vorzuziehen. Patienten sollten darauf hingewiesen werden, daß der therapeutische Effekt von Antikonvulsiva durch Alkoholkonsum beeinträchtigt oder aufgehoben wird. Besonders bei epileptischen Anfällen von chronischen Alkoholikern mit »Alkoholepilepsie« oder bei protrahierten Alkoholentzugssyndromen unter ambulanten Bedingungen wird zu häufig mit Antikonvulsiva therapiert. Bei weiterbestehendem Alkoholabusus sollte in diesen Fällen möglichst von einer Antikonvulsivatherapie abgesehen werden, da sich die Toxizität von Medikament und Alkohol addiert oder eventuell potenziert. Die zerebellare Ataxie durch Hydantoine wurde bereits erwähnt. Je nach Art des Antikonvulsivums können die Nebenwirkungen zu schweren Komplikationen führen, z.B. in der Hämatopoese oder im Leberstoffwechsel. Wenn bei chronischen Alkoholikern mit »Alkoholepilepsie« gelegentlich Krampfanfälle auftreten, z.B. mit einer Frequenz von einem Anfall pro Jahr, ist unter Berücksichtigung des Einzelfalles die antikonvulsive Therapie abzuwägen und gegebenenfalls abzusetzen.

Aus psychodynamischer Sichtweise wird die Bedeutung der Antikonvulsivatherapie für und auch durch chronische Alkoholiker oft überbewertet. Das Antikonvulsivum bekommt eine gewisse magische Bedeutung oder wird sogar als Hilfsmittel gegen die Alkoholsucht (bei längerer Alkoholabstinenz) erlebt. Die Verordnung von antikonvulsiven Psychopharmaka mit Suchtpotential unter ambulanten Bedingungen ist in der Regel als kontraindiziert anzusehen. Die Einnahme des Antikonvulsivums wird eher als aktives Handeln bewertet, um Befürchtungen vor neuen epileptischen Anfällen sowie Angst- und Schuldgefühle besser ertragen zu können. Das wird besonders deutlich, wenn der Alkoholabusus weiter besteht. Bei Schuldgefühlen führt die Angst vor neuen epileptischen Anfällen dazu, daß die Patienten die Dosierung von traditionellen Antikonvulsiva eigenmächtig erhöhen, Intoxikationen sind die Folge. Problematisch sind chronische Alkoholiker mit reduzierter Krankheitseinsicht und fehlender Motivation, bei den Patienten bestand bereits oft ein Tablettenabusus mit Benzodiazepinen, Barbituraten, Clomethiazol.

Speziell solche Patienten müssen beraten und aufgeklärt werden, da bei Antiepileptika ohne Suchtpotential trotz eigenmächtiger Dosiserhöhung ein erwünschter psychotroper Effekt nicht zu erwarten ist. Sie müssen über das erhöhte Gefährdungsrisiko aufgeklärt sein.

4.6. Alkoholfolgeschäden am peripheren Nervensystem

Alkoholtoxische Polyneuropathien (ICD 357.5)

Fast ebenso häufig wie die diabetische Polyneuropathie kommt die alkoholbedingte Polyneuropathie bei etwa einem Drittel aller Fälle vor (451, 541).

Bei der Pathogenese der Alkoholpolyneuropathie wirken vermutlich zwei unterschiedliche Mechanismen ein (86, 168, 404, 529), so daß sich zwei Prädilektionsstellen elektronenmikroskopisch und histopathologisch abgrenzen lassen:

1. Axonal betonte Degeneration ohne primäre Nervenzellschädigung (404). Für die axonale Degeneration wird ätiologisch eine direkte alkoholtoxische Wirkung angenommen, aber auch Metaboliten des Alkoholabbaus wie Brenztraubensäure und Azetaldehyd wirken an der Peripherie des Neurons, speziell im distalen Bereich des Axons. Durch die Metaboliten des Alkoholabbaus wird möglicherweise die Glykolyse blockiert (404).
2. Typ der betonten Myelinschädigung, die vermehrt als segmentale Entmarkung histologisch nachweisbar ist. Der Schweregrad der Polyneuropathie läßt sich elektronenmikroskopisch nur unzureichend objektivieren, klinischer und anatomisch-pathologischer Befund korrelieren nur grob (86). Ätiologisch wurde die Malnutritions-Theorie für die Demyelinisation verantwortlich gemacht. Die vermutete Beziehung konnte bis jetzt nicht bestätigt werden (86), so daß eine direkte alkoholtoxische Pathogenese vermutlich entscheidend ist.

Die klinische Symptomatik ist durch den distal-symmetrischen Prädilektionstyp gekennzeichnet. Damit sind beidseitig an den Enden der Extremitäten auftretende sensible, später auch motorische Ausfälle gemeint. Den sensiblen Ausfällen gehen Prodromi, gefördert durch nächtliche Bettruhe und Bettwärme, wie Muskelkrämpfe der Waden und Kribbelparästhesien voraus. Die Alkoholpolyneuropathie entwickelt sich üblicherweise bei einem langjährigen Alkoholabusus, in einem untersuchten Patientenkollektiv waren 67 % Alkoholabhängige vom Gamma-Typ (524), daher resultiert im wesentlichen auch der Altersgipfel zwischen dem 40. und 60. Lebensjahr. Bei jugendlichen bzw. jungen Alkoholikern ist die Polyneuropathie selten zu finden (596).

Nach entsprechend langer Alkoholanamnese entwickeln sich die sensiblen Ausfälle an den Extremitäten von distal aufsteigend sockenförmig, später strumpf- und handschuhförmig beidseits. Als Ausnahmen gelten asymmetrische oder armbetonte Ausfälle z.B. von »Armarbeitern« oder

LKW-Fahrern (404); eine addierende Wirkung durch mechanischen Dauerdruck ist möglich.

Die Beurteilung der sensiblen Ausfälle hängt von der Mitarbeit des Alkoholikers ab, so daß die Störung der Tiefensensibilität als häufigstes Symptom (168) oft nicht eindeutig beurteilbar ist (529). Als frühes Zeichen für eine Alkoholpolyneuropathie kann eine Pallhypästhesie als Störung der gemeinsamen Leistung von Oberflächen- und Tiefensensibilität auftreten. Es folgt eine Minderung aller Qualitäten der Oberflächensensibilität, Hypästhesien entwickeln sich zunehmend, von den distalen Extremitäten aufsteigend. Zu den Oberflächenparästhesien gehört die Angabe von »Kribbeln, Ameisenlaufen oder brennenden Fußsohlen«. Die Prüfung des Schmerzsinnes mit einer Nadel zeigt das Vorhandensein einer distalbetonten Hypalgesie an. Eine Störung der Spitz-Stumpf-Diskriminierung zwischen Nadelstichen und stumpfen Gegenständen ist als Störung des Berührungsempfindens einzuordnen.

Störungen der Thermästhesie sind seltener ausgeprägte Störungen und bedeuten eine Beeinträchtigung der spinothalamischen Bahnen.

Das Auftreten von motorischen Ausfällen tritt meist später ein und wird bei langsamer Progredienz von den Kranken deutlich später bemerkt als die sensiblen Ausfälle. Leichte Asymmetrien sind möglich, bevorzugt sind Paresen der Fuß- und Zehenextensoren, isolierte Paresen der kleinen Handmuskeln sind selten (529). Bei anhaltendem schwerem Alkoholabusus kommt es in seltenen Fällen zu ausgeprägten aufsteigenden Paresen, so daß die Kranken eventuell nicht mehr allein gehfähig sind. Unter Umständen sind Ähnlichkeiten mit einem Guillain-Barré Syndrom möglich, besonders bei Blasen- und Mastdarmstörungen sowie anhand des Reflexbefundes mit fehlenden ASR und PSR beidseits. In diesen Fällen muß eine differentialdiagnostische Genese ausgeschlossen werden.

Zu den objektivierenden Untersuchungsmethoden gehört der Reflexstatus: Als häufigstes Symptom einer Alkoholpolyneuropathie läßt sich eine distalbetonte beidseitige Hyp- oder Areflexie nachweisen. Die Achillessehnenreflexe sind bei 90 % der Alkoholpolyneuropathien eindeutig gemindert oder fehlen. Bei schweren Alkoholpolyneuropathien kommt es bei etwa der Hälfte der Fälle zu einem Verlust der Patellarsehnenreflexe (529), während die Muskeleigenreflexe oder oberen Extremitäten weniger betroffen sind, die Armeigenreflexe fehlen nur selten.

Schwere Alkoholpolyneuropathien können aufsteigen bis in den Bereich des Myelons, so daß von einer alkoholischen Polyneuromyelopathie gesprochen werden kann. Bei der alkoholischen Myelopathie ist mit Besonderheiten des Reflexstatus zu rechnen. Als möglicher Befund bleibt der Achillessehnenreflex beidseits erloschen, während die Patellarsehnenreflexe und die Armeigenreflexe oft unauffällig oder gar gesteigert erscheinen können. Dafür ist oft eine Abschwächung der Bauchhautreflexe als Fremdreflexe zu erwarten, klinisch ist die spinale Schädigung oft durch spastische Paraparesen und Blasenstörungen gekennzeichnet. Unter Umständen ist die Beinmotorik durch ein ataktisches Bild (Pseudotabes alcoholica) beeinträchtigt (86).

Vegetativ-trophische Symptome lassen sich an den Unterschenkeln relativ häufig nachweisen. Durch Schädigung der vegetativen Nervenfasern ergeben sich neurotrophische Störungen, meist als Hyperhidrosis, jedoch auch mit trophischen Veränderungen der Haut und der Fußnägel. Die Schädigung von vegetativen Nervenfasern kann zu vasomotorischen Störungen führen, dazu gehören das plantarbetonte Erythem sowie Beinödeme (451, 529).

Das Auftreten von **Hirnnervenstörungen** bei Alkoholpolyneuropathie ist selten, dabei werden am häufigsten Pupillenstörungen wie Anisokorie, Entrundung und verminderte oder fehlende Reaktion auf Licht gefunden (451, 529). Danach folgt in der Häufigkeit das Auftreten von Augenmuskelparesen. Berücksichtigt werden muß, daß bei der Wernicke Enzephalopathie gehäuft eine Alkoholpolyneuropathie auftritt. Zu den großen Seltenheiten bei den Hirnnervensymptomen im Zusammenhang mit der Alkoholpolyneuropathie gehört eine Störung im Bereich des Nervus facialis sowie das Auftreten von Rekurrensparesen (529).

Ein direkter Zusammenhang zwischen Optikusatrophie und Alkoholpolyneuropathie ist nicht belegt. Die Schädigung des Nervus opticus ist durch die toxische Wirkung des Methylalkohols dagegen bekannt. Biochemisch werden bei der alkoholischen Gärung oder bei fehlerhafter Destillation geringe Mengen von Methylalkohol im Alkohol (Äthanol) gefunden. Bei minderwertigen Alkoholika ist mit toxischer Wirkung zu rechnen, sie enthalten oft eine Unzahl von verschiedenen, nicht definierten Fuselölen.

Eher tritt bei Alkoholismus eine beidseitige Visusabnahme ein, die als **Tabak-Alkohol-Amblyopie** (ICD 368.8) bezeichnet wird. Ätiologisch wird ein Zusammenhang mit einem Vitamin B_{12}-Mangel als wesentlicher Faktor vermutet. Frühzeitig tritt eine Schädigung der Retina mit Farbenfehlsichtigkeit ein, rote und grüne Farben können nicht mehr unterschieden werden (445). Pathologisch zeigt sich eine retrobulbär beginnende, bilaterale symmetrische Entmarkung des papillomakulären Bündels (122). Therapeutisch werden Vitamine vom B-Komplex empfohlen.

Isolierte Ausfälle einzelner peripherer Nerven gehören in der Regel nicht zum Bild einer Alkoholpolyneuropathie, sie sind üblicherweise Druckläsionen im Alkoholrausch. Typische Druckparesen lassen sich im

Bereich des Nervus radialis, in der Literatur als Parkbank- oder Tiergartenlähmung bezeichnet, sowie als Peronaeusparese einseitig finden. Eine vermehrte neuronale Vulnerabilität ist bei Alkoholpolyneuropathie anzunehmen, dafür spricht eine zu beobachtende verlängerte Rekonvaleszenzzeit. Zu den isolierten Nervenschädigungen gehört auch die Medianusläsion mit Auftreten von nächtlichen Parästhesien. Meist läßt sich eine chronische Druckschädigung nachweisen wie ein Karpaltunnelsyndrom. Dabei handelt es sich um Verdickungen und Verhärtungen im Bereich des Ligamentum carpi transversum, ein gemeinsames Auftreten mit Dupuytren Kontrakturen läßt sich häufig feststellen. In manchen Fällen ist eine chronische Druckschädigung des Nervus medianus nachweisbar, auffallend ist das oft beidseitige Auftreten eines Karpaltunnelsyndroms, so daß eine neuronale Vulnerabilität (durch Alkohol oder bereits bei Alkoholpolyneuropathie) eine Rolle spielen kann.

Die Differentialdiagnose der Alkoholpolyneuropathie läßt sich meist vom klinischen Bild her abgrenzen, auch gegenüber der diabetischen Polyneuropathie. Patienten mit diabetischer Polyneuropathie liegen im Altersgipfel deutlich über dem 60. Lebensjahr, es ist mehr mit asymmetrischen oder proximalen neurologischen Ausfällen zu rechnen. Sie zeigen deutliche Unterschiede bei den vegetativ-trophischen Störungen, bei der diabetischen Polyneuropathie läßt sich meist eine Anhydrosis an den Füßen nachweisen, die Haut ist trocken und schilfrig. Dafür schwitzen sie vermehrt am Stamm, besonders im Oberkörperbereich.

Charakteristisch für die diabetische Polyneuropathie ist auch die Beteiligung von viszeralen Fasern – dies führt vermehrt zu kardiovaskulären und gastrointestinalen Symptomen, oft treten Blasen- und Sexualfunktionsstörungen auf (451).

Weiter muß differentialdiagnostisch an eine funikuläre Myelose gedacht werden, die zu neurologischen Ausfällen mit schweren Störungen der Tiefensensibilität sowie anderer sensibler Qualitäten, gelegentlich echter Polyneuropathie, Pyramidenzeichen und Optikusatrophien führt (445). Der Beginn der Symptomatik kann rasch progredient sein oder sich über viele Monate erstrecken, meist mit sensiblen Symptomen wie schmerzhaften Parästhesien, in den unteren Extremitäten beginnend. Eine hyperchrome megaloblastäre Anämie (Blutbild mit makrozytärer Anämie, Leukopenie, relativer Lymphozytose und Thrombopenie) unter dem klinischen Bild einer Perniziosa mit gelblichem Hautkolorit und gelblichem Serum muß in der Entwicklung des Schweregrades nicht immer parallel einhergehen. Bedingt ist die funikuläre Myelose durch einen Vitamin B_{12}-Mangel, ursächlich ist meist eine gestörte Resorption z.B. wegen fehlendem Intrinsic-Faktor bei Magenschleimhautatrophie,

Karzinom, totaler Gastrektomie oder Dünndarmerkankungen mit Schleimhautveränderungen (Zottenatrophien wie bei Sprue/Zöliakie).

Ergänzend ist anzumerken, daß bei Alkoholikern das Risiko für Magen- und Dünndarmschleimhautveränderungen, Magenkrebs- und -ulzera und Magenresektionen höher ist. Diagnostisch wird ein Intrinsic-Faktor-Mangel mit dem Schillingtest festgestellt, ein B_{12}-Spiegel läßt sich durch Blutabnahme ohne weiteres in einem Spezial-/Krankenhauslabor bestimmen.

Elektrodiagnostisch läßt sich im Elektromyogramm (EMG) bei der Polyneuropathie eine Schädigung des peripheren Neurons finden, das neurogene Muster ist gekennzeichnet durch pathologische Spontanaktivität, gelichtetes Aktivitätsmuster bei maximaler Willkürinnervation sowie neurogenen Umbau der Aktionspotentiale mit verlängerten oder vermehrten polyphasischen Aktionspotentialen (168, 451). Die neurogene Schädigung läßt sich zuerst und am deutlichsten an distalen Muskeln der unteren Extremitäten nachweisen. Die motorische und die sensible Nervenleitgeschwindigkeit (NLG) wird in der Literatur recht unterschiedlich angegeben, sie ist meist normal oder nur leicht bis mäßig verzögert (168, 451, 529). Biopsate zeigen histomorphologisch den Befund der axonalen Degeneration. Der Liquorbefund ist üblicherweise normal, eine leichte Eiweißerhöhung kann bei schweren Alkoholpolyneuropathien (Polyneuromyelopathien) auftreten.

Die entscheidende Therapie liegt in anhaltender Alkoholabstinenz, dann ist die Prognose als günstig anzusehen, die neurologischen Ausfälle bilden sich von proximal nach distal zurück. Die fehlenden Muskeleigenreflexe können sich im Laufe von Monaten oder Jahren wieder symmetrisch einstellen. Oft läßt sich eine Minderung des Reflexniveaus nachweisen, die ASR bleiben nicht selten auf Dauer erloschen. Krankengymnastik ist bei Paresen oder bei Muskelatrophien indiziert, bei sensiblen Ausfällen kann eine physiotherapeutische Behandlung durchgeführt werden, z.B. mit sogenannten Vierzellenbädern. Die vier Extremitäten werden dabei in Behälter mit warmen Wasser und schwachem Gleichstrom gehängt.

Psychodynamisch läßt sich bei der Alkoholpolyneuropathie die neurotische Abwehrarbeit deutlich erkennen, als Abwehrmechanismen sind Verdrängung oder Verleugnung typisch. Das wird deutlich, da es sich üblicherweise um eine langsame jahredauernde Entwicklung der Alkoholpolyneuropathie handelt. Obwohl die Patienten über sensible Störungen klagen, können sie die kausale Genese als Alkoholfolgeerkrankung nicht akzeptieren. Vielmehr wird Alkohol wie ein Analgetikum eingesetzt, da sie erfahren haben, daß durch Alkohol pathologischer Schmerz, einschließlich psychischer Ursache, zurückgeht. Daraus resultiert, daß Alkoholiker eher vermehrt Alkohol trinken wegen quälender alkoholbedingter Dysästhesien.

Experimentell ist belegt, daß die Schmerzschwelle durch Alkohol bei Hitzebestrahlung angehoben wird, die thermisch gemessene Schmerzschwelle bei Alkoholikern im Entzug und mit einer Alkoholpolyneuropathie ist signifikant höher als bei Alkoholikern ohne Polyneuropathie (687). Bei Alkoholikern läßt sich der Begriff der Indolenz nicht einheitlich als zunehmende Unempfindlichkeit gegenüber körperlichen Schmerzreizen interpretieren. Es handelt sich eher um eine Gleichgültigkeit gegenüber Reizen von unangenehmer, bedrohender oder lästiger Art, jedoch besteht eine multikonditionale Genese mit uneinheitlichen klinischen Befunden. Die Indolenz ist im wesentlichen keine Funktion einer Alkoholpolyneuropathie, entscheidender sind andere Parameter wie chronischer Alkoholismus mit hirnorganischem Psychosyndrom. Die Indolenz von Alkoholikern ist kein generelles, sondern ein von vereinzelten Fällen abhängiges Phänomen (687).

Die klinischen Symptome der Alkoholpolyneuropathie können einen bedeutenden Anteil des Leidensdruckes ausmachen, eine ausführliche gekonnte Beratung und Aufklärung über die alkoholbedingte Genese kann für den Motivationsprozeß wichtig sein. Dabei sollte die direkte Konfrontation mit den Abwehrmechanismen wie Verdrängung oder Verleugnung im wesentlichen vermieden werden. Notwendig ist Beratung in der Hinsicht, daß Gesetzmäßigkeiten der Alkoholpolyneuropathie vom Patienten verstanden werden. Für den Patienten ist wichtig, sich wiederzuerinnern, daß vor Monaten oder vor Jahren quälende sensible Störungen wie Dysästhesien bestanden haben, durch die Schwere der Alkoholpolyneuropathie haben sie oft bereits ein »analgetisches Stadium« erreicht. Der gesetzmäßige Ablauf des umgekehrten Weges zur Rekonvaleszenz sollte vom Patienten verstanden und akzeptiert worden sein, mit Abklingen des »analgetischen Stadiums« ist durch Revitalisierung der geschädigten Nerven mit einer erneuten Phase von quälenden Dysästhesien z.B. vom Typ »burning feet« zu rechnen. Dazu gehört auch das Auftreten von nächtlichen Wadenkrämpfen, so daß die Alkoholiker organisch bedingte Durchschlafschwierigkeiten haben können. Solche Symptome erhöhen das Rückfallrisiko der betreffenden Alkoholiker – dementsprechend ist eine Beratung und Betreuung wichtig. Bei schweren Alkohol-Polyneuropathien mit Paresen wird die stationäre Behandlung meist in neurologischen Fachabteilungen durchgeführt, die Behandlungszeit ist langfristiger als die sonst übliche dreiwöchentliche Entzugsphase (Entgiftung). Bei der längeren Zeit besteht Gelegenheit zur Entwicklung des Motivationsprozesses des Alkoholikers, eine anschließende Entwöhnungstherapie in einer spezialisierten Einrichtung sollte eingeleitet werden.

4.7. Alkoholismus und andere Formen der Sucht

4.7.1. Substanzgebundene Suchtformen

Grundsätzlich ist eine Unterteilung der Suchtformen möglich in substanzgebundene und/oder nichtsubstanzgebundene Süchte. Neben dem Alkoholismus können bei den substanzgebundenen Suchtformen der Mißbrauch (ICD 305) sowie die Abhängigkeit (ICD 304) von Medikamenten und Rauschdrogen unterschieden werden. Die Kombination von Alkohol mit Medikamenten und/oder Drogen ist häufig. Drogenkonsumenten verwenden in 70 % der Fälle mehr als ein Rauschmittel, 48 % von ihnen trinken regelmäßig Alkohol, 58 % von ihnen nehmen Schmerzmittel (141). Alkoholabhängige nehmen trotz des bevorzugten Suchtmittels Alkohol in 20–25 % der Fälle noch weitere Substanzen ein (537, 551). In der Bundesrepublik Deutschland wird die Zahl der Medikamentenabhängigen auf 500.000 bis 800.000 Personen geschätzt, während die Zahl der Drogensüchtigen mit ca. 100.000 angegeben wird.

Da Suchtmittel austauschbar sind, können sie nacheinander (Suchtmittelsequenz) oder gleichzeitig unter Verwendung von Mitteln aus verschiedenen Wirkstoffgruppen eingenommen werden (208). Die Kombination von Alkohol mit Medikamenten/Drogen ist in dem Begriff Polytoxikomanie enthalten (208).

Nach ICD-Schlüssel wird die Polytoxikomanie unterschieden in einschließlich Morphintyp (ICD 304.7) und Polytoxikomanie ohne Morphintyp (ICD 304.8). Bisher kam es zu einem steten Anstieg der Polytoxikomanie (168, 551). Die Entwicklung von Drogenkarrieren zeigt am Anfang der Suchtmittelsequenz Alkohol als Einstiegsdroge neben Haschisch an der Spitze. Die Entwicklung der Suchtkarriere geht in Richtung Dosiserhöhung (quantitativ) und/oder Suchtverschiebung (qualitativ) mit Wahl von Suchtmitteln mit höherem Abhängigkeitspotential.

Bei der Stoffgruppe der Rauschdrogen lassen sich folgende Wirkstoffgruppen unterscheiden (619):
1. Cannabinole
2. Halluzinogene
3. Opioide (u.a. Morphin und Heroin)
4. Kokain
5. Khat-Typ und

6. Organische Lösungsmittel (u.a. Schnüffeln der Dämpfe von Benzin, Nitrolacken und Pattexverdünner)

Abusus und Abhängigkeit für Medikamente kann sich auf folgende Wirkstoffgruppen beziehen:

1. Opioide
2. Barbiturate und ähnliche Stoffe
3. Benzodiazepine
4. Psychostimulantien und Appetitzügler
5. Anticholinergika
6. Analgetika

sowie Mischpräparate.

Die Medikamentenabhängigkeit und die Polytoxikomanie zeigen typische Elemente der süchtigen Entwicklung über psychische und physische Abhängigkeit. Ein wesentlicher Parameter der Toleranzentwicklung ist das Abhängigkeitspotential des Suchtmittels. Eine schnelle Toleranzentwicklung ist z.B. bei Opiaten und bei Substanzen aus der Barbituratgruppe zu erwarten. Ein extremes Abhängigkeitspotential ist von neuen, sich in den USA verbreitenden, synthetisch veränderten, »modellierten« Drogen sowie Crack, einem Produkt aus Cocainpaste, zu befürchten.

Im Rahmen der Toleranzentwicklung tritt zunehmend eine quantitative Wirkungsminderung ein, so daß zunehmend höhere Suchtmitteldosen nötig sind, um den gewünschten Effekt zu erreichen. Während der Toleranzentwicklung können bei Suchtmitteln auch qualitativ veränderte Wirkungen auftreten, z.B. führen bei Barbituratabhängigen geringere Dosierungen häufig eher zu einer paradoxen Wirkung, so daß die Abhängigen sich durch Barbiturate eher angeregt fühlen (476).

Eine befriedigende Einordnung in eine Typologie des polyvalenten Süchtigen ist schwierig oder oft nicht sinnvoll, für die kombinierte Abhängigkeit von Alkohol und Medikamenten/Drogen lassen sich die folgenden Auffälligkeiten beschreiben und in Hinsicht auf das Alter oder das Geschlecht einordnen.

Fast ausschließlich bei jugendlichen Patienten, oft mit schweren Milieuschäden, ist das Schnüffeln von organischen Lösungsmitteln wie »Pattexverdünner« zu beobachten. Das Schnüffeln wird üblicherweise in der Gruppe erlernt, diese ist häufig sehr instabil, so daß positive Einflüsse der »peer-group« auf die Sekundärsozialisation geringer sind. Schnüffler sind relativ isoliert von der sonstigen Drogenszene, so daß eine Suchtverlagerung z.B. auf Haschisch oder Opiate eher selten ist (11). Dagegen trinken die Jugendlichen bereits in der Gruppe Alkohol, eine Suchtverlagerung auf Alkohol ist oft zu beobachten, in Anbetracht des jungen Alters entwickelt sich die Alkoholabhängigkeit beschleunigt. Die Prognose der Patienten erscheint besonders ungünstig wegen deutlicher sozialer Defizite, schwereren Ich-Störungen sowie durch schwere neurotoxische ZNS-Schäden vom Schnüffeln.

Bei der Gruppe der Betäubungsmittelabhängigen (Fixer) ist eine Polytoxikomanie häufig, obwohl die Opiate das bevorzugte Suchtmittel sind. Um Beschaffungsschwierigkeiten zu überbrücken, wird auf andere Suchtmittel ausgewichen. Das spricht als Indiz für die relativ weitgehende Austauschbarkeit der Suchtmittel. Bei einer Befragung gaben drei Viertel der Fixer den Genuß von Alkohol als gelegentliche Ersatzfunktion an (351). In der Drogenszene ist ein Markt von Ersatzdrogen wie Kodeinpräparaten, Betäubungsmitteln, rezeptpflichtigen Analgetika, Clomethiazol, Tranquilizern und Barbituraten zu beobachten, eine Verordnung solcher Medikamente bei Fixern ist in der Regel kontraindiziert.

Eine Suchtverlagerung auf Alkohol ist bei ehemaligen Fixern zu beobachten, die Opiate oder Ersatzdrogen nicht mehr finanzieren können oder die nicht mehr »clever« genug für die agile und harte Drogenszene sind. Dazu können z.B. protrahierte Psychosyndrome nach einer zerebralen Hypoxie durch opiatinduzierten Atemstillstand führen.

Weiter kann beobachtet werden, daß bei einem Teil der fortgeschrittenen Polytoxikomanen parallel unterschiedliche Suchtmittel eingenommen werden bei fehlenden Versorgungsschwierigkeiten (551).

Unter ihnen sind vermehrt früh Ich-strukturell gestörte Patienten zu finden, die versuchen, innere Befindlichkeiten bzw. Erleben wie Angst, Schmerz, Hilflosigkeit u.a. selbst zu behandeln.

Fortgeschrittene Polytoxikomane beschreiben oft ein kompliziertes System der Selbstbehandlung, bei dem Gefühl depressiver Leere und Antriebsmangel werden Psychostimulantien (»Speed«) wie Amphetamine gewählt, um die Stimmung und den Antrieb anzuheben. Deswegen werden die Psychostimulantien auch als »Uppers« bezeichnet, bei Erregung und Überdosierung werden »Downers« wie Benzodiazepine eingesetzt. Nach Dosierung sowie individueller Lage wird Alkohol als synergistisch oder auch antagonistisch auf die Wirkung von »Uppers« und »Downers« angegeben. Ein inneres Gefühl der Leere wird häufig als Grund für die Einnahme von Halluzinogenen angegeben. Ein ähnliches Gefühl der Leere kann beim »Empty-nest-Syndrom« von Hausfrauen aufkommen, wenn die Kinder erwachsen geworden sind.

Neben den verschreibungspflichtigen Betäubungsmitteln werden vermehrt leichte Analgetika mißbraucht, die Abhängigkeit mit ausschließlicher Kombination Alkohol und leichtem Analgetikum ist besonders bei Frauen häufig. Intrapsychische unbewußte Konflikte führen durch Verdrängung als Kompromißbildung zu Symptomen wie dem Auftreten von Schmerzen. Die psychoanalytische Masochismushypothese vermutet einerseits eine Selbstbestrafung durch das Über-Ich mit quälenden

Schuldgefühlen im Bereich des Ichs, andererseits wird aggressive Triebenergie teilweise befriedigt (687). Kopfschmerzen psychosomatischer
Genese könnten bedeuten, daß ein Patient sich seines intrapsychischen
Konfliktes nicht bewußt wird und sich deshalb sprachlich nicht mitteilen
kann. Das beinhaltet die Organwahl: der Kopf als Hinweis.

Als Abwehrmechanismus kommt vermehrt die Konversion zur Anwendung, der Patient teilt das Symptom der Kopfschmerzen anderen
Menschen als »symbolische Organsprache« mit und drückt seinen Wunsch
nach Ruhe und Entspannungsbedürfnis aus.

Angstpatienten sind vermehrt gefährdet für die rasche Entwicklung
einer Abhängigkeit von angstlösenden Medikamenten (Anxiolytika) wie
Benzodiazepinen. Für eine Abhängigkeit von Tranquilizern vom Benzo-
diazepintyp sind besonders Frauen in der Altergruppe von 40–60 Jahren
gefährdet (386, 476). Auch Alkohol hat einen anxiolytischen Effekt, die
Wirkung sollte als Trinkmotiv nicht unterschätzt werden. Durch Alkoholabusus werden angstbesetzte innere und äußere Wahrnehmungen unterdrückt. Die fehlende anxiolytische Wirkung des Alkohols wird in den
Monaten bis Jahren nach körperlichen Alkoholentzügen auffällig, Symptome wie flottierende und hypochondrische Ängste, Panikattacken sowie
Angstneurosen und Phobien werden deutlich. Die niedergelassenen
Ärzte werden bedrängt, medikamentös Abhilfe zu schaffen. Eine Alko-
holentziehungsbehandlung ist zwar durchgemacht worden, auch mit
Erkenntnissen für den Alkoholiker, ein Wandel und eine Konfrontation
mit der eigenen Persönlichkeitsproblematik ist dagegen nicht ausreichend
erfolgt (562). Darin liegt ein wesentlicher Grund zum qualitativen
Umsteigen und einer Änderung in der Suchtmittelsequenz.

Als weiterer Grund für das Umsteigen von Alkohol auf Medikamente
wurde ein anderes Rauscherlebnis wie sanfter, milder und langsamerer
Eintritt angegeben, dabei fehle ein alkoholtypischer »Kater«. Die Suchtkranken vermuten auch, daß sie von einer Tablettenabhängigkeit leichter
loskommen. Bedeutsam ist weiter, daß Alkohol leichter durch die
Umgebung registriert wird, wie in der Familie, bei Arbeitskollegen, beim
Klinikpersonal und besonders in der Abstinenzlerselbsthilfegruppe.

In einer Untersuchung über die Gründe des Umsteigens spielte der
Preis des Suchtmittels in 45 % der Fälle eine deutliche Rolle (562). So
wundert es nicht, daß über Rezept erworbene Medikamente den Vorrang
genießen, ein weiterer Vorteil ist der Reinheitsgrad einer definierten
Substanz. Das macht verständlich, warum bei Drogenabhängigen in 81 %
der Fälle eine begleitende Medikamentenabhängigkeit beschrieben wurde (551).

Auf das hohe Suchtpotential des Clomethiazols wurde bereits beim
Alkoholentzug hingewiesen. Da es Kreuztoleranz mit Alkohol aufweist,

ist eine ambulante Verordnung des Clomethiazols üblicherweise kontraindiziert. Trotzdem werden bedauerlicherweise bei etwa 75 % der Fälle als
Bezugsquelle verschreibende Ärzte benutzt (332). Die mittlere Abhän-
gigkeitsdauer bis zum Zeitpunkt der Beobachtung der Clomethiazolabhängigkeit liegt bei über zwei Jahren. Die Patienten müssen eindeutig
darüber aufgeklärt werden, daß es sich bei Clomethiazol nicht um ein
Medikament **gegen** Alkoholismus handelt.

Bei der Niederdosisabhängigkeit (Low-dose-dependence) von Tranquilizern läßt sich eine kombinierte Form mit gewohnheitsmäßigem Alkoholabusus in relativ konstanter, aber gemäßigter Dosierung finden. Wenn
die Stabilität des über Jahre bestehenden Trinkmusters gefährdet wird,
scheint anhand eigener Beobachtung ein Teil der Patienten anstatt einer
Dosiserhöhung des Alkohols eine zusätzliche Tranquilizer-Einnahme in
Niedrigdosierung, mit Jahren einer relativen Stabilität, zu bevorzugen.
Die beobachteten Patienten zeigten keine sicheren somatischen Alkoholfolgeschäden und im wesentlichen eine psychische Abhängigkeit bei
fraglichen oder diskreten Zeichen der physischen Abhängigkeit.

Laut 3. Arzneimittelverordnungsreport hat die Verordnung von Beru-
higungsmittel im Jahre 1986 besonders zugenommen, bei der Altersgruppe der 41–60jährigen handelt es sich bei den Beruhigungsmitteln um die
meistverordnete Arzneimittelgruppe überhaupt. Vor allem wegen der
verminderten Alkoholtoleranz trinken ältere Menschen maßvoller, ältere
Alkoholiker sind meist altgewordene Alkoholiker, während der Beginn
des Alkoholmißbrauchs nach dem 60. Lebensjahr nicht häufig zu
beobachten ist (386). Dagegen besteht das Abhängigkeitsrisiko für
Hypnotika und Sedativa im Alter weiter, besonders weil bei älteren
Patienten oft eine Übermedikation wegen verschiedener Krankheiten und
Altersbeschwerden durch Behandlung verschiedener Ärzte stattfindet.

Die Prognose der Polytoxikomanie ist im Vergleich zu einer Mono-
toxikomanie ungünstiger (551). Polytoxikomane Patienten, auch bei dem
Schwerpunkt der Alkoholabhängigkeit, bedürfen der regelmäßigen und
intensivierten Nachbetreuung. In der protrahierten psychischen Entwöhnungsbehandlung kann durchgehende, völlige Abstinenz eventuell ein
unrealisierbares Ziel sein (11). Unerträgliche Angst, Depressivität und
Schlaflosigkeit können zu destruktiven Handlungen und Folgen führen, so
daß eine stützende Psychopharmakotherapie wie mit schwach potenten
Neuroleptika oder Antidepressiva notwendig wird (11). Bei Polytoxikomanen bedarf die unterstützende Therapie mit Psychopharmaka der
genauen Kenntnis des Patienten sowie besonderer klinischer Erfahrungen, vor allem wenn problematische oder umstrittene Therapiekonzepte
eingesetzt werden wie die langfristige Therapie mit niedrigdosierten
Benzodiazepinen (409). Bei der Nachbetreuung von Polytoxikomanen

muß mit Therapieabbruch, bei völliger Suchtmittelabstinenz mit vermehrter Suizidgefährdung gerechnet werden.

4.7.2. Nicht substanzgebundene Suchtformen

4.7.2.1. Überblick und Psychodynamik

Der Begriff und die Erscheinungsformen der Sucht wurden auf die süchtigen Triebentgleisungen (368) ausgeweitet. Zu den nichtstoffgebundenen Suchtformen (653) gehören z.b. die Poriomanie, Pyromanie, Spielsucht, Sammelsucht, Eßsucht sowie Formen süchtiger sexueller Triebentgleisungen. Ihnen gemeinsam ist eine Entwicklung in Richtung Sucht mit unerträglichen inneren Spannungszuständen sowie resultierender Unfähigkeit, einem Impuls, einem Trieb oder einer Versuchung zu widerstehen. Alkohol spielt bei der Entwicklung der süchtigen Triebentgleisungen oft eine wesentliche Rolle, Phänomene wie Suchtverlagerung oder Selbstbehandlung mit Alkohol gegen die Dranghaftigkeit der süchtigen Triebentgleisungen entstehen zunehmend.

Alkohol als Mittel gegen starke innere Hemmungen macht oft süchtige Triebentgleisungen erst möglich. Gegen anschließende quälende Schuldgefühle wird Alkohol erneut eingesetzt.

Die Dranghaftigkeit der süchtigen Triebentgleisungen entspricht psychodynamisch wesentlich dem impulsiven Verhalten. Die Bezeichnung »impulsives Verhalten« erscheint relativ neutral, sie beinhaltet Verhaltensweisen, die mit Eigenschaftswörtern wie süchtig, triebhaft, zwanghaft und obsessiv beschrieben werden (252). Die Impulsivität oder besser impulsives Verhalten läßt sich in drei Kategorien einordnen:

Erstens dient impulsives Verhalten primär zur Triebbefriedigung, durch Triebabfuhr kommt es zur Entlastung der Triebspannung. Der Modus der Triebabfuhr läßt sich bei der Kleptomanie (ICD 312.2), der Pyromanie (ICD 312.3) sowie der Poriomanie (ICD 312.3) deutlich erkennen. Pyromane und poriomane Zustände zeigen häufig als Nebenmerkmale das Vorliegen einer Alkoholintoxikation.

Als spezielles Beispiel der triebhaften Impulsivität mit primärer Triebbefriedigung können die Perversionen gelten (252), sexuelle Abweichungen bzw. Deviationen werden im DSM III unter dem Begriff Paraphilie zusammengefaßt. Zu den speziellen Paraphilien gehören Fetischismus (ICD 302.8 / DSM III 302.81), Transvestitismus (ICD 302.3), Zoophilie (ICD 302.1), Pädophilie (ICD 302.2), Exhibitionismus (ICD 302.4), Voyeurismus (ICD 302.8 / DSM III 302.82) sowie sexueller Masochismus (ICD 302.8 / DSM III 302.83) und Sadismus (ICD 302.8 / DSM III 302.84). Die beschriebenen Perversionen dienen der sexuellen

Erregung, zum Teil sind sie deutlichen Einflüssen der beiden anderen Kategorien der Impulsivität unterworfen. Das impulsive Verhalten von Exhibitionisten dient vor allem der Angstabwehr vor Verlust der Männlichkeit mit kontraphobischem Verhalten. Bei Perversionen handelt es sich um infantile Formen der sexuellen Triebbefriedigung, die theoretisch auf der Vorstellung von Partialtrieben und der verschiedenen Organisation der Libido basieren. Diese Definition erklärt nicht sämtliche Formen der Perversionen sowie der Objektwahl (34). Alkoholeinfluß spielt bei den Paraphilien durch Enthemmung bei Zoophilie, Pädophilie sowie sexuellem Sadismus öfter eine nicht unwesentliche Rolle.

Die zweite Kategorie des impulsiven Verhaltens dient primär der Angstabwehr. Dazu gehört das Prinzip, die Angst durch »Flucht« in die Gefahr abzuwehren. Das kontraphobische Verhalten wird als eigene Stärke erlebt, sozusagen als Beweis der eigenen Potenz gegenüber Kastrationsängsten. Das geht einher mit dem Erleben von Angstlust (33), z.B. bei riskanten Mutproben oder Spielen (z.T. bei Spielsucht). Geordnetes rationales Denken wird vermehrt durch archaische Denk- und Verhaltensmuster ersetzt, magische Handlungen können ritualisiert werden.

Als spezielles Beispiel für primäre Angstabwehr kann die Zwangsneurose mit dem Charakter der defensiven Impulsivität herangezogen werden. Mit zunehmenden Ich-dystonen Handlungen entsteht wachsender Leidensdruck, trotzdem bestehen bei schweren Zwangsstrukturen Ängste vor Impulsen, daß der Zwang durchbrochen wird. Das rigide Über-Ich als verantwortliche Instanz des Zwanges kann durch Alkohol aufgelockert werden.

Als dritte Kategorie der Impulsivität dient impulsives Verhalten primär der Depressionsabwehr, die Wiederholung von Befriedigungserlebnissen führt zu oralen Tröstungen wie Süßigkeiten bei Kindern oder bei Erwachsenen unterschiedliche Genußmittel einschließlich Alkohol. Anscheinend haben sexuelle Bedürfnisse häufig eher eine depressiv defensive Bedeutung, depressive Spannungszustände werden dann auf genitalem Wege abgeführt. Das Wiederholungsbedürfnis nach kleinen Tröstungen wird bereits kindlich angelegt mit dem Wunsch nach (narzißtischer) Versorgung, als spezielles Beispiel der primären Depressionsabwehr kann die Entwicklung zur Sucht angesehen werden. Narzißtische Impulsivität und Sucht zeigen Gemeinsamkeit in der Abwehr von depressivem Erleben, gemeinsam haben sie eine Irresistibilität, Aggresivität sowie bizyklische affektive Schwankungen. Entsprechend der frühkindlichen Fixierung wird eine orale Störung postuliert. Als Kleinkind erlebte Versagungen führen zu Formen emotionalen Hungers und machen narzißtische Impulsivität und Sucht besonders unwiderstehlich (Irresistibilität). Der »Hunger« kommt intensiv und heftig (Aggressivität), das Kind schwankt zwischen ängstlichem Hunger und glücklicher Sattheit (zyklische Periodizität). Der orale Charakter wird bei der Eßsucht besonders deutlich.

Bulimiepatienten reagieren auf depressive Verstimmtheit deutlich mit oralen »Freßattacken«. Allgemein gelten Adipöse im Image als gemütlich und gutgestimmt, dagegen bestätigt sich bei Abmagerungsdiäten, daß unter Gewichtsabnahme oft depressive Stimmungseinbrüche auftreten.

Die bisherige ausführliche Beschreibung des impulsiven Verhaltens zum Zwecke der Trieb-, Angst- und Depressions-Abwehr liefert einen wesentlichen psychodynamischen Aspekt zum Verständnis der Suchtproblematik. Komplizierte Übergänge oder Vermischung des impulsiven Verhaltens beim Typ der Perversion und der Zwangsneurose sind zu berücksichtigen bei der Beurteilung des süchtigen Verhaltens. Die psychodynamischen Aspekte sollten nicht unterschätzt werden bei der Entwicklung psychischer Abhängigkeit von stoffgebundenen Suchtformen. Wechselbeziehungen, Gemeinsamkeiten oder auch Suchtverlagerung zwischen den nichtstoffgebundenen und stoffgebundenen Suchtformen treten häufig auf.

Als Beispiel kann die Beobachtung gelten, daß nach episodischem exzessiven Alkoholtrinken entsprechend dem Epsilon-Typ von Jellinek oft Phasen mit Flucht in übermäßige Arbeit oder Beschäftigung eintreten. Das mindert Schuldgefühle und dient der Depressionsabwehr, die überzogene Intensität der Arbeit oder der Beschäftigung entlastet zunehmend weniger, auch im Bereich der Über-Ich-Instanz. Die reale Belastung gerät zunehmend mehr in das Ich-Bewußtsein, bei gemindertem Durchhaltevermögen und sinkender Frustrationstoleranz werden Arbeit oder Beschäftigung zunehmend als Ich-dystoner erlebt. Trotz der Angst vor dem Alkoholrückfall wird das Ich-dystone Gefühl unerträglich, so daß der gefürchtete Alkoholrückfall stattfindet. Die Periodizität, mit Tendenz immer kürzerer Intervalle, läßt sich in den Anamnesen vieler Alkoholiker typischerweise finden. Nach Verlust eines langfristigen festen Arbeitsplatzes erhöht sich das Risiko, daß die Probezeit einer neuen Arbeitsstelle mit notwendiger Anpassung und Belastung nicht geschafft wird bzw. das Arbeitsverhältnis wegen einer Episode exzessiven Alkoholtrinkens aufgelöst wird.

Die Flucht in die Arbeit bei Berücksichtigung des impulsiven Verhaltens dient auch der Depressionsabwehr, die Entwicklung zum Arbeitssüchtigen (»workoholic«) wird in den Fällen überwiegend Ich-synton erlebt, da Streß stimulierende und antidepressive Einflüsse hat. Streß hat auch belastende Anteile (Dys-Streß), so daß gestreßte Personen sich mit Alkohol entspannen oder besser mit Alkohol abschalten oder einschlafen

können. Bei anhaltendem Ich-dystonen Streß führt Alkohol über Gewöhnung zur psychischen Abhängigkeit, Analogien lassen sich finden in der
Entwicklung von Tätigkeitssuchten (202).

4.7.2.2. Sucht und abweichendes Sexualverhalten

Bedeutsam ist die Entwicklung zur sexuellen Süchtigkeit (211), die in
Richtung Desintegration von Trieb und Persönlichkeit führt. Merkmale
zur Entwicklung der Sexualsucht können folgendermaßen aussehen:
Sinnliche/sexuelle Reize haben einen Signalcharakter, der zu übermä
ßiger sinnlicher/sexueller Stimulierung führt mit »Verfall der Sinnlichkeit«. Es tritt eine Progression ein, d.h. daß der Befriedigungsgrad
abnimmt bei zunehmender sexueller Vollzugsfrequenz. Die Möglichkeit
zur sexuellen Befriedigung wird über die Tendenz zur Promiskuität und
Anonymität beeinflußt. Dies führt dazu, daß bereits vor oder während der
Befriedigung des sexuellen Aktes Elemente der Unzufriedenheit oder der
fehlenden sinnlichen Wahrnehmung durch gesteigerte Phantasien kompensiert werden.
Periodisch tritt krankhaftes Verlangen nach (sexueller) Befriedigung
auf, Phantasie und Praktiken werden gesteigert mit dem Ziel der
rauschhaften Ekstase. Bei fehlender Befriedigungsmöglichkeit oder bei
Abstinenz führt eine quälende innere Unruhe zunehmend zu körperlich-
vegetativen Symptomen. Spätestens zu diesem Zeitpunkt tritt die vermehrte Gefährdung auf, daß über Alkohol eine Entlastung oder eine
Suchtverlagerung erfolgt.
Die Beurteilung und die Entwicklung sexueller Süchtigkeit unterliegt
auch kollektiven Normen, aus sogenannter Normalität resultieren kollektive Forderungen wie die Moral. Abweichungen von der Norm waren
früher der Gegenstand der Psychopathologie mit Entwicklung einer
Perversionslehre. Unter biologisch orientierter psychiatrischer Sexualpathologie wurde unter einer Perversion ein abgrenzbares Störungssyndrom als eigene Krankheit verstanden (545). Unter dem Einfluß der
Psychoanalyse wurde das Dogma des vorausgesetzten Normalverhaltens
in Frage gestellt. Perversionen sind nicht die Folge biologisch fehlender
Gesundheit, sondern die mißglückte Synthese der immer präsenten,
devianten Partialtriebe im Menschen (545).
Bei sexuellen Deviationen ist Ich-dystones Erleben wichtig für das
Entstehen von Leidensdruck, zur Abwehr des depressiven Erlebens kann
Alkohol eingesetzt werden mit dem Risiko der Gewöhnung und der
Suchtverlagerung.
Zu den sexuellen Deviationen wird die Homosexualität (ICD 302.0)
nicht (mehr) gerechnet. Die Ich-syntone Homosexualität wird im DSM III

(142) nicht als psychische Störung klassifiziert im Gegensatz zur Ich-
dystonen Homosexualität. Diagnostische Kriterien sind fehlende oder
geminderte heterosexuelle Erregbarkeit bei unerwünschten, quälenden
homosexuellen Erregungsmustern. Als Komplikationen der Ich-dystonen
Homosexualität können depressive Verstimmungen auftreten, das Risiko
der Selbstbehandlung zur Trieb- und Depressionsabwehr steigt. Bei den
frühen Theorien des Alkoholismus war, von der Triebtheorie abgeleitet,
ein Zusammenhang mit der Verdrängung einer latenten Homosexualität
vermutet worden.

Nach früher psychoanalytischer Theorie werden »perverse« Triebe
niedergehalten durch Reaktionsbildung in Form psychischer Hemmungen. Alkohol beseitigt diese, überstarke Erregungen werden freigesetzt.
Der Zusammenhang zwischen hemmungsabbauender Alkoholeinwirkung und Straftatbeständen ist deutlich, der Zusammenhang wurde bei
Sexualstraftätern als relativ hoch befunden (546).

4.8. Alkohol und affektive Störungen

4.8.1. Entwicklungspsychologisch bedingte affektive Störungen

Bei der Persönlichkeitsbeurteilung von Alkoholikern wird vermehrt auf
depressive Persönlichkeitsmerkmale hingewiesen, entwicklungspsychologisch zeigen sich Begriffe wie Oralität und Abhängigkeit verwandt, sie
haben ihre entscheidende Anlage in der frühen Kindheit. Die Alkoholsucht dient einer psychischen Funktion, sie kann als ein mißglückter
Selbsttherapieversuch angesehen werden (485). Die Sucht dient besonders der Depressionsabwehr und der Angst vor Selbstwerdung, die als
Ungeborgenheit und Isolierung erlebt wird (503).

Initial erlebt der Säugling unangenehme Gefühle wie Unbehagen oder
Hunger wie einen Schmerzzustand, diese Form eines chaotischen, undif-
ferenzierten Uraffektes lernt der Säugling allmählich mit Ich-Werdung
und Entstehung einer Objektwelt zu differenzieren. Besonders erfährt er,
daß über Oralität Befriedigung auftritt, Unterstufen der Oralität werden
fixiert (163).

Die eine Unterstufe führt zu passiv-abhängigen oralen Charakteren, im
weiteren Leben werden Entwicklungen und Veränderungen durch Ver-
meiden beeinflußt. Dieser Strategie dient auch die masochistische
Abwehr, lieber zu leiden bzw. depressiv zu sein. Zur psychoanalytischen
Theorie lassen sich Analogien in lerntheoretischen Konzepten finden.
Z.B. geht die Theorie der erlernten Hilflosigkeit (567) davon aus, daß bei

anhaltenden, unkontrollierbaren Belastungen zunehmend ein hilfloses und passives Verhalten sich entwickelt. Konfliktsituationen führen dazu, daß entsprechend dem Konzept der erlernten Hilflosigkeit vermehrt mit reaktiv-depressiven Verstimmungen reagiert wird (460).

Die andere Unterstufe der Oralität kann zum oral-sadistischen Charakter führen mit eher aktivem und aggressivem Verhalten. Die Patienten können von ihren Objekten nicht loslassen, sie fordern immer mehr und reagieren auf Enttäuschungen übermäßig (163). Zur Depressionsabwehr reagieren sie aggressiv, bei starken Enttäuschungen oder gestörten Objektbeziehungen kann oral-aggressives Erleben oft nicht mehr ausreichend auf Objekte projiziert werden, Schuldgefühle und gehaßte Introjekte fördern autoaggressives Verhalten. Solche Mechanismen sind auch in der Entwicklung zum präsuizidalen Syndrom (504) enthalten. Aus der Kombination von Alkoholismus und depressiver Störung resultiert ein deutlich erhöhtes Suizidrisiko (s. Kap. 5.).

Bei Alkoholikern treten depressive Verstimmungen sehr häufig auf, Depressionsfragebögen bei männlichen Alkoholikern zeigten in 70–98 % entsprechende Befunde (168). Das besagt wenig über die Ätiologie, Intensität und die Dauer von depressiven Störungen. Zur Beurteilung des psychopathologischen Befundes des Alkoholikers und wegen der Bedeutung für die Trinkmotivation muß eine vorhandene affektive Störung diagnostisch abgegrenzt werden. Depressive Zustände können besonders entwicklungspsychologisch und umweltbedingt auftreten als depressive Neurosen (wie die neurotische Depression ICD 300.4) oder bei depressiven Persönlichkeitsstörungen (wie die depressive Persönlichkeit ICD 301.1). Unter akuten Belastungen wie Trauer, Trennungen oder anderen belastenden Ereignissen treten im Zusammenhang kürzer dauernde depressive Reaktionen (ICD 309.0) auf. Als Beispiel der vorübergehenden, nachvollziehbaren depressiven Reaktionen ist die Trauerreaktion, nach Verlust einer nahen Person, zu nennen. Die Bewältigung der zu leistenden Trauerarbeit ist nicht unabhängig von der entsprechenden Neurosen- und Persönlichkeitsstruktur, die wesentlichen Einfluß auf längerdauernde depressive Reaktionen (ICD 309.1) haben. Das gilt speziell für alkoholgefährdete Personen, wenn sie unter stark subjektiv oder objektiv belastenden Situationen vermehrt Alkohol trinken. Auch ließ sich in der sogenannten »Life-event«-Forschung nachweisen, daß Alkoholiker mehr ungünstige Lebensereignisse gegenüber der Normalbevölkerung haben (56), eine Wechselwirkung zwischen Lebensereignissen und Alkoholabusus ließ sich oft nicht ausschließen.

Bei Alkoholikern sollte darauf geachtet werden, daß sie ihr alkoholisches Erklärungssystem nicht durch Besetzen der regressiven und bequemen Position stützen mit der Annahme, daß sie eine »Depression« hätten.

Entsprechende, den Alkoholismus aufrechterhaltende Annahmen sind therapeutisch zu klären und mit dem Patienten durchzuarbeiten.

Grundsätzlich wichtig ist die Unterscheidung zwischen Depression und Depressivität. Depressivität ist durch entwicklungspsychologische sowie lerntheoretische Vorgänge geprägt, Fehllernen beeinflußt Verhalten und Kognition. Therapeuten müssen bei Depressivität die Verstimmung aufrechterhaltenden depressiven Denkfehler identifizieren, nach realistischerer Selbsteinschätzung des Patienten läßt Depressivität nach (50). Deshalb will der verhaltenstherapeutische Ansatz eine realistischere Selbsteinschätzung ermöglichen. Dazu dient z.B. eine Aktivitätsliste für einen Zeitraum, anschließend wird diese mit der Selbstbewertung des Patienten verglichen. Oft läßt sich erkennen, daß Mißerfolge betont und Erfolge verleugnet werden. Patienten sind unter der Annahme, daß es ihnen schlecht ergangen war, nicht in der Lage, Leistungen und Verhalten richtig einzuschätzen. Sie müssen lernen, ihre Annahmen kritischer und angemessener einzuschätzen, sowie sich ihrer Denkfehler als Folge falscher Wertsysteme bewußt werden.

Unter neurosenpsychologischen Aspekten müssen vermehrt auch auslösende Situationen beachtet werden, die bei neurotisch strukturierten Menschen nach Verlust oder Versagung (556) zu einer Destabilisierung der Lebenskonzeption führen. Das Leben versagt ihnen also bisher gewöhnte Geborgenheit, Stetigkeit und Sicherheit.

Auch muß berücksichtigt werden, daß pathologische Trauer auftreten kann, d.h. der Prozeß der Trauerarbeit gelingt nicht entsprechend den von Bowlby (91) beschriebenen Phasen:

1. Phase der Betäubung – zeitlich gewöhnlich Stunden bis zu einer Woche dauernd, bei aufkommenden Gefühlsausbrüchen von heftiger Qual und/oder Wut.
2. Phase der Sehnsucht – die zur Suche nach dem verlorenen Objekt in einer Zeitdauer von einigen Monaten und Jahren führt.
3. Phase der Desorganisation und Verzweiflung.
4. Phase der Reorganisation – mit größerem oder kleinerem Ausmaß der Wiederherstellung.

Bei der pathologischen Trauer liegt eine Hauptfunktion darin (119), den Ablauf des normalen Trauerprozesses mit zu akzeptierender Versagung zu vermeiden. Als Folge zeigt die Pathogenität des pathologischen Trauerprozesses eine von der Zeit weitgehend unabhängige Konstanz, die über Jahre oder eventuell sogar Jahrzehnte wirkt.

Für den Verlauf pathologischer Trauerprozesse lassen sich verschiedene Varianten beschreiben (119). Eine Verbindung mit der zweiphasigen Symptomentwicklung bei traumatischen Neurosen (385) ist zu sehen.

In der ersten Phase werden traumatisierende Ereignisse stumm bis wenig reaktiv verarbeitet, eine spätere zweite Phase wird durch geringe Anlässe ausgelöst mit heftigen, herausbrechenden Reaktionen. Gerade für Alkoholiker zeigen sich Parallelen mit den immer häufigeren heftigen äußeren Konflikten und Wutausbrüchen. Geringe Anlässe setzen die Dynamik ganz anderer intrapsychischer Prozesse frei, die bei ihnen in Folge der früher bevorzugten und nun zunehmend versagenden Abwehrform der Verdrängung zu vermehrten Symptombildungen führen.

Zusammenhänge sind zur mangelnden (narzißtischen) Selbstliebe der Depressiven zu sehen, Objekte müssen das Selbst ausfüllen mit der Tendenz zur oralen Inkorporation und Introjektion, da sie sonst ihrem narzißtisch unzureichend besetzten, archaischen Über-Ich ausgeliefert sind (47). Der Verlust des Objektes bedeutet die Angst vor dem Verlust des Selbst und von elementarer Sicherheit.

Daraus resultiert Widerstand gegen die Trauerarbeit. Freud (195) führt aus, daß die Realitätsprüfung den Verlust des Objektes anzeigt und die Notwendigkeit besteht, die verknüpfte Libido aus der Besetzung des Objektes abzuziehen. Gerade Alkoholiker mit ihren einseitigen, unflexiblen Verhaltensweisen haben Schwierigkeiten, Ersatzobjekte zu finden. Das Festhalten an verlorenen Objekten und den an Objekten geprägten Verhaltensweisen bedingt eine Abwendung von der Realität. Alkohol verstärkt die Orientierung an der Vergangenheit und wird zum Ersatz und zunehmend zum magischen Objekt, welches die Leere des Selbst ausfüllt.

Alkohol bekommt gegenüber der Vergangenheit eher die Funktion eines Brückenobjektes (646), um stärkende Selbstrepräsentanzen zwischen dem Trauernden und dem Verlust (der Person) herzustellen. Alkohol stellt in der Gegenwart eher ein Übergangsobjekt (681) dar, welches Sicherheit bei der Ablösung und dem Alleinsein geben soll, verhindert aber die Wahrnehmung von Gefühlen wie Ärger, Trauer und Schuld und blockiert besonders die Reorganisationsphase des Trauerprozesses.

Entsprechend kommt es zu chronischen pathologischen Trauerreaktionen, die nach Bowlby (91) zur Symptomatik mit anhaltender Depressivität, angstneurotischen Symptomen, Hypochondrie sowie Alkoholismus führt. In dem Entwicklungsprozess zum Alkoholismus ist letztendlich die Trauer um die Vergangenheit mit der Angst vor dem Verlust des »falschen« Selbst enthalten. Weiter hat Alkohol die Funktion, aus dem Über-Ich resultierende Schuldgefühle abzuwehren – weitere Ausführungen siehe im Kapitel Psychoanalytische Theorien (s. Kap. 6.2.).

4.8.2. Anlagebedingte und organische affektive Störungen

Biologisch-organische depressive Störungen müssen von den entwicklungspsychologisch bedingten depressiven Störungen abgegrenzt werden. Somatisch bedingte depressive Zustände können bei/nach organischen Psychosen auftreten. Im Rahmen der sogenannten Wesensveränderung ist ein beginnender oder vermehrter Alkoholabusus möglich. Zu den organischen Psychosen gehören altersbedingte Psychosen (ICD 290) wie eine präsenile Demenz, chronisch organische Psychosen (ICD 294) wie dementielle Störungen nach progressiver Paralyse, Epilepsie oder Hirnverletzungen. Bei vorübergehenden organischen Psychosen (ICD 293), entsprechend den akuten exogenen Reaktionstypen nach Karl Bonhoeffer, können depressive Symptome u.a. posttraumatisch, postinfektiös oder bei Stoffwechselstörungen auftreten. Auch bei spezifischen nichtpsychotischen psychischen Störungen nach Hirnschädigung (ICD 310) – wie bei einer Frontalhirnschädigung, einem postkontusionellen oder postenzephalitischen Syndrom – ist eine Minderung der Selbstkontrolle zu erwarten. Entsprechend der früheren Persönlichkeit, der Wesensveränderung und dem Leidensdruck fällt es einigen Patienten schwer, die ärztlich empfohlene Alkoholabstinenz einzuhalten.

Die endogene Depression (ICD 296.1), die bisher nur monopolar aufgetretene Form einer affektiven Psychose, wird gekennzeichnet durch die Grundsymptome:
1. Depressive Verstimmung,
2. Denkhemmung und
3. Antriebsstörung (gehemmt, eventuell auch im Antrieb unruhig, agitiert bis erregt).

Die depressive Symptomatik führt zum Erscheinungsbild der Melancholie als hochgradige Belastung des Ichs. Die vielfältigen Abwehrleistungen, besonders in der Neurosenlehre beschrieben, helfen unzureichend gegen den quälenden Leidensdruck sowie das Gefühl der Hilflosigkeit und inneren Leere. Auffallend ist häufig die Intensität von Vitalsymptomen, Störungen der vitalen Befindlichkeit können sich in Schlafstörungen, Kraftlosigkeit, Abgeschlagenheit, Obstipationsbeschwerden, körperlichen Mißempfindungen wie Druckgefühl im Bauch und Kopf, Globusgefühl u.a. äußern.

Die Melancholie wird als die körpernächste Psychose häufig die Ich-Grenzen beeinflussen. Dazu gehört das Auftreten von hypochondrischen Leibgefühlen oder von Wahnerleben. Die meist stimmungskongruenten Wahnthemen beziehen sich auf das Gefühl der eigenen Schuld, Bestrafung, Krankheit, Tod u.a.

Zum tiefenpsychologischen Verständnis dient die Entwicklungspsychologie der frühesten, objektlosen Kindheit. Der Beginn der Ich-Grenze liegt in der Fähigkeit zur Differenzierung von Außen- und Innenreizen als Weg zur Unterscheidung zwischen Selbst und Nicht-Selbst. Bei fortgeschrittenen Störungen des Ichs sowie der Ich-Grenzen geht die Realitätskontrolle verloren, psychotische Merkmale treten auf, mit Vorgängen wie der paranoiden Außenprojektion ist zu rechnen. Trotz des häufig erheblichen Leidensdruckes sowie der erlebten Hilflosigkeit ist ein vermehrter Alkoholkonsum bei monopolaren depressiven Psychosen sehr selten zu beobachten.

Entgegen früherer Hypothesen, daß Alkoholismus Ausdruck einer endogenen Depression sein könnte, ist eine einheitliche Nosologie zwischen Alkoholismus und affektiver Psychose nicht zu belegen (457). Für die Aussage sprechen besonders zwei Forschungsansätze. Die Pharmakopsychiatrie, besonders mit Lithiumbehandlungen, zeigt widersprüchliche Befunde ohne eindeutige Klärung. Dagegen sprechen neuere Familienuntersuchungen gegen eine einheitliche Nosologie von Alkoholismus und endogener Depression.

Im ICD ist ein nicht klassifizierbares depressives Zustandsbild (ICD 311) aufgeführt, das sich anderweitig nicht einordnen läßt. Bei der unbefriedigenden Diagnose sollte darauf geachtet werden, daß ätiologisch nicht Alkoholabusus ursächlich für das depressive Zustandsbild ist. Bei Benutzen dieser ICD-Nummer sollte das Vorliegen eines protrahierten psychischen Alkoholentzugssyndroms ausgeschlossen sein, da in den Jahren nach der Alkoholabstinenz episodische Verstimmungen mit allgemeiner psychischer Instabilität einschließlich diskreten vegetativen Beschwerden sowie Schlaf- und Appetenzstörungen auftreten können.

Zu den affektiven Psychosen (ICD 296) gehören außerdem
1. die bipolaren affektiven Psychosen (manisch-depressive Psychose oder Zyklothymie) mit entsprechender manischer oder depressiver Phase
2. die bisher nur monopolare endogene Manie sowie
3. die Mischzustände bei manisch-depressiven Psychosen.

Gewissen Parallelen lassen sich zwischen affektiven Psychosen und dem affektiven Erleben bei der »Toxikomanie« ziehen. Schon Rado (486) weist auf den alkoholbedingten Stimmungsanstieg hin. Im Alkoholrausch sucht das Ich den Zustand von Größe und Omnipotenz zu erreichen, er spricht von einem »pharmakotoxischen Orgasmus«. Im Alkoholkonsum lassen sich beim ausklingenden Alkoholrausch (»Kater«) und der Abstinenz Parallelen zur Depression finden. Ziel der (Alkohol-) Eigenbehandlung ist das Erreichen eines Zustandes der gehobenen Stimmung, die möglichst durchgehend und anhaltend gehoben bleiben soll. Der depressive Abschwung nach Rauschende wird dagegen als Ich-dyston erlebt, Gefühle von Niedergeschlagenheit und Schuld können eintreten, welches den erneuten Rauschwunsch fördert.

Manische Phasen bei Zyklothymien führen zu auffallend wenig Leidensdruck im Gegensatz zu depressiven Phasen, meist fehlt das Krankheitsgefühl, das manische Erleben wird weitgehend als Ich-synton erlebt. Häufig verbalisieren die manischen Patienten ihre Befürchtung vor dem Stimmungsabschwung, z.b. im Rahmen einer eingeleiteten Psychopharmakotherapie. Anamnestisch fällt auf, daß mit einem episodischen Alkoholabusus vermehrt maniforme Phasen eingeleitet werden. Das Abklingen der maniformen Phase wird häufig als sehr unangenehm erlebt, es ist damit zu rechnen, daß Patienten den Abschwung von der gesteigerten Stimmung durch Alkohol abschwächen oder die depressive Verstimmung abzuwehren versuchen mit einer alkoholinitiierten Gegenregulation.

Auf den Einfluß von Alkohol sollte besonders bei »rapid cyclers« geachtet werden, d.h. bei Patienten mit raschem und häufigem Umschwung zwischen Manie und Depression (151). Der Stimmungsumschwung bei den Patienten kann unter Umständen innerhalb weniger Tage eintreten.

Bei der zyklothymen Störung, wie sie bei einer zyklothymen Persönlichkeit (ICD 301.1) auftreten kann, wird im DSM III eine chronische Verstimmung von mindestens zweijähriger Dauer mit zahlreichen Perioden von Depression und Hypomanie beschrieben, ohne daß ein Vollbild einer affektiven Psychose erfüllt ist. Als häufiges Nebenmerkmal wird die Einnahme von Sedativa und Alkohol während depressiver Perioden und die Verwendung von Psychostimulantien und Halluzinogenen während hypomanischer Perioden beschrieben (142).

Bei manisch-depressiven Psychosen liegt nach Schätzungen ein sekundärer Alkoholismus bei 1–2 % der Männer, jedoch bei 8–10 % der Frauen vor (320). Es ist damit zu rechnen, daß bei manisch-depressiven Psychosen die stationäre Zwangsaufnahme eher in einer manischen Phase erfolgt, Alkoholabusus bedeutet dabei eine wichtige Einflußgröße. Das dürfte u.a. mit den stark reduzierten ethischen Bedenken und der unkritischen Selbsteinstellung des manischen Patienten zu erklären sein. Dagegen wurde angenommen, daß bei chronischem Alkoholismus das Auftreten von manisch-depressiven Psychosen viel seltener ist (341).

4.9. Alkohol und andere psychiatrische Erkrankungen

4.9.1. Schizophrene Psychosen (ICD 295)

Die schizophrene Psychose ist gekennzeichnet durch die Beschädigung des Ich-Gefühls. Die Ich-Desintegration führt zu unscharfen Ich-Grenzen sowie zu fluktuierenden Fragmentationen des Ich-Kerns, besonders unter dem Abwehrmechanismus der Spaltung. Die veränderte Wahrnehmung des Psychotikers erscheint teilweise erklärlich durch den Einbruch von Primärvorgängen in das Ich (194). Aus dem Unbewußtem, dem Es stammende Energie des Primärvorganges gelangt in das Ich mit resultierenden Prozessen wie Verschiebung oder Verdichtung. Als schizophrene Grundstörung (187) wurde der Abbau der Fähigkeit bezeichnet, zwischen Selbst und Umwelt zu differenzieren. Das Realitätsprinzip wird außer Kraft gesetzt durch die gestörte Wahrnehmung, inneres und äußeres Erleben ist ein nicht abgrenzbares Kontinuum. Damit hängt das verfremdete Erleben der Umwelt (Derealisation) sowie die Verfremdung der eigenen Person (Depersonalisation) zusammen. Dadurch werden die meist bereits gestörten sozialen Beziehungen erschwert, die Kommunikation des schizophrenen Patienten ist durch formale Denkstörungen beeinträchtigt wie Gedankenabbrechen (Sperrung) und Denkzerfahrenheit (Denkdissoziation bzw. inkohärentes Denken [19]).

Die Funktion der Sprache wird beeinträchtigt durch Symptome wie Neologismen oder verschrobenen Sprachstil, es können deutliche Diskrepanzen zur »Körpersprache« bestehen mit eigentümlicher Mimik oder psychomotorischen Auffälligkeiten. Als Folge können schizophrene Patienten ihr emotionales Erleben wie Angst, Hilflosigkeit, Schuld- oder Schamgefühle nicht adäquat mitteilen. Auch ist der Leidensdruck im wesentlichen abhängig von Art und Intensität inhaltlicher Denkstörungen mit wahnhaftem Erleben, Sinnestäuschungen (Halluzinationen) sowie Störungen der Affektivität. Dabei ist es nicht selten, daß schizophrene Patienten mit Alkohol eine Selbstbehandlung durchführen. Bei schizophrenen Patienten wurde bei jedem Fünftem Alkoholismus gefunden (668), obwohl Schizophrene oft Alkohol meiden mit der Angabe, daß sie Ängste vor Alkohol haben, vermutlich aus Angst vor Ich-Verlust. Alkohol als Betäubungsmittel soll bei bestimmten schizophrenen Patienten einen Reizschutz gegen quälenden Verfolgungswahn oder quälende Phoneme bewirken. Für den Leidensdruck ist vermehrt das Über-Ich mit dem Gewissen verantwortlich, diese Instanz des psychischen Apparates ist im Alkohol am leichtesten löslich (163).

Bei fehlender Vollremission kommt es während des Verlaufs von schizophrenen Psychosen zu unterschiedlich ausgeprägten Störungen der

Selbstidentität, besonders beim irreversiblen reinen Defizienzsyndrom nehmen die Patienten den Ich-Verlust wahr mit dynamischen und kognitiven Defiziten. Alkohol soll dann eher gegen Reizarmut und gegen Mängel einer »Minussymptomatik« helfen. Ein genetischer Zusammenhang zwischen schizophrenen Psychosen und Alkoholismus ist nicht belegt worden. Familienuntersuchungen zeigen, daß die Verwandtschaft mit Schizophrenen keine Prädisposition für Alkoholismus darstellt und umgekehrt, worauf schon M. Bleuler hinwies (72). Umgekehrt führt familiärer Alkoholabusus, z.B. der Eltern, nicht zu einem erhöhten genetischen Risiko der Schizophrenie. Statistisch ließ sich bei 3 % der Suchtkranken die Diagnose Schizophrenie diagnostizieren. In einer Studie mit 1.500 männlichen und weiblichen Alkoholikern wurde nur in 1,2 % der Fälle eine Schizophrenie diagnostiziert (341).

Unter Berücksichtigung der Statistik gibt es immer wieder erhebliche Schwierigkeiten in der diagnostischen Einordnung, wenn gleichzeitig eine produktiv-psychotische Symptomatik und ein Alkoholabusus vorliegt. Zu klären ist, ob eine schizophrene Psychose besteht mit sekundärer Alkoholabhängigkeit/Alkoholabusus oder eine organisch bedingte Psychose vom Typ der Alkoholpsychosen. Bei der Annahme einer Alkoholpsychose sollte der Alkoholabusus schon lange Zeit vor den ersten erheblichen psychischen Auffälligkeiten bestanden haben. Während die Kombination von schizophrener Psychose und Alkoholismus bei jedem fünften Patienten bestand, wurden bei jedem siebten Alkoholiker »schizophreniforme Syndrome« gefunden. Männliche Patienten mit der Erkrankungskombination wurden einer retrospektiven Untersuchung unterzogen. Es wurde festgestellt, daß bei der Erstdiagnose einer Schizophrenie bei ca. 50 % der Fälle ein gleichzeitiger, andauernder Alkoholabusus (Tagesdosis: 160 g Äthanol!) diagnostiziert worden war. In der retrospektiven Untersuchung kam es während des langjährigen Verlaufes bei über einem Drittel der Fälle zu einem Diagnosenwandel. Dabei war der Wechsel von der Diagnose Alkoholismus zur Schizophrenie häufiger als von Schizophrenie zum Alkoholismus (668).

Erwähnt werden muß, daß die Angabe der Häufigkeit von Alkoholismus bei Schizophrenen stark abhängig ist von der Art der Klinik, die Angaben schwanken z.B. in den USA zwischen 1–33 % (185). Informativ zu nennen ist, daß Patienten mit der kombinierten Diagnose Alkoholismus und Schizophrenie vermehrt zu Drogenabusus neigen gegenüber Alkoholikern oder nur Schizophrenen (168).

4.9.2. Paranoide (nichtschizophrene) Störungen (ICD 297)

Hauptmerkmal der paranoiden Psychosen ist das Vorliegen eines Wahnes, der sich nicht durch eine andere psychische Störung wie Schizophrenie und affektive oder organisch bedingte Psychosen erklären läßt. Die Schwierigkeiten, die komplexe Problematik des Wahnes darzustellen, wurde bereits 1913 durch Jaspers mit seiner »Allgemeinen Psychopathologie« grundlegend beschrieben (297). Wahnideen sind gekennzeichnet durch die Unmöglichkeit der Wahninhalte, trotzdem wird mit einer hochsubjektiven Gewißheit und Unkorrigierbarkeit an den Wahnideen festgehalten. Der Uneinfühlbarkeit des Wahnes und der nicht verständlichen Inhalte steht der Bindungsversuch von Entgegengesetzem gegenüber. Spannung resultiert aus Gegensatzpaaren wie Realität und Begehren, Minderwertigkeits- und Größengefühl, Größenwahn und Beeinträchtigungs- oder Verfolgungswahn (297). Die Wahnspannung resultiert aus Gegensätzen, psychodynamisch bedeutsam ist, daß die Wahnspannung einer Klammerfunktion entspricht, so daß eine Desintegration des Ichs meist langfristig verhindert wird. Die paranoische Einstellung zur Umwelt ist in gestörten zwischenmenschlichen Beziehungen zu suchen, der Wahn soll illusionäre Wunscherfüllungen befriedigen, um aktiv seine Wahrheit durchzusetzen. So stellt z.B. der Querulantenwahn den Typ eines kämpferischen, aggressiv-gehemmten Menschen dar, ein Beziehungs- und Größenwahn tritt bei dem Typ des sensitiven Paranoiden ein (121).

Die gestörten zwischenmenschlichen Beziehungen der Patienten sind durch starke Ambivalenzen, Mißtrauen und Unsicherheit gekennzeichnet, so daß verunsichernde Situationen, insbesondere akute Belastungssituationen, zum Ausbruch der paranoiden Symptomatik führen. Aus psychoanalytischer Sichtweise sind entsprechend entwicklungspsychologische Störungen für die Entstehung eines Wahns zu vermuten. Als vereinfachte Hypothese können z.B. verunsicherte Elternbeziehungen für die Entstehung eines Abstammungswahnes vermutet werden.

Durch Verläßlichkeit und Einheit zwischen Verhaltensweisen und Gefühlen der Bezugsperson kann ein rudimentäres Ich in der Entwicklung von unreifen Ich-Funktionen unterstützt werden. Angst ist ein Motor für Ich-Entwicklung, das Ich versucht, sich und das Objekt zu integrieren. Zur weiteren Entwicklung des Ichs gehört der Vorgang der Spaltung, das Objekt wird in ein gutes und ein böses Objekt gespalten, damit Frustationen (Unlusterleben) bewältigt werden können. Der entwicklungspsychologisch übliche, objektpsychologische Vorgang beim Säugling wird etwas mißverständlich als paranoid-schizoide Position (335) bezeichnet. Wenn gutes und böses Objekt zu weit durch nicht mehr zu bewältigende Frustrationen auseinanderliegen, wird die Ich- und Objektintegration verhindert. Entsprechende Störungen in der frühesten Kindheit führen zu fehlendem Urvertrauen (157) mit einem resultierenden Unsicherheitsgefühl des Erwachsenen. Bei der paranoiden Psychose bedeutet der Wahn einen Syntheseversuch als Schutz gegen die drohende Fragmentation des Ichs, um starke intrapsychische Gegensätze mit entstehender Wahnspannung zu bearbeiten.

Durch den paranoiden Mechanismus (297) tritt meist eine relative Ich-Stärke ein, gegenüber den schizophrenen Psychosen sind die Ich-Grenzen wesentlich besser erhalten. Am Beispiel der Paranoia ist deutlich erkennbar, daß die Persönlichkeit weitgehend intakt ist, erst ganz allmählich ist die beginnende Ich-Desintegrierung erkennbar.

Bis auf den Eifersuchtswahn lag bei paranoiden Psychosen kein Hinweis vor, daß ein Zusammenhang mit Alkoholismus besteht. Als prädisponierende Faktoren für paranoide Störungen werden Taubheit, Ein- oder Auswanderung oder andere schwere Belastungen angegeben (142).

Die fehlende Disposition zum Alkoholismus läßt sich psychodynamisch mit dem paranoiden Mechanismus, besonders mit der Möglichkeit der Außenprojektion, der beschriebenen relativen Ich-Stärke sowie der meist eher rigiden Über-Ich-Normen erklären. Solche Mechanismen schützen dagegen, daß Alkohol zur Vernichtung von bösen Introjekten und regressiv-autosadistischen Tendenzen mit der Gefahr der Selbstzerstörung gebraucht wird. Die gemeinsame Prävalenz paranoider Störungen und Alkoholismus ist selten.

Paranoide Psychosen mit wahnhafter Eifersucht treten relativ häufiger auf (142). Männer sind häufiger als Frauen betroffen, als besondere Wesensmerkmale sind Unsicherheit und Unreife vorhanden. Bei ca. 50 % der Fälle liegt eine Alkoholproblematik vor (497). Deutlich wird der Mechanismus der Projektion, der Eifersuchtswahn wird auf das gewählte Objekt projiziert. Bei oft bestehender Liebesunfähigkeit handelt es sich nicht um eine besondere Form der Liebe, der eifersüchtige Patient projiziert Schuldgefühle und eigene latente sexuelle Wünsche wie Untreue oder Homosexualität auf den Partner (164). Außerdem werden Ängste um nachlassende Potenz (»Kastrationskomplex«) vermutet, so daß die Patienten sich sexuell beweisen müssen. Beim alkoholischen Eifersuchtswahn kommt es dann oft zu betonter Sexualität oder Hypersexualität (s. auch Kap. 4.4.3.3.).

Bei Kombination von Alkoholismus und einer paranoiden Psychose mit Verfolgungs- und Beziehungsideen ist eine differentialdiagnostische Abgrenzung zu einer Alkoholpsychose notwendig. Die umstrittene Existenz einer paranoiden Alkoholpsychose (Alkoholparanoia) wird gegenüber früherer Literatur zunehmend verneint. Meist handelt es sich um atypische Verlaufsformen einer chronischen Alkoholhalluzinose, mißtrauische, sich zurückziehende und kontaktgestörte Personen könnten prädisponiert sein.

4.9.3. Reaktive Psychosen (ICD 298)

Diese Rubrik sollte sich nur auf eine kleine Gruppe von Psychosen beziehen, die andersweitig nicht klassifizierbar sind. Es handelt sich um nichtorganische, kurzdauernde Psychosen (üblicherweise unter zwei Wochen), vor deren Ausbruch haben keine zunehmenden psychopathologischen Symptome bestanden. Als auslösender Hauptfaktor muß eine psychosoziale Belastung erkennbar sein. Dazu können reaktiv depressive Psychosen gehören, die z.B. nach Belastung durch einen Todesfall vorkommen. In die Rubrik gehört das Auftreten von reaktiven Psychosen in der Haft, nach Isolation z.B. durch Ein- oder Auswanderung sowie das Auftreten von vielen Wochenbettpsychosen.

Obwohl das Auftreten von psychotischen Symptomen zu formalen Denkstörungen (wie Inkohärenz), Wahnideen, Halluzinationen sowie verändertem, desorganisiertem oder katatonem Verhalten mit erheblichem Leidensdruck und Angst führen kann, lagen keine Hinweise vor, daß reaktive Psychosen zur Entwicklung einer Alkoholabhängigkeit prädestinieren.

Das könnte erklärlich sein aus der kurzen Zeitdauer der reaktiven Psychose mit passagerer Ich-Desintegrierung sowie wegen der realen Bedingungen mit anschließender vermehrter Fürsorge z.B. durch Krankenhaus, Familie, Behörde oder Umwelt. Reaktive Psychosen treten überwiegend bei der Altersgruppe der Adoleszenten und der jungen Erwachsenen auf.

Reaktive Psychosen bestehen als Form intrapsychischer Konfliktbearbeitung (z.B. nach Verlust/Trauer) mit einer akuten Phase der psychischen Desorganisation und Verzweiflung, jedoch kommt es zu einer raschen und guten psychischen Reorganisation. Sie stehen damit im Gegensatz zu einer chronischen Konfliktbearbeitung wie bei einem pathologischen Trauerprozess (91).

5. Suizidalität, Destruktivität und Alkoholismus

5.1. Epidemiologie

Im Anhang III der 9. Revision der ICD führt die E-Klassifikation (Schlüsselnummern E 950–E 958) die Gruppe der Suizidmöglichkeiten (»Selbstmorde«) und der Selbstbeschädigungen auf.

Nach dem Rückgang der Verkehrsunfallziffern stellen Suizide die häufigste, nichtsomatische bzw. nichtnatürliche Todesursache in der Bundesrepublik Deutschland dar. Jährlich sterben ca. 13–14.000 Menschen durch Suizid (83, 239). Von den durch Suizid ums Leben gekommenen Menschen litten ca. 20 % der Männer und ca. 5 % der Frauen an Alkoholismus – das entspricht ca. 2.500–3.000 Suizidtoten, die an Alkoholismus litten (83, 665).

Mit der Entwicklung der »Wohlstandsgesellschaft« seit Anfang der 50er Jahre bis Anfang der 80er Jahre ist ein Anstieg der Gesamtsuizidzahlen nachweisbar, im Vergleich der Zeiträume von 1951–1960 sowie 1974–1983 ergab sich ein Anstieg der Suizidraten für Männer plus 11,8 % und für Frauen plus 14,1 % (239). Die Häufigkeit der Suizide zeigt im Vergleich mit der Normalbevölkerung eine 22 mal höhere Suizidrate bei Alkoholikern (540), die höhere Suizidrate wird je nach Literatur zwischen 8–75 mal höher angegeben (168). Die allgemeine Häufigkeit der Suizide steigt deutlich nach dem 60. Lebensjahr (135, 427) an, während bei Alkoholismus der Altersgipfel der Suizide zwischen 30 und 45 Jahren liegt (83, 239, 540).

Das Lebenszeitrisiko, durch Suizid zu versterben, ist in der Bundesrepublik Deutschland für Männer ca. 2,3 mal größer als für Frauen. Bei Männern und mit zunehmendem Alter steigt der Anteil harter Suizidmethoden wie Sich-Erhängen oder -Erschießen (239). Im Alkoholrausch kommt es vermehrt zu plötzlichen Suizidimpulsen mit erheblicher autoaggressiver Intensität, gehäuft treten Schnittverletzungen wie gefährliche Stiche in die Herzgegend, Kopfschußverletzungen und Stürze in die Tiefe auf, Vergiftungen mit z.B. im Haushalt erreichbaren Pflanzenschutzmitteln, Säuren oder Reinigungsmitteln sind häufig (83). Bei impulsartigen Suizidhandlungen benutzen männliche Alkoholkranke viel seltener Tabletten, 70 % der impulshaften Suizidhandlungen geschehen unter direktem Alkoholeinfluß. Ein Suizid mit Medikamenten als »weiche« Suizidmethode wird von weiblichen Alkoholikern bevorzugt. Männliche Alkoholiker, die einen Suizid mit Medikamenten beabsichtigen, haben vermehrt eine Lebensbilanz gezogen und im nüchternen Zustand den Suizid vorgeplant (83).

In der Bevölkerung wird die Häufigkeit der Relation von Suizid zu Suizidversuch (Parasuizid) für die männliche Bevölkerung um 1:10 und für die weibliche Bevölkerung um 1:30 angegeben. Neben dem Geschlecht ist die Relation Suizid zu Suizidversuch stark abhängig von der Altersgruppe. Bei männlichen Jugendlichen und Heranwachsenden bis zum 20. Lebensjahr beträgt das Verhältnis Suizid zu Suizidversuch ca. 1:12 (unterschiedliche Angaben von 1:0,8–1:63), dagegen 1:39 (unterschiedliche Angaben von 1:4–1:165) für die entsprechende weibliche Altersgruppe (239).

Mit dem Alter tritt eine starke Verschiebung der Relation Suizid:Suizidversuch auf 1:2 für vereinsamte alleinstehende Männer ein (135). Alleinstehende Männer ab etwa 65. Lebensjahr begehen ca. zwei- bis dreimal häufiger als die 20–24jährigen Männer Suizid (239). Zwischen Suizid und Suizidversuch zeichnen sich tendenziell Unterschiede ab (349).

Suizidversuch (Parasuizid): Vermutlich in den letzten Dekaden angestiegen, jetzt in der Häufigkeit sistierend. Häufiger bei Frauen auftretend, meist unter 45 Jahren. Vermehrt bei Geschiedenen und Ledigen, häufiger in der Unterschicht und in Städten sowie bei Arbeitslosigkeit. Keine jahreszeitliche Abhängigkeit. Gestörte Kindheit (Broken-home), häufig Persönlichkeitsstörung. Suizidrisiko unter Belastungssituationen, Depression und Alkoholismus höher.

Suizid: Seit Jahrzehnten Zunahme, häufiger bei über 45jährigen, Geschiedenen, Ledigen und Verwitweten, häufiger in Städten. Suizide werden gefördert durch Arbeitslosigkeit, Berentung und wahrscheinlich durch körperliche Krankheiten. In Kriegszeiten niedrigere Suizidhäufigkeit. Saisonale Betonung im Frühling. Gestörte Kindheit (Broken-home) üblich. Keine spezielle Persönlichkeitsstörung, bei affektiven Erkrankungen und Alkoholismus vermehrt auftretend.

Bei Suizidhandlungen ist der Einfluß von Suchtmitteln erheblich, in einem nach Zufall ausgewählten Kollektiv gaben 84% der Untersuchten den Einfluß von Suchtmitteln an. Bei zu berücksichtigender Kombination von Suchtmitteln gaben 70% der Untersuchten den Einfluß von Alkohol, 25% von Medikamenten und 5% von Rauschdrogen an. 36% der Untersuchten wären ohne Suchtmittel nicht in der Lage gewesen zur Suizidhandlung, 45% gaben eine Erleichterung bei der Suizidhandlung an.

Als häufigste Motive des Suizidversuches (540) gaben Frauen an: Verzweiflung, Einsamkeit oder Angst waren unerträglich (32,7%), unlösbare Probleme mit dem (Ehe-) Partner (28,6 %), die Unfähigkeit, mit der Sucht/Drogenabhängigkeit fertig zu werden (17,4 %). Männer gaben an: Unlösbare Probleme mit dem (Ehe-) Partner (27,1 %), unerträgliche Verzweiflung, Einsamkeit oder Angst (25,9 %), die Unfähigkeit, mit der Sucht/Drogenabhängigkeit fertig zu werden (22,8 %).

In derselben Untersuchung wurde angegeben, daß Süchtige mit Suizidversuch durchschnittlich zwei Jahre jünger in eine Behandlung kommen als andere Suchtkranke. Es ist anzunehmen, daß sie die Suchtkarriere früher begonnen haben, da die Mißbrauchsdauer zwischen Suchtkranken ohne und solchen mit Suizid keine wesentlichen Unterschiede zeigte. Für Männer wurde die Mißbrauchsdauer durchschnittlich mit 11,5 Jahren angegeben, dagegen bei Frauen nur mit ca. acht Jahren (540).

5.2. Beeinflussende Faktoren und Anamnese

Ausdrücklich muß auf die Beziehung zwischen Suizid und Suizidversuch (Parasuizid) hingewiesen werden. Der Anteil derjenigen, die einen Selbsttötungsversuch wiederholen, soll bei ca. 20–30 % liegen (241). In anderer Literatur wird der gleiche Prozentsatz der Wiederholungsrate sogar für einen Zeitraum von innerhalb zwölf Monaten angegeben (349). Es ist notwendig, zu klären, ob frühere Suizidversuche stattgefunden haben. An frühere krisenhafte Situationen können Patienten sich oft nicht erinnern, da als Abwehrleistung erhebliche Verdrängungsmechanismen vorliegen.

Unter der Definition Suizidversuch werden unterschiedliche Handlungen eingereiht, zum Teil auch selbstschädigende Handlungen, bei denen objektiv und subjektiv keine tödliche Wirkung intendiert wurde – das gilt vermehrt für Suizidversuche mit »appellativem« Charakter. Bei der Erfassung von Suizidversuchen gibt es einige Unschärfen, je weniger ein Suizidversuch als »ernsthaft« beurteilt wurde, um so geringer ist auch die Erfassungswahrscheinlichkeit. Auch wurde wiederholt die Hypothese vertreten, daß die Dunkelziffern für Suizidversuche in höheren sozialen Schichten höher seien. Patienten der Unterschicht dagegen seien unterpräsentiert, weil sie häufiger Ärzte meiden (239).

Die Familienanamnese muß auf Suizide und Suizidversuche befragt werden, dazu gehört auch das Explorieren von affektiven Störungen in der Familie. Außer in der Familie muß nach suizidalen Handlungen bei Freunden oder in der nahen Umwelt gefragt werden, da Suizide anderer Personen induzierenden Charakter haben können.

Eine gestörte Kindheit, besonders unter einer Broken-home-Atmo-sphäre beeinflußt die individuelle Entwicklung. Vereinfachend kann gesagt werden, daß eigenes Urvertrauen und Selbstwertgefühl beeinträchtigt werden bei eher mißtrauischer paranoider oder depressiver Position gegenüber der Umwelt. Familienanamnestisch ist Alkoholismus der Väter deutlich überrepräsentiert. Bei juvenilen Straffälligen wird eine Broken-home-Situation von 60 % gefunden, Deliquente mit Suizidversuchen kommen noch häufiger aus einer Broken-home-Situation (434). Ergänzend kann angemerkt werden, daß je nach Untersuchung zwischen 15 %–27 %, bei Schwerverbrechen sogar 43 % der Delinquenten unter Alkoholismus leiden, die Suizidrate von haftentlassenen Alkoholikern soll 75–85 mal höher als im Durchschnitt sein (434).

Fehlende tragfähige Bindungen und Überzeugungen, z.B. an eine Religion sind weniger günstig. Bereits zur Jahrhundertwende wurde beschrieben, daß eine Bindung an die katholische Konfession gegenüber der evangelischen Konfession zu weniger Suizidversuchen führen soll, im Süden Deutschlands soll die Suizidquote geringer sein (152). Im Streben nach festen religiösen, ideologischen, ethischen und sozialen Bindungen liegt die Möglichkeit der Identifikation. Damit ist die Hoffnung verbunden, sich einer Gruppe zugehörig zu fühlen. Langjährige zwischenmenschliche Schwierigkeiten führen zur Minderung des Selbstwertgefühles, welches oft über auffällige projektive Mechanismen stabilisiert wird. Dazu dient auch, frühere hochgradige Ambivalenzen gegenüber Liebesobjekten zu vergessen oder zu vermeiden.

Mit einer neuen Partnerschaft wird häufig eine Versuchungs-/Versagungssituation angelegt mit dem Wunsch nach Passivität, Abhängigkeit und Versorgung. Entsprechende Alkoholiker suchen in der Ehefrau häufig mehr mütterliche Zuwendung und Befriedigung als die durchschnittliche oder normale Frau geben kann. Deshalb entstehen Enttäuschungen, häufig entwickelt oder verstärkt sich Alkoholabusus nach Beginn einer festen Beziehung oder einer Ehe (419). Die Krisen zwischenmenschlicher Beziehungen zeigen unter Alkoholeinfluß immer mehr aggressive Verhaltensweisen. Dagegen fällt auf, daß aus dem Verlust von Beziehungen, die oft vorher weniger wichtig waren, betont heftige Enttäuschungen resultieren. Bei diesen Verlusten stellt sich die Schuldfrage weniger, da die Liebesobjekte z.B. schicksalsbedingt (Tod, Aussiedlung u.a.) verlorengingen. Im Gegensatz zu projektiven Haßgefühlen bei Verlusten, z.B. durch Trennungen nach Streit kommt es zu einer narzißtischen Identifizierung mit den Personen, um sie nicht aufgeben zu müssen. Die Angst vor Verlust verhindert dann die Realitätsannahme, Enttäuschungen zeigen vermehrt reaktive Trauervorgänge mit angstneurotischen und hypochondrischen Symptomen und gesteigertem Alkoholismus (91). Alkoholiker zeigen bei deutlichen Schwankungen des Selbstwertgefühles zwischen Minderwertigkeit und Selbstüberschätzung häufig sexuelle Ängste und Schuldgefühle. Kompensatorische Vorgänge sind in häufig wechselnden Beziehungen (auch mit Hypersexualität), Eifersucht oder in Vorurteilen gegenüber dem anderen Geschlecht und Minderheiten wie Homosexuellen angelegt.

Durch die Kombination von Alkoholismus mit anderen psychischen Erkrankungen kommt es zu einem deutlichen Anstieg des Suizidrisikos, affektive Psychosen weisen dabei das höchste Suizidrisiko auf. Als weitere Risikogruppen können die schizophrenen Psychosen, jedoch auch bestimmte Persönlichkeitsstörungen (z.B. frühe und narzißtische Störungen) gelten. Das Suizidrisiko bei Anorexia nervosa soll ca. 20 mal über der Durchschnittbevölkerung liegen – bei »chronifizierten« Anorektikerinnen und Bulimiepatientinnen konnte ich die Entwicklung von Alkoholismus öfter explorieren.

Der Einfluß von körperlichen Erkrankungen auf die Suizidalität von Alkoholikern muß berücksichtigt werden. Allgemein wird das Suizidrisiko von Krebskranken unterschiedlich beurteilt (239). Chronische Schmerzzustände oder schwere körperliche Behinderungen fördern Alkoholismus und die Suizidgefahr.

Als wichtige Beurteilungsgröße des Suizidrisikos muß die Suchtanamnese herangezogen werden. Die Entwicklung des Alkoholismus läßt sich mit den Verlaufsphasen nach Jellinek (300) etwas vereinfachend, jedoch brauchbar beurteilen. Die kritische Phase wird durch das Erleben des Kontrollverlustes gekennzeichnet, zunehmend treten Phasen von Deprimiertheit wegen Niederlagen (Rückfällen) bei nicht durchgehaltener Alkoholabstinenz ein. Das Verhalten wird durch die starken Schwankungen des Selbstwertgefühls beeinflußt, resultierend treten Probleme in Beziehungen, im Beruf sowie in der Umwelt auf.

Zunehmend stellt sich aggressives Verhalten, aber auch Selbstmitleid ein, das Suizidrisiko steigt. Die Entwicklung des oft langfristigen Alkoholismusprozesses muß unbedingt eingeschätzt werden sowie der damit verbundene Leidensdruck. Das gilt auch für die körperliche Abhängigkeit, die somatischen Folgeerkrankungen sowie die Entwicklung der chronischen Phase mit dem Zusammenbruch des Erklärungssystems und der Abwehrmöglichkeiten. Die Suchtanamnese gibt Hinweise auf das aggressive Potential sowie die Entwicklung destruktiver Selbstzerstörung. Zusammenhänge mit den substanz- und/oder nichtsubstanzgebundenen Suchtformen und Suchtverlagerungen müssen berücksichtigt werden (s. Kap. 4.7.).

5.3. Reale und aktuell-soziale Faktoren

Ein geschlechts- und altersspezifischer Einfluß auf das Suizidrisiko ist bereits angesprochen worden, ältere Personen haben im allgemeinen zwar ein höheres Suizidrisiko, bei Alkoholikern liegt das höchste Suizidrisiko jedoch im vierten und fünften Lebensjahrzehnt.

Damit besteht ein Unterschied zu dem steilen Anstieg des Suizidrisikos ab dem ca. 65. Lebensjahr in der Durchschnittsbevölkerung. Daß Alkoholiker im höheren Alter nicht überrepräsentiert sind, läßt sich z.T. mit der deutlich verkürzten Lebenserwartung erklären, die für chronische Alkoholiker um 23 Jahre verkürzt sein soll.

Der Gipfel des Suizidrisikos zwischen dem vierten und fünften Lebensjahrzehnt resultiert auch aus dem Anpassungsproblem und dem sozialen Abstieg von Alkoholikern. Der Familienstand in der Bevölkerung zeigt bei den Geschiedenen das höchste Suizidrisiko, es folgen Verwitwete, Ledige, das geringste Risiko besteht bei verheirateten Personen (424). Unter den Geschiedenen sind Alkoholiker überrepräsentiert, Alkoholismus ist ein häufiger Scheidungsgrund. Die durch den Partner veranlaßte Scheidung stellt eine erhebliche narzißtische Kränkung dar, der Verlust des Partners führt häufig zu schweren depressiven Reaktionen und Anpassungsstörungen. Vermehrter Alkoholkonsum soll den Gefühlskonflikt der Ambivalenz zwischen Haß und Liebe sowie den Schmerz über den Verlust des Partners erleichtern (»ertränken«).

Eine Scheidung ist häufig Anlaß und ein wesentlicher Schritt in Richtung Alkoholismus. Der Verlust des Ehepartners gehört zu den schwerwiegenden »life events«, aber eine nicht unwesentliche Einflußgröße für vermehrte »life events« muß direkt im Alkohol gesehen werden (56). Das könnte z.B. ein alkoholbedingter Unfall sein oder der Tod durch Alkoholfolgeerkrankungen des Ehepartners. Der Verlust des Ehepartners kann als alkoholismusfördernd angesehen werden, der Tod des Ehemannes oder Scheidung führt bei Frauen anscheinend häufiger zur Entwicklung von Alkoholismus (53).

Im Berufsstand und in der Arbeitslosigkeit ist eine weitere Einflußgröße auf das Suizidrisiko enthalten (s. auch Kap. 2.1). Zu den »High-risks« – Berufen für Alkoholismus gehören die Gastwirte, Restaurantpersonal hat gegenüber der Normalbevölkerung ein erhöhtes Suizidrisiko (223, 523). Das Suizidrisiko zeigt für Berufsgruppen Abweichungen, z.B. haben Ärzte ein besonders hohes Suizidrisiko, während es bei Theologen niedriger ist (239).

Zumindest ab der kritischen Phase des Alkoholismus (300) ist die Arbeitsfähigkeit beeinträchtigt, wegen des Alkohols wird der Arbeitsplatz gekündigt oder selbst aufgegeben.

Die Alkoholikeranamnese ist durch zunehmende, häufige Stellenwechsel gekennzeichnet, die selbstakzeptierte Bereitschaft, den Arbeitsplatz fallen zu lassen, führt zu immer kürzeren Tätigkeiten oder Arbeitsversuchen und längeren Pausen der Arbeitslosigkeit. Die fehlenden Kontakte und die Strukturierung durch die Arbeit führen dazu, daß sich das Verhalten noch mehr auf den Alkohol ausrichtet. Langfristige Arbeitslosigkeit beeinflußt die Suizidalität, besonders wenn ein beruflicher Abstieg eingetreten ist.

Neben den Verlusten von Partnerschaft, Kontakten und Arbeit wird die soziale Isolation durch reale Faktoren wie Verschuldung erheblich beeinflußt. Die durch den Alkoholismus beeinträchtigte Arbeitsfähigkeit führt zu geringerem Einkommen oder Arbeitslosigkeit, »typische« Schulden entstehen durch Scheidung, nicht gezahlte Alimente und früher leichtfertig aufgenommene Kredite u.a. Ein entstandener Schuldenberg ist häufig ein wichtiger realer Grund für die Hoffnungslosigkeit von Alkoholikern. Dieser wichtige Einflußfaktor auf das Suizidrisiko muß erfragt und geklärt werden. Eine realitätsnahe Therapie muß mit Sozialtherapie (Fürsorgearbeit) durchgeführt werden einschließlich z.B. der Hilfe für einen Schuldentilgungsplan, der gegebenenfalls veranlaßt, daß häufige, überteuerte Kredite von Teilzahlungsinstituten abgelöst werden.

Die fehlenden finanziellen Mittel führen für den Alkoholiker zu Schuldgefühlen und gestörtem Selbstwertgefühl, wenn z.B. Pfändungen stattfinden oder bekannte Personen Geld fordern. Die soziale Isolation nach Scheidung und Verlust der Arbeitsstelle verstärkt sich durch die fehlenden Geldmittel, Besuche in Gastwirtschaften zur Kontaktsuche werden immer weniger bezahlbar.

In Geldknappheit ist der wichtigste Zusammenhang zwischen Alkoholismus und Kriminalität zu sehen, 35 % der chronischen Alkoholiker werden kriminell, üblicherweise wegen leichter Delikte wie Diebstähle (434). Die leichteren Delikte der Alkoholiker sind gekennzeichnet durch Wiederholungen und erneute Verurteilungen. Typische (orale) Diebstahlsobjekte sind dann Spirituosen oder Nahrungsmittel, die sich der Alkoholabhängige finanziell nicht mehr leisten kann. Die Patienten mit fortgeschrittener Alkoholabhängigkeit, meist in der chronischen Phase, haben wegen der psychischen und somatischen Abhängigkeit einen inneren, nicht mehr beherrschbaren Drang nach Alkohol und befürchten, daß die körperliche Entzugssymptomatik eintreten kann. Die Wiederholung von leichteren Straftaten wie Diebstahl führt zu dem Verlust von Bewährungszeiten. Wegen wiederholtem Diebstahl kommt es oft zu empfindlichen Freiheitsstrafen. Der Strafantritt bedeutet einen erzwungenen, nicht beabsichtigten Alkoholentzug.

Die Frage von anstehenden Haftstrafen oder Gerichtsprozessen muß geklärt werden, da sie von Einfluß auf das Suizidrisiko sein können. Das gilt auch für Patienten, die bisher keinen Alkoholabusus betrieben haben oder am Anfang der Entwicklung zum Alkoholismus stehen. Als Beispiel können Patienten gelten, die unter Alkoholeinfluß schwere Verkehrsunfälle z.B. mit Todesfolge verursacht haben.

In der Gruppe der Patienten mit impulsiv gestörtem Verhalten tritt neben impulsivem Agieren und autoaggressivem Verhalten auch impulsiv aggressives Verhalten gegenüber anderen Menschen vermehrt auf. So kommt es unter Alkoholeinfluß im Rahmen von Streitigkeiten zu schweren Körperverletzungen oder Totschlägen. Neben der realen Angst vor dem Gerichtsprozeß und der Verurteilung ist mit schwerer Gewissensangst (als Schuldgefühle) der Patienten zu rechnen, diese Einflußfaktoren auf das Suizidrisiko sind zu berücksichtigen.

5.4. Psychischer Status und somato-physiologische Faktoren

Suizidhandlungen bei Alkoholikern erfolgen zu 70 % direkt unter Alkoholeinfluß, dadurch wird die Beurteilung des psychopathologischen Befundes erheblich schwieriger. Besonders Störungen der Affektivität, des Antriebes und psychomotorische Auffälligkeiten sind wegen des Alkoholeinflusses erschwert beurteilbar. Unter Alkoholeinfluß stattfindende Suizidhandlungen sind meist ungeplant, resultieren aus Suizidimpulsen mit Tendenz zum autoaggressiven Agieren. Die bisherigen intrapsychischen Abwehrmechanismen versagen, so daß auf destruktive oder irrationale Reaktionsmuster zurückgegriffen wird. Dazu gehören impulshafte ungesteuerte Aggressivität, sinnlose Flucht, das Gefühl von Hilflosigkeit, Angst oder Panikattacken. Unter Alkoholeinfluß sowie dem affektiven Erleben ist eine sofortige differenzierte Suizidanamnese oft nicht möglich und sollte situativ angepaßt vervollständigt werden.

Die konsumierte Alkoholtrinkmenge und gegebenenfalls einwirkende andere Substanzen wie Medikamente sind primär und sofort zu explorieren zur Klärung des Intoxikationsgrades sowie des Zeiteinflusses.

Dadurch lassen sich etliche Hinweise gewinnen, z.B. tritt unter abnehmender BAK häufig eine depressive Verstimmung (»Moralischer«) auf. Zu berücksichtigen ist, daß auch ohne direkten Alkoholeinfluß der Anteil der Alkoholiker mit depressiven Verstimmungen sehr hoch ist, bei männlichen Alkoholikern traten in 70–98 % der Depressionsfragen entsprechende Befunde auf (168). Deshalb ist es unter erstmaliger

Kontaktsituation mit suizidgefährdeten Alkoholikern noch schwieriger, eine Unterscheidung zwischen einer langfristigen depressiven Entwicklung, z.B. einer depressiven Persönlichkeitsstörung, und einer depressiven Psychose zu treffen.

Einige biochemische Verfahren zeigen Korrelationen zur Depressivität und zur Suizidalität. Der Dexamethason-Suppressions-Test (DST) zeigt bei endogenen Depressionen den ausbleibenden Suppressionseffekt. Mit der Schwere der depressiven Erkrankung kommt es zu einer positiven Korrelation der Urinausscheidung von C-17-Kortikosteroiden, ein Plasmahormonspiegel von über 20 µg% stellt eine erhöhte Suizidgefahr dar (134). Alkoholismus bedeutet eine deutliche Störgröße, speziell durch die somatischen Alkoholfolgekrankheiten.

Zwischen Suizidalität und der Konzentration von Hydroxyindolessigsäure gibt es Zusammenhänge, besonders niedrige Konzentrationen gab es bei Patienten, die harte Suizidversuchsmethoden wählten. Alkohol bedeutet eine erhebliche Störgröße, zu den vielfältigen Untersuchungsergebnissen gehört, daß alkoholabhängige Mörder eine signifikant höhere 5-Hydroxyindolessigsäure-Konzentration haben als nicht alkoholabhängige Mörder. Deren Werte waren ähnlich der niedrigen Konzentration von suizidalen Patienten (241). Die biochemischen Methoden bedeuten für den klinischen Alltag zur Zeit keine relevanten Entscheidungshilfen, besonders nicht für die Aufnahmesituation und bei der Verbreitung des Alkoholismus.

Als wichtiger Hinweis muß der Suizidversuch von 30% der Alkoholiker angesehen werden, welche die Suizidhandlung im nüchternen Zustand durchführen. Meist liegt eine Lebensbilanzierung vor, die Suizidhandlungen sind geplant.

Ein wichtiger Indikator für das Suizidrisiko ist, wie bereits erwähnt, das Vorliegen früherer Suizidversuche sowie aktuelle Suizidhinweise. Es muß damit gerechnet werden, daß die Suizidabsicht bagatellisiert wird. Wichtige Hinweise auf eine Suizidgefährdung sind in einem Abschiedsbrief sowie wiederholten Suizidankündigungen, besonders verschiedenen Personen gegenüber, zu sehen. Ein Hinweis kann auch das Verschenken eines Haustieres oder die Kündigung der Wohnung sein.

Wichtige Hinweise auf das Suizidrisiko sind in den Phantasien und Vorstellungen der Durchführung oder Vorbereitung des Suizides enthalten. Das gilt speziell, wenn z.B. eine Person die Vorstellung eines Tablettensuizid äußert und anfängt, Tabletten zu sammeln. Derartige Beobachtungen müssen mit dem Patienten besprochen und geklärt werden. Es sollte darauf geachtet werden, ob die Patienten vermehrt Rezepte, z.B. für Hypnotika, bekommen haben oder versuchen, bei verschiedenen Ärzten Medikamentenverordnungen zu erreichen. Bei depressiven Patienten und bei Alkoholikern sind Schlafstörungen häufig. Durch den körperlichen Adaptionsprozeß an den Alkohol kommt es zu Störungen von physiologischen Regelvorgängen und biologischen Rhythmen, wegen der Schlafstörungen ist die Gefahr einer Hypnotikaabhängigkeit deutlich erhöht.

Die Regulation von Angst beinhaltet physiologische Abläufe, phylogenetisch hat die Angst Beziehungen zur Bewältigung von Umweltsituationen, die vor allem Aspekte der Gefahr als Realangst enthalten. Zur Bewältigung des Alltages mit der Notwendigkeit von Anpassung, aber auch notwendiger Veränderung, unterliegt die Angst einer gewissen Bereitschaftshaltung, über eine »Arousal«-Reaktion ist eine bessere Gefahrenwahrnehmung und Handlungsreaktion bei Gefahr möglich.

Ein zuviel an Bereitstellungsreaktion, die mit erhöhter Grundangst zu tun hat, stellt eine psychische Belastung dar, Alkohol wird vermehrt zur Angstreduzierung (Anxiolyse) eingesetzt. Deshalb haben angstkranke Patienten neben dem hohen Abhängigkeitsrisiko von angstlösenden Medikamenten, besonders Tranquilizern, eine erhöhte Affinität zu Alkohol. Zusammenhänge mit einem »angstmodulierendem« System zeigen sich beim protrahierten psychischen Alkoholentzugssyndrom. Alkoholiker, die Monate bis mehrere Jahre alkoholabstinent sind, leiden häufig unter paroxysmalen, meist nur einige Stunden anhaltenden und wellenförmig auftretenden psychischen und psychovegetativen Beschwerden (543). Die Beschwerden beeinflussen den Leidensdruck genauso wie die innere Auseinandersetzung mit den Ängsten vor einem erneuten Alkoholrückfall.

Der Leidensdruck von suizidgefährdeten Alkoholikern zeigt häufig Schwankungen, es besteht die Gefahr, daß situativ das Suizidrisiko unterschätzt wird vor belastenden Situationen und durch den aktuellen Alkoholeinfluß.

Zu den Belastungssituationen gehören oft komplexe Abläufe mit Störungen des Selbstwertgefühls. Die Bedeutung von Kränkungen sollte bearbeitet werden, jedoch ist zu berücksichtigen, daß die Kränkungen oft sehr diffus ausfallen sowie erhebliche Schwierigkeiten vorhanden sind, das emotionale Erleben zu verbalisieren – siehe Psychodynamik im nächsten Abschnitt, Kapitel 5.5.

Die Ursachen und der Umfang des Leidensdruckes sind, situativ angepaßt, zu klären. Zentrale Themen des Leidensdruckes sind Gefühle der Depressivität, zum Verständnis der Patienten dienen besonders tiefenpsychologische und psychodynamische Kenntnisse.

Das von Ringel (504) formulierte präsuizidale Syndrom läßt sich zwar öfter mit den Symptomen und der Entwicklung bei suizidgefährdeten Alkoholikern finden, jedoch kommt es durch den Alkoholismus zu

Abweichungen und Besonderheiten. Die wechselnde Alkoholwirkung führt, wie beschrieben, zu starken Schwankungen des affektiven Erlebens, dadurch kommt es vermehrt zu kurzfristigen, oft situativ abhängigen kritischen Momenten. Die Beurteilung der depressiven Entwicklung ist erschwert, da unter direkter Alkoholwirkung die Stimmungslage (toxikomanisch) gehoben sein kann. Weiter kann angemerkt werden, daß sich mit der Entwicklung des Alkoholismus eine zunehmende Einengung im Bereich der Wahrnehmung, des Verhaltens sowie der Abwehrvorgänge finden läßt. Die gestörte Wertwelt führt zur Realitätsflucht. Das Aggressionsproblem läßt sich bei Alkoholismus deutlich finden, dementsprechend führt Alkoholismus zu einem Prozeß der Selbstzerstörung (419). Als mißglückter Versuch der Selbstheilung entwickelt sich Alkoholismus zu einem destruktiven Prozeß, der sich langfristig zu einem protrahierten Suizid entwickelt. Damit ergibt sich eine komplexe Entwicklung über einen Zeitablauf von vielen Jahren oder Jahrzehnten.

Von besonderer Bedeutung ist der Vorgang der Aggressionsumkehr, d.h. daß Aggressionen anstatt in die Umwelt gegen die eigene Person gerichtet werden (195). Im präsuizidalen Syndrom hört der Suizidgefährdete auf, seine Aggressionen gegen die Umwelt zu richten und zu kämpfen, der Rückzug wurde sinnbildlich bezeichnet als »die Ruhe vor dem Sturm«. Bei suizidgefährdeten Alkoholikern läßt sich eine derartige Entwicklung wegen des Alkoholeinflusses häufig nicht erkennen. Alkohol fördert das Auftreten von ungeplanten aggressiven Handlungen, von situativen Begebenheiten hängt es ab, ob die aggressiven Impulse sich gegen die Umwelt oder gegen sich selbst richten.

Von Bedeutung beim präsuizidalen Syndrom sind die Suizidphantasien, die bei suizidgefährdeten Alkoholikern oft sehr wechselnd sind. Mit Abwehrmechanismen wie Verleugnung, Bagatellisierung und Agieren ist zu rechnen.

5.5. Psychodynamische Zusammenhänge bei Alkoholismus und Suizidalität

Wenn Alkoholiker als unbeliebte Patienten gelten (169), dann gilt das erst recht für aggressive Alkoholiker. Dabei wird zu schnell vergessen, wie dicht nebeneinander Aggressivität und Autoaggressivität besonders bei Alkoholikern liegen. Das Projizieren von Aggressionen auf andere bedeutet eine Abwehrleistung, die ein Mindestmaß an Ich-Stärke erfordert und einen relativen Schutz vor Autoaggressivität darstellt. Das für

den Alkoholiker nicht steuerbare aggressive Verhalten stellt unter individualpsychologischer Sichtweise die Kompensation von Minderwertig-
keitsängsten dar. Es handelt sich um verborgene, uneffektive Formen des
Machttriebes. Entsprechend von McClellands Machttheorie (415) kann
Alkohol Macht schaffen, Alkoholismus kann als Form des (männlichen)
Protestes Unterlegenheit kompensieren. Der Alkoholiker ist zum ewigen
Verlierer geworden, er bringt nicht die geforderten Leistungen, kann nicht
mehr adäquat konkurrieren und hat Prestige und Selbstwertgefühl
verloren.

Als wichtiger Wirkmechanismus ist vereinfachend zu sagen, daß die
»Schere« zwischen dem Anspruch nach Stärke (Ideal-Selbst) und schwachem Ich-Gefühl unerträglich auseinanderklafft, der Leidensdruck und
die Minderwertigkeit sollen mit Selbstbehandlung durch Alkohol aufgehoben werden.

Fromm (201) bezeichnet Morde und Suizide als destruktive Handlungen, er beschreibt bei Destruktivität den Zusammenhang und die
Entwicklung aus der Grausamkeit.

Laut psychoanalytischer Triebtheorie bildet sich nach jeder Befriedi-
gung/Abreaktion erneut aggressive Triebenergie, die mit aggressivem
Verhalten in gewissen Zeitabständen abgeführt wird. Dieser Ablauf ist
unvermeidbar, jedoch kann belohnende Befriedigung erlangt werden,
wenn die aggressive Triebenergie in gesellschaftlich akzeptierte oder
gewünschte Bahnen gelenkt wird. Die Sublimierung der aggressiven
Triebenergie führt zu sozialer Anerkennung, z.B. durch Erfolg im Beruf
oder in sportlicher Konkurrenz.

Dagegen besagt die häufig zitierte Frustrations-Aggressions-Theorie
(145), daß Aggressionen Folge von Frustrationen sind, die immer zu
Formen von Aggressionen führen, zu denen auch suizidales Verhalten
gehört. Die Überprüfung dieser Hypothese zeigte aber, daß sich nicht
jedes aggressive Verhalten durch vorherige Frustrationen erklären läßt.
Der Ansatz der Frustrations-Aggressions-Therorie wurde jedoch modifiziert und durch psychoanalytische und lerntheoretische Inhalte erweitert.
Frustrationen führen zu Angst, die Frustrationsangst bedeutet triebtheo-
retisch die Angst, Unlust zu erleben. Lerntheoretisch werden dagegen
bestimmte gefühlsmäßige Einstellungen konditioniert, wenn negative
Gefühle und Unlust mit bestimmten Reizen in Form von Personen,
Objekten und Situationen verknüpft werden (666).

Zur Bewältigung negativ erlebter Gefühle wie Angst, Ärger, Wut,
Scham, Trauer, Unsicherheit werden bestimmte Verhaltensweisen erlernt.
Wichtig ist dabei das Vermeidungslernen, klassisches und instrumentelles
Lernen spielen eine wichtige Rolle beim Aufbau des Aggressionspoten-
tials und bei bestimmten aggressiven Verhaltensweisen in verschiedenen

Situationen. Gerade bei Alkoholikern fällt die geringe Frustrationstoleranz auf. Unlust kommt rasch auf, auf geringe Enttäuschungen wird bereits heftig reagiert. Die durch das eigene Gewissen geförderte Selbst-Unzufriedenheit führt bei Alkoholikern häufig zu einem erlernten Verhalten mit Vermeiden, anstatt die Realität und die Lebenskonzeption zu verändern. Wenn Schuldzuweisungen und Aggressionen nicht mehr auf die Umwelt gerichtet (projiziert) werden können, wird das aggressive Potential autoaggressiv wirksam.

Zusammenhänge mit interaktionellen Mechanismen von Angst und Aggressivität können vermutet werden, im Destruktionstrieb und im Willen zur Macht wird gegenüber anderen (Objekten) ein narzißtischer Gewinn möglich. Freud stellte selbst die eigene Annahme, daß der Sadismus ein Partialtrieb des Sexualtriebes ist, in Frage und sah eine Beziehung zum Todestrieb (196). Freud hat beschrieben, daß der Sadismus eigentlich ein Todestrieb ist, der durch den Einfluß der narzißtischen Libido vom Ich abgedrängt wurde und erst am Objekt zum Vorschein kommt (447). Zu den ökonomischen Gründen der Aggressivität gehört die Angstabwehr. Das sollten die Therapeuten und die Kontaktpersonen des aggressiven Alkoholikers verstehen, dann werden rasch eigene Ängste und Unsicherheiten bewußt, die in der Gegenübertragung, besonders auch bei autoaggressiven und suizidgefährdeten Alkoholikern, aufkommen. Das sogenannte »Streitsuchen« gehört zu den ineffektiven, erlernten Bewältigungsstrategien, so daß Ängste z.B. durch projektive Schuldzuweisungen und Haßgefühle einschließlich kontraphobischem Verhalten abgewehrt werden können.

Die Genese der Verhaltensmuster bei Ängsten und Aggressionen läßt sich vor allem in der frühen Kindheit finden. Schwache, in der eigenen Identität unsichere Väter sind oft selber Alkoholiker gewesen, neben weichen Seiten neigten sie zu impulshaftem, gewalttätigem und sadistischem Verhalten. Dadurch werden frühzeitig Verhaltensweisen durch Modellernen geprägt, identifikatorische Vorgänge finden statt (518). Häufig zeigen dann die Mütter gegenüber ihren Ehemännern eine vorwurfsvoll-feindliche und entwertende Haltung, die sich für die Entwicklung der geschlechtlichen Identität des Kindes negativ auswirkt. Wenn es zu einer gestörten Objektbeziehung kommt, z.B. durch unberechenbares, unzuverlässiges, verwöhnend-einengendes oder irrational-archaisches Verhalten, wird mit der Enttäuschung über die Mutter die auf bewußter Ebene meist strikt negierte Identifikation mit dem Aggressor, dem aggressiven Vater, wahrscheinlicher. Als weiterer wesentlicher Abwehrmechanismus der früheren Konflikthaftigkeit mit dem Primärobjekt ist ein stark geschöntes, kindliches Mutterbild (idealisierte Mutter-Imago) mit entsprechender Deckerinnerung zu nennen.

Die Schwierigkeiten der Alkoholiker, Ängste zu ertragen und der Wunsch nach Verdrängung von Ängsten hat oft entwicklungspsychologische Ursachen, die durch die gestörte Familienstruktur der Kindheit wesentlich beeinflußt werden. Die Fähigkeit, das affektive Erleben zu verbalisieren, ist unzureichend entwickelt, sie haben Schwierigkeiten, bei Bewältigung von Problemen vielseitiges Erleben und Phantasietätigkeit zu entwickeln. Die Störung wurde als Hyposymbolisation (694) bezeichnet. Auch andere Autoren stellten Überlegungen zur mangelnden sprachlichen Bewältigung von Affekten an (356), es wurde darauf hingewiesen, daß bei Problemen anstatt der Selbstverarbeitung auf projektive Mechanismen zurückgegriffen wird. Theoretisch ist nicht eindeutig, ob es sich bei der Hyposymbolisation um einen Defekt im Ich oder um eine besondere Form von Abwehrmechanismus gegen Reizüberforderung handelt (393).

Es bestehen Zusammenhänge zu Theoriekonzepten der Psychosomatik: Durch die psychosomatische Regression wird eine Ich-Regression auf ein primitives Abwehrsystem eingegangen, mit aggressiven und autodestruktiven Tendenzen (94). Während der Neurotiker mit seinem Innenleben in enger Verbindung steht, fehlt dem Psychosomatiker die Fähigkeit zu Phantasien und sprachlicher Ausdrucksmöglichkeit, er ist von seinem Unbewußten abgeschnitten. Solche fehlenden Fähigkeiten wurden vereinfachend und global unter der Annahme der Affektabwehr in dem Alexithymiekonzept abgehandelt. Obwohl psychosomatisch Kranke in der Unterschicht überrepräsentiert sind, soll es sich bei der gestörten Symbolisationsfähigkeit, besonders bei der fehlenden sprachlichen Ausdrucksmöglichkeit von Affekten, nicht um ein besonderes schichtspezifisches Problem handeln (484).

Trotz der bisher beschriebenen Abwehrmechanismen wird zunehmend die Angstabwehr der Alkoholiker durchbrochen, die Intensität der Ängste sowie infantile Reaktionsmuster weisen auf unterentwickelte kindliche Angstbewältigung hin. Sie haben sich, bei unklarem Einfluß des Geburtstraumas als Urerlebnis hilfloser Angst, von der Angst der absoluten Abhängigkeit der frühen Kindheit nicht befriedigend weiterentwickeln können.

Die Angstabwehr ist in den von Freud entwickelten psychoanalytischen Theorien bearbeitet worden. Die formulierte Abwehrtheorie war wesentlich durch die Triebtheorie beeinflußt. Initial unter biologisch-mechanistischem Denken wurde davon ausgegangen, daß ein Ungleichgewicht des Organismus durch provozierte Libido mit einem Zuviel an Triebenergie entsteht. Wenn eine ausreichende Triebabfuhr nicht möglich ist, kommt es durch nicht abgeführte Triebenergie zu psychophysischen Folgen. Die nicht abgeführte Triebenergie führt zu einem Druckanstieg wie in einem

Dampfkessel, daraus resultiert Angst (238). Erst später führt Freud die Theorie der Signalangst aus (199), der Mechanismus der Signalangst dient ökonomischen Gründen.

In den folgenden Monaten nach dem Geburtserlebnis kommt es zu einem Anwachsen von Reizgrößen, die vom Kind undifferenziert erlebt werden. Hunger, Schmerzen und Alleinsein sind anfänglich nicht differenzierbar, zunehmend bewußter erlebt es eine anscheinend elementar bedrohende Angstreaktion. Das Kind muß erst lernen, daß ein äußeres Objekt, besonders die Mutter, die ängstigende Situation beenden kann. Durch anhaltende Internalisierung kommt es zur Objektkonstanz. Das Erleben der Gefahr wird auf die Tatsache des Objektverlustes verschoben.

Das Vermissen der Mutter wird als Gefahr erlebt, der Säugling gibt Angstsignale von sich, obwohl die gefürchtete ökonomische Situation wie z.B. Hunger noch nicht eingetreten ist. In der weiteren Kindheit ist für die Entstehung von übermäßigen Angstreaktionen das Verhalten der Bezugspersonen im Umgang mit Angst wichtig.

An ängstlichen, unsicheren Müttern werden uneffektive Verhaltensmuster im Zusammenhang mit Angst erlernt. Kognitive Defizite im Umgang mit Angst werden gefördert, wenn die Mutter die Angst selber nicht wahrnehmen kann. Eine negative Verstärkung wird durch schwache und ängstliche Mütter vermittelt, die ihrem Kind gegenüber ein kompensatorisches starkes Selbstbild aufbauen, teilweise auch unter Ausnutzen der naturgegebenen Unterlegenheit des Kindes. Darin liegt oft eine der Ursachen für die Minderwertigkeitsgefühle des Alkoholikers, der die Wahrnehmung und den Umgang mit Angst und Schwächen an Vorbildern (Modellernen) für sich selbst nicht erlernen konnte. Das Wunschbild der Stärke wird über ein idealisiertes Bild, meist der Mutter, vom Alkoholiker internalisiert, er vermutet deshalb große Macht und Stärke in anderen Menschen. Das beeinträchtigt den realen Umgang mit Menschen, da er Ideal-Objekte erwartet.

Unter psychoanalytischer Sichtweise lassen sich die Ängste in drei Hauptarten unterteilen:

1. Realangst
2. Gewissensangst
3. Triebangst

Die **Realangst** wird bestimmt durch das Wahrnehmen und Erleben realer Gefahren, dazu gehören auch die Ängste des Ichs im Zusammenhang mit Anpassung oder Veränderungen. Hierher lassen sich auch die bewußten Anteile der Angst vor Selbsthingabe, die als Ich-Verlust und Abhängigkeit erlebt werden, sowie die Angst vor Selbstwerdung, die als Ungeborgenheit und Isolierung erlebt werden, einordnen (503).

Gewissensangst beeinflußt den Leidensdruck erheblich in Form von Schuldgefühlen, das Über-Ich kann quälend sein durch rigide Forderungen gegenüber der Instanz des Ichs. Das Über-Ich bewirkt Schuldgefühle und Bestrafungsängste, wenn moralische Prinzipien und Tabus als Gewissensnormen verletzt werden. Entsprechendes wird deutlich bei Triebdurchbrüchen, dabei muß auf den Einfluß von Alkohol hingewiesen werden, der die Funktion von Hemmungen aufhebt. Unter dem Einfluß von Alkohol werden zensierende Funktionen des Über-Ichs ausgeschaltet und ansonsten Ich-dystone Handlungen zugelassen, wenn freigesetzte Triebenergie abgeführt wird in sexuellen Phantasien oder Handlungen wie z.B. bei Inzest, sexuellen Deviationen oder nicht neigungsbedingter Homosexualität. Auch aggressive Durchbrüche unter Alkoholeinfluß können als anscheinend entsexualisierte Triebenergie aufgefaßt werden, auffallend deutlich ist z.B. der Alkoholeinfluß bei vorsätzlichen Brandstiftungen (Pyromanie).

Schuldgefühle sind ein wichtiges psychodynamisches Moment bei der Entstehung von Suizidalität, verletzte oder nicht erreichte Normen ergeben sich nicht nur in der Realität, sondern vor allem in der eigenen Wertwelt und Phantasie.

Ein rigides Gewissen schafft Schuldgefühle und Aggressivität. Die Klärung der Ursache der Schuldgefühle ist therapeutisch zum Verständnis der Psychodynamik wichtig, kann aber ausgesprochen schwierig nachvollziehbar sein, wie z.B. bei der Entstehung von wahnhaften Schuldgefühlen.

Im Zusammenhang mit Suizidalität ist die bestrafende Funktion des Gewissens zu sehen mit Bestrafungsängsten, die unter dem Einfluß der Triebtheorie als Kastrationsängste im Rahmen des Ödipuskomplexes oft zu einseitig angesehen wurden. Wenn das Gewissen als überwachende Instanz unerbittlich fordert und diszipliniert, z.B. mit quälenden Schuldgefühlen, tritt im Zusammenhang mit der Erkenntnis, daß die eigene Lebenskonzeption versagt hat, ein besonders kritischer Zeitpunkt auf. Das Versagen der Abwehrmechanismen zum Schutz des Ichs sowie die damit verbundene Vulnerabilität des Selbst-Konzeptes bedeuten eine narzißtische Kränkung und führen zu starkem Leidensdruck und Hoffnungslosigkeit.

In autoaggressiven und suizidalen Handlungen ist einerseits eine Selbstbestrafung als Zeichen der Sühne enthalten, andererseits das Gefühl, die Bestrafungsängste des quälenden Gewissens nicht mehr ertragen zu können. Als häufiges Motiv nach Suizidversuchen wird angegeben: »Ich wollte endlich Ruhe haben«. Dabei sind deutliche Parallelen zur Flucht in den Alkohol zu sehen, das Über-Ich ist der durch Alkohol lösliche Teil der Seele (163).

Durch den Alkoholeinfluß wird das Gewissen betäubt, besonders in »wütender« Gefühlslage kommt es zu bewußt (autoaggressivem) exzessivem Alkoholabusus, so daß von einem partiellen Mordversuch gegenüber dem Gewissen durchaus gesprochen werden kann.

Zur Erklärung der **Triebangst** dient das Triebkonzept von Freud mit dem zentralen Thema des Ödipuskomplexes. Die frühe Psychoanalyse geht von einem triebdynamischen Konzept des Alkoholismus aus, als Ursache des Alkoholismus wurden latente homosexuelle Tendenzen vermutet (1, 563).

Im Zusammenhang mit dieser Annahme wurde das auffällige Verhalten zwischen Männern beschrieben, bei denen alkoholbedingt psychische Hemmungen beseitigt erschienen, die als Produkte der Sublimierung sexueller Energien bezeichnet wurden (191). Mit der Aussage war die Beobachtung verknüpft, daß alkoholbeeinflußte Männer sich auffallend rasch vertraut miteinander fühlen und sich körperlich distanzlos verhalten. Männer würden sich um den Hals fallen oder sogar küssen, so daß durch jede Kneipe ein Zug von Homosexualität ginge (1).

Von Alkoholikern wird das nicht wahrgenommen. Dagegen kann in diesem Zusammenhang angemerkt werden, daß Alkoholiker sich Homosexuellen gegenüber eher intolerant verhalten und sie auffällig negativ und abwertend beurteilen. Auf homosexuelle Angebote reagieren Alkoholiker häufig aggressiv, daraus resultieren oft spontane Gewaltdelikte gegen Homosexuelle. Die heftige Abwehr von eigenen homosexuellen Ängsten (Latenzen) muß dann in psychiatrischen Gutachten bei Gerichtsprozessen berücksichtigt werden.

Die Überlegungen zur Lösung des Triebkonfliktes verlagerten sich zunehmend auf andere Formen der Triebbefriedigung sowie die vielfältigen Mechanismen, die zu Lust/Unlust führen.

Nach Beschreibung des Bedingungsgefüges der Angst muß auf die notwendige ökologische Bedeutung der Angst hingewiesen werden. Angst wird in der Regel einseitig gesehen, besonders in der Funktion von Bedrohung und als Ich-dyston. Es wird nicht erkannt, daß die Angst dem ökonomischen Prinzip untergeordnet ist und eine lebensnotwendige Leistung des Ichs bedeutet. Als Signalangst (199) ist sie ein Hinweis auf innere und äußere Gefahrensituationen. Vereinfacht ist zu sagen, daß die Ursachen der Angst im wesentlichen »externalisiert« wurden, während die Bedeutung der Angst als Indikator und Schutz bei intrapsychischen Unstimmigkeiten nicht erlernt oder verstanden wurde. Wenn Angst als Hinweis und Instrument bei inneren Unstimmigkeiten akzeptiert wird, ist Angst als Chance (238) anzusehen.

Bereits in der Entwicklung des präsuizidalen Syndroms (504) wird trotz zunehmender Einengung in unterschiedlichen Bereichen wie Wahrnehmung, Erleben, Verhalten, Beziehungen und Wertwelt das Auftreten von Angst als Funktion des Über-Ichs deutlich, jedoch setzt vermehrte Tätigkeit der Abwehrmechanismen ein und trotz der signalisierten Gefahr erfolgt keine notwendige Änderung. Passive und orale Strukturanteile fördern die Flucht in den Alkohol, der unglückselige Versuch der Selbstheilung führt langsam zur Selbstzerstörung, Menninger (419) spricht von einem chronischen Selbstmord. Die Selbstzerstörung wird dabei durch das Mittel verursacht, das der leidende Alkoholiker gegen die gefürchtete Selbstzerstörung einzunehmen glaubt. Die analgesierende Wirkung des Alkohols soll psychische Schmerzen, Ängste und Schuldgefühle lindern.

Orale Charakterzüge werden für Alkoholiker als besonders typisch angesehen. Über die Oralerotik entstehen die Beziehungen zur Objektwelt. Bisher wurde speziell die aktive Form der Aggression (lat.: aggressio = Angriff) angesprochen, dem kämpferischen Heranschreiten (lat.: aggredere = herangehen) auf Objekte. Außerdem sind projektive Mechanismen deutlich, d.h. auf Enttäuschungen heftig mit Gewalt zu reagieren. Es handelt sich um die aktive Form der Oralität auf oral-sadistischer Unterstufe. Provozierende Aggressionen und ihre Projektion wehren oft Ängste des Patienten ab wegen seiner im Kern vorhandenen Passivität. Die Gefahr, daß sich die Aggressionen gegen den Patienten richten, nimmt zu, wenn das »falsche« Selbstbild der eigenen Aktivität verloren geht als wichtige Komponente infantiler Omnipotenzphantasien (216). Das weist darauf hin, daß Alkoholiker die passive, masochistische Form der Oralität bevorzugen. Sie sind passiv auf die orale Wunschwelt fixiert, besonders durch die frustrierende Mutter.

Wenn nach dem entwicklungspsychologisch notwendigen Spaltungsvorgang in ein gutes/böses Objekt das gute Objekt nicht genügend internalisiert werden kann, wird ein idealisiertes Objekt aufgebaut (335). Im weiteren Leben wird besonders bei Alkoholikern deutlich, daß sie die Hoffnung haben, ein ideales Objekt zu finden, welches sie oral versorgt. Die Vorstellung von Ideal-Objekten führt zu überhöhten Erwartungen, so daß der reale Alltag zunehmend zu Enttäuschungen und Unlust führt. Im Zusammenhang mit der geringen Frustrationstoleranz kommt es zu destruktivem Verhalten, die Abwehrmechanismen führen z.B. zum befriedigenden Agieren. Durch das eigene Verhalten, durch Passivität oder aggressive Phantasien kommt es häufig zur Gewissensangst mit Schuldgefühlen, als Konfliktlösung bietet sich moralischer Masochismus an.

Durch Besetzen der masochistischen Position kann das strafende Über-Ich »überlistet« werden, die quälenden Schuldgefühle werden mit Lust besetzt (sexualisiert). Ein »sekundärer« Gewinn der masochistischen Lösung ist, daß durch leidendes und unterwürfiges Verhalten Schonung erreicht oder anderen Schuldgefühle vermittelt werden. Der Alkoholiker kann sich dann vermehrt an seine Objekte klammern, aggressives Verhalten ist verdeckt vorhanden. Durch sein täuschendes Verhalten und Agieren kann er Ablehnung und Strafe provozieren, dadurch kann das schwache Ich versuchen, seine infantilen Omnipotenzphantasien zu bewahren. Auch wird die Umwelt gezwungen, zu bestrafen, die Ansprüche der Umwelt an das Realitätsprinzip werden unterlaufen.

Masochistisches Verhalten kann Allmachts-Phantasien verdecken, sie geben dem Alkoholiker das Gefühl, die Umwelt beeinflussen zu können. Das ermöglicht ihm, die Schuld der Umwelt zuzuschreiben und ihr ihre Grausamkeit zu demonstrieren. Er erlebt sich als Opfer und kann sich auf die masochistische Position zurückziehen. Masochistische Phantasien können eskalieren bis zur Vorstellung, sich zu suizidieren. Eine narzistische Befriedigung kann sich in den Phantasien abspielen, daß die Bezugspersonen voller Schuldgefühle zurückbleiben und die Umwelt unkorrigierbar versagt hat.

In der Suizidhandlung sieht Henseler (264) die Lösung einer narzißtischen Krise. Auch für suizidgefährdete Alkoholiker sind psychodynamische Überlegungen im Zusammenhang mit dem Narzißmus-Konzept angebracht. Die toxikomane Wirkung des Alkohols führt zur Euphorie und zu einem Anstieg des Selbstwertgefühles. Der Alkohol ermöglicht bei Alkoholikern die Regression auf ein künstlich gesteigertes Größen-Selbst (343). Unter der Alkoholwirkung ist eine vermehrte Selbstdarstellung oder Prahlerei zu beobachten. Phantasien der Allmacht, jedoch auch der Wärme und der Geborgenheit sind in dem ausgeprägten Regressionswunsch als Richtung zum vermuteten harmonischen Primärzustandes der frühen Kindheit zu verstehen. Die einzigartige Wirkung von Suchtmitteln, besonders von Alkohol, ermöglicht neben dem Größenzuwachs des Selbst eine gleichzeitige Regression im Bereich der Objektebene. Das führt dazu, daß unter Alkoholeinfluß Alkoholiker oft bedeutsame und mächtige Objekte schildern. Darin kann das Bedürfnis liegen nach Verschmelzung und Fürsorge durch ein herausgehobenes Objekt wie das idealisierte Elternimago oder eine Person wie der erfolgreiche Chef, welcher den Alkoholiker als Kronprinzen angeblich aufbauen würde. Die Tendenz zur Spaltung der Objekte in gut und böse ist deutlich, auch aus der Schilderung von besonders bösen oder gefährlichen Objekten läßt sich eine narzißtische Darstellung erreichen. Dann sind Schilderungen von Alkoholikern typisch, sie hätten z.B. als einziger dem bösartigen Chef widerstanden oder riesige Härten und Ungerechtigkeiten ertragen müssen.

Die Ängste um Selbstwerdung und Objektverlust realer oder introjizierter Objektbilder lassen sich mit Hilfe eines Übergangsobjektes (681) ertragen, das sich in Form des Alkohols und der Flasche symbolisiert und Sicherheit gibt. Wie ein Kind Trost, Beruhigung und Schutz durch einen geliebten Gegenstand bekommt, verspricht der Alkohol eine magische Wirkung wie ein Fetisch. Als ein Brückenobjekt wird der Zugang zu bereits Verlorenem ermöglicht und Verlustschmerz erträglich gemacht.

Suizidgefährdete Alkoholiker befinden sich im Gegensatz zur Annahme von Jellinek (300), daß ein Versagen des Erklärungssystems sie der Behandlung leichter zugänglich macht. Suizidgefährdete Alkoholiker erleben den Zusammenbruch ihrer Lebenskonzeption als Versagen, das »Nicht-aufrechterhalten-Können« des »falschen« Selbst wird als narzißtische Kränkung erlebt. Durch die zuvor beschriebene, vielfältige Einengung können sie auf ihre Phantasien nicht verzichten, besonders nicht auf den Wunsch nach einem harmonischen Primärzustand mit Geborgenheit und auf die Phantasien der Allmacht und Größe.

ZUSAMMENFASSUNG

Zwischen Sucht- und Suizidhandlungen bestehen deutliche Zusammenhänge, gemeinsame Ursachen lassen sich durch massive Störungen der individuellen entwicklungspsychologischen Entwicklung erklären. Die Störungen sind gleich oder sehr ähnlich (666), der Unterschied zwischen Sucht- und Suizidhandlung besteht also nur in der Technik, mit der nichtzubewältigende Konflikte und komplexe Entwicklungen gelöst werden sollen.

Dabei kann festgehalten werden, daß mit der Sucht ein Prozeß der Selbstzerstörung eingeleitet wurde, obwohl die Selbstzerstörung auch als Quelle der Lust benutzt werden kann. Im Alkoholismus ist ein Selbstheilungsversuch angelegt, um eine Desintegration der Persönlichkeit mit aggressiven und autodestruktiven Vorgängen zu vermeiden (651). Phantasien fördern die Flucht aus der Realität, Frustrationen führen leicht bei überhöhter Anspruchshaltung zu weiterem, auch sozialem, Rückzug.

Suizidgefährdung wird bei Alkoholismus durch Verluste oder Kränkungen bei oft narzißtischen Persönlichkeitsanteilen gefördert. Verstärkte Suizidgefährdung ist bei psychodynamisch kritischen Momenten wie dem Zusammenbruch der Lebenskonzeption zu erwarten, wenn z.B. das »falsche« Selbstbild von Aktivität und Stärke zusammenbricht und eine narzißtische Krise und Hoffnungslosigkeit einsetzen. Der Zusammenbruch der Lebenskonzeption ist wesentlich bedingt durch Versagen der spezifischen Abwehrmechanismen, starker Leidensdruck ist durch Depressivität, Versagens- und Schuldgefühle sowie durch die Formen der Angst mit Realangst, Gewissensangst und Triebangst gekennzeichnet.

Unter direktem Alkoholeinfluß entspricht die suizidale Handlung bei Alkoholikern meist impulsivem Verhalten mit autoaggressiven Durchbrüchen oder irrationalen Fluchtreaktionen. Suizidhandlungen bei nüchternen Alkoholikern sind meist geplant bei erhöhtem Suizidrisiko. Sie erleben deutlicher den Zusammenbruch ihrer Lebenskonzeption mit dem »falschen« Selbst und ihrer Abwehrmechanismen. Sie bevorzugen, trotz Parallelen zum Versagen des Erklärungssystems bei Alkolikern in der chronischen Phase (300), den resignativen Rückzug in die Suizidhandlung, anstatt sich auf eine Änderung der gescheiterten Lebenskonzeption einzulassen.

Zu berücksichtigen ist die Bedeutung kollektiver und archaischer Denkmuster und Verhaltensweisen für suizidale Handlungen mit magischem Denken. Der Verlust des freien und flexiblen Denkens hat besondere Bedeutung im Rahmen des präsuizidalen Syndroms, Phantasien mit magischem Denken entsprechen Beispielen von archaischem Rückzug mit Selbstopferung. Suizidales Handeln stellt als magisches Handeln ein kommunikatives Phänomen dar (598), seltener bedeutet die suizidale Handlung selbst einen magischen Akt.

5.6. Interaktionen und Reaktionen bei suizidgefährdeten Alkoholikern

Im Erstkontakt bzw. bei Aufnahmesituation mit suizidgefährdeten Alkoholikern sind Kenntnisse der Therapeuten in Hinsicht auf die Psychodynamik und die Abwehrmechanismen im direkten Kontakt oft wenig hilfreich oder führen beim Patienten zu Ängsten vor dem übermächtigen Therapeuten. Von entscheidender Wichtigkeit ist das angemessene affektive Klima, dazu gehören Empathie, Akzeptanz und Wertfreiheit gegenüber dem Patienten, um eine individuelle Entwicklung und Problematik zu verstehen. Der Rückgriff auf frühere Erfahrungen des Therapeuten sowie frühzeitige psychodynamische und diagnostische Überlegungen beeinflussen oder blockieren eventuell sogar die weitere Therapie. Das Annehmen und das Verstehen des Patienten sind die Grundlagen der Therapie, erst dann können vorsichtige diagnostische Erörterungen erfolgen.

Problematisch ist die, oft zu frühzeitige, Interpretation, daß eine »appellative« Suizidhandlung vorliegt. Dabei wird vergessen, daß der Patient die appellative Bedeutung seines infantilen oder irrationalen Verhaltens wegen seiner Abwehrmechanismem nicht erkennen kann, obwohl Angst und Hilflosigkeit die Krise des Abwehrsystemes signalisieren.

Besonders müssen Gegenübertragungsmechanismen beachtet werden, Alkoholiker haben in der Regel eine ausgesprochen sensible Wahrnehmung für Gegenübertragungen. Während der grobe Fehler, die Ernsthaftigkeit der suizidalen Handlung in Frage zu stellen, selten vorkommt, spüren sie indirekt durch die Gegenübertragung, daß ihr Verhalten als »appellativ« kategorisiert wird. Sie fühlen sich provoziert, wenn sie nicht ernstgenommen werden; daraus resultiert ihr schwieriges Verhalten mit der Tendenz zum Agieren.

Die frühzeitige Beurteilung von Störungen und Struktur der Persönlichkeit sowie suchtspezifische psychodynamische Überlegungen, ob der Patient erstens in die Gruppe der relativ reifen Persönlichkeiten einzuordnen ist, deren Alkoholabusus aus neurotischen Konflikten resultiert, oder zweitens in die größte Gruppe der Ich-schwachen Alkoholiker oder drittens in die Gruppe der frühen Störungen der primären Identitätsbildung mit autodestruktiven Zügen gehört (517), können die Entwicklung des therapeutischen Prozesses behindern.

Weiter ist zu berücksichtigen, daß mit der diagnostischen Beurteilung ein grobes kategorisches Raster angelegt wird, welches der individuellen komplexen Persönlichkeit nur grob entspricht. Die Wertigkeit von Diagnosen unterliegt auch subjektiven Kriterien, das innere Wertsystem des Therapeuten wird durch kollektive Normen beeinflußt. Bei suizidgefährdeten Alkoholikern sollte besonders anfangs auf psychodynamischdiagnostische Erörterungen verzichtet werden. Diagnostische Interpretationen werden eher als Vorurteile mit Schuldzuweisung erlebt oder als »narzißtische« Kränkung, weil sie annehmen, daß ihr »besonderer« Fall pauschalisiert wird, nicht genügend ernst genommen oder nicht genügend individuell gesehen wird. Der Therapeut sollte ausreichend introspektive und eigenanalytische Fähigkeiten haben, um gegebenenfalls seine Motive für verhaltens- und erfahrungsbedingte Muster zu kennen.

Die Neigung zur schnellen Diagnose kann eigene Ängste und Unsicherheit abwehren, Distanz schaffen, Desinteresse bedeuten oder ein ökonomischer Versuch sein, Zeit zu sparen oder zu vereinfachen. Solche Motive beeinflussen die Einstellung gegenüber dem (suizidgefährdeten) Alkoholiker. Seine Sensibilität für Gegenübertragungen als notwendige frühkindliche Fähigkeit zum gefühlsmäßigem Überleben läßt ihn mit seinen Abwehrmechanismen reagieren, Störungen der therapeutischen Beziehung sind unausweichlich.

Die Kenntnisse des Therapeuten über seine eigene Persönlichkeitsstruktur verbessern die Möglichkeit, eigene Gegenübertragungsgefühle zu registrieren oder sogar therapeutisch einzusetzen. Sie helfen gegen strukturabhängige Gegenübertragungsschwierigkeiten bei suizidalen Patienten (334). Die Selbstkenntnis des Therapeuten erfordert Vorstellungen über die eigene Persönlichkeitsstruktur, die entsprechend beeinflußt wird durch die vier Hauptstrukturen (148, 503, 556 u.a.):

1. Die schizoide Struktur,
2. die depressive Struktur,
3. die zwanghafte Struktur,
4. die hysterische Struktur.

Die Strukturen sind als Grundlage von Arbeitshypothesen formuliert, relativ rein ausgeprägte Strukturen sind die Ausnahme, während die Mischstrukturen üblich sind. Durch suizidales Handeln werden im Therapeuten spezifische Gegenübertragungsgefühle ausgelöst, die besonders durch projektive Mechanismen gefördert werden, die entsprechend dem Alkoholismusprozeß zunehmend – unter objektpsychologischen Aspekten – auftreten. Der Mechanismus der projektiven Identifikation liegt auch in der Bedeutung, daß der Patient ungewünschte Affekte und Phantasien auf den Therapeuten zu verlagern versucht. Der Therapeut hat die Verarbeitung zu übernehmen, es wird von einer »Metabolisierung« bzw. »Verdauung« gesprochen, die der Therapeut zu leisten hat. Durch die jeweilige Persönlichkeitsstruktur des Therapeuten wird die auf ihn verlagerte Verarbeitung von Affekten und Phantasien sowie der therapeutische Prozeß wesentlich beeinflußt.

Der **schizoid-akzentuierte Therapeut** wird um ausreichende Distanz zum Menschen, aber auch zu Affekten bemüht sein. Aus dem »Sich-im-Leben-nicht-Einlassen« können Tendenzen wie ein Gefühl der Leere und der Ungeborgenheit entstehen, die durch narzißtische Besetzung im Selbst kompensiert werden soll.

Wenn der suizidale Patient Nähe anstrebt und z.B. durch Agieren den Therapeuten binden will (zur Objektsicherung), weicht der um Distanz bemühte Therapeut zurück. Die Angst des Patienten, das Objekt zu verlieren, läßt das agierende Verhalten und die Suizidalität eskalieren. Die narzißtischen Anteile des schizoid-akzentuierten Therapeuten lassen ihn seine Bemühungen als fehlgeschlagen interpretieren, welches er als Kränkung erlebt in seinem Bestreben, jedem zu helfen, alles zu wissen und jeden zu lieben.

Dadurch werden die narzißtischen Anteile des schizoid-akzentuierten Therapeuten für weitere Provokationen verletzbar. Obwohl die Patienten sich vordergründig eher unterwürfig verhalten, werden sie immer mehr anklammernd bis erpresserisch. In der Angst des schizoid-akzentuierten Therapeuten vor Gegenübertragung und Distanzverlust liegt ein wesentlicher masochistischer Gewinn des Patienten.

Dagegen ist in der interaktionsarmen Form der Suizidalität, bei anscheinendem Verzicht auf Übertragungsmechanismen und zurückgenommenen Objektbesetzungen eine andere Verunsicherung des Therapeuten zu erwarten. Er hat das Gefühl, der Patient erwarte nichts mehr von ihm, er könne nicht verhindern, daß der Patient ihm entgleitet.

Der **depressiv-akzentuierte Therapeut** fürchtet sich vor negativen Übertragungen, in ihm entstehen leicht Schuldgefühle und Zweifel an seiner Kompetenz. Er fürchtet sich davor, für negative Entwicklungen verantwortlich gemacht zu werden und befürchtet die Rache des Patienten. Ihm fehlt eher das überzeugte Selbstbild der eigenen Stärke, die besonders Alkoholiker in idealisierten Objekten erwarten.

Bei ihrer oralen Fixierung neigen Alkoholiker zu starkem Agieren, das auch die Bedeutung von magischen Handlungen hat (222). Dadurch wird die Vorstellung der eigenen Stärke aufgebaut, um Probleme der Objektabhängigkeit abzuwehren. Durch Agieren werden Phantasien der eigenen Stärke und der Unabhängigkeit gefördert. Das Agieren von (suizidgefährdeten) Alkoholikern nimmt zunehmend sadistische Züge an, wenn depressiv-akzentuierte Therapeuten das Agieren zu lange ertragen und sich ihrer Gegenübertragungsgefühle nicht bewußt werden. Die Abwehrleistung eigener aggressiver Gefühle kann bis zur Entwicklung masochistischer Züge bei depressiven Therapeuten führen. Er läßt damit auch zu, daß im Patienten starke Schuldgefühle aufkommen können.

Anzumerken ist, daß bei depressiv-akzentuierten Therapeuten die Gegenübertragungsgefühle als diagnostisches Instrument durch das eigene suizidale Potential beeinträchtigt sein kann. Auf das hohe Suizidrisiko bei Ärzten ist bereits hingewiesen worden, das speziell für Psychiater noch höher ist (491).

Eine masochistische Haltung des depressiv-akzentuierten Therapeuten führt dazu, daß der Patient veranlaßt wird, durch immer heftigeres Agieren und Fehlverhalten die Grenzen der Belastbarkeit des Therapeuten auszuloten. Wenn die nicht zu vermeidende Konfrontation eintritt, hat der Therapeut oft das Gefühl, daß eigene aggressive Gefühle durchbrechen. Das Gefühl der eigenen Ohnmacht für den Therapeuten entspricht dem sadistischen Triumph des Patienten. Die für beide Seiten auftretenden Schuldgefühle beeinträchtigen meist gravierend und langfristig die therapeutische Beziehung. Für den Patienten ist ein Wiederholungszwang angelegt. Wenn die Beziehung zu dem Übertragungsobjekt zerstört (»ermordet«) wurde, ist mit einem Objektwechsel und Wiederholung zu rechnen.

Der **zwanghaft-akzentuierte Therapeut** versucht danach zu streben, seine aggressiven und feindlichen Gefühle unter Kontrolle zu bringen. Unter dem Einfluß des rigiden Über-Ichs versucht er, seine Gefühle zu kontrollieren, um aggressive Impulse abzuwehren. Das führt zunehmend zu unflexiblem Verhalten und zu Perfektionismus.

Neue und ungewohnte Möglichkeiten werden zunehmend vermieden, um sich nicht in Gefahr, die vor allem von Aggressivität droht, zu begeben. Gegenüber suizidalen Patienten und Alkoholikern tendieren sie zu kontrollierendem Verhalten. Ihr eigenes System von Normen, Regeln und Erwartungen wird als Maßstab für die Beurteilung der Umwelt eingesetzt, so daß sie rascher provozierbar werden. Sie neigen zum Mitagieren und lassen sich oft auf Machtkämpfe ein. Daraus resultieren tendenziell verstärkte feindliche Gefühle oder Haß. Unter der kontrollierenden Instanz des Über-Ich werden feindlich-sadistische Impulse abgewehrt und in Ablehnung transformiert. Ihre Schwierigkeiten, sich im Verhalten flexibel zu zeigen, sich auf Affekte einzulassen sowie ihre Provozierbarkeit bei der Neigung zu Machtproben mit resultierenden Kränkungen für den Alkoholiker, verstärken das Suizidrisiko.

Der **hysterisch-akzentuierte Therapeut** ist vermehrt von situativen und umweltbedingten Interaktionen beeinflußt, er braucht die Atmosphäre von scheinbarer Aktivität und vielversprechenden Änderungen, aber auch Dramatik. Es besteht die Gefahr, daß mehr Dinge in Gang gesetzt als durchgehalten werden (334). Sie lassen sich überschießend in die Übertragungsdynamik ein, wenn diese ihnen über den Kopf wächst, registrieren sie plötzlich ihre Ängste. Erst dann versuchen sie sekundär die aktivierte Dynamik unter Kontrolle zu bringen, im Gegensatz zum zwanghaften Therapeuten. Während ihr Bedürfnis nach Dramatik dazu führt, frühzeitig Probleme zu sehen, gibt es bei von ihnen initiierten Schwierigkeiten überkompensatorische Maßnahmen wie eine zwangsweise Klinikunterbringung.

Die Suizidalität eines Patienten kann durch den hysterisch-akzentuierten Therapeuten verstärkt werden, wenn er aus Angst einen invasiv-kontrollierenden Explorationsstil bevorzugt. Das Verhalten des Therapeuten wird von den Patienten bedrohlich-verfolgend erlebt, so daß sie Rückzugsverhalten zeigen. Dadurch wird ein noch mehr invasiv-kontrollierendes Verhalten verursacht, der Patient reagiert erneut mit weiterem Rückzug. Eine solche Entwicklung wird durch hysterisch-akzentuierte Therapeuten als suizidale Entwicklung fehlinterpretiert (334).

Als schwierig sowie beunruhigend werden Patienten erlebt, die durch erheblichen Alkoholeinfluß unzugänglich und uneinsichtig werden bei unberechenbarem Handeln. Wegen des Alkoholeinflusses werden Patienten häufig als Alkoholiker pauschalisiert – das bedarf der Differenzierung. Auf den unmittelbaren Zusammenhang mit Realangst und Motiven schwerer Enttäuschungen/Verlusten ist zu achten, sowie auf Kränkungen, vor allem bei narzißtischen Persönlichkeitsanteilen.

Eine Alkoholproblematik braucht bei alkoholbeeinflußten Suizidversuchen nicht vorzuliegen, der Alkohol dient auch bei Patienten ohne Alkoholproblematik zur Angstabwehr sowie als »Schmerzmittel« gegen Schuldgefühle (377). Trotz der Wirkung des Alkohols können sie innere Spannung nicht ertragen, sie rebellieren gegen das Über-Ich mit Unvernunft. Sie sind nicht fähig, die intrapsychische Verarbeitung des belastenden Konfliktes wie Impulsneurotiker abzuwarten.

Alkohol löst Hemmungen, die als sublimierte Triebenergien angesehen werden. Unter dem Einfluß des Ichs werden Handlungen autoaggressiv, man könnte davon sprechen, daß die Bestrafung gewünscht (sexualisiert) wird.

Entsprechende Abwehrmechanismen lassen sich bei Patienten mit aggressiven Persönlichkeitsstrukturen gehäuft finden, das Erleben belastender Ereignisse ist dabei subjektiv bedingt. Aggressive Strukturanteile haben eine größere Verletzbarkeit zur Folge, Alkohol dient dem Reizschutz, so daß sie für eine Alkoholproblematik gefährdet sind.

Deutlich ist die Koinzidenz zwischen manifestem Alkoholismus und suizidalem oder aggressivem Verhalten unter Alkoholeinfluß. Dann sind Patienten meist wenig kooperativ, welches durch die fehlende Krankheitseinsicht mitbedingt wird. Oft sind die Gründe und die Motive ihres Kommens undeutlich, während ihr auffälliges Verhalten die Umwelt beunruhigt. Einflüsse von projektiver Identifikation führen zu Angst und Hilflosigkeit anderer Personen, welche dann die Einlieferung in ein Krankenhaus veranlassen.

Auffällig ist, daß aggressive und suizidgefährdete Alkoholiker die Signalwirkung ihres Verhaltens nicht realisieren können. Dagegen reagieren sie vermehrt mit Verleugnung, z.B. hätten sie keine suizidalen Äußerungen gemacht, oder mit Bagatellisierung wird deutlich abgeschwächt. Das »Nicht-wahrhaben-Wollen« ihres Verhaltens führt vermehrt zu einer Verschiebung der Aggressivität gegen die Helfer, z.B. sei es unerhört, daß Bekannte oder der Nachbar die Einlieferung veranlaßt hätten. Zu den Abwehrmechanismen gehört die folgende häufige Verdrängung der gesamten krisenhaften Situation, die von der amnestischen Alkoholwirkung bei höherer BAK abzugrenzen ist. Dadurch werden Selbstzweifel, Schuldgefühle und Kränkungen u.a. verdrängt. Auch ein partieller Schutz ist zu vermuten, da an die Suizidhandlung bei Gefahr der Wiederholung mit Progression nicht mehr gedacht werden muß. Die Verdrängung ist als ein wichtiger Abwehrmechanismus des Ichs zu sehen, der anscheinend eine Konfliktlösung abnimmt (189). Das Verdrängte mit seiner Energie führt zur Symptombildung und fördert spätere aggressive Verhaltensweisen und primitivere, nicht objektabhängige Abwehrformen wie Libidorückzug, Projektion und Wendung gegen die eigene Person.

Der wichtigste Punkt des psychodynamischen Konfliktes liegt in der Angst vor dem Zusammenbruch der Lebenskonzeption einschließlich des eigenen Selbstbildes, in der Bedeutung einer narzißtischen Krise. Der Inhalt und die Bedeutung der Angst liegen überwiegend im Unbewußten, die Abwehrmechanismen sollen Angst verhindern, die bewußt als unerträgliche Bedrohung erlebt wird. Negative Einflußgrößen auf die Angst sind neben biologischen, anlagebedingten und realen Bedingungen besonders die Störungen der frühesten Kindheit, die zu Problemen mit Objekten wie gesteigerter Abhängigkeit oder Ablehnung und Feindseligkeit führen.

Verhinderte Ich- und Objektintegration führen zu einer narzißtischen Besetzung des eigenen Selbst. Lerntheoretische Konzepte erfassen den erworbenen Umgang mit Angst. Kognitive Defizite beeinträchtigen das intrapsychische Gleichgewicht, das wesentlich von den in der Psychoanalyse beschriebenen Abwehrmechanismen abhängig ist.

Alkoholiker halten den Verzicht auf das narzißtisch besetzte Selbstbild nicht für möglich, trotz Erkenntnis des Versagens der eigenen Lebensbewältigungsstrategien halten sie »zwanghaft« an ihrer Konzeption fest. Daraus resultiert als wichtiger Risikofaktor für Suizidalität das Auftreten von Hoffnungslosigkeit. Sie stehen unter dem Einfluß von Gedanken und Erlebensweisen, die sie bisher abzuwehren versucht hatten. Sie halten eine Änderung ihres Lebens nicht für möglich.

Durch die Suizidhandlung werden Elemente des harmonischen Primärzustandes wie Ruhe und Erlösung, besonders von dem quälenden Über-Ich, angestrebt. Die Flucht in den Alkohol bedeutete bereits Selbstzerstörung und protrahierten Suizid, die Erkenntnis über die unausweichlichen Folgen des Alkoholismus sowie die angenommene Unfähigkeit, sich zu ändern, veranlassen sie zur Flucht in den Suizid.

Suizidhandlungen können Elemente von masochistischen Siegen beinhalten, die der narzißtischen Befriedigung dienen. Obwohl die Patienten den Eindruck vermitteln, daß sie geliebt werden wollen oder Hilfe brauchen, weisen sie die Bemühungen anderer Menschen zurück. Fortschritte werden durch destruktives Verhalten verhindert mit dem Ziel, Ablehnung und Strafe zu provozieren. Dadurch demonstrieren sie der Umwelt, daß diese schwach ist und keine Kraft hat, ihnen zu helfen. Damit kann die Schuldzuweisung an wichtige Bezugspersonen aufrechterhalten werden wie die Grausamkeit der bösen Mutter oder der geschiedenen Ehefrau.

Bei bereits destabilisierter Lebenskonzeption können Kränkungen wie die, auch vermeintliche, Untreue des Partners Suizidhandlungen provozieren. Bei längerfristiger Trennungsproblematik, wenn sich die Partnerin dem Alkoholiker nach dessen aggressivem Fehlverhalten und Erpressungsversuchen, z.B. im Rahmen von Eifersuchtswahn, entzieht, ist mit erhöhtem Suizidrisiko und harten Suizidmethoden zu rechnen.

Eine häufig nicht notwendige, jedoch schwerwiegende Provokation zur Suizidhandlung liegt vor, wenn die Ernsthaftigkeit einer angekündigten Suizidhandlung in Frage gestellt wurde. Gegenüber dem Patienten sollte nie von einem demonstrativen (appellativen) Suizidversuch gesprochen werden, auch wenn noch so irrationale oder infantile Verhaltensmuster vorlagen. Weiter sollte auf bewertende Aussagen gegenüber dem Patienten oder den Angehörigen verzichtet werden, ob z.B. ein Medikament und in welcher Dosierung überhaupt für einen Suizid geeignet war, oder daß Schnittwunden am Handgelenk nur oberflächlich und zirkulär waren. Dadurch wird eine unnötige Progression bei einem folgenden Suizidversuch gefördert, der dann beeindruckend eindeutig ausfallen soll, damit der Patient das Gefühl hat, daß er ernst genommen wird (492).

5.7. Therapeutischer Umgang mit suizidgefährdeten Alkoholikern

Während der Kontaktphase und auch am ersten Tag nach stationärer Aufnahme ist die Kommunikation durch direkte Alkoholwirkung oft erschwert. Die ausführliche Suchtanamnese ist zu diesem Zeitpunkt nur unbefriedigend möglich, der Patient darf nicht überfordert werden.

Die Patienten sollten nicht unter einen Erklärungsdruck geraten, obwohl die umfangreiche anamnestische Erhebung verständlicherweise Grundlage therapeutischer Entscheidungen und des therapeutischen Prozesses sein wird. Dem Therapeuten muß die eigene Einstellung gegenüber Suizidalität und Alkoholismus klar sein, um auch gegebenenfalls eigene Ängste und Unsicherheiten in der Einschätzung des suizidgefährdeten Patienten in der Anfangsphase zu tolerieren.

Ein wichtiger Schritt ist die Abklärung des Zusammenhangs zwischen Alkohol und Suizidhandlung. Noch in der Aufnahmesituation sollte eine vorsichtige Einschätzung erfolgen, ob eine Alkoholproblematik vorliegt. Wenn eine Alkoholproblematik nicht vermutet wird, der Patient sich nur »Mut« für die Suizidhandlung angetrunken hat, empfiehlt sich nach Abklingen der akuten Alkoholintoxikation die Verlegung in ein Kriseninterventionszentrum. Bei einer vermuteten schizophrenen oder affektiven Psychose sollte auf eine psychiatrische Aufnahmestation weiterverlegt werden.

Als eine besondere Patientengruppe sind Alkoholiker anzusehen, die den Suizidversuch im nüchternen Zustand unternommen haben. Sie haben den Glauben an die magische Wirkung des Alkohols verloren, sie vertrauen nicht mehr der tröstenden, analgetischen und euphorisierenden Wirkung des Alkohols. Anzumerken ist, daß biochemische Einflüsse vermutet werden können, u.a. ist bekannt, daß bei chronischen Alkoholikern ein Beta-Endorphin-Mangel nachzuweisen ist (632).

Diese Gruppe der Patienten ist durch ihren Rückzug, ihre Depressivität und ihre Hoffnungslosigkeit gekennzeichnet. Sie sehen keine Möglichkeit, das Erkennen der gescheiterten Lebenskonzeption und des »falschen« Selbst zu ertragen. Ihr Rückzug aus dem Alkoholismus in die Suizidalität sollte als Versuch verstanden werden, sich zu distanzieren, nicht enttäuscht zu werden und »endlich Ruhe zu haben«. Sie brauchen das notwendige affektive Klima von Angenommenwerden und Sich-relativ-geborgen-Fühlen, ohne daß Ängste vor Distanzlosigkeit, Schuldsuche oder Enttäuschung sofort aufkommen. Sie signalisieren oft selbst, wieviel Zuwendung sie zulassen können.

Kognitive Defizite führen zu Depressivität, Hilflosigkeit und Hoffnungslosigkeit, das muß der Therapeut ertragen und damit umgehen können. Z.B. ist zu befürchten, daß, bei eher hysterisch-akzentuierten Therapeuten, zu viel zu schnell in Gang gesetzt wird. Der meist deutliche Leidensdruck der Patienten fördert die Angst des Therapeuten vor Suizidalität, mehr kontrollierendes, invasives Verhalten fördert die Ängste des Patienten (334). Therapeuten mit eher depressiver Struktur neigen zu einer Überversorgung und zum Harmonisieren. Sie versuchen den Patienten und auch sich selbst zu entängstigen, in dem sie zu schnell und zu viel positive Veränderungsmöglichkeiten anbieten.

Dadurch verliert die therapeutische Beziehung unter Umständen die nötige Distanz, es besteht die Gefahr einer symbiotischen therapeutischen Paarbildung. Eine Idealisierung des Therapeuten kann sich entwickeln, die nicht zu vermeidende Enttäuschung wird sich spätestens bei Verlegung oder Entlassung für den Patienten einstellen. Damit erlebt der Patient ein bereits seit der Kindheit bekanntes Beziehungsmuster, die Wiederholung von Trennungsangst bedeutet ein altes Thema.

Auch sind therapeutische Interventionen nicht angezeigt, die den Patienten suggerieren sollen, daß alles nicht so schlimm wäre oder daß das Leben weitergehe und sicherlich auch bald Erfolge wie eine neue Partnerschaft zu erwarten wären. Das wichtige Prinzip Hoffnung muß vorsichtig vermittelt werden, mindestens genauso wichtig ist es, daß der Patient sich auf seine Angst vor Enttäuschungen einlassen kann. Dadurch ermöglicht sich die Bearbeitung des Wiederholungscharakters von Enttäuschungen sowie den damit verbundenen Abwehrmechanismen. Gerade die Gruppe der Alkoholiker mit Suizidhandlungen schafft bei Therapeuten oft ein Gegenübertragungsgefühl wie Angst und Hilflosigkeit.

Dagegen gibt es trotz des Wissens um das erhöhte langfristige Suizidrisiko Hinweise, daß bei Alkoholikern während stationärer Behandlung eher weniger Suizide auftreten (179, 267), obwohl die Alkoholiker in vielen psychiatrischen Kiniken den größten Patientenanteil darstellen.

Die Kombination von Alkoholismus mit schizophrenen oder affektiven Psychosen bedeutet ein deutlich erhöhtes Suizidrisiko. Die Gruppe der Alkoholiker, die unter Alkoholeinfluß suizidale Handlungen unternehmen, bedürfen der stationären Behandlung und der folgenden integrierten Therapiekette.

Da der Alkoholiker Affekte wie seine Angst in der Vorstellung und der Sprachverarbeitung nicht austragen kann, muß er auf primitivere Abwehrmechanismen bei der Ich-Regression eingehen. Aggressivität und Autodestruktion helfen kurzfristig bei der Angstabwehr, die Alkoholiker müssen zunehmend erkennen, daß damit Verlust- und Versagenserlebnisse verbunden sind, die zu erheblicher Beeinträchtigung des Selbstwertgefühles führen. So kommt es bei psychosozialen Konfliktsituationen unter dem Gefühl der Angst häufig zu einer Ich-Regression, die zu reaktiv depressiven Verstimmungen führt. Weil Alkoholiker sich vor Aggressivität, auch im weiteren Sinn vor sublimierten Formen wie Erfolg, fürchten, können sie depressives Erleben nicht abwehren, erlerntes depressives Verhalten verfestigt sich.

Beziehungen zeigen sich zum verwandten Konzept der erlernten Hilflosigkeit (567). Die Hilflosigkeit wird gefördert durch das Fehlen adäquater Verhaltensweisen, z.B. sich durchzusetzen oder mit Aggressionen umzugehen, außerdem kommt die Hilflosigkeit dem eigenen passiven Verhalten entgegen. Der Rückzug auf die erlernte Hilflosigkeit bedeutet ein regressives Muster, das bereits in der Kindheit angelegt wurde, um einen gewissen Schutz gegen das übermächtige Verhalten vor allem aggressiver Bezugspersonen zu haben.

Erlernte Hilflosigkeit ist als präsuizidales Symptom (460) beschrieben worden, durch die fehlende Handlungskompetenz werden Minderwertigkeitsgefühle verstärkt. Mit Alkoholkonsum wird das reduzierte Selbstwertgefühl oder eine sogenannte Initialverstimmung (486) durch eine pharmakothyme Steuerung des Ichs behoben, es wird sogar von einem »pharmakotoxischen Orgasmus« gesprochen. Das künstlich gesteigerte Selbstwertgefühl befriedigt besonders bei Männern den Wunsch nach Stärke und nach Macht (415). Trotzdem kann der Alkohol die Realität und das Über-Ich nicht außer Kraft setzen, das Trinken wird zunehmend zum Zwang, um die massiven Schwankungen zwischen Größenphantasien und Minderwertigkeitsgefühlen zu ertragen. Auffällig ist bei der Entwicklung körperlicher Abhängigkeit, daß Alkoholiker die fortschreitende Toleranzentwicklung, die Unfähigkeit zur Abstinenz oder den Kontrollverlust durch verschiedene Abwehrmechanismen (Verdrängung, Verleugnung, Bagatellision u.a.) nicht oder weniger erkennen können, im Gegensatz zu ihrem Über-Ich, welches deshalb vermehrt Ängste fördert. In dem Zusammenhang können die zunehmenden Angstträume von Alkoholikern erwähnt werden, denn bekanntlicherweise wird nicht nur geschlafen weil wir müde sind, sondern auch, weil das Unbewußte herrschen will (606).

Der Zwang zum Alkohol bedeutet, das eigene Gewissen zu betäuben oder den Selbsthaß oder befürchtete verinnerlichte, z.B. väterliche, Introjekte zu bekämpfen. Angst und Schuldgefühle wegen Aggressivität schaffen ein Strafbedürfnis, Alkoholismus kann als Form der Selbstzerstörung angesehen werden (419). Gleichzeitig ist Alkohol in der Lage, Ängste und Schmerzen zu betäuben und die Erkenntnis der Selbstzerstörung zu blockieren.

Bei Suizidhandlung unter Alkoholeinfluß herrscht das Gefühl der Stärke unter ansteigendem Blutalkoholspiegel vor, so daß Patienten öfter eingeliefert werden wegen selbstgefährdender, autoaggressiver Machtproben wie z.B. einem wagehalsigen Kletterakt auf einem Balkongerüst oder Konsum von exzessiven Alkoholmengen im Sturztrunk. Trotz des deutlichen autoaggressiven Charakters war eine bewußte Suizidhandlung nicht beabsichtigt.

Die Machtproben finden oft nach vermeintlicher Provokation (Herausforderung) statt, nach mißlungener Machtprobe kann die eigene Enttäuschung oder eine abwertende Äußerung das Auftreten von suizidalen Phantasien veranlassen.

Bei autoaggressiven und suizidalen Handlungen unter Alkoholeinfluß sind die Motive und die Zusammenhänge oft sehr undeutlich, der alkoholisierte Patient versteht sein Handeln selbst nicht, auf eine Klärung zu drängen bedeutet oft eine Überforderung des Patienten. Dagegen treten Aggressionen zur Angstabwehr bei dem Patienten auf, da er schon in erheblichem Maß seine Abwehrmechanismen strapaziert, um nicht die Ängste vor dem Zusammenbruch des Selbstbildes sowie die Abhängigkeit vom Alkohol erkennen zu müssen. Eine zu frühe oder zum falschen Zeitpunkt gemachte Äußerung des Therapeuten, daß der Patient alkoholabhängig sei, führt zu Rückzug und dem Gefühl des Patienten, daß er nicht selbstbestimmend unter Kontrolle gebracht wird. Weniger flexible, z.B. zwanghaft-akzentuierte Therapeuten, die sich ungeduldig um Klärung und Sicherheit bemühen, sind gefährdet, in einen Machtkampf mit dem Patienten zu geraten. Das führt dazu, daß darauffolgende Provokationen die Belastbarkeit von Therapeuten und Personal testen sollen. Damit erreichen Alkoholiker die in ihrem Leben häufig erlebte Ablehnung erneut.

Neben zwanghaften Strukturanteilen des Therapeuten können auch empfindliche und narzißtische Persönlichkeitszüge zu Schwierigkeiten mit der Neutralität und der Zurückhaltung gegenüber dem provokanten Verhalten von Alkoholikern führen. Die einseitige oder überbewertete Betonung der Aggressionsproblematik beruht oft auf der übersehenen Angst des Patienten und dem nicht registrierten Gegenübertragungsgefühl des Therapeuten. Die einseitige Betonung der Aggressivität bedeutet, dem Patienten die Chance zu nehmen, nicht mit Feindseligkeit und Haß abzuwehren, der Therapeut muß auf eigene Tendenzen der Ablehnung achten.

Bei rückläufigem Blutalkoholspiegel nimmt der alkoholtoxische euphorisierende und der das Über-Ich betäubende Effekt ab. Die Phantasie der eigenen Größe schwindet, Unzufriedenheit und die Bewußtwerdung der eigenen Lage künden sich an. Es bildet sich zunehmend ein Mischzustand heraus, gewisse Analogien ähnlich dem Mischzustand oder beim Übergang (»Umschlagen«) einer manisch-depressiven Psychose können gesehen werden. Das Verhalten und die Äußerungen des suizidgefährdeten Alkoholikers können im Therapeuten häufig ein Gegenübertragungsgefühl der Unzufriedenheit hervorrufen. Die Patienten neigen zu einem Ich-syntonen Verhalten, das als Agieren zu bezeichnen ist und Unzufriedenheit verhindern bzw. auf andere Personen unbewußt übertragen soll. Dazu kann der Versuch gehören, den Ablauf der suizidalen Handlung oder der Alkoholabhängigkeit manipulativ zu schildern, um die Angst vor Objektabhängigkeit oder Einengung des eigenen Verhaltens abzuwehren. Der Alkoholiker glaubt an die Magie der Ich-ausgerichteten Handlungen, die vorübergehend Unzufriedenheit abwehren. Auf andere Personen wird dann die Unzufriedenheit übertragen, z.B. durch inkomplettes Angeben von Personalien, oder Verwandte, Personal bzw. der Arzt werden oft veranlaßt, frustrane Gespräche oder Telefonate zu führen.

Mit fortschreitender Ausnüchterung gerät der Patient zunehmend in einen depressiven bis verzweifelten Gefühlszustand, den er wie einen zunehmenden Ich-Verlust erlebt. Der Patient ist ausgefüllt durch die Gefühle der Schuld, Depressivität und Hoffnungslosigkeit. Alkoholiker betonen, daß sie sich gequält fühlen, auffällig ist häufig das stark masochistisch betonte Leiden. Moralischer Masochismus kann als eine Methode angesehen werden, sich mit dem Über-Ich anzubiedern oder es einzulullen (163). Das betont leidende und unterwürfige Verhalten gegenüber dem Therapeuten, aber auch Angehörigen kann so weit gehen, daß Vergebung gefordert oder sogar erzwungen wird.

Die übertriebene Selbsterniedrigung und die Idee der Bestrafung kann sexualisiert werden, wenn andere Ausdrucksformen sexueller Triebregungen blockiert sind (163). Damit wird das Realitätsprinzip unterlaufen, die infantilen Allmachtsphantasien werden bewahrt in der Vorstellung, daß der Patient die Umwelt zwingt, ihn zu bestrafen und er die »Absolution« selbst manipulieren kann. Der Therapeut sollte Schuldgefühle nicht fördern, dagegen dem Patienten auch die notwendige Schuldarbeit nicht abnehmen mit einfach zu leistenden und bequemen »Ablaßhandlungen«, z.B. durch Trösten.

Dieser nicht unwichtige Mechanismus der Suchtproblematik läßt sich auch in der Interaktion zur typischen Bezugsperson, dem Co-Alkoholiker, erkennen. Meist handelt es sich um den (Ehe-)Partner, der Patient zeigt überschießende Reue und gelobt völlige Veränderung seines Verhaltens. Der Co-Alkoholiker versteht immer noch nicht oder braucht sogar das Verhalten des Patienten, obwohl der Mechanismus sich häufig wiederholt hat und alles versprochen, aber auch alles gebrochen wurde. Der Ablauf läßt sich öfter bei Rückfällen von Alkoholabhängigen beobachten. Es handelt sich um masochistische Siege des Patienten, die den Partner und oft auch den Arzt oder Therapeuten lächerlich machen. Der Therapeut vertritt dabei üblicherweise symbolisch die inkonsequente Mutter (216).

Wenn der Co-Alkoholiker vergeben hat, verläßt der Patient häufig sofort die Klinik. Bei besonders engagierten Therapeuten, auch in der langfristigen Behandlung, vermuten mißtrauische Patienten therapeutisches Eigeninteresse und Beeinflussung. Da die Patienten vordergründig oft einsichtsfähig und bemüht wirken, engagieren sich der Therapeut oder andere Personen. Deren tiefe Enttäuschungen dienen dem Alkoholiker oft als befriedigende, masochistische Siege. Der wichtige Mechanismus, daß Patienten ihr Mißtrauen, ihre Feindseligkeit und vor allem ihren Selbsthaß entlasten müssen, ist für die Patienten ein Weg des Überlebens. Da sie an stabile Übertragungsobjekte nicht mehr glauben können, versuchen sie durch ihr destruktives Verhalten ihre Affekte und Enttäuschungen auf ihr Gegenüber zu projizieren. Sie beweisen damit ihr geschaffenes Glaubenssystem von der schlechten Welt, in der sie benachteiligte Opfer sind. Damit ist eine teilweise Entlastung ihrer Schuldgefühle möglich: »Ganz so schlecht wie die bösen Angreifer bin ich doch schließlich nicht.«

Die beschriebenen Abwehrmechanismen unter Alkoholeinfluß bei aggressiven und suizidgefährdeten Alkoholikern führen vermehrt dazu, daß sie ihr falsches Selbstbild sowie ihr Erklärungssystem des Alkoholismus wiederherstellen können. Das erklärt, daß der größere Anteil von ihnen sich auf eine Klärung und eine Behandlung nicht einläßt und meist bereits am ersten Tag, oft gegen therapeutische Empfehlung, die Entlassung wünscht. Über die aggressive Problematik wird der Therapeut in die Rolle des Bösen (ab-)gespalten, ihm kann aggressive Feindseligkeit und

Haß zuprojiziert werden. Es folgen verbale Attacken und Schuldzuweisungen, die oft sadistischen Charakter haben und unerfahrene, ängstliche und depressive Therapeuten beunruhigen und mit starken Schuldgefühlen und Hilflosigkeit zurücklassen. Den Therapeuten/Ärzten sollte dieser psychodynamische Mechanismus als vorläufiger Lösungsversuch vertraut sein. Nachdem der Patient seine Aggressionen gegen ein Objekt, den Therapeuten, richten konnte, ist das Richten der Aggressivität gegen sich selbst nicht notwendig.

Für suizidgefährdete Alkoholiker gilt ebenfalls das Therapieprinzip, Zeit zu gewinnen bis die akute suizidale Phase abgeklungen ist. Als erster Schritt ist das Abklingen des direkten Alkoholeinflusses auf die suizidale Handlung abzuwarten. Erst dann ist eine Beurteilung über das weitere Suizidrisiko, besonders bei Vorliegen eines depressiven Syndroms, ausreichend möglich.

Während das provokante Verhalten von suizidgefährdeten Alkoholikern eher unter direktem Alkoholeinfluß stattfindet, tritt mit Ausnüchterung zunehmend eine dysphorische Stimmungslage ein sowie die Tendenz zum Rückzug. Wenn sich Therapeut und Personal nicht als stabile vertrauenswürdige Übertragungsobjekte gezeigt haben, ist für die Patienten das weitere Vermeiden oder eine Flucht wie die Entlassung gegen ärztlichen Rat zu erwarten. Alkoholiker können sich in den therapeutischen Prozeß schwer einlassen. Auf jeden Fall sollte auf einen starren therapeutischen Behandlungsvertrag (sogenannter »Suizidpakt«) verzichtet werden, da wegen der »primitiven« Abwehrmechanismen suizidale Handlungen eher provoziert werden. Nach umfangreicher Beratung ist das gemeinsame Formulieren eines Behandlungsplanes dagegen wichtig. Wenn eine körperliche Alkoholabhängigkeit abschätzbar wird, muß mit dem Patienten über die Möglichkeiten der Therapie sowie über die notwendige Alkoholentzugsphase gesprochen werden. Wenn die Patienten sich mittels tragfähiger therapeutischer Beziehung für eine längerfristige Behandlung in der Therapiekette entschieden haben, wird meist eine Verlegung auf eine andere Station, Abteilung oder ein Krankenhaus in den nächsten Tagen oder eventuell Wochen notwendig. Die bei Verlegung entstehenden Trennungsängste müssen beachtet und durchgearbeitet werden. Sich auf die Therapiekette einlassen bedeutet auch, Abwehrmechanismen wie die Verleugnung der Alkoholproblematik aufzugeben.

Während in der Aufnahmesituation bei direktem Alkoholeinfluß auf die suizidale Handlung von Alkoholikern eine medikamentöse Behandlung in der Regel nicht indiziert ist, muß eventuell eine medikamentöse Therapie bei nüchternen Alkoholikern mit Suizidgefährdung eingeplant werden. Das Vorliegen der Standardlaborwerte ist notwendig, z.B. die Leberwerte müssen berücksichtigt werden bei Pharmakotherapie mit Antidepressiva.

Wenn nach der Aufnahme Depressivität und Suizidgefährdung weiter bestehen, sollten Ansätze der kognitiven Therapie (51) eingesetzt werden. Mit dem Patienten sollten sämtliche Gründe durchgearbeitet werden, wenn er abwägt zu sterben oder zu leben. Die bisherige negative Einengung (zum präsuizidalen Syndrom) führte dazu, daß der Patient sich einseitig mit den Motiven zum Sterben auseinandersetzte. In dem Fall muß er seine Annahmen erklären und prüfen sowie Motive nennen, um am Leben zu bleiben. Wie bereits im ersten Gespräch muß der Suizidwunsch angesprochen werden, um die Motive und die Psychodynamik der Suizidabsicht zu erfassen.

Der Therapeut sollte bereits ab dem ersten Gespräch die Bedeutung der Hoffnungslosigkeit ansprechen. Massive Hoffnungslosigkeit bedeutet hohes Suizidrisiko. Die Intention des Therapeuten zielt darauf ab, kognitive Dissonanz (51) zu bewirken, d.h. auf Widersprüche im Glaubenssystem hinzuwirken und hinzuweisen. Weiter sollten Zweifel des Patienten gefördert werden, ob es sich nicht um subjektive willkürliche Schlußfolgerungen handelt, damit er sich nicht mit dem Versagen des Erklärungssystems des Alkoholismus auseinandersetzen muß. Für Alkoholiker gilt ebenfalls das Prinzip, Suizidalität und suizidale Phantasien anzusprechen. Damit werden die Patienten meist entlastet, weil sie sich sonst oft nicht trauen, über ihre Suizidalität und ihre Ängste zu sprechen. Dadurch brauchen die Patienten weniger auf ihre Abwehrmechanismen zurückzugreifen, die Bedeutung von magischem Denken, Verhalten und Handeln für Suizidalität wird abgebaut.

Bei Auftreten von Suiziden oder Suizidversuchen während der Behandlung oder kurz nach der Entlassung sollte die suizidale Handlung im Team durchgesprochen werden. Dazu gehört auch ein aktiv angebotenes Gespräch mit den Angehörigen oder den Bezugspersonen, wenn möglich sollte der Vorgesetzte des Therapeuten anwesend sein (492, 493).

Das Durcharbeiten des psychodynamischen Vorganges, der zur Suizidhandlung geführt hat, ist notwendig. Dadurch können Schwierigkeiten mit Suizidpatienten angesprochen und der therapeutische Umgang mit Suizidpatienten geschult und verbessert werden. Ein weiterer Grund, suizidale Handlungen durchzuarbeiten, liegt darin, den betroffenen Therapeuten zu unterstützen. Dieser fühlt sich sonst alleingelassen, entstehende Schuldgefühle können die therapeutische Kompetenz und die Atmosphäre des behandelnden Teams negativ beeinflussen. Das therapeutische Personal sollte sich der eigenen Ängste um oder bei suizidalen Handlungen bewußt werden, die Ängste führen sonst im Über-Ich zu Schuldgefühlen, so daß zur Abwehr vermehrt projektive Mechanismen verwendet werden. In dem Fall erhält der Therapeut die Schuldzuweisung, während mit der Hilfe des Abwehrvorganges eigene Schuldgefühle und Unlust zur Selbstkritik vermieden werden.

5.8. Suizidprävention und Behandlungseinrichtungen

Im Zusammenhang mit dem Begriff Suizidprävention müssen die Begriffe der primären, der sekundären und der tertiären Suizidprävention unterschieden werden. Bei der Primärprävention handelt es sich um das langfristige soziale Bedingungsgefüge wie der Erziehungseinfluß der Eltern und der Umwelt, die den wesentlichen protektiven Faktor darstellen für das spätere Verhalten eines Menschen in krisenhaften Phasen. Die Primärprävention fördernd sind Bindungen an Familie, gesellschaftliche Gruppen und Religion.

Der Begriff der Sekundärprävention wird uneinheitlich gebraucht, einerseits ist damit die möglichst frühzeitige Erfassung und Behandlung von suizidgefährdeten Menschen gemeint, bevor sie eine Suizidhandlung vornehmen (493). Andererseits wird die Sekundärprävention als direkte Nachbetreuung nach einem Suizidversuch bezeichnet (472). In der Definition von Reimer (493) hat die Sekundärprävention ihre besondere Bedeutung, um die suizidale Krise frühzeitig zu erfassen und zu behandeln.

Bei anhaltendem Alkoholabusus ist die Diagnostik erschwert. Das präsuizidale Syndrom ist oft nicht erkennbar oder atypisch, die suizidalen Krisen treten häufig kurzfristig oder bei impulsivem Verhalten auf. Eine besondere Bedeutung kommt bei suizidgefährdeten Alkoholikern der betreuenden Alkoholberatungsstelle und den behandelnden niedergelassenen Ärzten zu. Depressive Verstimmungen und Hoffnungslosigkeit im Rahmen von Trennungen wichtiger Bezugspersonen, aber auch der Verlust des stützenden Arbeitsplatzes oder schwere Kränkungen kommen besonders als Motive für suizidale Handlungen in Frage. Die Patienten bedürfen der Aufmerksamkeit und Beratung sowie gegebenenfalls der stationären Einweisung.

Der niedergelassene behandelnde Arzt kann wichtige Hinweise weitergeben, ob nach einer schweren belastenden Situation z.B. eine Trauerreaktion bei einem bisher unauffälligen Alkoholkonsumenten mit vermehrtem oder exzessivem Alkoholkonsum auftrat zum »Ertränken des Kummers«. Weiter kann der behandelnde Arzt Hinweise geben, ob ein Patient sich im Vorfeld der Alkoholabhängigkeit befindet, wie z.B. beim zunehmenden Alkoholkonsum eines Konflikttrinkers. Bereits an anderer Stelle wurde darauf hingewiesen, daß unter anhaltender Abstinenz bei Alkoholikern mit einem protrahierten psychischen Entzugssyndrom Monate bis Jahre nach dem Alkoholentzug erhebliche depressive Verstimmungen und psychophysiologische Symptombildung auftreten können mit Suizidgefährdung.

Probleme mit der Introspektionsfähigkeit gibt es besonders, wenn der Patient die Flucht in den Alkohol vorzieht. Das Bemühen des behandelnden niedergelassenen Arztes oder der betreuenden Suchtberatungsstelle wird erheblich erschwert, wenn der Patient in die Klinik wegen des körperlichen Entzuges eingewiesen werden muß.

Diese Patienten sind für ein (Suizid-)Kriseninterventionszentrum und nichtspezialisierte Allgemeinkrankenhäuser wenig geeignet. Als günstiger ist die Unterbringung in der Intensiveinheit einer suchtspezifischen psychiatrischen Abteilung anzusehen. Das notwendige, annehmende affektive Klima, wie es in Kriseninterventionszentren wichtig ist, bedeutet für Alkoholiker oft eine deutlich regressive Situation. Das erweist sich vor allem als ungünstig in Hinsicht auf die Krankheitseinsicht des Alkoholikers, so daß mit bagatellisierendem, somatisierendem und agierendem Verhalten zu rechnen ist. Auch suizidgefährdete abstinente Alkoholiker sowie alkoholgefährdete Patienten können sich auf das regressionsfördernde, annehmende affektive Klima oft nicht angemessen einstellen.

Mehr als die Hälfte von psychischen Krisensituationen in einer Großstadt beeinflußte Alkohol erheblich, die Krisenintervention erfolgte in zwei Drittel der Fälle am Ort der Krise, meist in der Wohnung. Bei Alkoholikern erscheint in der Hälfte der Fälle die Polizei am Krisenort, bei einem Drittel der Fälle erfolgte die Ausnüchterung im Polizeigewahrsam (236). Nur knapp 3 % der Alkoholiker kamen im Zusammenhang mit der Krise in eine psychiatrische Klinik. Deshalb erscheint die Errichtung von Alkoholikerambulanzen mit Spezialisierung, z.B. Möglichkeit zur Krisenintervention, wünschenswert.

Im Allgemeinkrankenhaus treffen Suizidgefährdete ähnlich wie Alkoholiker häufig auf Ablehnung oder sogar Verachtung – es sind nicht nur die Mitpatienten. Motive der Ablehnung sind häufig erlernte Vorurteile und nicht erkannte Gegenübertragungsgefühle wie Angst oder Hilflosigkeit bei suizidgefährdeten Patienten. Darin könnte einer der Gründe liegen, daß suizidgefährdete Patienten und speziell suizidgefährdete Alkoholiker nach stationärer Aufnahme nicht einer notwendigen unmittelbaren Behandlung oder nach entsprechender Beratung nicht langfristiger ambulanter Behandlung und tertiärer Prävention zugeführt werden. Auffallend ist, daß oft eine mögliche konsiliarische Beratung durch die neurologisch-psychiatrischen Kollegen unterlassen wird oder Überlegungen zur Suizid-nachsorge bei Krankenhausentlassung nicht erwogen werden.

Als Grund dafür wird von vielen Ärzten die eigene Einordnung in die Kategorie der nicht ernstgemeinten,»demonstrativen« Suizidversuche angegeben (493). Resultierend ergibt sich, daß suizidgefährdete Patienten zur Progression in der Schwere einer erneuten Suizidhandlung gezwungen werden.

Da Patienten mit Suizidhandlungen häufig ins Allgemeinkrankenhaus eingeliefert werden, muß eine verbesserte Betreuung durch Ärzte, Pflegepersonal, Psychologen und Sozialarbeiter angestrebt werden. Durch regelmäßige Weiterbildung und Schulung kann das Problembe-wußtsein und der Umgang mit Suizidpatienten verbessert werden. Für Beratungen sollte der psychiatrische Konsiliarius vermehrt herangezogen werden, während das Stationsteam die Möglichkeit eines externen Supervisors (Psychoanalytikers) nutzen sollte. In ähnlicher Konzeption (660) ließ sich ein deutlicher positiver Einfluß auf Patienten nach Suizidhandlung erkennen. Abhängig vom Intoxikationsgrad wurde eine angemessene Betreuung durchgeführt, als positive Resultate ließen sich eine verlängerte stationäre wie auch ambulante Behandlungsdauer erken-nen. Außerdem wurden häufiger Nachsorgemaßnahmen für suizidgefähr-dete Patienten veranlaßt.

6. Theorien und Erklärungsmodelle des Alkoholismus

6.1. Kontext

Feuerlein (168, 170) verweist auf die Schwierigkeiten des Krankheitskonzeptes bei Alkoholismus; es handelt sich im Gegensatz zu biologischen Erkrankungen nicht um eine singuläre und einheitliche Ätiologie. Die Vielfalt individueller Determinanten – basierend auf der Persönlichkeit sowie der Sozialisation u.a. – bei multikonditionaler Ätiologie wird zusätzlich durch unterschiedliche Verläufe in Richtung Alkoholabhängigkeit kompliziert. Die Alkoholabhängigkeit wird in psychische und physische Abhängigkeit unterteilt, krankhafte Normabweichungen besonders der psychischen Abhängigkeit unterliegen subjektiven, moralischen oder auch kulturellen Beurteilungen. Anfänglich besteht angeblich nur psychische Abhängigkeit bei Konflikt-/Erleichterungstrinkern (Alpha-Typ nach Jellinek) oder auch bei später süchtigen Trinkern (Gamma-Typ nach Jellinek). Das Krankheitskonzept von Jellinek basiert auf dem Kontrollverlust (beim süchtigen Trinker vom Gamma-Typ) sowie gleichberechtigt der Unfähigkeit zur Abstinenz (Delta-Typ) des Gewohnheitstrinkers (18, 84, 300). Bereits Jellinek wies aber wiederholt darauf hin, daß der Kontrollverlust ein physiologisch bedingtes Phänomen beinhaltet, die komplexe Hypothese des Kontrollverlustes enthält auch ein kompliziertes Muster von Verhaltensweisen (18).

Zur Definition des Alkoholismus als Krankheit kann angemerkt werden, daß der allgemeine Krankheitsbegriff ätiologisch neutral ist (237). Deshalb kann er mit bestimmten Krankheitsbegriffen ausgefüllt werden, die mit unterschiedlichen Erklärungsmodellen eine komplexe Lebensstörung beschreiben. Der Vorwurf, daß sich das Krankheitsmodell vermehrt an den sekundären Auswirkungen des Alkoholmißbrauchs orientiert (671), widerspricht dem Modell psychischer Störungen durch das Krankheitsmodell (237). Bei entsprechender Schwere können weitere Modelle psychischer Störungen, das Krisenmodell und das Lernmodell, die Kriterien des allgemeinen Krankheitsbegriffes erfüllen (237).

Damit sind früher propagierte, vereinfacht schematisierte naturwissenschaftliche Vorstellungen des medizinischen Krankheitsmodelles relativiert worden (319). Alte Vorstellungen wurden aufgegeben wie:
1. Es muß ein qualitativer Unterschied zwischen Krankheit und Gesundheit bestehen (Diskontinuitätskriterium).

2. Krankheitseinheiten wie akute Erkrankung oder Rezidive (z.B. Phasen oder Schübe) müssen abgrenzbar sein (Diskriminationskriterium).
3. Psychische Krankheit soll somatisch verursacht sein (Ätiologiekriterium).
4. Psychische Krankheit tritt unwillkürlich auf (Unwillkürlichkeitskriterium).
5. Der Krankheitsverlauf soll einen objektivierbaren, naturwissenschaftlich erklärbaren Prozeß beschreiben (Prozeßkriterium).

Dagegen sieht das relativierte, unvoreingenommene Modell psychischer Krankheit folgendermaßen aus:

1. Beschreibung eines allgemeinen Krankheitsbegriffes; Diskontinuitätskriterium als Regel, aber nicht zwingend.
2. Es handelt sich um einen speziellen Krankheitsbegriff mit voneinander kategorial oder dimensional unterscheidbaren Störungsmodellen.
3. Da der allgemeine Krankheitsbegriff ätiologisch neutral ist, können auch andere Störungsmodelle ihn ausfüllen.
4. Krankheit ist nicht willkürlich, aber auch willkürliches Auftreten kann erfolgen (z.B. Suizidversuch).
5. Der Verlauf soll regelhaft sein mit hinreichend wahrscheinlicher Vorhersagbarkeit.

Der Mensch als Individuum ist als biopsychosoziale Einheit zu betrachten, trotz anscheinend typischer Phänomenologie des Alkoholismus handelt es sich um eine multikonditionale Genese (s. Abb. 1). Ausschließlich einseitige Sichtweisen von Störungsmodellen oder Ausrichtungen von Therapiekonzeptionen werden der Komplexität der Entwicklung bis zur Alkoholabhängigkeit sowie der individuellen Besonderheiten der Persönlichkeit nicht gerecht.

Von den unterschiedlichen Theorien und Erklärungsmodellen des Alkoholismus werden in diesem Buch vor allem tiefenpsychologische Theorien ausgeführt. Mit Beginn von physischer (somatischer) Abhängigkeit sind besonders biologisch-physiopathologische Theorien zu beachten. Trotz Begriffen wie Kontrollverlust und Unfähigkeit zur Abstinenz sind die Grenzen zwischen psychischer und physischer Alkoholabhängigkeit undeutlich.

Anzunehmen ist, daß biologische Theorien eher unterschätzt werden, die Bedeutung von genetischer Prädisposition sowie die Folgen von verändertem Alkoholmetabolismus sind bisher unzureichend geklärt. Die Bedeutung der Alkoholwirkung sowie der Alkoholmetabolismus führen zu komplexen neurophysiologischen Interaktionen. Speziell Azetaldehyd verändert Neurotransmitter, z.B. werden Katecholamine und Indolamine (Serotonin, Tryptamin) zu Tetrahydroisochinolinen (TIQ) bzw. zu Beta-

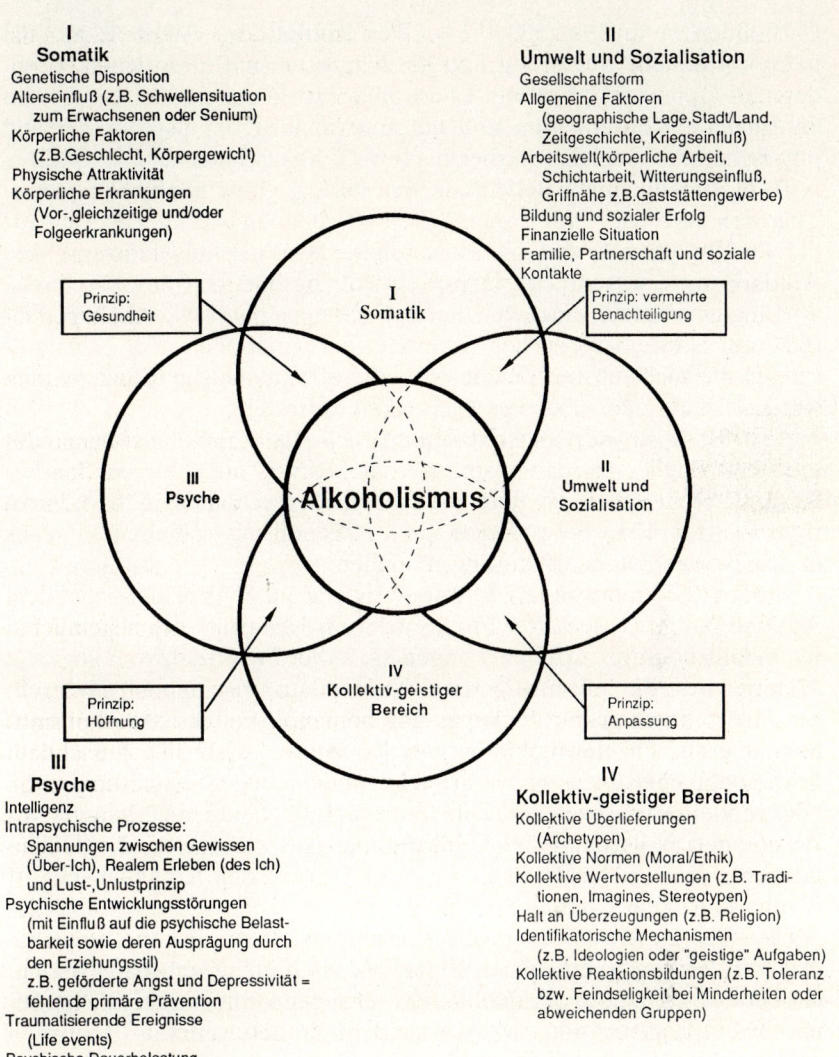

Abb. 1. Bedingungsgefüge und Einflußgrößen des Alkoholismus

Carbolinen verändert (509, 510). Der Einfluß des Alkohols auf die neurohormonelle Steuerung und die Neurotransmittersynthese, besonders auf Opiatrezeptoren und Endorphine, ist in der Bedeutung für den »normalen« Konsumenten und bei Entwicklung der psychischen und physischen Abhängigkeit bisher noch nicht abzuschätzen.

Trotz zunehmender Bedeutung der biologisch-pathophysiologischen Theorien sind die tiefenpsychologisch-psychoanalytischen Theorien für die Psychodynamik und die Behandlung bei Alkoholgefährdung und Alkoholismus wesentlich. Dafür spricht besonders, daß psychische Abhängigkeit und in einem leichteren Grad auch physische Abhängigkeit (z.B. mit Schweißausbrüchen, Kreislaufdysregulationen oder Schlafstörungen) bei nichtsubstanzbedingten, wirkstoffunabhängigen Suchtformen wie Spielsucht oder sexueller Süchtigkeit auftreten.

Ausschließlich individuell orientiert sich das Krankheitsmodell mit intraindividueller biologisch-somatischer Störung oder intrapsychischer Krankheit einschließlich tiefenpsychologisch-psychoanalytischen Theorien. Weitere Erklärungsmodelle des Alkoholismus ergeben sich aus interindividuell-sozialen Störungsmodellen.

Häfner (237) führt weitere Störungsmodelle auf, die bei hinreichendem Ausmaß psychisch gestörter Funktionen das Kriterium des allgemeinen Krankheitsbegriffes erfüllen können (s. Abb. 2). Sozialpsychologische Theorien des Alkoholismus lassen sich unter dem Krisenmodell mit Streß, geminderter und gestörter Anpassung bei sozial-kollektiven Störungen subsumieren. Die lerntheoretischen Konzepte lassen sich unter dem Lernmodell einordnen mit gestörten Lernbedingungen, Konditionierung oder Modellernen sowie darausfolgendem abweichendem Verhalten. Das Lernmodell basiert auf der Fehlersumme gestörten interindividuellen Lernens, das bei entsprechend schwerer Störung den Krankheitsbegriff durchaus erfüllen kann.

Die folgende Ausführung soll die Komplexität des Alkoholismusthemas bei der biopsychosozialen Einheit Mensch aufzeigen, damit ist ein wesentliches Anliegen der Publikation verbunden, um einseitige Theorie- und Therapieausrichtungen zu vermeiden. Zu den weiteren Problemen gehört, daß z.B. ein Alkoholentzug durchgeführt wird oder somatische Alkoholfolgeerkrankungen behandelt werden, ohne daß die Fähigkeit zur Diagnostik und Behandlung besteht, oder eine ausreichende Psychotherapie sowie die Einleitung einer psychischen Entwöhnungsbehandlung durchgeführt wird. Der psychotherapeutische Ansatz kann sich nicht nur auf tiefenpsychologische Konzepte beschränken, er muß die Entwicklung der realen und sozialen Bedingungen alkoholbezogen, d.h. themenzentriert klären. Der Patient braucht Hilfe beim Erkennen und Verstehen seiner (apperzeptiven) intrapsychischen und interaktionellen Anpas-

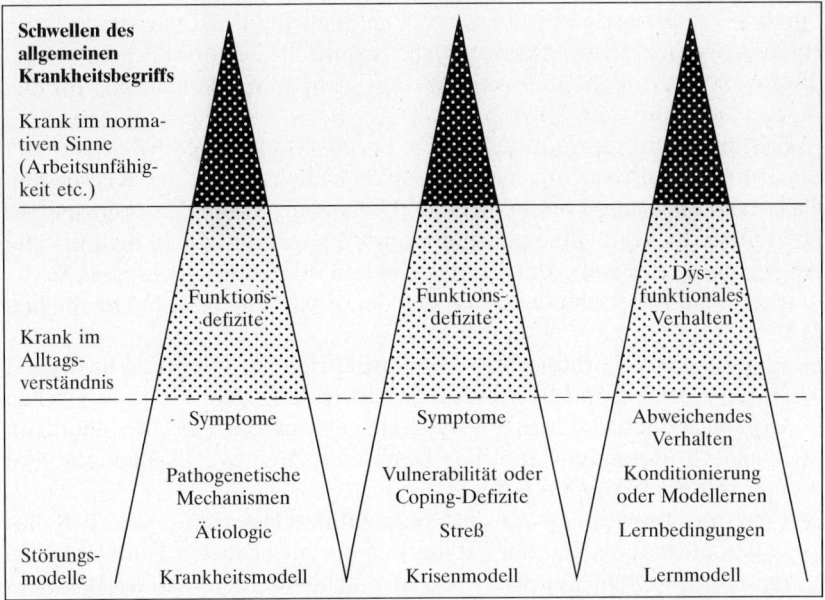

Abb. 2. Modelle psychischer Störungen, die bei hinreichendem Ausmaß der Störung psychischer Funktionen die Kriterien des allgemeinen Krankheitsbegriffs erfüllen können (aus: Häfner H.: Determinanten psychischer Gesundheit und Krankheit. Fundamenta Psychiatrica 1: 4–14 (1987).

sungsdefizite. Dazu gehören qualifizierte personelle und institutionelle Ausstattungen, um den Patienten die Möglichkeit zur Verhaltensmodifikation, z.B. durch soziales Lernen und Identifizieren am Modell, zu geben. Notwendig erscheint es, die Nachsorge angemessen auszubauen, da die psychische Stabilisierung und die notwendige Verhaltensmodifikation einschließlich der dauerhaften Festigung der Abstinenzmotivation in der relativ kurzen Zeit der psychischen Entwöhnungsphase oft nicht ausreichen.

6.2. Tiefenpsychologisch-psychoanalytische Theorien

6.2.1. Psychoanalytische Theorie

Psychogenetische Theorien gehen davon aus, daß intrapsychische Prozesse frühkindlich determiniert werden und die entscheidende Grundlage für die persönliche Entwicklungspathologie der Sucht darstellen. Die

durch S. Freud bestimmte, besonders anfänglich mit naturwissenschaftli-
chem Anspruch ausgerichtete psychoanalytische Theoriebildung erklärt
die psychodynamischen Funktionen der Sucht sowie den daraus resultierenden zielbedingten Antrieb.

Zentrale Punkte sind die durch Freud formulierte Annahme der
Fixierung und die mit ihr zusammenhängende Variable der Regression.
Durch die Fixierung kommt es nach psychoanalytischer Theorie zu einer
Hemmung der kindlichen phasenhaften Entwicklung, die in die Pubertät
eingeht nach Ablösung der Libido von den ödipalen Objekten (191).

Dabei sind verschiedene Typen der Fixierung zu unterscheiden
(447):

1. Fixierung des Partialtriebes – ein Partialtrieb der infantilen Sexualität
   wurde blockiert und von der Libidoentwicklung abgetrennt. Deswegen
   wird nach unabhängiger Befriedigung gesucht, ohne sich der genitalen
   Sexualität unterzuordnen. Die Befriedigung eines Partialtriebes wird
   z.B. in der Perversion gesucht.
2. Fixierung der Libido auf eine prägenitale Organisationsstufe – dies
   bedeutet, daß ein Teil der Libido sich bis zur nächsten Entwicklungsphase nicht entwickelt hat. Der entsprechende Libidoteil sucht weiter
   unabhängig für die betreffende Phase (oral, anal oder phallisch-ödipal)
   charakteristische Befriedigung und Ziele.
3. Fixierung an ein Objekt oder einen bestimmten Modus der Objektwahl
   – das bedeutet eine hervorgehobene Fixierung des Triebes an das
   Objekt (193). Fixierung an prägenitale Objekte sind besonders bei
   Süchtigen zu finden und beeinflussen erheblich den Modus der Wahl
   des Liebesobjektes und der im Erwachsenenalter bevorzugten Objektbeziehung.
4. Fixierung auf ein traumatisches Erlebnis – als Beispiel läßt sich eine
   traumatische Neurose anführen. Im Gegensatz zu Hemmungsvorgän-
   gen, die eine gewisse Zeit in Anspruch nehmen, kommt es zu einem
   schockartig auftretendem Trauma, dessen Bereitschaft eher durch eine
   längerfristige Atmosphäre der Verwöhnung im Gegensatz zur Härte
   gefördert wird.

Ursachen der Fixierung eines Partialtriebes, einer erogenen Zone, einer
Phase der Libidoentwicklung oder der Objektbeziehung können intensiv-
befriedigende, verwöhnende oder schmerzlich versagende-libidinöse
Erfahrungen gewesen sein. Die Intensität der Erfahrungen sowie eine
individuelle, anlagebedingte Vulnerabilität verstärken sich durch die
Wechselwirkung von infantiler Libido und Umwelteinflüssen. Wenn die
Libido auf Fixierungsstellen regrediert und dadurch fixierte Strebungen
der infantilen Sexualität verstärkt werden, entsteht aus dem Konflikt mit
dem Ich eine Neurose (447). Nicht vom auslösenden Konflikt oder der

auslösenden Versagung ist die Wahl der Neurose abhängig, sondern von der Fixierungsstelle, auf welche die Libido regrediert.

Die Charakterzüge des Menschen werden entscheidend in der Kindheit geprägt, die bleibenden Charakterzüge sind als unveränderte Fortsetzungen der ursprünglichen Triebe oder als Sublimierungen derselben bzw. Reaktionsbildungen anzusehen (192).

Der zentrale Ansatz der Triebtheorie wurde durch Freud formuliert (191). Er verstand darunter die Wirkung aller die Sexualentwicklung schädigenden Einflüsse, die eine Rückkehr zu einer früheren Entwicklungsphase hervorrufen. Regression (lat.: regressio = die Rückkehr) entspricht dagegen einem nicht einheitlich gebrauchten Terminus (s. Kap. 7.3., Regression).

Regression kann sich auf bestimmte infantil-libidinös besetzte Objekte richten. Regression kann auch die Reaktivierung von Trieben und Partialtrieben einer früheren Entwicklungsstufe bedeuten oder die Rückkehr zu primitiveren Abwehrformen zum Schutze des Ichs, wie im Traum oder in Psychosen. Regression und Fixierung sind keine voneinander unabhängigen Variablen. Je mehr die Fixierung auf eine Entwicklungsphase ausgeprägt ist, um so mehr wird durch Regression bis zu den Fixierungspunkten ausgewichen.

Durch die Störung (Fixierung) besonders in der oralen Phase ergeben sich entsprechende Abwehrmechanismen wie Verleugnung und kompensatorische Gegenstrebung. Drei grundsätzliche Konflikttypen des Alkoholikers lassen sich unterscheiden (70):

1. Der passive Abhängigkeitstyp, der nicht nach Autonomie strebt und vermehrt infantilen Ansprüchen nachgeht.
2. Der Gegenabhängigkeitstyp, der sein Bedürfnis nach Abhängigkeit verleugnet, dadurch können vermehrt auch demonstrative Machtproben als Selbstbeweis für Unabhängigkeit auftreten.
3. Ein fluktuierender Typ, der sich zwischen Phasen passiver Abhängigkeit und kompensatorischen, verleugnenden Phasen der Unabhängigkeit bewegt. Als Beispiel wird das deutlich beim Kampf vor dem drohenden Kontrollverlust, wiederholte Selbstentzüge sollen die eigene Unabhängigkeit beweisen, als Folge ergeben sich Niederlagen (= Rückfälle).

Durch Freud wurde die psychische Organisation in das Unbewußte, das Vorbewußte und in das Bewußte unterschieden.

DAS UNBEWUSSTE

Die Arbeitsweise des Unbewußten – im Primärvorgang – entspringt den Repräsentanzen der Triebe, welche unserer Wahrnehmung nicht direkt zugänglich sind. Zwischen den unbewußten (Trieb-) Wünschen und ihrer (vor-) bewußten Unterdrückung resultieren Konflikte, für die neurotische Symptome, Fehlleistungen und besonders Träume wichtige Aufschlüsse geben (194). Die Arbeitsweise des Unbewußten ist gekennzeichnet durch Vorgänge wie die Verdichtung mit Komprimieren und Vermischen von Vorstellungen sowie die Verschiebung psychischer Bedeutsamkeit auf andere Vorstellungen. Wichtig ist die Fähigkeit zur Symbolisierung im Unbewußten, die einer zwischen dem Unbewußten und dem Vorbewußten eingeschalteten Zensur entspricht. Bei richtiger Deutung der Symbolsprache des Traumes können ins Unbewußte verdrängte (Trieb-) Wünsche bearbeitet werden. Das Unbewußte ist durch weitere Besonderheiten bestimmt, in Träumen fehlen Widersprüche bei anscheinend ungestört nebeneinander bestehenden Gegensätzen. Weiter besteht im Unbewußten eine Zeitlosigkeit, die Vorgänge unterliegen keinem Zeitmaß. Dieses ist besonders bedeutsam, da in der frühen Kindheit Konflikte zur Fixierung geführt haben, während die Erinnerungen und die Wünsche, auch durch die Kindheitsamnesie, verlorengegangen sind.

Das Unbewußte ist weiter durch das Fehlen von Negation bestimmt. Das führt dazu, daß z.B. hysterische Patienten ihre unbewußte Nicht-Wahrnehmung oder Nicht-Können durch Symptome wie hysterische Lähmungen oder hysterische Störungen der Sinnesorgane ausdrücken. Trotz fehlender Negation lehnen sie unbewußt das Realitätsprinzip ab bei Unterlaufen ihres Über-Ichs.

Auch wird das Unbewußte wirksam durch fehlende Zweifel und Rücksicht gegenüber dem Realitätsprinzip, während das Lustprinzip vorherrschen kann. Als Folge ergibt sich, daß äußere Realität durch innere ersetzt wird. Daraus resultiert, daß bei unbewußten Motivationen durch aktivierende äußere Konflikte auf frühere Erlebnisweisen und Fehlbeurteilungen zurückgegriffen wird. Den unbewußten (Trieb-)Konflikten steht die unbewußt wirkende Zensur gegenüber. Die Abwehr der Triebkonflikte verstärkt die Ambivalenz, auch deshalb verbraucht der Neurotiker mehr Kraft, mit den Folgen reduzierter Belastbarkeit und größerer Erschöpfbarkeit.

DAS VORBEWUSSTE

Das Vorbewußte ist der verbindende Bereich zwischen dem Unbewußten und dem ihm näher stehenden Bewußten. Aus dem Vorbewußten entwickelt sich die kritische Instanz, welche den Regungen des Unbewußten mit Moral und Logik den ungehinderten Zugang ins Bewußtsein versagt (190). Die Abläufe des Vorbewußten werden fast ausschließlich durch Sekundärvorgänge geregelt, die ins Bewußtsein vordringen können bei entsprechender Intensität und Besetzung. Freud definiert vorbewußt als latent bewußtseinsfähig (197), es unterliegt aber einer zensierenden und ordnenden Instanz. Während die Wunschregungen für den gesunden Menschen überprüfbar und lenkbar sind, damit sie den Realitätsanforderungen entsprechen, versucht der Neurotiker, seine Strebungen nicht bewußt werden zu lassen.

Daraus resultiert sein Widerstand, sich auf den Kern neurotischer Konflikte einzulassen. Der Neurotiker hat eine gesteigerte Phantasie und fühlt sich aufgrund früherer Mängel eher bedürftig. Er muß sich mit seinem Wahrnehmungssystem auseinandersetzen, das durch bewußte und »vergessene« Erinnerungen entscheidend beeinflußt wird. Anzumerken ist, daß erinnerungsfähige Sachverhalte, wesentlich durch das Unbewußte bedingt, selektiven und stark subjektiven Erinnerungen entsprechen.

Das Vorbewußte erstreckt sich auf die erlernten Sprachzeichen sowie die damit verbundenen Denkvorgänge. Der äußeren Wahrnehmung wird eine innere Wahrnehmung gegenüber gestellt; diese logisch-assoziativ verbundenen Erinnerungen führen zur Realitätsanpassung (46).

Freud (194) führt aus, daß bewußte Objektvorstellungen als Wortvorstellung und als Sachvorstellung bestehen, wogegen die eigentliche Objektbesetzung im Unbewußten liegt. Das System des Vorbewußten wird überbesetzt durch Sachvorstellung plus Verknüpfung mit entsprechenden Wortvorstellungen. Solche Überbesetzungen sollen zur höheren psychischen Organisation führen und die im Vorbewußten herrschenden Sekundärvorgänge ermöglichen. Nicht verbal gefaßte Vorstellungen oder nicht überbesetzte psychische Vorgänge lassen sich ins Unbewußte verdrängen.

DAS BEWUSSTE

Die Funktion des Bewußtseins liegt in der Wahrnehmung von inneren und äußeren Reizen sowie der Apperzeption. Im Wachzustand ist das Bewußte der Realität ausgesetzt und der Außenwelt zugewandt, während in Träumen wenig Bezug zur äußeren Realität erkennbar wird. Entsprechend der Neurosenstruktur tritt eine partielle Abkehr von der Realität auf.

Ergeben sich in der Realität für die Psyche zu belastende Außenreize, tritt ein ökonomischer Mechanismus in Form eines Reizschutzes auf, der dem System des Bewußten vorgelagert ist (196). Dadurch wird die Intensität des Reizes abgeschwächt und dosiert in kleinen Portionen dem

Bewußtsein zugeführt. Das Gedächtnis dafür liegt dann nicht im System des Bewußten, die Energie des Reizes läßt außer dem Akt des Bewußtwerdens keine Spuren im Bewußten zurück. Im Unbewußten hinterläßt jeder Reiz dagegen Erinnerungsreste, die lebenslang wirken. Erinnerungsreste können wiederaktiviert werden, welches auch für die frühkindlichen unbewußten Erinnerungs- und Gefühlsreste gilt, z.B. mit der Intensität hilflosmachender »Affektstürme«. Der gestörte Reizschutz wird als Grund für die Einnahme von Suchtmitteln angesehen, ein artifizieller Reizschutz wird durch analgetische, sedierende und hypnotische Pharmaka wie Alkohol angestrebt.

Durch Freud wurde der psychische Apparat nach Überarbeitung seiner Trieblehre in drei Instanzen strukturiert: Das Ich, das Es und das Über-Ich (197).

DAS ICH

Dieses psychische Organ dient der Anpassung, der Hemmung und der Synthese. Im Gegensatz zur sexuellen bzw. libidinösen Energie existiert eine Ich-Energie, die sich vor allem mit dem bewußten Realitätsprinzip auseinandersetzt, um Triebregungen zu regulieren. Als wesentliche Funktion dient das Ich dazu, Triebbedürfnisse aufzuschieben und sie zu kontrollieren. Deutlich fällt bei Süchtigen auf, wie sie Unlustspannungen nicht ertragen können, es kommt zu unwiderstehbaren, Ich-syntonen Impulshandlungen. Der Einfluß überstarker Partialtriebe führt zu einer deformierten Triebbefriedigung im sexuellen oder aggressiven Bereich. Die Impulshandlungen können negative Gefühle wie Verstimmung, Unlust oder Unterlegenheit kompensieren, die Ich-syntone Impulshandlung mit dem triebhaften Alkoholtrinkbedürfnis verstärkt noch den euphorisierenden Effekt durch die toxikomane Wirkung des Alkohols.

Mit dem Ich entwickeln sich beim Kind auch die Ich-Grenzen, zunehmend kann es zwischen Außen- und Innenreizen differenzieren als Grundlage des Selbst und des Nicht-Selbst. Im Kern der Ich-Entwicklung bildet sich als Organ körperlicher Wahrnehmungen das Körper-Ich heraus. Entsprechend wird der Körper mit Selbst-Repräsentanzen (294) besetzt, und zwar durch damit verbundene Vorstellungen und Erinnerungen sowie ihren Triebbesetzungen. Die Differenzierung in Selbst und Nicht-Selbst beim Kind ist entscheidend von Objektbeziehungen, speziell der Mutter, abhängig. »Ur-Affekte« erfahren allmählich eine Differenzierung, dazu gehört das Erkennen von Angst sowie der Zusammenhang mit dem Objekt. Etwa zu Beginn des zweiten Lebensjahres hat das Kind eine dauerhafte Objektbeziehung/Vorstellung entwickelt. Nach Eintreten der Objektkonstanz geht die Angst des Kleinkindes in die Angst vor Liebesverlust über. Damit verbunden ist, daß die Abwesenheit der Mutter weniger als bedrohlich erlebt wird und in die Angst übergeht, das Liebesobjekt zu verlieren (199).

Eine wesentliche Funktion des Ichs liegt in der Regelung von Angst. Entsprechend der Signaltheorie fließen bewußte und unbewußte Erinnerungsreste in Angstsignale ein, um die Wiederholung von Gefahrsituationen zu umgehen. Entsprechend der Abwehrtheorie wird die Angst durch die vielfältigen Abwehrleistungen des Ichs verarbeitet.

Die von A. Freud (189) ausführlich beschriebenen Abwehrmechanismen dienen vor allem der Triebabwehr. Dabei ist zu berücksichtigen, daß die Angst, an der Instanzenlehre orientiert, sich in Triebangst, in bewußte Ich-Ängste (Realangst) und in Über-Ich-Angst (wie vermehrte Schuldgefühle) unterteilen läßt. Angst und Depression sollen gemeinsam und undifferenziert im Ur-Affekt bestehen (355).

Süchtigen fehlt besonders die Fähigkeit zur Affektdifferenzierung. Zusammenhänge mit der gestörten frühen Mutter-Kind-Beziehung sind häufig zu sehen. Es handelt sich besonders um die Auswirkung der Internalisierung frühkindlicher Erfahrung. Die Grundstruktur des Ichs wird in winzigen Verinnerlichungsschritten entwickelt, die sich während der gesamten prääödipalen Phase ungezählt häufig wiederholen (343). Damit wird in frühester Kindheit die Prädisposition zur späteren Fähigkeit angelegt, Triebwünsche zu regulieren (259).

Als unspezifische Zeichen von Ich-Schwäche beschreibt Kernberg (327) drei Merkmale: 1. mangelhafte Angsttoleranz, 2. mangelhafte Impulskontrolle und 3. mangelhaft entwickelte Sublimierungen.

Die mangelhafte Angsttoleranz bezieht sich nicht auf die Intensität der Angst, sondern inwieweit das Ich auf jede zusätzliche Angstbelastung reagiert. Das ist bei Patienten mit chronifizierter Angst unter Umständen schwer einschätzbar, auch das anscheinende Fehlen von Angst ist kein Indikator für den Grad von Angsttoleranz. Mangelhafte Angsttoleranz kann bei jeder erneuten Angstdisposition zu weiterer Symptombildung, zu vermeidendem oder ersatzweisem Verhalten oder zu tieferer Ich-Regression führen.

Zum Verständnis des oft überstrapazierten Begriffes der Ich-Schwäche läßt sich die von Balint geprägte Theorie der Grundstörung (35) heranziehen. Er beschreibt die Konflikthaftigkeit der gestörten primären Objektbeziehung (»primäre Liebe«). Die Grundstörung zeigt die Merkmale einer primitiven Zweier-Beziehung, die üblicherweise in der konflikthaften Beziehung zur Mutter geprägt wurde.

Die erworbene Grundstörung der »primären Liebe« führt zu einem archaisch erlebten Sich-nicht-Einfügen des Objektes bzw. ein Nicht-

Zueinanderpassen zwischen dem Subjekt und seiner Umwelt (148). Bei Konflikten kommt es zu tiefer Regression bis in den Bereich der Grundstörung mit dem ausschließlichen Erleben der Ur-Beziehung. Entsprechend dem Konzept der »primären Liebe« handelt es sich um eine nicht-verbale Beziehung, Worte stellen kein brauchbares Instrument der Verständigung dar oder können eher verwirren als helfen (148). Wegen der engen Verknüpfung mit Objektbeziehungen ist die Struktur des Ichs besonders vulnerabel.

Balint (35) beschreibt die Schwierigkeiten von Alkoholikern, besonders auch von Quartalstrinkern, das Gleichgewicht ihres Ichs zu wahren bei Schwierigkeiten mit ihrem wichtigsten Liebesobjekt. Wenn sich der Alkoholiker durch sein Liebesobjekt in Frage gestellt fühlt, reagiert er heftig mit primitiven Abwehrmechanismen. Bei Harmonie mit dem Liebesobjekt wird ein rascher Wechsel zu reifer Objektbeziehung möglich.

Beim vermehrten Harmoniestreben der Alkoholiker sind Zusammenhänge mit der präödipalen Zweierbeziehung zur Mutter zu sehen. Durch ihr »Mutterglück« gab es Hoffnung auf Erfüllung und Harmonie, nach der Geburt ihres Kindes neigen narzißtisch bedürftige Mütter dazu, ihr Kind ihrem Selbstbild einzuverleiben. Die Enttäuschung, die Trauer und die Auflehnung wegen der Nichtverfügbarkeit der eigenen Eltern für die eigenen primären narzißtischen Bedürfnisse verführen die Mütter dazu, die Situation ihrer eigenen Kindheit ihrerseits auf die Kinder zu übertragen (428). Mit Hilfe ihrer Kinder befriedigen sie eigene narzißtische Bedürfnisse, als bleibende Folge ergibt sich oft ein idealisiertes Selbstbild der Mutter, während Mängel nicht wahrgenommen werden wie fehlende Kontinuität, Unberechenbarkeit, Unsicherheit, Ängste oder Feindseligkeit. Die Wahrnehmung von Affekten, die sich aus dem Vorbewußten bemerkbar machen, werden undiffenzierter erlebt. Eigene Ängste und Unsicherheiten fördern kontrollierendes, überprotektives Verhalten. Das Kind ist gegen die Manipulationen der Mutter wehrlos. Z.B. kann eine unsichere Mutter die Angst des Kindes manipulieren und sich dadurch stark fühlen. Das »Drama der frühen Kindheit« bezieht sich auf die übermäßige Anpassungsleistung des Kindes, um der Mutter zu entsprechen, während das wahre Selbst des Kindes beträchtlich gelitten haben kann (428). Diese Anpassungsleistung besteht noch beim Erwachsenen: Besonders Alkoholiker können ihre Mütter nicht differenziert wahrnehmen sowie sich an deren Mängel erinnern bei dem Bestreben, die Mutter zu idealisieren.

Der übermäßige Stolz auf das Kind sowie die dadurch installierte Gewißheit der eigenen Besonderheit (Grandiosität) führen zu einem idealisierten Selbst des Kindes mit Phantasien der eigenen Größe und

Stärke. Die Größenphantasien kommen dem Kind entgegen, da sie lustvoll sein können und die naturgegebene Unterlegenheit (biologische Minderwertigkeit) kompensieren. Das Kind muß aber zunehmend erfahren, daß vom Lustprinzip bis zum Selbsterhaltungstrieb noch ein weiter Weg ist. Das Lustprinzip kann als Störer der Anpassung bezeichnet werden (251).

Die Anpassung des Kindes an das Realitätsprinzip bedeutet einen Verzicht des Kindes auf Allmacht und Magie – es ist jedoch nur ein bedingter. Das Kind hat die Hoffnung, die grandiose Allmacht wiederzuerlangen, wenn es erwachsen ist. Psychodynamisch ist das Konzept des narzißtisch besetzten Größenselbst wichtig zum Verständnis von affektiven, d.h. depressiven, manischen bzw. biphasischen Zuständen.

DAS ES

Die von Freud (197) erfolgte spätere Einteilung in die Strukturen Ich, Es und Über-Ich ordnet nach der älteren topographischen Einteilung das Es dem Unbewußten zu. Es handelt sich um den entwicklungspsychologisch ältesten Bereich, aus dem sich erst das Ich entwickelt.

Ökonomisch liefert das Es die entscheidende psychische Kraft, die auch das Ich und das Über-Ich antreibt. Das Es unterliegt der Herrschaft der Triebe, die anfänglich unter dem ausschließlichen Primat der Sexualtriebe gesehen wurden. Der Triebbereich wurde dann mit der Formulierung der aggressiven Triebe (196) erweitert.

Zwischen libidinösen und aggressiven Energien besteht eine Vermischung, über Bindung und Neutralisierung besteht ein gewisses Gleichgewicht. Wenn qualitativ differenzierte erotische oder aggressive Regungen hinzutreten, sind die Energien verschiebbar, so daß die Gesamtbesetzung erhöht werden kann (197). Das Es unterliegt keiner Moral, es ist gekennzeichnet durch fehlende Ordnung und Wertung. Die Abfuhr von Triebenergien wird im Primärvorgang durch Besetzung der Triebtendenzen und ihrer Repräsentanzen im Bereich des Unbewußten erreicht. Trotz des anscheinend überbesetzten hedonistischen Prinzips haben Alkoholiker in erheblichem Maße Schwierigkeiten, zu genießen und zufrieden zu sein. Ihre Fähigkeit, sich selbst Anerkennung und Befriedigung zu verschaffen, ist nur einseitig und rudimentär entwickelt und wird durch die rigide Über-Ich-Bildung behindert.

DAS ÜBER-ICH

Die Instanz des Über-Ich wurde mit der strukturellen Einteilung durch Freud eingeführt (197). Das Über-Ich enthält das Ich-Ideal und das

Gewissen, durch Introjektion werden in der frühen Kindheit Moral und Über-Ich-Forderungen verinnerlicht. Die kontrollierenden und zensierenden Funktionen liegen in der Selbstkritik, im Streben nach Gerechtigkeit und gegebenenfalls nach Reue und Wiedergutmachung.

Das Über-Ich bewertet und belohnt Leistungen mit Anerkennung und mit Stärkung des Selbstgefühls. Von den psychischen Instanzen bildet sich das Über-Ich zuletzt aus und ist mit ca. fünf bis sechs Jahren abgeschlossen, das Kind hat dann eine wesentliche Autonomie in Bezug auf Triebregungen gegenüber Eltern und Vorbildern erreicht. Die Entwicklung des Über-Ichs gilt als abgeschlossen mit dem Untergang des Ödipuskomplexes (197).

Ein zu rigides Über-Ich ist psychodynamisch die Quelle für neurotisches Leiden. Das Über-Ich bedeutet eine zu strenge Zensur, die zunehmend Macht über das Ich gewinnt, so daß, zum Teil ungerechtfertigte, Minderwertigkeitsgefühle auftreten. Wenn die überhöhten Ansprüche des Ich-Ideals nicht erfüllt werden, resultieren Schuldgefühle und Selbstvorwürfe. Es entwickeln sich unbewußte strafende Vorgänge, dazu gehören auch unbewußt eigeninitiierte Selbstschädigungen wie die Neigung zu Unfällen und Körperverletzung, der Geständniszwang bei relativer Schuld oder das Scheitern am Erfolg.

Bei der »Sexualisierung« von Leiden kommt es zu einer Regression der Libido, weil gebundene Triebenergie als Triebmischung aus einer früheren Objektbeziehung freigesetzt wird. Resultierend kommt es zu einer Verschiebung des bisherigen Gleichgewichtes mit Verschiebung der Triebenergie in Richtung des aggressiven Triebes. Daraus entwickelt sich sadistisches und selbststrafendes Verhalten des Über-Ichs (198). Das ist vor allem bedeutsam bei der Entwicklung einer Zwangsneurose, wenn sich das Ich gegen analsadistische, quälende Impulse und Ich-dystone Zwangsbefürchtungen zu erwehren hat.

Bei Alkoholikern ist oft zu beobachten, daß in Fällen von moralischem Masochismus das Über-Ich unterlaufen wird durch eine verzerrte, passive Form der Sexualisierung. Solche Patienten wurden häufig als Kinder zugleich verwöhnt und mit Verboten umstellt, sie zeigen die gleiche Unfähigkeit zu warten wie Impulsneurotiker (163).

Diese Alkoholiker erzwingen oder erpressen – als sekundäre Wirkung – oft Vergebung durch ihr übermäßig leidendes und unterwürfiges Verhalten, aber die verzerrte Form passiver sexueller Lust beim Sich-Quälen bestätigt ihre Überzeugung, daß sie von ihren Eltern und später vom Schicksal hart geschlagen wurden, während Verwöhnung und günstige Lebensabläufe vermehrt der Verdrängung und dem Vergessen anheimfallen. Dadurch wird ein wichtiger Punkt des Prozesses der Selbstzerstörung bei Alkoholismus angelegt.

Bereits Stekel (606) sah die Kontrolle des Bewußtseins durch moralische Tendenzen im Sinne des Gewissens, die dazu dienen, daß sich das
Individuum vor sich selber schützt. Wichtig ist auch die bekannte
Formulierung, daß es sich beim Über-Ich um den im Alkohol löslichen Teil
der Seele handelt (163).

Für die Entstehung des Über-Ichs sind die Übernahme von erzieheri-
schen und moralischen Normen der Eltern von entscheidender Bedeutung, welche sich das Kind einverleibt zur Entwicklung des eigenen
Wertsystems des Über-Ichs. Vor allem in der ödipalen Phase entwickelt
sich das Über-Ich, nach Untergang des »Ödipuskomplexes« ist die
Entwicklung des Über-Ichs im wesentlichen abgeschlossen. Danach
gehört zu den entscheidenden Über-Ich-Forderungen vor allem die
Tabuisierung von Inzest- und Todeswünschen.

Bei Alkoholikern läßt sich oft ein unreifes, überstreng rigides und
strafendes Über-Ich finden. Die Strenge des Über-Ichs hängt von
introjizierten Aggressionen ab. Deren Strenge wird von den elterlichen
Erziehungsnormen bestimmt sowie besonders durch die Intensität der
feindseligen Gefühle gegenüber den Eltern in der ödipalen Phase, die zu
Schuldgefühlen führen (200).

Das Über-Ich beinhaltet das Gewissen und das Ich-Ideal. Nicht nur das
Gewissen führt zu Schuldgefühlen und Zweifeln, besonders der Mangel
und Lücken im Ich-Ideal (106) führen zu Störungen des Selbstwertes und
erschweren die Realitätseinschätzung. Die Störung der Über-Ich-Instanz
resultiert, speziell unter objektpsychologischen Aspekten, aus mangelnder Identifikation z.B. mit einem fehlenden, schwachen, unzuverlässigen
oder wechselhaften Vater, der auffällig häufig selbst Alkoholiker war. Die
Vorbilder von wichtigen Bezugspersonen wie Vater und Mutter werden
verinnerlicht, daraus resultiert die innere Wertvorstellung (als Imago) von
Vorbildern in der Kindheit.

Wenn das Kleinkind übermäßigen Mängeln und Frustrationen in der
Realität ausgesetzt war, kann es sich selbst und seine Objekte nicht mehr
genügend integrieren. Als Folge treten bleibende übermäßige Spaltungsmechanismen auf, die entwicklungspsychologisch durch M. Klein (335)
für die frühkindlichen Objektbeziehungen beschrieben wurden. Daher
ergibt sich, daß ein Objekt in ein gutes und in ein böses Objekt
aufgespalten wird, bei zu großer Diskrepanz zwischen den beiden »Polen«
wird die Ich- und Objektintegration wesentlich beeinträchtigt. Bei
mangelndem guten Objekt wird vermehrt ein idealisiertes Objekt aufgebaut. Bei Alkoholikern ist auffallend häufig zu beobachten, daß nur von
der idealen, guten oder aufopfernden Mutter gesprochen wird. Die
realitätsnähere Spaltung in eine gute und in eine böse Mutter bedeutet
gleichzeitig ein geliebtes **und** gehaßtes Objekt, auf das sich die kindlichen

aggressiven und libidinösen Triebe richten. Das führt auch zu Schuld- und Trauergefühlen, aus der Ambivalenz gegenüber dem geliebten und dem gehaßten Objekt entsteht depressive Angst. Entwicklungspsychologisch entpricht das der depressiven Position nach M. Klein.

Ergänzend ist anzumerken, daß es sich bei der Spaltung generell um einen notwendigen Mechanismus handelt, der dem Säugling einen relativen Schutz und Stabilität gegenüber Frustrationen und Wechsel der frühen Affekte ermöglicht. Schwerwiegende Probleme ergeben sich erst, wenn der gute und der böse Pol des Objektes unintegrierbar auseinanderklaffen. Als Erwachsener wehrt er sich gegen die Vorstellung, daß die Mutter und auch er selbst gut und gleichzeitig böse sein können. Daraus läßt sich das konsistente Verhalten von Alkoholikern ableiten, welche die Umwelt auffällig in gute und in böse Menschen einteilen müssen. Sie sind häufig dazu unfähig, eine neutrale oder abwartende Position zu Menschen einzuhalten. Dadurch wird ihre eigene Identität brüchig, sie versuchen ihre Ich-Schwäche durch Rigidität ihrer Charakterstruktur auszugleichen, während kompensatorisch ein auffälliges Harmoniestreben bei Alkoholikern erkennbar wird. Neben der Spaltung treten als Abwehrmechanismen bei Alkoholikern u.a. Idealisierung, Verleugnung und Projektion auf, die typisch für frühe Störungen, z.B. vom Typ der Borderline-Störung nach Kernberg (327, 329), sind.

Als Folge ergeben sich erhebliche Übertragungsprobleme gegenüber dem Therapeuten. Entweder wird er als übermäßig gut idealisiert (mit der Gefahr gesteigerter Ansprüche und Wünsche) oder er wird bereits bei geringen Enttäuschungen übermäßig negativ (böse) angesehen mit der Reaktion von Ablehnung, Schuldzuweisung und Haßgefühlen. Der Mangel an Ich-Ideal führt rasch zu Störungen des Selbstwertgefühles. Alkoholiker haben Schwierigkeiten, ihre Beziehungen, Ansprüche und die Alltagsrealitäten einzuschätzen. Daher bemühen sie sich immer wieder um Zustimmung, Anerkennung und Trost von anderen, was ihnen wegen des Mangels an Ich-Ideal fehlt.

Mit destruktiven Introjekten entstehen im Über-Ich aggressive Energien, die sich besonders für das Ich als selbstzerstörend zeigen. Als spezifische Abwehr wird durch Projektion die Externalisierung von aggressiven oder bösen Selbst- oder Objektimagines möglich. Die Projektion von Aggressionen bleibt unzulänglich, da Ängste vor gefährlichen, vergeltungssüchtigen Objekten entstehen (327). Das bedeutet, daß dem Objekt gegenüber, neben der Projektion der Aggressionen, gleichzeitig ein Gefühl der Identifikation besteht. Daraus resultiert, daß der Patient das bedrohlich erlebte Objekt unter Kontrolle halten muß, weil er befürchtet, daß dieses ihn unter dem Einfluß seiner projizierten aggressiven Impulse angreift. Kernberg spricht von »sadistischen Über-Ich-

Kernen« für Teilobjekte, die destruktiv zerstörerisch sind mit der Folge von Schuldgefühlen.

Im Zusammenhang mit dem zuvor Beschriebenen ist bei der Entstehung des Über-Ichs von Alkoholikern vermehrt mit archaischen Zügen zu rechnen. Bei der Projektion von Aggressionen treten Phantasien von primitiver Vergeltung (Talions-Prinzip) auf. Das primitive Gerechtigkeitsgefühl führt wie im Alten Testament zu der Vorstellung »Auge um Auge, Zahn um Zahn«. Bei Alkoholikern läßt sich häufig die Unfähigkeit finden, zwischen Phantasie und Tat zu differenzieren und einen aggressiven Triebaufschub durchzuführen, z.B. durch Abwarten. Als Folge treten z.B. bei Trinkgelagen oder in Gaststätten oft impulsive handgreifliche Streitigkeiten auf, wenn vermeintliche oder geringe Kränkungen rasch eskalieren mit dem Bedürfnis nach Vergeltung. In diesen Fällen versagt Alkohol als Reizschutz für das Ich, eine Wechselwirkung zwischen getrunkener Alkoholmenge sowie Einschränkung der Wahrnehmung als entscheidende Ich-Funktion besteht. Dadurch ergibt sich eine gestörte Selbstwahrnehmung, die pharmakothyme Wirkung des Alkohols muß den Mangel an Ich-Ideal, als Defekt im Selbst mit der Folge einer narzißtischen Schwäche im Kern der Persönlichkeit, ausgleichen oder gar überkompensieren mit der Entwicklung eines überzogenen Größen-Selbst (343).

Zum Verständnis der Neurosenlehre müssen die durch Freud bestimmten entwicklungspsychologischen Überlegungen herangezogen werden. Das Kind durchläuft Entwicklungsphasen, bei nicht zu bewältigenden, unbewußten Konflikten wird die weitere psychische Entwicklung beeinträchtigt oder gehemmt. Die entwicklungspsychologische Hemmung ist mit dem Begriff Fixierung (191) verbunden, ein Teil der Triebenergie wird fixiert. Als Folge wird damit die Wiederholung von neurotischen Konfliktsituationen mit regressiven Zuständen angelegt. Entsprechend der Fixierung in der Entwicklungsphase läßt sich eine Neurosenstruktur zuordnen sowie eine dazu typische Störung und Konfliktebene. Wegen der komplizierten Neurosenlehre einschließlich einer Vielzahl ergänzender Theoriekonzepte zeigt Tabelle 4 eine stark vereinfachte Übersicht zur Neurosenlehre.

Entwicklungspsychologisch kann von der oralen Phase eine frühe orale Phase abgegrenzt werden, die von Schultz-Hencke (556) als intentionale Phase bezeichnet wurde. Störungen der intentionalen Phase bestehen bei den sogenannten frühen Störungen vor allem auf narzißtischer Ebene (327). Störungen in der frühen oralen oder intentionalen Phase wurden auch als schizoide Neurosen (148, 503, 556) bezeichnet. Es ergeben sich Überschneidungen zum objektpsychologischen Konzept z.B. von M. Klein. Zu den frühen Störungen mit Neigung zur malignen Regression gehören auch die Suchten (275).

Tabelle 4: Vereinfachte Übersicht zur Neurosenlehre (an der Triebabwehr orientiert)

Neurosen-struktur	Entwicklungs-phase	Entwicklungs-psychologisch beeinflussende psychoanalytische Theorieansätze	Störung	Konfliktebene	Instanzen-entwicklung	Zeitachse
Schizoide Neurose	Frühe orale = intentionale Phase	Objektpsychologisches Konzept	»Frühe Störung«	Narzißtische Konflikte	Beginnende Ich-Grenzen	Bis 6. Lebens-monat
Depressive Neurose	Orale Phase	Ich-psychologisches Konzept	Prägenitale (präödipale) Störung	Abhängigkeits-konflikte	Entscheidende Ich-Entwicklung	6.–12. Lebens-monat
Zwanghafte Neurose	Anale Phase			Aggressions-Selbständigkeits-Konflikte		2.–3. Lebensjahr
Hysterische Neurose	Phallisch-ödipale Phase	Triebpsychologisches Konzept	Ödipale Störung	Ödipale Konflikte	Über-Ich-Entwicklung	4.–5. (6.) Lebensjahr
Latenzphase					abgeschlossen	bis Pubertät

Anmerkung: Selbst-psychologisches (Narzißmus-)Konzept nicht befriedigend integrierbar (s. Text).

In der frühen Phase wird von dem Säugling bis ca. zum sechsten Lebensmonat durch die besondere emotionale Bindung des Kindes an die Mutter ein rudimentäres Ich entwickelt.

Die Beziehung (Säugling-Mutter-Dyade) durchläuft ein symbiotisches Stadium (397). Neben emotionaler Zuwendung sind in dieser Phase taktile Zuwendungen (Reize) entscheidend, um allmählich zwischen Innen- und Außenwelt bzw. Selbst- und Objektrepräsentanzen differenzieren zu können. Beginnende Ich-Grenzen sind um den sechsten Lebensmonat zu erwarten. Die taktile Zuwendung ist bedeutsam für die Entwicklung des verinnerlichten Körperschemas (Körper-Ich).

Oralität wird als besondere Charaktereigenschaft von Alkoholikern bezeichnet. Dabei ist zu bedenken, daß mit dem Trinken von Flüssigkeiten ein bequemerer und entwicklungsphysiologisch früherer Vorgang gegenüber dem Kauen von fester Nahrung gegeben ist. Mitscherlich (432) weist darauf hin, daß gegenüber dem Fasten eine Durstaskese nicht geübt wird, während der Durst viel einfacher zu befriedigen ist als der Hunger. Er berichtete über Patienten, die mittels Trinkakt größerer nichtalkoholischer Trinkmengen orale Befriedigung erlangten, für diese Fälle von Polydipsie lag keine organische Ursache wie ein Diabetes insipidus vor. Er bezeichnete das übermäßige Trinken von nichtalkoholischen Flüssigkeiten als Trunksucht (Dipsomanie), während im Alltag mit der Bezeichnung Trunksucht Alkoholismus assoziiert wird.

In der oralen Phase erkennt der Säugling mit Eintritt der Ich-Grenzen seine Objektabhängigkeit. Entsprechend dem objektpsychologischen Konzept muß der Säugling Gefühle der Ambivalenz zwischen Liebe und Haß gegenüber dem Objekt bewältigen. Als Folge tritt depressive Angst, bei Mangel auch orale Enttäuschungswut auf. Die Schuldzuschreibung des Ichs an das Objekt läßt massive Schuld- und Trauergefühle entstehen, bei Fixierung in der oralen Phase treten depressive Neurosen auf. Bei Alkoholikern sind depressive Störungen stark überrepräsentiert (s. auch Kap. 4.8.).

In der Einschätzung der Art und dem Ausmaß der affektiven Störungen treten für Patienten/Alkoholiker und Arzt/Therapeut häufig Schwierigkeiten auf.

Gründe sind u.a. die mangelhafte Affektdifferenzierung des Betroffenen, speziell für Angst und depressives Erleben. Das Auftreten von wiederholten depressiven Reaktionen ist häufig, die Enttäuschungen entstehen als Folge von heftigen Übertragungsreaktionen wegen ambivalenter Gefühle bei Interaktionen. Als ursächlich müssen vor allem eine idealisierte Mutter- oder Eltern-Imago angesehen werden. In Beziehungen kommt es zu heftiger, oralgetönter, symbiotischer Erwartungshaltung mit totaler Identifikation gegenüber dem idealisierten Objekt. Bei der geringen Frustationstoleranz und den Vorstellungen des Alkoholikers, daß sein Objekt wie er selbst ist (projektive Reduplikation), ergeben sich Überschneidungen mit dem Psychosomatikkonzept der französischen Schule. Dem Alkoholiker ist es im Gegensatz zum Neurotiker wenig möglich, seine Vorstellungen in der Phantasie auszutragen und bewußt zu machen sowie besonders seine Affekte zu verbalisieren, um z.B. Ängste abzubauen. Depressive Konflikthaftigkeit wird im ersten Lebensjahr entscheidend in der frühen oralen/intentionalen und der oralen Phase angelegt. Depressive versuchen nicht nur durch orale Inkorporation, sondern auch taktil-symbiotisch sich des Objektes zu bemächtigen (47). Sie leiden unter dem Eindruck des Verlustes ihres Selbst wie auch des Objektes, sie sind ihrem narzißtisch unzureichend besetzten, archaischen Über-Ich ausgeliefert. Sie werden ihres natürlichen Selbstwerterlebens beraubt, narzißtische Leere ergreift und lähmt sie, weil die unzureichende libidinöse Besetzung ihres Selbst zu einer Desintegration der Einheit des psychischen Apparates mit Ich, Es und Über-Ich sowie dem Körper führt.

Orale Versuchungs- und Versagungssituationen (556) aktivieren alte neurotische Ängste. Der Alkoholiker ist vermehrt auf die orale Wunsch-welt fixiert, er hat das starke Verlangen danach, von anderen versorgt zu werden. Das Verhalten der Alkoholiker ist durch zwei Unterstufen der Oralität geprägt. Entweder neigt er zu massiver Passivität oder er reagiert aktiv, oralsadistisch (163). Bei Enttäuschungen besteht die Tendenz, mit Aggressionen zu reagieren und sich des Objektes zu bemächtigen durch oral-kaptatives Verhalten. Nach Schultz-Hencke ist die depressive Struktur vor allem gekennzeichnet durch die Latenz von ausgeprägten oral-aggressiven Impulsen, welche sich bei Alkoholikern destruktiv äußern. Dabei fällt die Tendenz auf, viel zu bitten und zu fordern, sie betteln und klammern sich an ihren Objekten fest. Gleichzeitig besteht eine Form oraler Gehemmtheit. Sie fürchten sich davor, daß sie ihre aggressive Enttäuschungswut auf das Objekt projizieren. Wegen der Unfähigkeit zum Triebaufschub kommt es jedoch zum unkontrollierten gefühlsmäßigen Durchbruch mit den befürchteten impulsiven aggressiven Handlungen, die oft wie ein hilfloses »Umsichschlagen« wirken.

Obwohl frühe, narzißtische Störungen und depressive Neurosenstruk-turen bei Alkoholikern überrepräsentiert sind, läßt sich keine einheitliche Neurosenstruktur belegen. Auch bei Neurotikern ist eine reine Neurosen-struktur eher die Ausnahme, während die Mischstruktur üblich ist, die von Schultz-Hencke auch als neurasthenische Struktur bezeichnet wurde (556).

Neben Entwicklungsphase und Neurosenstruktur ist das Verständnis der psychoanalytischen Theoriekonzepte notwendig. Als ältestes Konzept ist das durch Freud entwickelte triebpsychologische Konzept anzusehen. Die Ausführung der folgenden Theoriekonzepte erfolgt chronologisch nach ihrer Entwicklungsgeschichte:

1. Trieb-psychologisches Konzept
2. Ich-psychologisches Konzept
3. Objekt-psychologisches Konzept
4. Selbst-psychologisches Konzept (Narzißmustheorie)

TRIEB-PSYCHOLOGISCHES KONZEPT

Das Theoriekonzept wird vom hedonistischen Prinzip dominiert, die Sucht dient als Ersatzbildung dafür, Unlust zu verhindern bei einem Triebkonflikt. Freud wählte einen Vergleich, in der Masturbation sah er die Urform der Sucht. Weiter beschrieb er die orale Fixierung sowie die Bedeutung für die prägenitale Entstehung des Alkoholismus.

Alkoholismus dient zur Lockerung von Hemmungen, die als sublimierte Triebenergie galten. Frühe Psychoanalytiker wie Abraham (1) und Ferenczi (165) stellten triebdynamische Überlegungen an, ob Alkohol unbewußte Konflikte und Neigungen freisetzt wie latente homosexuelle Tendenzen.

Dabei wurde auf die Distanzlosigkeiten und auf die »Verbrüderungsszenen« zwischen Alkohol trinkenden Männern in Gaststätten hingewiesen. Die Tendenz dieser Überlegungen kann nicht generalisiert werden, aber nicht selten führt Alkoholeinfluß zur Enthemmung mit sexuellen Triebdurchbrüchen oder sexuellen Entgleisungen wie auch Perversionen. Die toxikomanische Wirkung des Alkohols wurde von Freud in einem Vergleich zwischen Alkoholrausch und Manie abgehandelt (195). Die künstliche Manie des Rausches ermöglicht die Realitätsflucht, die bedeutsam ist zum Verständnis des Elendsalkoholismus.

ICH-PSYCHOLOGISCHES KONZEPT

Bei der Alkoholismusentwicklung war die Vorstellung der Regression auf eine oralsadistische Libidoorganisation mit Betonung homosexueller Tendenzen nicht ausreichend für die Erklärung des destruktiven, stark autoaggressiven Suchtprozesses. Die Psychoanalyse wandte sich vermehrt von der Triebtheorie der Ich-Psychologie zu, Radó (486) ging von einer tiefgreifenden Persönlichkeitsstörung aus. Die Überlegungen von Radó, daß Alkohol zur Vermeidung von Unlust bei der Lust-Unlustregulation dient, wurden zunehmend dazu erweitert, daß Alkohol innere Spannungen abbauen soll. Alkohol hat damit eine Abwehrfunktion, um ein schwaches, labiles Ich zu stützen. Alkoholismus kann als mißglückter Selbstheilungsversuch angesehen werden (419). Alkohol soll das Ich im

Konflikt zwischen Es und Realität stützen sowie aus dem Über-Ich resultierende Schuldgefühle im Alkoholrausch abbauen (393). Mit Entwicklung der Alkoholabhängigkeit wird der Alkohol selber einziges Triebziel. Die Tragik liegt darin, daß die Selbstzerstörung trotz und zugleich mit Hilfe des Mittels (Alkohol) verursacht wird, mit dem der Alkoholiker seine seelischen Schmerzen und die gefürchtete Selbstzerstörung eigentlich verhindern will (419). Unter der Annahme, daß die Fusion von Selbst- und Objektrepräsentanzen nicht möglich war, bewegt sich das Ich zwischen der Neigung, sich das Objekt heftig (oral-kannibalistisch) anzueignen, sowie dem Versuch, sich vom Objekt unabhängig zu machen. Die Schwierigkeiten der Alkoholiker, eine gemäßigte und distanzierte Position gegenüber dem Objekt einzugehen, führen bei Abhängigkeitskonflikten zu heftiger Isolierung vom Objekt.

Der Alkoholiker versucht die Isolierung vom Objekt (Trennungsabsichten) ebenso wie das strenge, strafende Über-Ich zu externalisieren (516). Bereits kleine Frustrationen des Alltages werden den Übertragungsobjekten als übermäßige Härten oder als vernichtender Angriff angelastet. Das Ich wird einer starken Regression mit drohender Ich-Desintegration ausgesetzt. Die damit verbundenen Gefühle der Angst und der Depressivität können entsprechend der Vorstellung einer relativ frühen Störung nicht differenziert und wahrgenommen werden. Sie entstammen aus den Anfängen der Affektdifferenzierung. Das weist auf eine relativ frühe Störung des Ichs hin, bevor verläßliche Ich-Grenzen bestanden, oder die entscheidende Ich-Entwicklung abgeschlossen wurde. Um eine Einheit von Selbst- und Objektrepräsentanzen erreichen zu können, wird versucht, eine Fusion mit der Person wie mit der Mutter in symbiotischer Weise zu erzielen, die Sehnsucht nach Bemutterung entspricht der überzogenen Erwartung des »guten mütterlichen Prinzips«. Übergänge zum objektpsychologischen Konzept zeigen sich besonders für Ich-Gestörte.

OBJEKT-PSYCHOLOGISCHES KONZEPT

Durch die »britische Schule«, angeführt von M. Klein, wurde besonders auf die Spaltungsmechanismen des Säuglings hingewiesen. Die Mutter wird zuerst als Partialobjekt (die mütterliche Brust = lat.: Mamma) erlebt, die in eine frustrierende und bedrohliche (böse) sowie in eine nährende und schützende (gute) Brust gespalten wird. Nach M. Klein können damit destruktive Impulse des Säuglings möglich werden, er kann sogar die Mutter angreifen (wie durch Beißen beim Stillen). Neben zu häufiger Frustration wegen des Erlebens der Abhängigkeit soll der

Säugling Neid empfinden gegenüber der reichen, als sich selbstbefriedigend vermuteten Mutterbrust (335).

Die Internalisierung der guten Brust ist die Basis der weiteren psychischen Entwicklung und letztlich des Selbst. Schwergestörten Alkoholikern ist die Uridentifikation mißlungen, anscheinend internalisieren sie eine hochambivalente Besetzung gegenüber dem vorwiegend böse erlebten und gefürchteten Objekt. Das damit verbundene Mißtrauen versucht der Alkoholiker zu externalisieren durch projektive Mechanismen. Dadurch soll das gute Objekt geschützt werden, zusätzlich wird durch Idealisierung das »gute mütterliche Prinzip« (397) überwertig vertreten. Ähnlich der depressiven Position von M. Klein kommt es zu einer starken Ambivalenz gegenüber dem geliebten **und** gehaßten Objekt mit der Folge von depressiver Angst. Massive Schuld- und Trauergefühle sowie das Bedürfnis nach Wiedergutmachung und manischer Abwehr führen zur Schuldzuschreibung im Ich mit späterer Entstehung des werdenden Über-Ichs.

Bei guter Objektbeziehung kann der Säugling zunehmend eine größere Frustrationstoleranz entwickeln. Wenn die Bedeutung der Mutter bei übermäßiger Reizüberflutung mit fehlender Geborgenheit, Versorgung oder mit übermäßigen Ängsten verbunden ist (393), reagiert der Säugling intensiv somato-psychisch in chaotischer Form eines Uraffektes (355, 356). Dies wird von dem Säugling intensiv erlebt wie die Angst vor der akuten Vernichtung.

A. Freud (188) wies darauf hin, daß Säuglinge Gefühle stärkerer Spannung, die aus Unbehagen oder Unlust entstehen, wie auch Hunger, als Schmerz erleben. Wichtig ist dieser Zusammenhang für die weitere Lebensentwicklung der Süchtigen, bei denen das Erleben von Angst und Schmerz (= fehlende Affektdifferenzierung) stark miteinander verbunden sind – speziell bei der Sucht von Schmerzmitteln wie leichte Analgetika oder Betäubungsmitteln vom Morphintyp. Historisch kann angemerkt werden, daß vor Entwicklung der Narkosetechnik Alkohol wegen der analgetischen Wirkung bei chirurgischen Eingriffen benutzt wurde. Bei chronischen Schmerzen, jedoch persönlichkeitsabhängig steigt das Risiko, daß eine Schmerzlinderung mit Alkohol angestrebt wird.

Balint (35) sieht in Störungen der frühen Entwicklungsphase des Individiums den Ursprung der von ihm beschriebenen Grundstörung, die zu primitiver, unreifer Objektbeziehung im weiteren Leben führt. Der Kern der Grundstörung wird in der gestörten Zweierbeziehung (Mutter-Kind-Dyade) gesehen. Er unterscheidet zwei Typen der primitiven Objekt- oder Umweltbeziehung, dieses Gegensatzpaar bezeichnet er als oknophilen und philobatischen Typ (33). Der Oknophile versucht, sich die

Objekte einzuverleiben. Ohne sie fühlt er sich verloren. Er klammert sich an und scheint die Objektbeziehungen stark überzubesetzen. Der Philobat hat dagegen die eigenen Ich-Funktionen überbesetzt, damit ist ein Bestreben nach Bewegungsfreiheit verbunden. Anscheinend sind ihm Objekte weniger bedeutend oder gar gleichgültig. Er ist durch das Mißtrauen geprägt, daß Objektbeziehungen trügerisch und riskant sind, so daß er sie begrenzen oder meiden muß. Objektlose Weiten vermitteln ihm ein Gefühl der Sicherheit oder der Harmonie. Philobaten lassen sich vermehrt bei Berufsreisenden, z.B. wie Seeleuten, finden.

Der Oknophile klammert sich an sein Liebesobjekt, er fürchtet sich vor Einsamkeit sowie Trennungsängsten. Alkohol stellt die Möglichkeit eines einzuverleibenden Ersatzliebesobjektes dar mit der starken Ambivalenz von Verschmelzungssehnsucht und destruktivem, vernichtendem Haß. Um sich aus der frühen Objektbeziehung von der abhängigen Mutter-Kind-Beziehung weiterzuentwickeln, wenden Kinder Übergangsobjekte (transitional objects) an (681). Solche Objekte wie die »Schmusedecke« des Kindes finden beim Alkoholiker Entsprechungen in der Alkoholflasche und sollen Angst abwehren, Sicherheit geben und beschützen bei Entdeckung der beunruhigend erlebten neuen Welt.

Zusammenhänge bestehen mit den sogenannten Brückenobjekten (linking objects), welche die Wahrnehmung von Ärger und Schuld bei pathologischen Trauerprozessen bei Erwachsenen blockieren, die eventuell Jahrzehnte zurück liegen können (646). Durch Alkohol kann die Wahrnehmung der Trennung oder des Todes einer geliebten Person ausgeblendet oder verleugnet werden. Die Überbesetzung der Repräsentanz der verlorenen Person oder einer Vorstellung belebt alte Konflikte im Verhältnis der Selbst- und der Objektwelt, wenn sie kein kohärentes Selbst entwickeln konnten (119). Das Übergangsobjekt stellt einen Vorläufer des Symbols dar und hat eine beruhigende Funktion bei Abwesenheit der Mutter. Die Alkoholflasche und ihr Erwerb vermitteln die Illusion von Entwicklung der eigenen Autonomie. Die Alkoholflasche kann nicht direktes Brückenobjekt sein, der Alkohol kann aber die Qualität des Brückenobjektes einnehmen mit seinen magischen Kräften sowie der Illusion, die verlorene Person ins Leben oder aus der Vergangenheit zurückzurufen (erinnern) sowie zu töten (zeitlich zu vergessen).

Dadurch stellt sich die Phantasie der Kontrolle über das verlorene Objekt ein, die als unerträglich vorgestellte Trauerarbeit wird dagegen verschoben (119) und nicht geleistet.

Alkoholiker fühlen sich vermeintlich im Mittelpunkt jeder freundlichen oder feindlichen Aufmerksamkeit, trotzdem fühlen sie sich völlig verloren und verlassen. Alkohol ermöglicht ein Gefühl des Glückszustandes, mit einer scheinbaren Fusion zwischen dem Alkoholtrinker und seiner

Umwelt. Freuds Überlegungen der Beziehungen des Individuums zu seiner Umwelt beruhen auf drei Hypothesen:
1. der primären Objektbeziehung,
2. des primären Autoerotismus und
3. des primären Narzißmus.

Balint zeigt im Zusammenhang mit diesen drei Hypothesen Widersprüche auf. Er weist darauf hin, daß es sich, bis auf zwei Ausnahmen, bei Narzißmus um Formen des sekundären Narzißmus handelt (35).

DAS SELBST-PSYCHOLOGISCHE KONZEPT (Narzißmus-Theorie)

Dabei handelt es sich historisch um das jüngste, besonders durch Kohut geförderte Konzept, welches auf den Grundlagen der Ich-Psychologie aufgebaut wurde. Kohut (343) weist darauf hin, daß die Grundstruktur des Ichs durch winzige Verinnerlichungsschritte angelegt wird, die sich während der gesamten präödipalen Phase in unzähliger Häufigkeit vollziehen. Bei frühen Störungen der Mutter-Kind-Beziehung kann die spätere Entwicklung sich auf libidinös-positiver Grundlage nicht einstellen.

Schon Simmel (574) führte aus, daß der Suchtkranke vermehrt an einer narzißtischen Neurose leidet und mit zwangsneurotischen Mechanismen depressive Gefühle abwehrt. Alkohol ist dasselbe Mittel, welches das wachende Über-Ich betäubt, während es im Ich das Objekt mordet.

Der Begriff des Selbst wurde durch Hartmann geprägt; er führte aus, daß Narzißmus die libidinöse Besetzung nicht des Ichs, sondern des Selbst bedeutet (251). Darin ist die Besetzung des Selbst, als Summe der Selbstrepräsentanzen im Ich, dem Es und dem Über-Ich, enthalten. Schultz-Hencke (555) sieht die Bedeutung des Selbst darin, ein optimales Gleichgewicht zu erzielen zwischen Hingabetendenz und der Tendenz, sich selbst zu erhalten. Kernberg (327) sieht im Selbst die intrapsychische Struktur, die durch die verschiedenen Selbstrepräsentanzen einschließlich ihrer affektiven Bedeutung repräsentiert wird.

Das pathologische (grandiose) Selbst bedeutet eine pathologische Kompensation für das reale Selbst, welches in der frühen Kindheit nicht reifen konnte aufgrund des Mangels an positiver Bestätigung. Dagegen wird im idealen Selbst die Phantasie infantiler Allmacht und Grandiosität aufrecht erhalten, um einen Schutz gegen oralbedingte negative Gefühle wie Neid oder Frustration abzuwehren. Das idealisierte Objekt wird durch die idealisierte Mutter dargestellt, die grenzenlos gebend und liebend zu sein hat. Das pathologische Selbst entspricht einer Überkompensation des idealen Selbst und des idealen Objektes, wenn das reale Selbst gestört wurde und sich nicht genügend entwickeln konnte.

Winnicott (682) beschäftigte sich auch mit den ersten Objektbeziehungen und entwickelte seine Vorstellung des wahren und des falschen Selbst. Wichtig ist die Annahme der spontanen Impulse des Säuglings, die Förderung der Intentionalität stärkt das wahre Selbst, die gute Mutter nimmt das Omnipotenzgefühl des Säuglings als Kompensation des noch schwachen Ichs an. Wenn bereits von dem Säugling und dem Kleinkind Anpassung gefordert wird an die Mutter und ihre Unfähigkeit, die Bedürfnisse des Kindes zu befriedigen, entsteht das falsche Selbst. Entsprechende Überlegungen beschreibt A. Miller (428), nämlich daß sich das Kind anpaßt, um geliebt zu werden. Dadurch entwickelt sich ein den Eltern angepaßtes Ideal-Selbst, die Mutter wird unbewußt und trotz ihres guten Willens versucht, mit Hilfe ihres Kindes eigene narzißtische Bedürfnisse zu befriedigen. Vor allem schwache und narzißtische Mütter werden ihr Kind dann narzißtisch besetzen. Das kindlich überbesetzte Ideal-Selbst fördert die Größenselbst-Phantasien der Süchtigen. Die gesteigerten Größenselbst-Vorstellungen ermöglichen auch überzogene Hoffnungen, die für das Selbst wichtigen Objekte (wieder) zu finden. Die Grandiositätsgefühle bedeuten eine Kompensation von Minderwertigkeit und müssen ungelebte Verwirklichung und Realitätsflucht kompensieren (473).

Narzißtische Störungen treten aufgrund von Enttäuschungen auf, die zum traumatischen Verlust von idealisierten Elternimagines führen. Bei günstigen Bedingungen wird das Kind veranlaßt, in wiederholten kleinen Schritten Frustrationen durch das idealisierte Objekt zu erfahren. Dadurch kommt es zu einer Rücknahme der narzißtischen Besetzungen von der Imago des idealisierten Selbst-Objekts, ihre schrittweise Verinnerlichung führt zu dauerhaften psychischen Strukturen, die zunehmend die Aufgabe des idealisierten Selbst-Objekts übernehmen können. Durch traumatische Enttäuschungen wird die Verinnerlichung blockiert, die Persönlichkeit ist auf archaische Selbst-Objekte fixiert und bleibt von Objekten abhängig, die Ersatz für fehlende Strukturen im Ich oder im Selbst bedeuten. Während das Vorhandensein von Größen-Phantasie beim Kind als Schutz und Anreiz zu verstehen ist, handelt es sich beim grandiosen Selbst vermehrt um eine Reaktion auf die Entwertung des Selbst durch eine ihre Überlegenheit ausspielende und/oder nicht einfühlsame Mutter. Sie scheint ihr Kind zu vergöttern und schließt es in ihre narzißtische Wertvorstellung ein. Dagegen kann sie das Besondere nicht wahrmachen, das sie in ihr Kind projiziert. Bei Ausbleiben ihrer Wunscherfüllung kommt es zur enttäuschten und rächenden Entwertung des Kindes (391).

Der Erziehungsstil ist zudem durch Wechselhaftigkeit und Unbeständigkeit gekennzeichnet, besonders abgewehrte Schuldgefühle führen zu übermäßiger Kontrolle. Als pädagogisches Instument wird vermehrt mit Liebesentzug gestraft. Das Kind wird Schuldgefühlen und Verlustängsten ausgesetzt, das Vertrauen in Liebe und Sicherheit ist gestört, während es zur Hemmung von aggressiven Regungen kommt. Das Auftreten von aggressiven Phantasien mit Haßgefühlen kann aber nicht verhindert werden, Schuldgefühle treten auf. Feindseligkeit wird auf Personen projiziert oder mit paranoiden Ängsten externalisiert.

Der Angst vor Verlust des Objektes steht die Grundangst des Narziß-ten, die Angst vor Abhängigkeit, gegenüber. Das Selbst des Narzißten ist besonders vulnerabel. Wenn seine Kränkbarkeit und seine destruktiven Tendenzen bloßgelegt werden, fühlt sich der Narzißt beschämt und der Lächerlichkeit preisgegeben. Die Angst vor der Lächerlichkeit versucht er zu »vergessen«.

Durch Hemmung kann aggressive Triebenergie auf Dauer nicht neutra-lisiert werden, auch durch Vermeiden wird eine Extinktion von Angst nicht möglich. Bei der geminderten Frustrationstoleranz von Süchtigen müssen sie um die Ich-Funktion wegen der gestörten Impulskontrolle fürchten.

Die Persönlichkeitsstruktur, einschließlich der neurotischen Störungen sowie der Ich-Defizite, und die Beurteilung über das Ausmaß der Suchtentwicklung werden im Kapitel 7.1. abgehandelt.

6.2.2. Andere psychoanalytische-tiefenpsychologische Verfahren

ANALYTISCHE PSYCHOLOGIE

Durch C.G. Jung wurde, von der Freudschen Psychoanalyse ausgehend, die analytische Psychologie entwickelt, die überindividuelle und kollek-tive Einflüsse auf das Individuum betont. Zwar werden wie in der Psychoanalyse Kindheitserlebnisse erforscht, wenn nach der Einleitung der Therapie trotz Erinnerns Wiederholung und Stillstand eintreten, wird die Behandlung durch Eintreten in die synthetische Phase (290) erwei-tert.

Es handelt sich mehr um ein dialektisches Verfahren, welches durch starke Gegensatzpaare gekennzeichnet wird. Die von Jung aufgezeigten Gegensatzpaare wurden mit Bezeichnungen wie dem bewußten Persön-lichkeitsanteil (Ich) und dem Schatten, Anima und Animus, der Seele und der Persona sowie dem Gegensatzpaar des individuellen und des kollek-tiven Unbewußten beschrieben (310). Jung charakterisiert das Selbst als eine Art von Kompensation für den Konflikt zwischen Innen und Außen (310) und zeichnet die Bedeutung von Introversion und Extraversion auf. Viele Erkenntnisse, aber auch das Arbeitsmaterial hat Jung aus Quellen der Mythologie, Ethnologie und den unterschiedlichen Religionswissenschaften entnommen. Aus diesen Quellen stammendes Material, wie aus Mythen oder Märchen, wird zur Traumarbeit bevorzugt eingesetzt. Durch die sogenannte Amplifikation wird der Trauminhalt mit dem Material aus dem Kollektiven verglichen und durch die individuelle Persönlicheit des Analytikers um archetypische Bilder angereichert. Dadurch ergibt sich die Möglichkeit, aus dem Unbewußten des Trauminhaltes archaisch-symbolhafte Vorgänge aufzudecken und zu verarbeiten. Die Diskrepanz zwischen bewußter Haltung und unbewußter Tendenz wird aufgezeigt und, falls vom Patienten akzeptiert, soll ein Entwicklungsprozeß eingeleitet werden. Die Entwicklung des Individuums, Individuation genannt, wird durch das Entstehen von Neurosen beeinträchtigt.

Damit ist der durch Jung geprägte Begriff des Komplexes verbunden. Komplexe können bewußt oder unbewußt auftreten und brauchen nicht pathologisch sein (289). Bei einem Komplex handelt es sich um die Verdichtung und Verfestigung im Bereich psychischen Erlebens, wichtig ist dabei die Affektbesetzung von Vorstellungen. Bei der Verselbständigung solcher Vorstellungen verbergen sich zunehmend der psychische Inhalt und die Bedeutung, die bei Verdrängung dem Bewußten schließlich verloren gehen. Für die Bedeutung des Komplexes ist neben der Frage nach den Ursachen, z.B. nichtverarbeiteten Kindheitserlebnissen, zu klären, wozu der Komplex dient. Handelt es sich z.B. um einen bestmöglichen Kompromiß, könnte der Versuch der Heilung für den Patienten eine überverhältnismäßig große Belastung darstellen. Anzumerken ist, daß Jung im Ich den größten und beständigsten Komplex sah, so daß er öfter vom »Ich-Komplex« berichtete.

Bei der Suchtentstehung, auch für Drogenmißbraucher, gibt es als Motivationsgrundtyp den Dionysier, der mit dem Suchtmittel Genußfreude und sozialen Kontakt sucht (330). Das dionysische Prinzip findet seinen Gegensatz im apollinischen Prinzip. Apollo gilt als Gott der Klarheit, des Maßes, der Gesetze und der Ordnung, gleichzeitig ist er aber auch der Gott unnachgiebiger Strenge, der nichtvergebend unbarmherzig straft. Als Niobe aus Stolz über ihre vielen Kinder die Mutter von Apollo (und Artemis) verhöhnt, wird das Prinzip archaischer Gerechtigkeit unnachgiebig durchgeführt, und die Kinder der Niobe unbarmherzig getötet. Die vor Schmerz erstarrte Niobe verwandelt sich in einen weinenden Felsen.

Das apollinische Prinzip findet Entsprechungen in dem Teil des Über-Ichs, das als Gewissen bezeichnet wird. Das Ich-Ideal als Teil des Über-Ichs findet eine Analogie in dem von Jung eingeführten Begriff der Persona. Damit ist ein Beziehungssystem gemeint, das ein Individuum aufbaut zwischen seinem Ich und der Umwelt; das Bild, welches diese

Persona vermittelt, setzt sich in der Regel aus drei Faktoren zusammen (143):
1. Das Ideal des Bildes, mit dem man von der Umwelt gern gesehen oder geliebt wird,
2. das Ich-Ideal, wie man sein möchte und
3. die körperliche und die seelische Konstitution.

Die Persona von Alkoholikern wird besonders als starr beschrieben (143), wie wenn sie sich hölzern oder in einem Panzer bewegten. Das entspricht den Überlegungen von W. Reich, daß Menschen in ihrem Charakterpanzer gefangen sind und ihr eigentliches Ich nicht mehr zeigen oder häufig selbst nicht mehr differenzieren können. Eine Veränderung der inneren Rigidität sowie die eigene Entwicklung werden nicht zugelassen. Kompensatorisch werden die Ursachen externalisiert und Veränderungen von der Außenwelt erwartet. Ein Zusammenhang mit diesem (Charakter-)Panzer ist vermehrt bei Patienten zu finden, die gegen tradierte kollektive Positionen rebellieren. Dazu können unsinnige Machtproben, z.B. gegen angeblich starre Autoritäten wie Vorgesetzte oder die Polizei, gehören. Dadurch zeigt sich die Ablehnung des apollinischen Prinzips mit der notwendigen Anpassung, Ordnung und strengen Rationalität, welches Affektivität und inspiratorische Kräfte abwertet, weil bereits zuviel innere Freiheit und Flexibilität verloren gegangen ist.

Im heutigen Zeitalter ist die Gesellschaft mit zunehmender Hochtechnisierung und Automatisierung weitgehend auf das apollinische Prinzip ausgerichtet. Dionysos als Gott des Rausches ermöglicht zumindest ein zeitlich begrenztes Vergessen mit der dosierten Möglichkeit von ekstatischer Entrücktheit. Dionysos kann auch als der sich selbstbefriedigende, sich wandelnde und der naturnahe Gott angesehen werden. Dazu paßt, daß in der griechischen Mythologie das Bild des Dionysos selbst dem Wandel unterworfen war. Die Mythologie des Dionysos ist kleinasiatischen Ursprungs, der erste Dionysos stammt aus einem Sohn-Mutter-Inzest zwischen Zeus und der Urmutter Rhea. Der ursprüngliche Dionysos wurde noch als Kind durch die Titanen zerrissen, aus den einzelnen Stücken erwuchsen der Mythologie nach die ersten Weinstöcke. Dann wurde Dionysos als Typ des älteren, bärtigen Mannes dargestellt, zunehmend entwickelte sich aber das Bild eines jungen, schönen Mannes.

Der zweite Dionysos entstammt mythologisch einem Seitensprung des Göttervaters Zeus mit einer menschlichen Geliebten. Infolge der Eifersucht der Frau von Zeus (Hera) wurde die Mutter von Dionysos getötet, als sie Zeus in seiner wahren, blitzausstrahlenden Gestalt erblickte. Zeus konnte nur das ungeborene Kind retten, Dionysos ist das Beispiel für ein mutterloses oder ein sehr früh von der Mutter getrenntes Kind.

Die fehlende gute frühe Mutter-Kind-Beziehung hinterläßt ein schweres Defizit an Sicherheit, Wärme und Stabilität, als Folge der fehlenden Sicherheit wird das Kind sich den eigenen (Ur-)Affekten ausgeliefert fühlen (143), die Ausführungen finden Gemeinsamkeiten zum objektpsychologischen Konzept.

In den Mythen und Märchen ist Alkohol auch das Mittel, mit dem die Riesen und Bösen betrunken gemacht werden können, damit die unterlegenen und schwächeren Menschen sich behaupten und durchsetzen können. Der Flaschengeist ist in der Flasche dienstbar, wunscherfüllend und beherrschbar, aber befreit wird er groß und mächtig sowie unberechenbar, undankbar und gefährlich.

Mit der analytischen Psychologie lassen sich auch Patienten der zweiten Lebenshälfte behandeln, die gebildet und gut sozial angepaßt sind (333). Ähnlich wie bei der Psychoanalyse besteht zur analytischen Psychologie kaum eine therapeutische Indikation bei fortgeschrittener Suchtproblematik wegen der multikonditionalen Genese und der Gefahr von maligner Regression.

SCHICKSALSANALYTISCHE THERAPIE

Die von L. Szondi begründete schicksalsanalytische Therapie (»Schicksalsanalyse«) befaßt sich mit drei entwicklungsgeschichtlichen Schichten des Unbewußten:

1. Die zeitlich jüngste Schicht des persönlichen Unbewußten unter besonderer Berücksichtigung der individuell verdrängten Sexualansprüche.
2. Das familiär Unbewußte, das in Form von familiären, vorpersönlichen Ahnenansprüchen existiert und die Entwicklung und Psychodynamik des Patienten beeinflußt.
3. Das kollektiv Unbewußte enthält die Summe der Archetypen der menschlichen Gesellschaft, dadurch kommt es zu kollektiver Ausprägung von Vorstellungen und Normen (618).

Szondi beschäftigte sich auch mit dem Schicksal von Trägern rezessivabnormer Erbanlagen (617). Seinen Vorstellungen nach können latente Erbanlagen das Schicksal eines Menschen beeinflussen. In einer Form von Genotropismus wirken ähnliche Erbfaktoren in der Partnerschaft oder in Beziehungen (617), das führt quasi zu Anziehungskräften zwischen dem familiären Unbewußten zweier Menschen. Weiter entscheidet der Mensch sein Schicksal in der Weise, daß er krankhafte Erbanlagen kompensieren kann in der unbewußten Neigung zu bestimmten Berufen. Eine Berufung führt angeblich dazu, daß latente Erbanlagen wie z.B. das Schicksal des

Paranoiden vermieden wird, indem der Betreffende den Beruf eines Psychologen oder Psychiaters wählt. Durch diese Berufung ist eine Überkompensation mit der Möglichkeit besonderer Tüchtigkeit gegeben. Nach seinen Vorstellungen beeinflußt der Genotropismus das Schicksal wesentlich, z.B. bei der Krankheitswahl. Das familiäre Unbewußte kann durch die Erforschung der Abstammung und anderer naher, nicht verwandter Personen untersucht werden.

Entsprechend wird auch ein komplementäres System angelegt zwischen dem Alkoholiker und seinen Helfern, die dann eigene Schwächen kompensieren und verdecken können. Als Beispiel bietet sich das Beziehungsmuster des Co-Alkoholikers sowie die Bedeutung des Alkoholikers als Symptomträger für das Familiensystem an.

Das persönlich Unbewußte mit den individuell verdrängten Sexualansprüchen kann in experimenteller Diagnostik (Szondi-Test) in der jüngsten individuellen Schicht, aber auch in der tiefer liegenden Schicht des Ahnenerbes mit seinen Triebtendenzen aufgedeckt werden. Durch die Technik der schicksalanalytischen Therapie wird der Patient ermutigt, Affekte zu zeigen und unter Umständen auch direkt abzuführen mit lauten Schreien – gegebenenfalls auch mit direkten verbalen Angriffen gegenüber dem Analytiker oder seinen Konfliktpersonen. Praktisch ergibt sich, daß Alkoholiker, besonders Ich-strukturell Gestörte mit den primitiveren Abwehrmechanismen wie Spaltung und Projektion für eine schicksalsanalytische Therapie wegen der Gefahr maligner Regression kaum in Frage kommen. Szondi selber betrachtet die Schicksalsanalyse als ein Verbindungsglied zwischen der Psychoanalyse von Freud und der analytischen Psychologie von Jung.

INDIVIDUALPSYCHOLOGISCHE THERAPIE

Als erster wichtiger Schüler trennte sich A. Adler von Freud, auf der Psychoanalyse basierend entwickelte er sein Konzept der Individualpsychologie. Von Adler wurde die dominierende Rolle der Trieblehre für die Psychoanalyse nicht akzeptiert, die Individualpsychologie sieht das Individuum in mehr finaler Betrachtungsweise. Dazu gehört die Beachtung der sozialen Beziehungen des Individuums zur Umwelt. Entsprechend dem psychoanalytischen Konzept sieht Adler die wesentliche psychologische Entwicklung in der frühen Kindheit angelegt, ca. im fünften Lebensjahr ist der Lebensplan einschließlich der neurotischen Störung überwiegend festgelegt. Mit dem Lebensplan ergibt sich der Lebensstil als aktive Anpassung des Individuums an seine soziale Umwelt. Entsprechende Vorstellungen und Erwartungen des Menschen, die er in zielstrebige Dynamik umsetzt, sind damit verbunden. Sein Verhalten wird dadurch entscheidend bestimmt.

Die Entstehung von Minderwertigkeitsgefühlen wurde als wesentlich berücksichtigt, als Ursache wird auf eine frühe innere Verunsicherung als Kind hingewiesen. Das Kind hat die physische und psychische Unterlegenheit dem Erwachsenen gegenüber zu kompensieren, bei ungünstigen Bedingungen und bei unzuverlässigen Bezugspersonen (Verwöhnung und/oder Vernachlässigung) sind die Minderwertigkeitsgefühle für das Kind nicht mehr zu verarbeiten (15). Mit der Minderwertigkeit ist der Begriff der Organminderwertigkeit verbunden (3), Adler unterschied in funktionelle und morphologische Minderwertigkeiten. Durch kompensatorische Leistungssteigerung kann eine Organminderwertigkeit ausgeglichen werden, unter Umständen ist gegebenenfalls eine Überkompensation möglich. Dagegen kann auf dem Boden einer Organminderwertigkeit ein gestörter Lebensplan mit einem neurotischen System basieren.

Adler hält das Erleben von Minderwertigkeit als entwicklungspsychologischen Reiz für notwendig, damit das Kind eine höhere Entwicklungsstufe anstrebt. Von Minderwertigkeitsgefühlen grenzte er einen Minderwertigkeitskomplex ab, wenn das Individuum einerseits stark um Anerkennung bemüht ist, dagegen die notwendige größere Anstrengung vermeidet, um die Schwierigkeiten zu überwinden.

Wenn ein Kind mit der Verarbeitung von Minderwertigkeitsgefühlen überfordert ist, und sich keine realisierbaren Lösungswege anbieten, flüchtet es zunehmend in eine Phantasiewelt der irrealen Stärke sowie magischer und machtvoller Vorstellungen. Diese sind im weiteren Lebensplan von entscheidender Wichtigkeit. Obwohl große Bereiche des mit der Phantasie besetzten Lebensplanes in Vergessenheit fallen, wird das Kind später als Erwachsener nach vermehrter Macht und Überlegenheit streben.

Dabei wird dem Mann das Streben nach Macht und Dominanz zugeschrieben. Im Zusammenhang mit Macht bestehen Assoziationen von Potenz und »phallischer« Überlegenheit, als Zeichen der Macht gelten Waffen wie das Schwert, oder als Zeichen des absoluten Herrschens dient das Symbol des Zepters. Grundsätzlich können sich Männer und Frauen unterlegen fühlen, das überkompensatorische Bemühen, das männliche Ideal von Macht zu erreichen, wurde von Adler unter dem Begriff männlicher Protest beschrieben.

Die Überlegungen Adlers zeigen Parallelen zur Machttheorie von McClelland (415), der darauf hinweist, daß Personen mit starkem Machtbedürfnis auch am stärksten zum Trinken von Alkohol neigen. Dadurch wird das Durchsetzen von persönlichen, aggressiven und sexuellen Bedürfnissen möglich. Als Alkoholtrinkmotiv besteht eine »Ich-Erhöhung«, die das Individuum in die Lage bringt, individuelle Bedürfnisbefriedigung bei Auftreten von Schwierigkeiten durchzusetzen.

Die individualpsychologische Therapie betont den Dialog, Patient und Therapeut sitzen sich gegenüber, die Behandlungsfrequenz unterliegt keinem starren Schema, anfänglich werden zwei oder drei Sitzungen pro Woche, später weniger abgehalten. Weitere Vorteile der individualpsychologischen Therapie können bei der Behandlung von Alkoholgefährdeten sein, daß der Therapeut detailliertes soziales Interesse zeigen kann und nach dem Erfassen des Lebensplanes dem Patienten die Mechanismen seines Scheiterns und seiner Schwierigkeiten direkt verdeutlicht. Auch das Aufzeigen von unrealistischen Zielsetzungen sowie das überkompensatorische Streben nach Macht und Überlegenheit gehört dazu. Mit dem Erkennen und dem Verzicht auf unrealistische Ziele ist das Akzeptieren und Verarbeiten von Minderwertigkeitsgefühlen sowie den damit verbundenen Ängsten notwendig. In dieser Phase bedarf der Patient vermehrt der Ermunterung und des Gefühls der Akzeptanz, um für sich neue Verhaltensweisen zu entwickeln, die eine bessere Anpassung ermöglichen.

Von den psychoanalytisch abgewandelten Verfahren bringt die Individualpsychologie ein geringeres Risiko der Abhängigkeit vom Therapeuten, obwohl die Gesprächsführung relativ direkt-persuasiv durchgeführt werden kann (333). Das bedeutet, daß bei alkoholgefährdeten Patienten ein individualpsychologischer Therapieansatz günstiger erscheint, während bei einer manifesten Alkoholabhängigkeit und bei anhaltendem Alkoholkonsum wegen der starken Objektabhängigkeit für eine individualpsychologische Einzelbehandlung bei den üblichen Problemen und Abwehrmechanismen keine besondere Indikation vorliegt. Bei Alkoholikern mit einer längeren, mehrjährigen Alkoholabstinenz und entsprechender Symptomatik kann eine Behandlungsindikation angezeigt sein.

Anzumerken ist, daß die Individualpsychologie Adlers Einfluß hatte auf die Entwicklung der Neopsychoanalyse und die Werke von K. Horney, E. Fromm und H.S. Sullivan. Der Einfluß Adlers läßt sich auch in dem Werk von H. Schultz-Hencke und seiner Schule finden, dessen Überlegungen und Terminologie vermehrt einbezogen wurde. Aus der Schule von Schultz-Hencke hat sich die dynamische Psychotherapie von A. Dührssen (148) entwickelt, die formal als flexiblere, niederfrequente analytische Psychotherapie bezeichnet werden kann. Durch die dynamische Psychotherapie werden regressive Tendenzen nicht besonders gefördert. Der Patient kann Themen bestimmen, die neben der Beachtung der Übertragung durch den Therapeuten auch in der Realität durchgearbeitet werden.

Trotz der Vorteile von flexibleren, nicht regressionsfördernden analytischen und tiefenpsychologisch fundierten Psychotherapien ist bei einer manifesten Alkoholabhängigkeit eine Behandlungsindikation in der Regel nicht gegeben. Besonders bei entstandener schwerer Persönlichkeitsveränderung ist ein verläßliches Therapiebündnis mit dem Patienten erschwert. Eine analytische Psychotherapie bei Patienten mit beginnender Alkoholproblematik oder nach längerer Alkoholabstinenz sollte eine reduzierte Reflektionsfähigkeit und Affektwahrnehmung sowie die fehlende Angsttoleranz berücksichtigen. Bei stärker Ich-strukturell gestörten Patienten muß initial weniger ein aufdeckendes, analytisches Vorgehen als vermehrt eine stützende, entängstigende Therapieform gewählt werden. Ziel der anfänglich mehr stützenden Therapie kann eventuell die Entwicklung in Richtung einer tiefenpsychologisch fundierten Psychotherapie werden.

6.3. Biologisch-pathophysiologische Theorien

6.3.1. Einleitung

Das medizinisch-naturwissenschaftliche Krankheitsmodell basiert auf den biologisch-pathophysiologischen Theorievorstellungen. Mit zunehmender Erkenntnis der Komplexität des Problems Alkoholismus wird deutlich, daß die Bedeutung biologisch-pathophysiologischer Ursachen für physische und psychische Abhängigkeit erst langsam in vollem Umfang erkannt werden.

An pathophysiologischen Theorien können unterschieden werden (18, 536):

1. Allergie-Theorie
2. Ernährungs-Theorien (Genetotrophische Theorie)
3. Hirnpathologische Theorien
4. Endokrinologische Theorien
5. Biochemische Theorien

Der Begriff **Allergie-Theorie** erscheint etwas mißverständlich, mit dieser Theorie ist eine genetisch bedingte Hypersensitivität, ähnlich einer allergischen Reaktion, gegenüber der Substanz Alkohol gemeint (573), die lebenslang ursächlich für den Kontrollverlust auch nach geringen Alkoholmengen verantwortlich gemacht wird. Eine entsprechende Überzeugung ist zum Glaubensbekenntnis der anonymen Alkoholiker geworden, die bereits geringste Alkoholmengen (wie eine Weinbrandbohne) fürchten. Die relativ alte Theorie war experimentell nicht zu belegen, weder antialkoholische Antikörper noch eine allergische Reaktion waren nachweisbar.

Von den **Ernährungs-Theorien** ist die genetotrophische Theorie von Williams (679) die bekannteste. Mit ihr wurden Parallelen zu erblichen Stoffwechselerkrankungen wie der Phenylketonurie gezogen. Entsprechende Überlegungen waren, daß vor dem Beginn des Alkoholismus bereits ein Enzym- und Vitamindefizit vermutet wurde mit Einfluß auf die Pathogenese des Alkoholismus. Die genetotrophische Theorie geht zusammenfassend (474) von einer oder mehreren partiellen genetischen Blockierungen aus, die zu einer verringerten Produktion von einem oder mehreren spezifischen Enzymen führen.

Dadurch wird die Fähigkeit behindert, ein oder mehrere Nahrungsbestandteile zu verwerten. Eine resultierende Mangelernährung soll die vermehrte Appetenz auf Alkohol auslösen und zum Alkoholismus prädisponieren. Weiter wurde versucht, einen Zusammenhang zwischen einem Vitamin B-Mangel und einer Steigerung des Alkoholkonsums herzustellen, tierexperimentell ließ sich kein gesteigertes süchtiges Verlangen nach Alkohol nachweisen (474). Die Theorie konnte keine kausale Erklärung für Alkoholismus liefern, eher läßt sich der beschriebene Vitamin B-Mangel als Folge des Alkoholismus erklären.

Hirnpathologische Theorien wurden durch Jellinek (301) als somatische Theorie des Alkoholismus diskutiert. Er wendet sich gegen die Vorstellung, daß die fehlende Krankheitseinsicht des Alkoholikers, der Toleranzverlust sowie vor allem der Kontrollverlust die Folge einer Hirnatrophie sein sollen. Er verneint die Annahme, daß Alkohol selektiv ein kleines Areal im Kortex, dessen einzige Funktion in der Kontrolle über die Alkoholtrinkmenge liegt, zerstören kann. Auch in heutiger Zeit ließen sich keine ursächlichen histopathologischen Veränderungen, z.B. im Kortex oder im limbischen System, belegen.

Endokrinologische Theorien: Der Vergleich zwischen der Symptomatik bei einigen endokrinologischen Störungen und Alkoholismus zeigt teilweise Ähnlichkeiten, so daß eine endokrinologische Genese des Alkoholismus vermutet wurde. Dazu gehören klinische Ähnlichkeiten zwischen der Nebennierenrindeninsuffizienz (Addisonkrisen), deren Ätiologie meist primär unbekannt bleibt. Die Symptomatik der Addisonschen Krankheit ist gekennzeichnet durch Gewichtsabnahme bei Anorexie, Erschöpfbarkeit, veränderter typischer Hyperpigmentation, Störungen des Kohlenhydrat- und Elektrolytstoffwechsels sowie Einfluß auf die Steroidhormone. Die mangelnde Funktion der Nebennierenrinde wurde kausal für das vermehrte Bedürfnis, Alkohol zu trinken, verantwortlich gemacht (584, 585). In diese Überlegung wurde das übergeordnete Regelsystem der Hypophyse mit der Produktion des ACTH einbezogen.

Die These, daß Alkoholismus kausal durch endokrinologische Störungen bedingt ist, wurde bereits durch Jellinek (301) in Frage gestellt. Störungen der Nebennierenrindenfunktion sind als Folgen der Alkoholwirkung anzusehen. Dabei müssen Kurz- und Langzeiteffekte unterschieden werden. Pathophysiologisch ist bekannt, daß durch Alkohol die Sekretionssteigerung der Nebennierenrinde über die Hypothalamus-Hypophysenvorderlappenachse stimuliert wird (502). Bei chronischem Alkoholabusus ist im Extremfall mit einer Symptomatik ähnlich dem Cushing-Syndrom (82) zu rechnen. Das Pseudo-Cushing-Syndrom ist gekennzeichnet durch Vollmondgesicht, betonte Stammfettsucht und Muskelschwund wie bei einer Nebennierenrindenüberfunktion. Am Nebennierenmark führt akute Alkoholzufuhr zu einer Stimulation des sympathischen Nervensystems, der Blutspiegel von Adrenalin erhöht sich deutlicher als der von Noradrenalin. Chronischer Alkoholabusus führt zu einer anhaltend gesteigerten Aktivität des Nebennierenmarks, ohne daß anscheinend ein Erschöpfungseffekt eintritt (502). Zusammenhänge zwischen der Höhe von Katecholaminspiegel und der Schwere der körperlichen Entzugssymptomatik bestehen, auch eine verminderte ACTH-Freisetzung als Hemmung des übergeordneten Regelsystems wurde gefunden (622).

Endokrinologische Zusammenhänge zwischen Schilddrüsenstörungen wurden ebenfalls relativ früh in Zusammenhang mit der Entstehung des Alkoholismus gebracht. Bei Hyperthyreose und hyperthyreotischer Stoffwechsellage war das Auftreten von Alkoholismus beobachtet worden. Durch Alkoholeinwirkung wurde auch eine gesteigerte Sekretion der Schilddrüse beschrieben (525). Tierexperimentell konnte durch Schilddrüsenpräparate die Appetenz auf Alkohol gesteigert werden (500). Die Hypothese der schilddrüsenbedingten Genese des Alkoholismus ließ sich nicht weiter erhärten, obwohl die Alkoholwirkung auf die Schilddrüsenfunktion sowie die Sekretion und Wirkung von Parathormon und Kalzitonin vielfältig ist (82, 209).

Endokrinologische Theorien versuchen, Zusammenhänge mit der endokrinologischen Streßforschung sowie der gestörten Adaption des Menschen herzustellen. Dazu gehört die Hypothese, daß eine primäre Schwäche des endokrinen Alarmsystems zu einer Erschöpfung von endokrinologischen Systemen führt. Dadurch wird das psychische Gleichgewicht gestört mit folgenden depressiven Zuständen und Erschöpfung als Prädisposition für den Alkoholismus.

6.3.2. Biologisch-biochemische Theorien

6.3.2.1. Genetik

Die moderne biologische Suchtforschung hat besonders im biochemisch-pathophysiologischen Ansatz vielfältige Resultate gebracht. Bei der Komplexität des Themas ist die Gewichtung der verschiedenen Interaktionen zwischen Anlage (Genetik) und erworbenen, umweltbedingten Faktoren meist nicht ausreichend geklärt.

Die Vererblichkeit des Alkoholismus ließ sich bis jetzt nicht eindeutig belegen, unwiderlegbar ist, daß die genetische Konstitution des einzelnen Menschen eine unterschiedliche Suchtgefährdung mit sich bringt (4). Zur Klärung der Vererbbarkeit wurden Familien-, Zwillings- sowie Adoptionsstudien durchgeführt.

Familienstudien zeigen, nicht anders als zu erwarten, eine erhebliche familiäre Häufung von Alkoholismus. Die Primärsozialisation durch die Familie sowie die milieubedingte Entwicklung führt zu einer erheblichen Überlagerung der hereditären, genetischen Anlage des Alkoholismus. In einer größeren Studie werden 39 Statistiken mit 6.251 Alkoholikerfamilien sowie 4.083 Nichtalkoholikerfamilien verglichen (128). Als Resultat stellte sich heraus, daß bei 30,8 % aller Alkoholiker mindestens ein Elternteil (davon 27 % der Väter) alkoholabhängig war. Die familiäre Erkrankungshäufigkeit für Alkoholismus wird durch weitere Faktoren wie Kultur, Religion und Rasse wesentlich beeinflußt. Um den direkten Einfluß der Vererbung von Alkoholismus genauer zu erfassen, bieten sich als Untersuchungsmethoden Zwillings- sowie Adoptionsstudien an.

In Zwillingsstudien wurde das Trinkverhalten von erbgleichen eineiigen (EZ) mit zweieiigen Zwillingen (ZZ) verglichen. Zerbin-Rüdin (697) beschreibt für chronischen Alkoholismus im Vergleich zwischen eineiigen Zwillingspaaren (EZ) und zweieiigen Zwillingspaaren (ZZ) eine etwa doppelt so große Konkordanz bei den EZ. Die Zahlen in den erfaßten Arbeiten betrugen für EZ 26–70 %, während zwischen ZZ eine Übereinstimmung mit chronischem Alkoholismus von 12–32 % bestand. Anzumerken ist, daß in den meisten Untersuchungen mehr die Form des Trinkverhaltens als ein bestimmter Grad der Alkoholabhängigkeit verglichen wurde (536). In einer schwedischen Zwillingsstudie (311) wurde gemeint, daß sowohl Trinkgewohnheiten wie auch chronischer Alkoholismus genetisch beeinflußt wird. 19 Jahre später meint derselbe Autor, daß nur bei medizinisch strenger Definition von Alkoholismuskriterien der Alkoholismus auf einem genetischen Faktor basiert (312). Eine finnische (462) und eine englische (123) Zwillingsuntersuchung sahen bei süchtigen und nichtsüchtigen Zwillingen eine genetische Komponente in Bezug auf die Trinkhäufigkeit und Trinkmenge pro Gelegenheit und Woche als gesichert. Nicht genetisch beeinflußt sein sollen soziale Komplikationen, psychologische Effekte des Alkohols sowie die eigentliche Abhängigkeit (123).

Weiter ergab sich in dieser Studie ein deutlicher Unterschied für die Geschlechter, der genetische Einfluß auf das Trinkverhalten für Männer ist ausgeprägter (123).

Die meisten Zwillingsstudien im Zusammenhang mit Alkoholismusforschung weisen auf eine hohe genetische Prädisposition des Alkoholismus hin (4). Kritiker von Zwillingsstudien merken an, daß EZ-Paare sich identifikatorisch mehr aneinander orientieren mit der Folge, daß die Untersuchungsresultate zwischen Paaren von EZ und ZZ stärker abweichen. Weiter ist für einen kleineren Teil der EZ eine gegenläufige Verhaltensvariante zu beobachten, in der jeder EZ sich um eine unterschiedliche, gegenläufige Rollendifferenzierung bemüht.

Adoptionsstudien versprechen eine bessere Trennung von biologischen Faktoren (Anlage) und erworbenen Faktoren (Umwelt). Eine zusammenfassende Aussage (4) über mehrere skandinavische Adoptionsstudien zeigt folgende Ergebnisse: Adoptierte Söhne von Alkoholikern wurden viermal häufiger Alkoholiker als adoptierte Söhne von nichtalkoholischen biologischen Eltern. Die Erkrankungshäufigkeit der Söhne von Alkoholikern war nicht davon abhängig, daß sie bei Stiefeltern ohne Alkoholismus oder bei ihren biologischen Eltern aufgewachsen waren. Als weitere Aussage erscheint es wahrscheinlich, daß adoptierte Söhne von Alkoholikern früher selbst Alkoholiker werden als ihre Altersgenossen. Die auffällige Alkoholismuserkrankungshäufung bestand bei adoptierten Töchtern von Alkoholikern nicht.

Neuere Adoptionsstudien (89) belegen eine genetische Grundlage des Alkoholismus, dabei wurden zwei unterschiedliche mißbräuchliche Trinkmuster unterschieden. Der häufiger vorkommende Typ, sowohl bei Männern wie auch bei Frauen, wird aufgrund des genetischen Beitrages sensitiv gegenüber Alkoholismus fördernden Umweltfaktoren. Insgesamt erscheint der Alkoholabusus aber milder.

Das weniger häufige, andere Trinkmuster erscheint hochgradig vererbbar mit schwererer Ausprägung des Alkoholismus. Der Typus wurde fast ausschließlich bei Männern gefunden, während Umweltfaktoren signifikant weniger beeinflussend sind. Der Alkoholkonsum größerer Trinkmengen ist bei Frauen deutlich seltener als bei Männern zu beobachten, eine hohe Alkoholtrinkmenge führt dann im Verlauf auffallend häufig zu Frauenalkoholismus, an geschlechterspezifische Unterschiede des Alkoholmetabolismus muß gedacht werden. Töchter, die bei ihren alkoholkranken Eltern aufwuchsen, neigen eher zu depressiven Erkrankungen gegenüber Töchtern von Alkoholikern, die bei Stiefeltern ohne Alkoholismus aufwuchsen (221). Das könnte möglicherweise auf einen stärkeren Milieueinfluß für die Entwicklung von depressiven Erkrankungen bei Frauen hinweisen.

Die auffällige Entwicklung des starken Anstieges des Frauenalkoholismus mit einer deutlichen Verschiebung der Geschlechtsrelation männlich/weiblich von früher 10 : 1 auf heute etwa 3 : 1 (175, 364, 475, 536, 633, 650) läßt sich mit genetischen Grundlagen bisher wenig erklären.

Zu den auffälligen Ergebnissen von Adoptionsstudien (549) gehört, daß sich das Alkoholismusrisiko der leiblichen Nachkommen von Alkoholikern gegenüber den Stiefkindern von Alkoholikern um das ca. drei- bis sechsfache erhöht, obwohl beide Gruppen unter ähnlichen familiären Belastungen aufgewachsen waren.

Zusammenfassend kann angemerkt werden, daß Familienuntersuchungen sowie aussagefähigere Zwillings- und Adoptionsstudien eine individuelle genetische Konstitution belegen. Dadurch bedingt besteht ein unterschiedliches Alkoholismusrisiko. Studien zur Vererbbarkeit des Alkoholismus können keinen eindeutigen, beweisenden Erbgang belegen, da es ein einheitliches Gen für Trunksucht und auch für eine disponierende Trinkerpersönlichkeit nicht gibt (697). Bei multifaktorieller Grundlage des Alkoholismus muß die Bedeutung unterschiedlicher genetischer Faktoren berücksichtigt werden. Bei Überlagerung durch erworbene Umwelteinflüsse müssen die genetischen Faktoren in der anlagebedingten Prädisposition der Persönlichkeit sowie bei unterschiedlichen biologischen Mediatoren (4) gesehen werden.

Dazu gehören 1. die genetischen Marker, 2. die ZNS-Responz und 3. besonders die individuellen metabolischen Besonderheiten – wie im folgenden ausgeführt wird.

Zur genetischen Prädisposition kann angemerkt werden, daß es einen einheitlichen Genotyp (und auch Phänotyp) des Alkoholikers nicht gibt. Die Vielfalt zusammenwirkender Gene führt zur individuellen Varianz, die zum Alkoholismus entsprechend prädisponiert.

Söhne von Alkoholikern präsentieren ein mehr neurotisches Persönlichkeitsprofil als Söhne von Nichtalkoholikern (4). Weiter wurden Überlegungen angestellt, ob erworbene neuropsychologische Defizite ein hohes Alkoholismusrisiko bedingen. Zwischen dem Hyperaktivitätssyndrom und einer späteren Alkoholismusneigung wurde der Aspekt einer genetischen Prädisposition in Erwägung gezogen. Zwischen genetischer Prädisposition und ZNS-Responz bestehen Zusammenhänge, die neurophysiologischen Methoden wie EEG und evozierte Potentiale entsprechen bei den hochkomplexen Hirnstrukturen relativ groben Untersuchungsmethoden.

Trotzdem lassen sich bereits Hinweise auf den Einfluß genetischer Faktoren bei der Alkoholismusentwicklung finden. Zur Alkoholwirkung ergeben sich erste Aussagen in Hinsicht auf genetisch bedingte ZNS-Reaktionen, um die individuellen Unterschiede bei der Resorption, im Metabolismus sowie die spezifischen Wirkungen auf Zellmembranen, Transmitter- und Enzymsysteme zu erfassen.

Dazu gehören elektrophysiologische Erkenntnisse über den Kortex, der sich in einem Regelsystem mit tiefer gelegenen Hirnstrukturen befindet. Wesentlich ist, daß postsynaptische kortikale Miniaturpotentiale sich summieren unter dem Einfluß synchronisierender Zentren im Thalamus. Dieser wird durch die Formatio reticularis beeinflußt, die für autonome Rhythmen und Periodizität von verschiedenen autonomen Zentren verantwortlich ist. Durch die Formatio reticularis werden Weckfunktionen des Kortex veranlaßt und der Grad der Bewußtseinshelligkeit mitbestimmt. Dazu gehört ein Wechselspiel von Impulsen des aufsteigenden retikulären aktivierenden Systems (ARAS) (641). Tierexperimentell wurde festgestellt, daß die aktivierenden Impulse des ARAS durch Alkohol herabgesetzt werden, so daß eine ungehemmte, vermehrt synchronisierende Wirkung des Thalamus sich im EEG registrieren läßt (114). Beim Menschen muß ein Zusammenhang mit der hemmenden, sedierenden Alkoholwirkung auf die Formatio reticularis gesehen werden; anzumerken ist, daß sich bei chronischer Alkoholwirkung gegenregulatorische Mechanismen ähnlich dem Kindling-Mechanismus im limbischen System (37) mit einer vermehrten neuronalen Hyperexzitabilität entwickeln können. Dagegen kann kurz- und mittelfristig durch die Alkoholwirkung der synchronisierende Effekt am Thalamus eine positive Veränderung der Befindlichkeit bewirken, wenn sich eine gestörte Alpha-Tätigkeit mit Alkohol normalisieren läßt. Dagegen wurde beschrieben, daß bei den EEG-Normvarianten sich die Variante des schlecht synchronisierten Alpha-EEG durch Alkoholwirkung vermehrt ausbildet, unter Verschiebung zu den langsamen Alpha-Frequenzen (478). Möglicherweise weist eine schlechte Alpha-Synchronisation, zumindest bei Frauen, auf eine Alkoholismusdisposition hin (4).

Andere Untersucher (203) hatten EEG-Abweichungen (schnellere EEG-Aktivität) nur bei Söhnen von Alkoholikern festgestellt, sie vermuteten einen biologischen Marker für eine Alkoholismusprädisposition. Pathophysiologisch ist an den neuronalen Strukturen des ZNS durch Alkoholwirkung mit membranabhängigen komplizierten biochemischen Prozessen zu rechnen. An der Zellmembran führt Alkohol zur Ausdehnung, erhöht die Membranfluidität, verändert die Lipidorganisation und führt zu einer Konformationsstörung der Proteinkomponenten (614). Eine resultierende Gegenregulation ist bedeutsam für die Entwicklung der funktionellen Toleranz. Dadurch wird der ursprünglich beabsichtigte Effekt am Wirkort erschwert, bei Entwicklung von physischer Abhängigkeit kommt es zu alkoholbedingten Entzugsreaktionen. Vermutlich handelt es sich bei diesen neuronalen Membraneffekten um erworbene Anpassungsprozesse.

Als weitere Alkoholwirkung auf die neuronalen Membranen (536) kommt es zu Störungen im Ionen-Transportsystem, als Folge treten Dysregulationen in der Repolarisation der erregbaren neuronalen Membranen auf. Dazu gehört die membrangebundene natrium- und kaliumaktivierte Adenosintriphosphatase.

Auch das membrangebundene Kalzium mit kondensierender Wirkung auf die Phospholipide wird beeinflußt, so daß sich die Rigidität der Membranen verstärkt. Die Kalziumbindung an den synaptischen Membranen wird durch akute und chronische Alkoholwirkung beeinflußt und kann zu einer veränderten Freisetzung von Neurotransmittern führen.

Alkohol beeinflußt weiter das Enzym Adenylzyklase, welches in der Lipidmatrix der Membran eingebettet ist. Durch chronische Alkoholwirkung kommt es vermutlich eher über einen Anpassungprozeß zu einer abnehmenden Wirkung des Neurotransmitters Dopamin, der die Adenylzyklase stimuliert.

Experimentell konnte an Mäusen (514) eine unterschiedliche Alkoholbindungskapazität in den Membranen gefunden werden – dies könnte darauf hinweisen, daß bei unterschiedlichem Membranverhalten individuelle, genetisch gesteuerte Empfindlichkeiten gegenüber Alkohol vorgegeben sind.

Auch wurden genetische Marker als Merkmale für mögliche prädisponierende Faktoren gesucht, die mit speziellen Krankheiten oder anderen Merkmalen gekoppelt (assoziert) waren (4). Das Vorgehen basiert auf der Tatsache, daß ca. ein Drittel aller menschlichen Genloci einen Polymorphismus zeigen, so daß verschiedene Gene zu einer unterschiedlichen Merkmalsausprägung führen. Zahlreiche Studien versuchten eine bestimmte Kopplung oder Nähe im selben Chromosom zu belegen; dann würden zwei gekoppelte Merkmale nicht unabhängig voneinander vererbt werden.

Studien versuchten, die Kopplung Alkoholismus mit Farbblindheit, Blutgruppen des AB0-Systems, blutgruppenspezifischen Proteinen, der Monoaminoxidase (MAO) der Thrombozyten und anderer Merkmale (4) zu belegen. Eindeutige Resultate zu einer Assoziation von Alkoholismus mit einem anderen genetischen Merkmal waren nicht zu gewinnen.

Tierexperimentell ließen sich unterschiedliche alkoholbezogene Eigenschaften finden, so daß die biochemische Alkoholismusforschung unterschiedliche Kriterien für das Verhalten von Tieren feststellte (630).

Zu den Kriterien gehört die Präferenz – das bedeutet, daß sich eine abweichende genetische Steuerung der Alkoholappetenz finden läßt. Es zeigte sich, daß im Selbstwählversuch einzelne Tiere alkoholische Getränke gegenüber alternativen alkoholfreien Flüssigkeiten gewählt hatten. Mit diesen selektierten Tieren gelang es über Kreuzungen, Mäuse- und Rattenstämme mit unterschiedlicher Alkoholpräferenz zu züchten, das genetische Merkmal blieb über Generationen erhalten (158).

Neben der Präferenz wurden für tierexperimentelle Untersuchungen weitere Kriterien untersucht wie die Anfangssensitivität mit unterschiedlichen physiologischen, biochemischen und verhaltensmäßigen Reaktionen bei erstmaliger Alkoholexposition. Als weiteres Kriterium wurde der Alkoholstoffwechsel (Metabolismus) untersucht – dazu gehören der quantitative Abbau des Alkohols sowie die Stoffwechselwege im Organismus.

Ein weiteres Kriterium bedeutet die akute Toleranz, die eine geringere Alkoholwirkung auf physiologische, biochemische oder verhaltensmäßige Funktionen beinhaltet. Dagegen wurde als anderes Kriterium die entwickelte Toleranz untersucht. Nach Wiederholung von bestimmten Alkoholgaben trat eine verminderte Wirkung auf physiologische, biochemische oder verhaltensmäßige Funktionen auf. Anzumerken ist, daß die entwickelte Toleranz in eine stoffwechselbedingte (metabolische) und in eine funktionelle Toleranz unterschieden wird (536). Die metabolische Toleranz bedeutet einen Anpassungsvorgang, der den Alkoholabbau beschleunigt und bevorzugt über den Leberstoffwechsel abläuft. Die funktionelle Toleranz betrifft vor allem das ZNS. Bei anhaltenden Alkoholgaben kann trotz hohen Alkoholmengen eine weitgehend normale Geistesfunktion durch »Gewöhnung« eintreten.

Als weitere Kriterien wurden die psychische sowie die physische Abhängigkeit in bezug auf die biochemischen Abweichungen untersucht. Als letztes Kriterium (630) wurden pathologische Veränderungen nach chronischem Alkoholkonsum untersucht. Dazu gehören die krankhaften Veränderungen von physiologischen, biochemischen oder verhaltensmäßigen charakteristischen Parametern.

Tierexperimentell läßt sich also durch selektive Züchtungen die genetische Determinierung von Präferenz, Sensitivität wie auch funktioneller Toleranz gegenüber Alkohol beweisen.

6.3.2.2. Alkoholstoffwechsel und metabolische Varianten

Der Äthanol-Abbau entpricht einer Oxydation in drei Stufen, dabei sind zum Teil verschiedene, auch genetisch bedingte individuelle und rassische Unterschiede beschrieben worden. Die Verstoffwechselung des

Alkohols und seiner Metaboliten führt zu weiteren pathobiochemischen Einwirkungen auf Substanzen wie Neurotransmitter und Neuropeptide. Neuere Überlegungen zu einer möglichen genetischen Disposition erstrecken sich auch auf die Multi-Metabolit-Theorie, die auf der Wirkung von Kondensationsprodukten zwischen Azetaldehyd und verschiedenen Neurotransmittern basiert (509). Die Bedeutung des Alkoholmetabolismus liegt neben den Aspekten der genetischen Prädisposition in der erworbenen, hochdifferenten und vielfältigen Anpassung des Organismus. Die verschiedenen Stoffwechselvorgänge und die damit verbundenen Theorien werden im folgenden aufgeführt.

Der dreistufige Äthanol-Abbau sieht folgendermaßen aus:
1. Abbau des Alkohols (Oxydation) wird mit dem Enzym Alkoholdehydrogenase (ADH) zu Azetaldehyd durchgeführt. Bis zu 10 % der aufgenommenen Alkoholmenge können unter normalen Umständen durch das Enzymsystem der Katalase und über MEOS verstoffwechselt werden (404).
2. Der Abbau des Azetaldehyd (Oxydation) zu Azetat erfolgt mit dem Enzym Aldehyddehydrogenase (ALDH).
3. Der Abbau des Azetats (Oxydation) erfolgt zu Kohlendioxyd und Wasser.

Für das Enzym ADH besteht eine erhebliche Variabilität, die sich durch unterschiedliche Isoenzyme sowie Enzympolymorphismen erklärt (656). Dazu gehört eine Unterscheidung von bisher drei Klassen der Alkoholdehydrogenasen.

In der ADH-Klasse I ergeben drei autosomale Genloci die Grundlage für drei Untereinheiten, die durch paarige Kombination zu homodimerem oder heterodimerem Aufbau von Isoenzymen führen. Durch allele Gene ist an zwei der drei Genloci ein weiterer Polymorphismus der Untereinheiten festgestellt worden.

Für die ADH-Klasse I sind bisher neun Genotypen festgestellt worden, je nach Genotyp können sechs, zehn oder bis zu 15 dimere Isoenzyme sich kombinieren und verschiedene Untereinheiten bilden. Die Häufigkeit von Enzymvarianten unterscheidet sich erheblich zwischen den Rassen, dies betrifft die ADH wie auch die ALDH. Eine atypische ADH mit ca. fünffach höherer Enzymaktivität läßt sich nur bei 5–15 % der europäischen Bevölkerung, dagegen bei bis zu 90 % der ostasiatischen Bevölkerung (218) feststellen. Bei dem Polymorphismus der Untereinheiten werden zunehmend weitere Formen der Alkoholdehydrogenase beschrieben, dazu gehört auch eine ADH-Variante, die Beta-Indianapolis-Untereinheit, die bei der schwarzen amerikanischen Bevölkerung entdeckt wurde. Mit den Varianten der ADH ergeben sich unterschiedliche

Alkoholabbauzeiten, die Bedeutung für die Entwicklung der Alkoholabhängigkeit wird diskutiert.

Der Abbau von Azetaldehyd durch das Enzym ALDH zeigt ebenfalls Unterschiede, da verschiedene Isoenzyme des Enzyms vorkommen. Das Auftreten einer Symptomatik mit deutlich sichtbarer Gesichtsrötung (flush) bei 47–85 % der Asiaten (orientals), davon bei 83 % der Ostasiaten, gegenüber 3–29 % bei Europäern (caucasians) bedeutet eine unterschiedliche Alkoholsensitivität, die durch den Polymorphismus der Leber-ALDH bedingt ist.

Der Flush ist mit unangenehmen subjektiven Gefühlen verbunden, so daß daraus ein protektiver Effekt abgeleitet wurde (118). Ähnliche Überlegungen resultieren aus einer Studie, daß bei nur 2,3 % der untersuchten japanischen Alkoholiker ein Mangel des Isoenzym ALDH I gefunden wurde (246), während bei 25–70 % der Asiaten ein ALDH I-Mangel nachgewiesen wurde (247).

Ergänzend ist anzumerken, daß bei nordamerikanischen Indianern ein ALDH I-Isoenzymmangel gefunden wurde im Gegensatz zu südamerikanischen Indianern, eine entsprechende Erklärung dafür fehlt (4).

Der Abbau des Azetaldehyds läßt sich durch verschiedene Substanzen blockieren, resultierende theoretische Überlegungen sind praktisch angewandt worden in der Behandlung z.B. mit Disulfiram (Antabus). Durch Hemmung der Aldehyddehydrogenase kommt es zu einer Akkumulation von Azetaldehyd, dadurch bedingte starke Nebenwirkungen können über Übelkeit bis zu erheblichen Kreislaufstörungen führen. Unter lerntheoretischen Gesichtspunkten wurden entsprechende Aversionstherapien entwickelt (s. Kap. 9.6.2.). Der durch die Medikamente behinderte Abbau des Azetaldehyds bedeutet eine Alkoholsensibilisierung auch gegenüber kleineren Alkoholmengen.

Bei verschiedenen Medikamenten wie Tolbutamid, Antibiotika (Cephalosporine und Chloramphenicol) sowie dem Antimykotikum Griseofulvin tritt als Nebenwirkung eine reduzierte Alkoholverträglichkeit auf.

6.3.2.3. Neurotransmitter

Die aus der Gruppe der biogenen Amine stammenden Neurotransmitter stellen wichtige Überträgersubstanzen des Nervensystems dar, die Nervenreize chemisch weiterleiten. Zu ihnen gehören Noradrenalin, Dopamin, Azetylcholin, Serotonin und Gamma-Aminobuttersäure (GABA). Die Katecholamine Noradrenalin und Dopamin sind nicht nur bei Steuerung emotionaler Reaktionen beteiligt, sie sollen wie Serotonin Einfluß auf das Gedächtnis und Lernvorgänge haben. Die Wirkung des

Alkohols auf die Neurotransmitter ist für weite Bereiche unklar bzw. widersprüchliche Beobachtungen wurden gemacht (656).

Chronische Alkoholwirkung soll den Umsatz von Noradrenalin erhöhen und sich nicht aus adaptativen Mechanismen gegenüber einer Entzugssymptomatik erklären. Entsprechen würden auch tierexperimentelle Feststellungen, daß Toleranz und physische Abhängkeit unterschiedliche Mechanismen sind (2). Alkohol soll die Abgabe von Azetylcholin in der neuromuskulären Endplatte fördern, während im ZNS die Azetylcholinfreisetzung blockiert wird (404). Im Bereich des Hippokampus und des Kortex soll sich der Gehalt an Azetylcholin durch chronischen Alkoholeinfluß vermindern. Eine durch Alkohol bedingte Synchronisation des EEGs sowie Veränderungen des Schlafes werden durch den Azetylcholinesterasehemmer Physostigmin aufgehoben (168).

Die Alkoholwirkung auf den GABA-Stoffwechsel und die GABA-Rezeptoren ergibt kein einheitliches Bild. Erwähnenswert ist, daß bei schwer Alkoholkranken mit Leberzirrhose der Alkohol zu einer herabgesetzten Toleranz des ZNS gegenüber Sedativa und Hypnotika führt. Hypnotika vom Typ der Benzodiazepine und der Barbiturate wirken im gleichen Rezeptorkomplex wie die GABA, in der postsynaptischen Membran wird der Chlorideinstrom vermehrt und die GABA-abhängige Neuroinhibition verstärkt. Die dadurch bedingte Verfügbarkeit der GABA und der GABA-Rezeptoren bedeutet eine starke Empfindlichkeit der Gehirne dieser Patienten für Benzodiazepine und Barbiturate (210). In ähnliche Richtung bewegen sich neuere neurophysiologische Arbeitshypothesen, daß Alkohol, Barbiturate, Benzodiazepine und auch Opiate auf bestimmte Rezeptoren einwirken, mit zum Teil ähnlicher Wirkung (73). Tatsächlich läßt sich z.B. bei einer schweren Alkoholintoxikation die stark sedierende Wirkung des Alkohols auf den Kortex durch Gabe eines Morphinantagonisten (Naloxon) kurzfristig deutlich abschwächen. Tierexperimentell ließ sich durch Naloxon ein induziertes Alkoholentzugssyndrom deutlich modifizieren (344).

6.3.2.4. Neuropeptide

Neuropeptide gelten als molekulares Bindeglied zwischen nervöser und hormoneller Regulation. Zu den Neuropeptiden gehören die Hypophysenhinterlappenhormone Vasopressin (Adiuretin) und Oxytocin, die peripher auf Blutdruck, Wasserausscheidung und glatte Uterusmuskulatur einwirken. Weiter haben sie die Wirkung von Neurotransmittern/Neuromodulatoren im ZNS mit Einfluß auf Verhalten sowie Lern- und Gedächtnisleistung.

Vasopressin beeinflußt Anpassungsmechanismen des ZNS gegenüber Alkohol und soll die funktionale Toleranz nach Absetzen des Alkoholkonsums aufrechterhalten (272).

Bedeutsamer dürften die zu den Neuropeptiden gehörenden Endorphine (Opioid-Peptide) sein, die sich wie Morphin an die gleichen Opiatrezeptoren binden. Neben verschiedenen Endorphinen wurden auch Enkephaline (Pentapeptide) isoliert. Die im vorigen Abschnitt bereits erwähnte Hypothese der biochemischen Suchtentstehung im Zusammenhang mit der Rezeptorforschung ist gekennzeichnet durch die Annahme, daß ein genetisch bedingtes Defizit an Endorphinen im Gehirn ein süchtiges Verlangen nach Drogen oder Alkohol auslöst (73).

Da alkoholbedingt Störungen der neuronalen Membranstruktur auftreten, könnte auch die Funktion von membrangebundenen Rezeptoren wie der Opiatrezeptoren beeinträchtigt sein (273). Nach Alkoholelimination soll der Opiatrezeptor drei Tage benötigen, bis er die alte Affinität und Funktion wieder aufweist. Genetisch bedingte Defizite an Endorphinen (74) ließen sich tierexperimentell nachweisen. Mäuse mit dem niedrigsten zerebralen Endorphinspiegel bevorzugten alkoholische Lösungen. Die Tierversuche führten zu interessanten Ergebnissen mit der Formulierung von drei Geno-Typen:

Der Geno-Typ I entspricht einem geborenen Alkoholiker. Kausal besteht ein angeborener Met-Enkephalinmangel im Gehirn, der zu einer erblich bedingten Bevorzugung (Präferenz) von Alkohol führt, weil Alkohol das Endorphindefizit beeinflußt. Nach einer entsprechenden Zeit des Alkoholkonsums tritt eine Entwicklung mit Alkoholabhängigkeit auf.

Der Geno-Typ II entspricht dem Problemtrinker. Tierexperimentell konnte bewiesen werden, daß Streß zu eindeutig niedrigeren Enkephalinspiegel im Gehirn führt. Dieser Geno-Typ besitzt zwar einen normalen Endorphinspiegel, der aber unter Streß absinkt, Alkohol dient dann zur Anhebung der Stimmungslage.

Der Geno-Typ III entspricht dem chronischen Alkoholkonsumenten. Frühere normale Endorphinspiegel sind durch andauernde Alkoholwirkung reduziert worden, ein entstandenes Endorphindefizit verursacht den weiteren Alkoholkonsum.

Die tierexperimentellen Untersuchungen finden Analogien bei der Untersuchung von alkoholabhängigen Menschen. Chronische Alkoholiker sollen einen deutlich erniedrigten Beta-Endorphinspiegel haben (631, 632) – gleichzeitig wurde ein viermal höherer ACTH-Spiegel festgestellt. Soziale Trinker (ohne Kontrollverlust) zeigen alkoholbedingt dagegen einen Beta-Endorphinspiegelanstieg (632). Derselbe Autor vermutet, daß die Alkoholtoleranz ausgeschaltet wird durch Neurotoxine, die dem

6-Hydroxydopamin ähnlich sind und zum Teil die sedierend-hypnotische Wirkung aufheben. Die Alkoholwirkung, den Endorphinspiegel zu erhöhen, könnte die euphorisierende Wirkung des Alkohols miterklären, weswegen die Endorphine auch »endogene Euphorigene« genannt wurden (637). Eine Untersuchung weist darauf hin, daß es zu einem Beta-Endorphinspiegelabfall im Hypothalamus nicht nur bei Streß, sondern auch in Belohnungssituationen kommen kann (149). Die Bedeutung der Endorphin-Hypothese verstärkt sich noch durch Zusammenhänge mit den Neurotransmittern sowie den Produkten einer Kondensationsreaktion zwischen Alkohol-Metaboliten (wie Azetaldehyd) und Neurotransmittern aus der Gruppe der Katecholamine und der Indolamine.

Die Produkte der Kondensationsreaktion (s. Multi-Metabolit-Theorie) entwickeln die Wirkung von Alkaloiden und Opiatvorläufern, denen eine Wirkung auf Opiatrezeptoren zugeschrieben wird (632).

6.3.2.5. Multi-Metabolit-Theorie

Als Hauptreaktionspartner des Alkoholmetabolismus geht Azetaldehyd Kondensationsreaktionen mit Neurotransmittern ein. Wahrscheinlich gibt es weitere Reaktionspartner wie Pyruvat (Brenztraubensäure) als Vorstufe.

Chronische Alkoholwirkung bewirkt eine Anreicherung von NADH im Gewebe und führt zu einer Verschiebung des Gleichgewichts Pyruvat/Laktat. Die bei Alkoholikern oft einseitige Ernährung führt zu einem Mangel an Thiamin (Vitamin B_1), welches als Coenzym für die Pyruvat-Dehydrogenase wichtig ist. Ein Thiamin-Mangel läßt die Pyruvat-Konzentration wegen eingeschränkter Weiterreaktion zu Azetyl-Coenzym ansteigen, welches durch Azetaldehyd direkt gehemmt wird (509). Der bei Alkoholikern vermehrte Anstieg der Pyruvat- und Laktatkonzentrationen wirkt vermehrt auf die Neurotransmitter als mögliche Reaktionspartner ein.

Das Produkt der Reaktion aus Azetaldehyd und dem Katecholamin Noradrenalin sowie Dopamin führt zu Tetrahydroisochinolinen (TIQ). Sie sind an den Opiat-Rezeptoren wirksam, möglicherweise haben die TIQs analgetische Wirkung. Zu den TIQs gehört das direkte Kondensationsprodukt zwischen Azetaldehyd und Dopamin (Salsolinol) sowie das Tetrahydropapaverolin (THP) als Kondensationsprodukt zwischen Dopaldehyd (DOPAL) und Dopamin (536). Bei Untersuchungen wurde in den Gehirnen eine reduzierte TIQ-Konzentration gefunden bei fehlendem Alkoholnachweis im Blut. Dagegen fand sich bei erhöhter BAK eine erhöhte TIQ-Konzentration (509). Das Reaktionsprodukt zwischen Azetaldehyd und Noradrenalin lieferte für die Suchtforschung bisher keine wichtigen Erkenntnisse.

Bedeutsamer als die TIQs haben sich bisher die Beta-Carboline (BC) gezeigt (509). Sie sind das Kondensationsprodukt zwischen Azetaldehyd und den Indolaminen Serotonin und Tryptamin. BCs lassen sich als Tetrahydro-beta-Carboline (Tryptoline bzw. Harmane) auch in Pflanzen finden, die als Gewürze und als Halluzinogene benutzt werden.

Die Biosynthese der BC ist über zwei Wege möglich (510). Primär kommt es zu einer Zyklisierung von Tryptamin und Azetaldehyd, über zwei Zwischenstufen entsteht das BC Harman. Eine alternative Biosynthese ergibt sich aus Tryptamin und der Alpha-Cytosäure, das Reaktionsprodukt wird durch Dekarboxylierung über Harmalan zu Harman umgebildet.

Die Bedeutung der BCs läßt sich aus folgenden Erkenntnissen ableiten: Harman führt von angeregter Stimmungslage bis zur Euphorie und hat Einfluß auf optische Halluzinationen sowie auf autistische Tendenzen (510). Nach körperlicher Entzugsbehandlung läßt sich zwei Wochen später eine erhöhte Konzentration von BC gegenüber Gesunden im Urin nachweisen. Die Höhe der BC-Konzentration korreliert anscheinend mit dem Beginn des Alkoholismus, je früher der Alkoholismus begann, um so höher waren die BC-Konzentrationen.

Tierexperimentell ließ sich durch BC-Infusionen im Seitenventrikel von Ratten die Alkoholaufnahme deutlich vermehren (5). In den Versuchen zeigte sich bereits für TIQs (Tetrahydropapaverolin) eine Bevorzugung von Alkohol (Präferenz) bei Applikation im Bereich des limbischen Systems, wobei die Wahl des topoanatomischen Applikationsortes von besonderer Wichtigkeit ist. Unterschiedliche Applikation im limbischen Bereich führten zu einer Ablehnung oder Bevorzugung des Alkohols (446). Die im limbischen System wirksamen Benzodiazepine werden vermutlich antagonistisch durch BCs beeinflußt, da sie als endogene Liganden am gleichen spezifischen Rezeptor wirken (511). Dadurch könnte sich eine Toleranzentwicklung gegenüber Benzodiazepinen erklären. Für die Bildung von BCs ist eine intakte Leberfunktion notwendig. Bei Leberzirrhose ist die Toleranz des ZNS gegenüber Sedativa und Hypnotika herabgesetzt, die Substanzen verstärken die GABA-abhängige Inhibition, da sie anscheinend im gleichen Rezeptorkomplex wirken (210). Nicht eindeutig geklärt ist auch die Frage, inwieweit eine vermehrte Synthese von TIQs und BCs auf einem erworbenen biochemischen Anpassungsprozeß bei fortgeschrittener physischer Alkoholabhängigkeit beruht oder in welchem Ausmaß die Multi-Metabolit-Theorie durch die genetische Disposition beeinflußt wird.

6.4. Lernpsychologie

Die Lerntheorien können in zwei große Bereiche unterschieden werden:
1. Die verhaltenstherapeutischen Theorien (Behaviorismus)
2. Die kognitiven Lerntheorien

Die Lerntheorien begannen überwiegend mit laborexperimentellen Untersuchungen, die frühzeitig mit den Konditionierungsversuchen von Pawlow ihren Anfang nahmen. Die Stimulus-Reaktions-Theorie (S-R) entstammt den Experimenten der klassischen Konditionierung, als er bei Hunden bedingte Reflexe als Reaktionsbildung zeigte. Die Lernversuche von Hull (286) führten zu einer systematisch erarbeiteten und erweiterten Theorie des Verhaltens. Hull verstand im Lernen eine Verknüpfung von Reiz- und Reaktionselementen mit einem bestimmten Verhalten. Die Reaktion hängt vom Reiz (S=Stimulus) sowie auch vom Organismus (O) ab (S-O-R-Formel).

Das von Hull beschriebene Spannungs-Reduktions-Modell formuliert, daß durch Reize Verhalten erlernt wird, welches zur Reduktion von Spannungszuständen im Körper wie Hunger oder Triebspannung führt. Tierexperimentell wurde das Spannungs-Reduktions-Modell an Ratten entwickelt (126). Darauf bezugnehmend stützte sich die Hypothese, daß Alkoholismus ein durch Verstärkung erlerntes Verhalten ist, welches beim Alkoholiker zur Verminderung starker Angstgefühle dient. Jedoch handelt es sich um eine zu stark vereinfachte Annahme. Dagegen sprechen z.B. die angstauslösenden Probleme durch chronischen Alkoholismus oder die durch Alkoholkonsum vermehrt ausgelöste Angst, wie z.B. bei schizophrenen Patienten.

OPERANTES LERNEN

Das Verhalten entwickelt sich in zwei Stufen: Die erste Stufe entspricht dem reaktiven Verhalten, das durch bestimmte Reize ausgelöst wird und der klassischen Konditionierung entspricht. Nach dem transaktionellen Modell von Skinner (578) unterliegt das Verhalten bestimmten Verstärkerbedingungen der Umwelt, die zu positiver oder negativer (operanter) Konditionierung führen (S-R-R-Formel). Das Verhalten ist gekennzeichnet durch Stimulus (Reiz) – Response (Reizreaktion) – Reinforcement (Verstärkung).

Beim operanten Lernen ergibt sich, daß mit Angst verbundenes Verhalten zur Vermeidung oder zur »Verschiebung« führt. Wenn z.B. ängstliches Verhalten nur in einer bestimmten Situation belohnt wird, verstärkt sich die belohnte Reaktion, sie wird zunehmend häufiger auftreten bei einer Koppelung an bestimmte Situationen. Ein typisches Beispiel ist das Vermeidungsverhalten von Phobikern – durch das Vermeiden angstauslösender Situationen wird die Angst gemindert oder gelöscht, durch das Vermeiden wird eine wirksame Bewältigung der Angst verhindert und eine Wiederholung festgelegt.

Die Prinzipien des operanten Konditionierens sehen für den Alkoholkonsum folgendermaßen aus (168):

Positive Verstärkung: Alkohol wird weniger als Belohnung wegen seiner geschmacklichen und sonstigen Qualitäten getrunken, besonders bei Alkoholikern mit Kontrollverlust hat er eine spezielle Bedeutung. Die Alkoholwirkung auf das ZNS bewirkt Veränderungen im Erleben und im Verhalten des Konsumenten. Einem Wegfall von negativen Verstärkern entspricht die Verminderung von Hemmungen, das führt vor allem zur subjektiv erlebten Vermehrung der Freiheitsgrade. Aus den Erwartungen und dem Verhalten der Umwelt ergeben sich positive Verstärker für den Konsumenten. Geselligkeit wird vermehrt mit Alkohol assoziiert, dadurch bekommt Alkohol eine besondere Bedeutung für bessere Kommunikationsfähigkeit und in vielen Situationen. Alkohol belohnt mit Entspannung und Stimmungsanstieg (s. auch Endorphin-These).

Wegfall negativer Verstärker: Weiterer Alkoholkonsum vermeidet das Auftreten von Entzugssyndromen und hilft, emotionales Erleben von Angst, Depressivität, Hilflosigkeit, Selbstunsicherheit oder Streß zu vermeiden (Spannungsreduktions-Theorie). Die Erwartungshaltung, z.B. Angst vor einer neuen oder bestimmten Situation, führt zu entsprechendem Verhalten (Alkoholkonsum).

Der Wegfall von negativen Verstärkern kann auch im sozialen Umfeld liegen, wenn z.B. ein Berufswechsel (wie Gastwirt) oder der soziale Druck zum gruppenkonformen Trinkverhalten, z.B. im Bekanntenkreis oder ein Vereinswechsel, erfolgt.

Eintreten von negativen Verstärkern: Dazu gehört die Bestrafung und die Reglementierung, um den Alkoholkonsum zu erschweren. Die Bestrafung und die Diskriminierung von Alkoholikern erscheint dagegen wenig wirksam. Wenn ihnen die Rolle des Alkoholikers zugeschrieben wird, besteht eher die Gefahr, daß sie das negative Selbstbild (Image) bewußt in Kauf nehmen (109). Dies läßt sich eher mit tiefenpsychologischen Vorgängen wie »Schuldgefühle ertränken« erklären.

Durch Bestrafung mit Wegfall von positiven Verstärkern kommt es zu einer Abnahme der Verstärkerreaktion. Anzumerken ist, daß ein wesentliches Problem des Alkoholismus darin liegt, daß negative Folgen, als Bestrafung des Alkoholismus, in der Regel erst nach vielen Jahren, besonders in Form von körperlichen Entzugszeichen, eintreten, die durch belastende körperliche und soziale Folgeschäden begleitet werden (Bestrafung durch Wegfall positiver Verstärker und Eintritt negativer Verstärker).

SOZIALE LERNTHEORIEN

Die Theorie des sozialen Lernens geht von der Vorstellung aus, daß zum Erlernen und zur Aufrechterhaltung von Alkoholabusus eine große Anzahl von auslösenden Reizen und sich daraus entwickelnder Verhaltensmuster notwendig sind. Eigentlich handelt es sich um ein erweitertes Spannungs-Reduktions-Modell.

Unter dem Ansatz des sozialen Lernens kann auch die Übernahme von Verhaltensmustern eines Vorbildes, welches nicht unbedingt einer Verstärkung bedarf, eingeordnet werden: die Möglichkeit, am Modell zu lernen (38). Die Verhaltensmuster werden vor allem durch die Primärgruppe geprägt. So kann vermutet werden, daß ängstliche Mütter Verhaltensmuster wie den vermeidenden Umgang mit übermäßigen Angstreaktionen vermitteln.

Depressives Verhalten, d.h. neurotische Depressivität kann auf Lernen basieren, Wolpe sieht vor allem in reaktiven Depressionen »gelernte« Depressivität (691). Wichtig ist die Beziehung zwischen Depressivität und Angst, beide Verhaltensmuster sind nicht Ich-synton. Angst ist unangepaßt und oft irrational, wenn sie nicht durch wirkliche Gefahr (Realangst) ausgelöst wird. Tierexperimentell konnte durch eine große Anzahl unausweichlicher, angstauslösender Schocks gezeigt werden, daß ein Tier schließlich aufhört, motorisch zu reagieren und sich hilflos verhält. Das Unterlassen des Fluchtverhaltens wurde durch Seligmann als »gelernte Hilflosigkeit« beschrieben (567).

Anscheinend entwickelt sich beim Unterlegenen Depressivität – mit den Merkmalen des sich Ärgerns, des Frustriertseins oder des Resignierens – nicht nur durch wirkliche Stärke mit Beherrschung, sondern auch durch gelernte Unterwürfigkeit des Unterlegenen. Dieser ist nicht fähig, mit anderen effektiv umzugehen, sich angemessen durchzusetzen oder initiiert durch seine Selbstunsicherheit realitäts- und angstvermeidende Antizipation (»Ängste«), daß er die Gefühle anderer verletzt. Er befürchtet eigene Impulshaftigkeit, kann motorisch nicht reagieren und wird folglich depressiv. Als Therapie wird dann Selbstsicherheitstraining empfohlen (690).

Die Klärung der Motive für den Alkoholismus gilt nicht als primäres Ziel der Verhaltenstherapie. Ein wichtiger Grund des Alkoholtrinkens liegt aber in der Bedeutung des Reizschutzes. Die subjektive eigene Wahrnehmung wird z.B. für Ängste und Depressivität deutlich, wenn das Verhalten durch notwendige Konsequenzen – als Abstinenz – geändert wird.

Verhaltenstheoretische Konditionierungsversuche entsprechen nicht ausreichend der natürlichen Umwelt mit ihrer Unzahl von Stimuli. Auch besteht die Wahrscheinlichkeit, daß Verhaltensänderungen ohne bewußte Klärung und Verarbeitung eine Symptomverschiebung ergeben. Der Erkenntnis entspricht zunehmend die Praxis der Verhaltenstherapeuten, die vermehrt auch die Kausalität berücksichtigen oder auch aufdeckend arbeiten. Ursächlich ist die Zuwendung zu den kognitiven Lerntheorien, die sich zunehmend den Ich-psychologischen Vorstellungen der Psychoanalyse annähern. Das gilt besonders für die Wahrnehmung von Angst, entsprechend der Signalangst-Theorie von Freud, sowie ihrer Abwehr. Die Anwendung verschiedener Verfahren der Verhaltenstherapie wird im Kapitel 9.6. besprochen.

KOGNITIVE LERNTHEORIEN

Unter dem Einfluß phänomenologischer Betrachtungsweise des Verhaltens sowie gestaltpsychologischer Aspekte wie durch Tolman (629) erfolgte die Entwicklung kognitiver Lerntheorien. Die Analyse kognitiver Wahrnehmungs- und Verarbeitungsprozesse ist die Grundlage für kognitive Therapien mit Beeinflussung von gedanklichen Fehlwahrnehmungen und Denkfehlern. Trotz der hochkomplexen, ungeklärten physiologisch-molekularbiologischen Vorgänge im Gehirn bestehen Zusammenhänge zwischen Wahrnehmungserlebnis und kortikaler Verarbeitung. Aus der Wahrnehmung resultierende Informationen werden strukturiert und gespeichert sowie bestehenden Gedächtnisinhalten zugeordnet oder mit ihnen verglichen. Zur Speicherung von Gedächtnisinhalten dienen Wahrnehmungsfelder, deren Assoziieren und Umstrukturieren stellt die Grundlage des Denkens dar. Erfahrungen wie durch soziales Lernen oder durch Modellernen führen lerntherapeutisch zu verselbständigten und verdeckt, dabei eher unbewußt ablaufenden Bewegungsvorgängen im Verhalten. Unzählige Lebenssituationen führen zu der Ausbildung eines »Verhaltensplanes«, damit verbundene Annahmen und Erwartungen bestimmen die Lösung der Probleme und Konflikte. Die Abläufe des Verhaltens dienen zunehmend dazu, nicht mehr wertfreie Hypothesen (Annahmen und Erwartungen) zu wiederholen und zu bestätigen.

Bewertung und bewältigendes Verhalten (coping behavior) sind eng miteinander verknüpft, der Bewertungsprozeß führt zur Wahl des kognitiven und behavioralen Coping-Verhaltens. Coping-Verhalten wurde in drei Bereiche eingeteilt (438):

1. Bewertungsorientiertes Coping – mit logischer Analyse und geistiger Vorbereitung, kognitiver Neudefinition, kognitivem Vermeiden oder Verleugnen.

2. Problemorientiertes Coping – mit Bemühung um Information und Hilfe, problemlösendes Handeln und Streben nach neuen Aufgaben.
3. Emotionsorientiertes Coping – mit affektiver Steuerung, emotionalem Ausleben und resigniertem Akzeptieren (438).

Durch Fehllernen oder durch unzureichend oder starr entwickelte »Verhaltenspläne« bzw. Bewältigungsstrategien als Coping-Repertoire kommt es zur Wiederholung von Konflikten. Bei neuen, nicht erlernten Situationen ist die Erkenntnis für neue Verhaltensweisen gestört. Als Folge entwickelt sich intrapsychische Belastung (Spannung). In der bereits erwähnten Spannungsreduktions-Hypothese wird durch Flucht und Vermeidung eine Entlastung besonders von als unangenehm bewerteten Signalen wie Angst angestrebt. Das Erleben des Versagens oder nicht angepaßter angstbewältigender Verhaltensmechanismen mobilisiert eine andauernde Bereitstellungsreaktion im Körper mit Aktivierung physiologischer Abläufe. Damit tritt eine übermäßige, kraftverbrauchende Arousal-Funktion ein, die aktivierend auf die Bereitschaftshaltung einwirkt.

Evolutionsbedingt entspricht die Arousal-Funktion einem wichtigen Überlebensmechanismus (bei Realangst). Damit ist ein entscheidender Schutz verbunden, der durch Gefahrenwahrnehmung, Risikoeinschätzung und vorbeugendes Verhalten wie Vorsicht bestimmt wird. Im Idealfall würde nur so viel »arousal« zugelassen, wie zur Bewältigung der Gefahr und des Alltags notwendig ist (238).

Durch erlernte/neurotische Phantasien kommt es dagegen zu vermehrtem Auftreten von Erwartungsangst. Zur Bewältigung dieser Ängste müssen Abwehrstrategien verstärkt werden, besonders wenn die Angst ursächlich irrationale und unbewußte Wurzeln hat. Es entwickeln sich inadäquate Bewältigungsstrategien der Angst, dazu gehört die Minderung oder Extinktion der Angst durch Vermeiden angstauslösender Situationen oder durch kontraphobisches Verhalten.

Der spannungsreduzierende Effekt des Alkohols liegt neben der angstlösenden Wirkung vor allem im Einfluß auf die Wahrnehmung (Reizschutz). Alkohol führt über eine Entlastung von Angst (Belohnung) zu gelerntem Verhalten. Der Grad der Angst in einer Gesellschaft soll direkt mit der Stärke der Trinkreaktion in der Gesellschaft korrelieren (281).

Lazarus (372) weist darauf hin, daß der Affekt der Angst zunehmend in den Affekt der Depressivität übergeht, wenn die Wahrnehmung eine Gewißheit der Unabwendbarkeit signalisiert. Bei Alkoholikern wird z.B. die Angst und die Bedeutung von Verlusten bzw. Veränderungen subjektiv verzerrt erlebt. Die Depressivität steigert sich häufig zu einer Reaktion pathologischen Trauerns, da die Endgültigkeit des Verlustes und des

Unabwendbaren nicht akzeptiert wird. Die sehr häufige Depressivität der Alkoholiker führt zu einer Generalisation erlernter Hilflosigkeit, Fluchtverhalten wird immer mehr unterlassen mit der Annahme negativer Bewertungen der Umwelt und von sich selbst. Experimentell konnte bewiesen werden, daß resignativ Fluchtverhalten unterlassen wird, wenn unausweichbar kein Ausweg gesehen wird. Die Folge ist Hoffnungslosigkeit (398, 566).

Aus lerntheoretischer Sicht handelt es sich bei der Neurose um eine dauerhafte, unangepaßte Gewohnheit, die z.B. durch angsterzeugende Situationen gelernt wurde. Dieser Definition entspricht z.B. die experimentell gelernte Hilflosigkeit sowie klinisch die reaktive Depression (691). In einer vergleichenden Studie (522) zeigte sich die Behandlung depressiver Syndrome mit kognitiver Therapie auch einer Pharmakotherapie mit Imipramin überlegen. Weiter wurde darauf hingewiesen, daß kognitive Therapie sich effektiver als Verhaltenstherapie und nichtdirektive Therapie zeigt.

Alkoholismus wird üblicherweise durch Depressivität begleitet, unter kognitivem Ansatz ist die fehlangepaßte Denkweise mit ihren verschiedenen konzeptionellen und logischen Denkfehlern einschließlich willkürlicher Schlußfolgerungen, negativer und positiver Überbewertungen und Pauschalisierungen zu klären und zu modifizieren.

Auch beim lerntheoretischen Therapieansatz (644) wurde auf weitere Determinanten des Alkoholismus wie biologische Faktoren sowie Umwelteinflüsse und soziale Faktoren hingewiesen. Mangelndes Interesse, fehlende Entwicklung von Fähigkeiten und Defizite in erworbenen Bewältigungsstrategien (coping behavior) führen zu Defiziten in Hinsicht auf Verhaltensalternativen und sozialen Fertigkeiten, so daß eine befriedigende interpersonelle Kommunikation erschwert wird. Kulturelle Erwartungen lassen das Alkoholtrinken als Belohnung erscheinen, mit der Rolle des sozialen Trinkens werden Vorstellungen wie Ungezwungenheit und Gemütlichkeit impliziert als weitere positive Verstärker.

Die Zunahme des Alkoholabusus wird von dem Betreffenden häufig nicht wahrgenommen, während sich gleichzeitig eine zunehmende Verarmung von Verhaltensalternativen entwickelt. Merkmale dieser Entwicklung wurden von Jellinek in der phasenhaften Entwicklung zum Alkoholismus (300) teilweise berücksichtigt.

Abschließend soll angemerkt werden, daß mit dem Lernmodell des Alkoholismus abweichendes und dysfunktionales Verhalten beschrieben wird, während im naturwissenschaftlich-medizinischen Krankheitsmodell Symptome und Funktionsdefizite erfaßt werden. Zum lernpsychologischen Therapieansatz der Verhaltensmodifikation siehe Kapitel 9.6.

6.5. Soziologische und sozialpsychologische Theorien sowie andere Modelle

6.5.1. Soziologischer Ansatz

Die individuelle Disposition und der Verlauf bei Alkoholismus wird durch die Sozialisation beeinflußt, gesellschaftliche Faktoren stellen für die individuelle Biographie fördernde oder hemmende Bedingungen dar. Zu den Sozialisationszielen gehören die kognitive, sprachliche, emotionale, intentionale und moralische Sozialisation mit Erwerben sozialer Fähigkeiten und Erlernen sozialer Rollen (610).

Das Individuum als kleinster Teil der Gesellschaft nimmt an den starken Veränderungen und Wandlungen der Gesellschaft teil. Unsere Umwelt ist durch die moderne Industriegesellschaft geprägt. Als Folge wird die Arbeitswelt immer komplizierter, die Hochtechnisierung erfordert zunehmende Spezialisierung und Weiterentwicklung. Deshalb ist Flexibilität erforderlich, differenzierte Leistungen führen vermehrt zu Streß.

Nichtqualifizierte Arbeitnehmer werden immer mehr monotonen Tätigkeiten im Rahmen der Automatisation ausgesetzt, die gefühlsmäßige Bindung an die Arbeit und die Arbeitsprodukte verringert sich, Verantwortlichkeit wird delegiert bzw. vermieden im Rahmen der Hierarchie, z.B. eines straffen Managements.

Durch Automatisierung ist preisgünstige Massenanfertigung möglich, dadurch wird der Konsum von schnellebigen Verbrauchsgütern angeregt. Ein Überangebot von Konsumgütern führt zu hartem Marktwettbewerb, durch Werbung werden die Zielgruppen angesprochen und die Marktnachfrage und der Bedarf angekurbelt. Als Folge von Automatisation und Hochtechnisierung können zu erschwinglichen Preisen Kommunikationsmedien erworben werden, die in ihrer Vielfalt auch Träger der Werbung sind und Vorstellungen erheblich prägen einschließlich der Gefahr, passiv Klischees zu übernehmen. Speziell durch die Massenmedien wird die Wahrnehmung mit illusions- und phantasieanregenden Reizen überflutet. Um Desinteresse und den Verlust von Marktanteilen zu vermeiden, müssen die Konsumprodukte möglichst Prestige und Bedürfnisbefriedigung versprechen sowie verlockend sein. Die Alkoholindustrien in der Welt investierten im Jahre 1981 im Rahmen ihrer Marketing-Strategien für Alkohol 1.94 Mrd. US $ bei Gesamtwerbeausgaben in Höhe von 120,4 Mrd. US $ (116).

Mit Entwicklung der Industriegesellschaft hat es erhebliche Veränderungen in der Familie gegeben. Die Struktur der Großfamilie ist, besonders in den Städten, weitgehend verlorengegangen. Als Ideal wird in der Regel eine Kleinfamilie mit Eltern und einem bis zwei, seltener mit drei Kindern oder mehr angestrebt. Bei steigenden Scheidungsquoten werden Kinder häufiger nur durch ein Elternteil erzogen. Die Bedeutung der Familie für fortschreitende Desintegration zeigt sich vermehrt im Bindungsverlust und im Mangel an Traditionen. Als Folge kann sich für die Rolle des einzelnen Familienmitglieds eine Rollenüber- und/oder -unterlastung ergeben. Damit ist die Entwicklung von Selbständigkeit und Verantwortung betroffen, durch einseitigen Erziehungsstil wird ein realitätsangepaßtes und flexibles Rollenverhalten beeinträchtigt.

Studien zum Alkoholismus zeigten, daß die Soziogenese der Alkoholiker geprägt wird durch die stark vorhandene Unfähigkeit zur Rollendistanz und zur Rollenbesetzung (role-taking) sowie durch eine Ambiguitätsintoleranz (693). Die fehlende Rollendistanz ist gekennzeichnet durch die Schwierigkeit, übernommene Rollenverpflichtungen kritisch zu überdenken und zu bewerten und gegebenenfalls selbständig zu modifizieren (610). Die Orientierung an autoritären, strengen Erziehungsstilen sieht in der unbedingten Rollenanpassung das entscheidende Ziel, eine individuelle Ausgestaltung des Rollenverhaltens wird nicht akzeptiert. Bereits geringe Abweichungen von den starr definierten Rollenerwartungen werden bestraft, das fördert die Vorstellung von der eigenen Verfügbarkeit und die Ängste vor abweichendem Verhalten einschließlich gestörter Selbstwertvorstellungen. Es ergeben sich auch Zusammenhänge zu dem Konzept der erlernten Hilflosigkeit (567) als Folge eines gestörten sozialen Lernprozesses.

Durch einseitige rigide Sozialisationsmuster im Elternhaus kann die Rollenbesetzung (role-taking) gestört werden, gegenüber der sozialen Umwelt werden spezifische Rollenverpflichtungen und Rollenrechte nicht adäquat ausgeführt. Als Folge treten Fehlerwartungen und Interaktionsschwierigkeiten auf, das führt zu frustrierenden Konfliktsituationen, häufig können Ambiguitäts- bzw. Konfliktintoleranz beobachtet werden. Daraus resultierende intrapsychische Spannung kann durch Alkoholkonsum reduziert werden (693). Nicht begrenzende, stark nachgiebige, »verwöhnende« Erziehungsvorstellungen können zu einer verminderten Ambiguitäts- und Konflikttoleranz führen, da die Einordnung in hierarchische Strukturen und die Selbsteinschätzung erschwert wird einschließlich damit verbundener Frustrationen sowie geminderter Belastbarkeit. Als eher ungünstiger Erziehungsstil kann die Überfürsorge (overprotection) angesehen werden.

Empirisch handelt es sich eher um überkontrollierende Mütter, die psychodynamisch häufig ambivalente Gefühle von Zuneigung und Ablehnung kompensieren. Den Heranwachsenden fehlt dadurch Selbständigkeitstraining, die Entwicklung der eigenen Urteils- und Kritikfähigkeit wird behindert.

In der Literatur wird ausführlich beschrieben, wie die Primärsozialisation durch Störungen im Elternhaus beeinträchtigt wird, die als »Brokenhome-Situationen« bezeichnet werden. In den Familien ist auffällig häufig der Vater selbst alkoholkrank, in 30 % der Fälle ist zumindest ein Elternteil der Alkoholiker selbst süchtig gewesen. Die gestörte Familienatmosphäre ist weiter gekennzeichnet durch eine erhöhte Scheidungsquote oder eine anders bedingte Abwesenheit eines Elternteils (z.b. Gefängnis). Bei Anwesenheit beider Elternteile zeigt sich der Umgangsstil miteinander oft gestört wie durch häufige Streitereien. Das disharmonisch empfundene Elternhaus vermittelt keine ausreichende Geborgenheit, unbefriedigende Identifikationsmöglichkeiten führen zu Bindungslosigkeit gegenüber der Familie. Trotzdem werden inadäquate Interaktionsmuster in der Familie erlernt, eigene Wertvorstellungen werden durch die Phantasie falscher Wertvorstellungen sowie überzogene Harmonieerwartungen kompensiert.

Bei der Sekundärsozialisation sind die Kontakte durch die Umwelt (z.B. Nachbarn), durch Schule und Ausbildung sowie der Freundeskreis zu nennen. Für Heranwachsende hat der Freundeskreis (peer-group) eine besondere Bedeutung. In dieser Gruppe kann die gefühlsmäßige Distanzierung und Ablösung von den Eltern weiter entwickelt werden, durch eine Aussprache unter Freunden ist eine Entlastung möglich, andere und neue Umgangsformen werden ausprobiert und erlernt. Gruppen mit stark milieugeschädigten Jugendlichen neigen vermehrt zum Probieren von Suchtmitteln, je mehr alkoholkonsumierende Kameraden vorhanden sind, um so häufiger nimmt der Jugendliche Alkohol zu sich (610).

In unserer permissiven Gesellschaft führt der verbreitete Alkoholkonsum zu entsprechenden Trinksitten und einer Trinkkultur. Von Kindheit an gibt es entsprechende Lernprozesse, in denen Trinksitten und Trinkmuster eingeübt werden. Unter der Anleitung von Erwachsenen werden erste Erfahrungen mit dem Alkohol eingeübt, die Kontrolle über die Trinkmenge liegt dabei bei den Erwachsenen (645). Anfänglich vereinzelte Trinkgelegenheiten sind an besondere Anlässe wie Feiern geknüpft, jüngere Kinder (um 10–12 Jahre) dürfen ein wenig probieren, zunehmend dürfen 13–15jährige Jugendliche in Anwesenheit von Erwachsenen mehr mittrinken, die Anlässe werden häufiger und sind dabei zunehmend weniger spektakulär.

In der »peer-group« und außerhalb der Familie ergeben sich zunehmend Möglichkeiten, den Alkoholkonsum ohne Kontrolle der Eltern oder anderer Erwachsener zu üben. Normative Einflüsse auf Trinksitten und Trinkmuster werden angelegt, dem Jugendlichen wird schließlich eine Trinkmündigkeit zugebilligt, unter Umständen sind damit bestimmte Initiationsriten verbunden. Als Beispiel kann ein erstmalig auftretender

Alkoholrausch bei der eigenen Konfirmation oder bei Schulabschluß (vor Eintritt ins Berufsleben) auftreten, dem Jugendlichen wird damit die rituelle Vorstellung vermittelt, daß er jetzt als Erwachsener akzeptiert wird.

Bei gestörter Familienstruktur zeigen sich häufiger abweichende Trinkmuster, die normativen Werte der Trinksitten können nicht gelernt und akzeptiert werden, wenn z.b. der Vater selbst ein Alkoholproblem hat. Der Jugendliche kann beobachten, daß der Vater unter Alkoholeinfluß sich dominierend, unbeherrscht oder streitsüchtig zeigt. Der Jugendliche erfährt oft, daß ihm dann die Überlegenheit der Erwachsenen demonstriert wird. Oft zeigt sich ein gestörtes Familien-System, als Folge können sich die Mütter als Co-Alkoholiker darstellen. Vorwürfe und Schuldgefühle machend, wird der süchtige Ehemann als der »Gestörte« dargestellt, der Jugendliche erfährt zusätzlich bereits zu den Spannungen gegenüber dem Vater eine weitere Negativierung der väterlichen – und männlichen – Rolle. Dadurch werden identifikatorische Mechanismen und Erwartungen mit der männlichen Rolle beeinflußt, der Jugendliche fühlt sich stärker an die Mutter gebunden oder muß sie trösten und stützen. Oft geraten Jugendliche dann in Konflikte, wenn sie sich zu Hause ablösen wollen oder eigene Autonomie entwickeln.

Mit dem heimlichen Konsum von Alkohol, Drogen und Zigaretten wird gegen die normativen Werte der Gebrauchsmuster verstoßen, der Jugendliche erlebt ein Stück Entlastung durch die Vorstellung der eigenen Freiheit und Selbstentscheidung. Der heimliche Alkoholkonsum des Jugendlichen entspringt oft dem Wunsch nach Unabhängigkeit, er strebt einen Machtzuwachs an gegen seine vermeintliche Unterlegenheit.

Alkohol trinken hat die Bedeutung antizipatorischen Verhaltens mit dem Wunsch des Erwachsenenstatus (645). Wenn in einem Familien-System der Alkoholkonsum des Jugendlichen deutlich zutage tritt und er zum alleinigen Symptomträger wird, ergibt sich eine Bedeutung für das Gleichgewicht der Familienstruktur (604). Im Familien-System müssen interaktionelle Verhaltensweisen und Kommunikationsmuster berücksichtigt werden.

Unter systemtheoretischem Ansatz wurde das Konzept der Grenzen herausgearbeitet. Fehlende Grenzen zwischen Familienmitgliedern beeinträchtigen die eigene Identität und behindern die Entwicklung von Selbständigkeit und die Ablösung von der Familie. Als nicht seltene Familienkonstellation ist zu beobachten, daß der alkoholtrinkende Vater zwar deutlich abgelehnt und eine bewußte Identifikation vermieden wird – bei eigenem Alkoholkonsum werden Schuldgefühle gegenüber der Mutter jedoch ertragen. Nicht bewußt versucht sich der Jugendliche dadurch von der Mutter abzugrenzen.

Wenn die Grenzen der Familie zur Umwelt zu rigide sind, gerät die Familie in die Isolation. Mit der Umwelt ist ein Austausch nicht möglich, alternatives Verhalten und flexiblere Kommunikationsstile können nicht erlernt werden. Als Folge sind Interaktionen nur intrafamiliär möglich.

Dadurch wird der alkohol- oder drogenkonsumierende Jugendliche anhaltend zum Sündenbock, während Hilfe auffallend häufig nicht oder zu spät in Anspruch genommen wird (367). Dabei ist zu berücksichtigen, daß der zum Symptomträger gemachte Jugendliche möglicherweise die Hilflosigkeit im Familiensystem signalisiert. Obwohl der Symptomträger dies in der Regel nicht formulieren kann, besteht möglicherweise ein Therapieanliegen für die Eltern oder ein Elternteil. Durch die Funktion des Sündenbocks können die Beziehungsschwierigkeiten zwischen den Eltern überdeckt oder kompensiert werden.

Weiter ist zu klären, ob der jugendliche Suchtmittelabhängige über Jahre in positiver/negativer Weise Mittelpunkt der Familie war und an ihn besondere Erwartungen und Hoffnungen geknüpft werden. Die fehlende Flexibilität und Selbständigkeit des Symptomträgers ermöglicht ihm ein Vermeiden gegenüber der Umwelt, eigene Fehlschläge und Verantwortlichkeit kann er auf andere schieben. Die eigene Funktion als Symptomträger ermöglicht Vorwürfe gegenüber den Eltern, bei ihnen treten Schuldgefühle auf und ihre Ansprüche an den Symptomträger müssen dann zurückgenommen werden.

Störungen der Primärsozialisation werden durch die Sekundärsozialisation positiv oder negativ beeinflußt, in der Sekundärsozialisation kann erlerntes Verhalten überprüft werden. In der Sekundärsozialisation erfordert neben der »peer-group« das Erwerben von Fähigkeiten in der Schule und im Beruf einen aktiven Aufwand. Dagegen kann als Passivität fördernder, relevanter Sozialisationsfaktor der Konsum der Massenmedien angesehen werden, die als »heimliche Erzieher« unser Verhalten und unsere Vorstellungen zur Gesellschaft massiv beeinflussen (495). Die Gesellschaft beeinflußt das Individuum und macht sich über verschiedene Umwelteinflüsse für die Einzelperson bemerkbar. Darauf basiert auch die Annahme, daß Menschen bestrebt sind, unter positiven Lebensumständen zu leben und negative zu vermeiden. Die Wahrnehmung des Individuums registriert die Relation zwischen positiven und negativen Lebensumständen, die verarbeitet werden müssen. Daraus resultieren Umweltreize, die subjektiv aufgefaßt und beantwortet werden. Umweltveränderungen, die zu Belastungen und Veränderungen mit neuen Verhaltensweisen führen, werden subjektiv nach dem eigenen Wertsystem verarbeitet, intrapsychisch werden dann z.B. Ängste freigesetzt.

Wenn sich durch individuelle Verhaltensweisen eine Suchtentwicklung anbahnt, kommt es zu Reaktionen in der Gesellschaft, diese bedingen wieder individuelle Gegenreaktionen. Solche Wechselbeziehungen lassen sich biographisch bei der Entwicklung von Alkoholismus nachweisen, die als »Alkoholikerkarriere« bezeichnet wurde (60). Das Zusammenwirken von gesellschaftlichen sowie individuellen Faktoren entwickelt eine spezifische Dynamik (495). Daraus ergeben sich wichtige Aspekte zur phasenhaften Entwicklung zum Alkoholiker, die durch Jellinek wesentlich beschrieben wurden (s. Kap. 1.8.).

In der gestörten Permissivkultur wie in der Bundesrepublik Deutschland oder in den Vereinigten Staaten mit utilitaristischem Trinken aufgrund subjektiver Bedürfnisse wird auf einen nicht mehr tolerierten, übermäßigen Alkoholkonsum mit negativen Sanktionen innerhalb der Gesellschaft reagiert. Es besteht ein direktes Verhältnis zwischen dem Ausmaß des Alkoholkonsums und dem Grad der Sanktionen (495). Als individuelle Gegenreaktion auf die negativen sozialen Sanktionen wird die Alkoholtrinkmenge erhöht. Es kommt zu einer erneuten, stärkeren gesellschaftlichen Reaktion mit negativen Sanktionen. Als erneute individuelle Gegenreaktion wird die Alkoholtrinkmenge weiter erhöht, die sich zunehmend entwickelnde Eigendynamik führt zu einer Progression in Richtung Alkoholismus. Diese Eigendynamik der Suchtentwicklung zeigt Beziehungen zum Verlust der Trinkkontrolle (Kontrollverlust), die Jellinek für den Gamma-Alkoholiker formuliert hat. In europäischen Weinbauregionen wie in Italien mit konvivialem Trinken wird Alkohol zu Mahlzeiten meistens in Form von Wein konsumiert. Als gesellschaftliche Reaktion sind Abstinenz oder geringe Trinkmengen seltener, hoher Alkoholkonsum wird anerkannt oder sogar verstärkt. Trotzdem entstehende negative soziale Sanktionen werden in der individuellen Gegenreaktion durch Erhöhung der Trinkmenge beantwortet, das Ausmaß der gesellschaftlichen Gegenreaktion einschließlich negativer Sanktionen fällt im Ausmaß und in der Bestätigung geringer aus als in der anfänglichen gesellschaftlichen Gegenreaktion. Für die individuelle Suchtentwicklung führt das zu einer relativ kontinuierlichen Trinkmenge ohne Alkoholexzesse, da Kontrollverlust nicht auftritt. Dafür entwickelt sich die Unfähigkeit zur Abstinenz entsprechend dem Delta-Typ nach Jellinek. Weiter wurde eine Erklärung dafür gesucht (495), weshalb Gamma-Alkoholiker in Italien weniger auftreten, während sich in Frankreich als Weinbauregion Gamma- und Delta-Alkoholismus häufiger finden läßt. Italienische Eltern verhalten sich indifferent auf die Frage, ob ihre Kinder Alkohol trinken sollen oder nicht. Die gleiche Frage ist in Frankreich wesentlich stärker emotional besetzt, entweder wird der Alkoholkonsum bei Kindern strikt abgelehnt oder er wird gebilligt bzw. es wird sogar dazu ermuntert. Daraus wurde gefolgert, daß bei Jugendlichen der Verzicht auf Reglementieren des Alkoholkonsums eher eine neutralisierende als eine konsumfördernde Wirkung hat (10, 495).

6.5.2. Sozialpsychologische Theorien

Neben überwiegend soziologischen Theorieansätzen bestehen sozial-psychologische Theoriekonzeptionen. In diesen Bereich läßt sich die Macht-Theorie von McClelland einordnen. Während tiefenpsychologische Theorieansätze von einer psychogenetisch bedingten, prädisponierenden Persönlichkeitsstruktur ausgingen, nach der Alkohol intrapsychische Prozesse wie Konflikte, Spannungen und Angst kompensiert und orale Bedürfnisse befriedigt, sah McClelland solche Probleme nicht als Haupt-motiv für den Alkoholkonsum bei Männern an. In seinen Untersuchungen (415) belegte er, daß durch Alkoholwirkung Machtphantasien bestärkt werden, seiner Ansicht nach wird Alkohol wegen des Bedürfnisses nach Macht getrunken. Unklar bleibt jedoch, ob machtbedürftige Personen Alkohol einsetzen, um ihr Machtbedürfnis effektiver realisieren zu können oder ob Alkohol gegen Hemmungen und Frustrationen eine notwendige Machtauslebung (Durchsetzung) ermöglicht (18). Die Macht-Theorie erscheint relativ abstrakt, da ein Bedürfnis nach Durchsetzen und Macht in vielfältiger Form in der differenzierten Umwelt notwendig wird zur Befriedigung der verschiedenen individuellen Bedürfnisse. Die Über-legungen von McClelland decken sich mit der tiefenpsychologischen Feststellung, daß Alkohol zu einer toxikomanen Ich-Erhöhung führt. Alkohol soll bei Frauen auf Phantasien einwirken, die bei weitgehend unbewußten Konflikten der Rollenidentifikation auftreten (680).

Die Transaktionsanalyse von Eric Berne ist neben tiefenpsychologi-schen Aspekten auch sozialpsychologisch wirksam, da die Beziehungen und die Kommunikation zwischen Menschen als Transaktionen zwischen Ich-Zuständen der Beteiligten verstanden werden. Im Mittelpunkt der Therapie steht das Bedürfnis nach Anerkennung, ein unbewußter Lebensplan, der die sozialen Aktivitäten bestimmt, soll aufgezeigt und verändert werden (62). Entsprechend dem Lebensplan werden vier sogenannte Grundpositionen durchgeführt, diese führen interaktionell häufig zu bestimmten, wiederkehrenden Sequenzen mit der Folge von Rollenspielen. Dadurch läßt sich Befriedigung für ein inneres Gleichge-wicht erlangen, mit dem interaktionellen Austausch (Transaktionen) der verschiedenen Ich-Zustände zeigt sich auch ein systemtheoretischer Ansatz zur Tauschtheorie (s. Transaktionsanalyse Kap. 9.5.3.).

6.5.3. Weitere Modelle und systemtheoretische Ansätze

Eine umfassende Systemtheorie für den Alkoholismus lag bisher nicht vor (18). Systemtheoretische Ansätze lassen sich in der allgemeinen Sy-stemtheorie, im kybernetischen Modell oder interaktionell in der Tauschtheorie finden. Der Vorteil eines allgemeinen systemtheoretischen Ansatzes liegt in einer relativen Neutralität, biologische, psychologische und soziologische Einflüsse sind gemeinsam integrierbar. Ein allgemeiner Systemansatz wird von Fall zu Fall unterschiedlich als zu operationalisierender Regelkreis verstanden, um das individuelle Problem darzustellen.

Ein systemtheoretischer Ansatz besteht auch in dem Modell, daß der Mensch in einem Gleichgewicht (Homöostase) ausgerichtet ist, das sich zwischen Mensch, Verhalten und Umwelt ausbildet. Bei Veränderungen in der Umgebung ist eine dynamische Adaption notwendig in den verschiedenen Funktionen des Menschen und des Verhaltens mit seinen psychischen, biologischen sowie extern-soziologischen Faktoren, bis ein Ausgleich (Equilibrium) eintritt. Wenn Einflußgrößen auf den Menschen einwirken (Input), gibt es Veränderungen im Menschen mit dem Resultat des Einflusses auf sein Verhalten. Der triadische Regelkreis erfährt durch die Zeit zyklische und gerichtete dynamische Abläufe.

Wenn im zentralen Nervensystem ein Desequilibrium eintritt, wird mit Alkohol versucht, ein erneutes Equilibrium zu erreichen. In einem kybernetischen Modell wird Alkohol eingesetzt, um den gestörten Regelkreis zu beeinflussen. Die notwendige oder beabsichtigte Funktion des Menschen kann als Sollwert verstanden werden und der Mensch als beeinflußbare Regelstrecke durch Störgrößen.

Die Störgrößen können in sich gegenseitig beeinflussende erlebnisbedingte und persönlichkeitsbedingte Störgrößen unterschieden werden (536). Erlebnisbedingte Störgrößen treten interaktionell in der Umwelt durch Frustrationen, Geringschätzung, spannungs- und angstauslösende Situationen sowie Leistungsversagen z.B. in Schule und Beruf auf.

Persönlichkeitsbedingte Störgrößen sind die individuelle Ausprägung von Anspüchlichkeit, geminderter Realitätsbezug und Phantasien mit Geltungs-, Macht- und Sexualstreben. Häufig auftretende und massive Störgrößen bedürfen der Gegenregulation, um den Sollzustand aufrecht zu erhalten.

Die Regelgröße der Gegenregulation ist abhängig von den verschiedenen Regelmechanismen, wie sie flexibles und vielseitiges Verhalten darstellt. Wenn ein Ungleichgewicht zwischen zu starken Störgrößen und zu schwacher Gegenregulation auftritt, wird Alkohol als Hilfsregler mit Wirkung auf die Regelstrecke eingesetzt, um einen Ausgleich des Regelsystems zu erreichen. Alkohol wirkt nicht nur auf die Regelstrecke, auch die Störgröße wird durch Alkohol zunehmend beeinflußt. Als Rückkopplung ändern sich die Störgrößen, Phantasien, Macht- und Geltungsbedürfnis nehmen zu, während sich Realitätsbezug und Frustrationstoleranz verringern. Zunehmend wird der sich selbstverstärkende Regelkreis zu einem »Teufelskreis« (536).

An einem allgemeinen systemtheoretischen Ansatz orientiert sich auch die Tausch- (Exchange-) Theorie. Für die Problematik des Alkoholismus lassen sich Prinzipien und Aspekte der Tauschtheorie anwenden.

Wenn der durch Alkohol subjektiv empfundene Nutzen gegenüber zu erwartenden Nachteilen überwiegt, werden Verhaltensweisen im Zusammenhang mit Alkohol beibehalten, es besteht ein deutlicher Bezug zu lerntheoretischen Ansätzen. Als Beispiel kann das »Ertränken« akuter Probleme lohnender erscheinen als die zu erwartenden häuslichen Vorhaltungen der Ehefrau (18). Erwartungsgemäß werden die emotional besetzten Vorhaltungen heftiger ausfallen, da Erwartungen und Versprechungen durch den Alkoholtrinkenden nicht eingehalten wurden.

Unter dem Ansatz der systemischen Familientherapie zeigt das interaktionelle Beispiel betont die Ebene des Verhaltens, während die Bedingungen und die Bedeutung des Handelns nicht klar erkannt werden (43).

Erfahrungen der Primärsozialisation bestimmen das spätere interaktionelle Verhalten, Kommunikationsformen und Rollen spiegeln Unreife und defizitäre Bedingungen wieder. Die tiefere Schicht der emotionalen Bedürfnisse bleibt undeutlich, eine systemische Entlastung (Ausgleich) wird auf der Ebene des Verhaltens geregelt. Es stellen sich bestimmte, als Regelgröße abgestufte Verhaltensmuster ein in sich wiederholenden Familien-Pattern (-Mustern).

Ergänzend ist anzumerken, daß eine Beziehung zur Widersprüchlichkeit (Ambivalenz) der Affekte und des Verhaltens besteht. Je gegensätzlicher Affekte, z.B. von Haß und Liebe, werden, um so mehr muß das eigene interaktionelle Verhalten mit innerem Kraftaufwand kontrolliert werden. Die Kontrolle resultiert aus negativen Erfahrungen mit stark wechselhaftem Verhalten, welches durch andere Menschen als unbeherrscht und willkürlich interpretiert wird und Sanktionen zur Folge hat. Schon das Kind erfährt, daß starke negative Affekte nicht gezeigt und akzeptiert werden sowie besonders eine Kompensation durch »negatives« Verhalten nicht akzeptiert wird. Das Kind kann sich aus der »Zwickmühle« der Affekte nicht befreien, da vielfältige Versuche mit unterschiedlichen Verhaltensweisen als falsch beurteilt werden wegen des unflexiblen oder unzureichend geklärten Erziehungsstils der Eltern. Die fehlenden Entwicklungsmöglichkeiten für kindliches Verhalten verstärken die ambivalenten Affekte, bei Alkoholikern ist das Spektrum und die Flexibilität des Verhaltens eingeengt. Klarheit und Inhalt der eigenen Intention sind in Beziehungen verunsichert, es besteht die Tendenz zu paradoxen Kommunikationen und zur Beziehungsfalle, wie sie mit der These von Doppelbindung (double-bind) beschrieben wurde (44). Entsprechend der These ist die Bedeutung und die Klarheit der Beziehung für den

Kommunikationspartner undeutlich oder nicht verstehbar aufgrund starker Widersprüche z.B. in der Ebene des Verhaltens und der Affekte.

Der Alkoholiker wünscht sich trotz aller Widersprüche und Unklarheiten im Bereich der Affekte, des Verhaltens sowie der Bedeutung der Beziehung, daß durch die Partnerschaft die erhöhten Bedürfnisse und Ansprüche befriedigt werden.

Unter dieser Prämisse erhöht sich auch das Risiko, daß sich eine Partnerschaft als instabiles System einer neurotischen Zweierbeziehung (Kollusion) bildet (677). Da eine Zweierbeziehung ein Prozeß ist, der laufende Anpassungen an innere und äußere Gegebenheiten erfordert, werden rasch Unsicherheiten, Ängste und Frustrationen auftreten, gestörte Paare zeichnen sich durch ihre quälende Ambivalenz aus. Dadurch wird die gegenseitige partnerschaftliche Stabilisierung als wesentlicher Faktor des Austausches gestört.

Im »alkoholischen System« bedeutet Alkohol ein zentrales Organisationsprinzip für das partnerschaftliche/familiäre Transaktionsmuster. Die Familienhomöostase entspricht einem dynamischem Gleichgewicht, welches durch negative Rückkopplungsmechanismen zeitig bedingte Abläufe als familiäre Alkoholphasen zeigt (603). In der Familie können typische Abläufe unterschieden werden als eine trockene, eine feuchte sowie eine Übergangs-Phase. Die Abläufe entsprechen spezifischen interaktionellen Familienmustern (mit Rollen oder Spielen), verschaffen Befriedigung und bedeuten dynamische Abläufe mit dem Ziel des »kurzfristigen« Ausgleiches bei gestörten und defizitären Beziehungen.

7. Psychodynamik in der Therapie des Alkoholismus

7.1. Persönlichkeitsstruktur und suchtbedingte Veränderungen

Eine typische, prämorbide Persönlichkeitsstruktur, die für die Entwicklung zum Alkoholismus prädestiniert, war nicht zu belegen (17, 18, 166, 168, 219, 536, 653 u.a.), die Persönlichkeitsvariablen sind statistisch nicht signifikant zu trennen von den vielfältigen Variablen und Persönlichkeitseigenschaften der Normalbevölkerung mit Auftreten neurotischer, psychosomatischer und endogen-psychischer Erkrankungen. Daraus resultiert, daß Alkoholismus nicht nur ein Problem bestimmter Personen sein kann, sondern bei Zusammentreffen verschiedener Faktoren (multikonditionale Genese) für jeden ein Problem werden kann.

Längsschnittuntersuchungen (308, 416) sprechen dafür, daß jüngere männliche Problemtrinker in der Vergangenheit Persönlichkeitsmerkmale wie vermehrte Impulsivität und innere Unruhe, Extraversion, Betonung der männlichen Identität bei größerer sozialer Verletzbarkeit und Beeinflußbarkeit zeigten. Parallelen ließen sich bei Kindern mit Hyperaktivität finden, welches seinerzeit als Teilsyndrom eines Minimalschadens des Gehirns (MCD = minimal cerebral dysfunction) aufgefaßt worden war – diese Kinder fielen nach der Adoleszenz mit überdurchschnittlichem Alkoholkonsum auf (220).

Levy (377) geht davon aus, daß die Persönlichkeit des Alkoholikers bei der Alkoholismusentwicklung von sekundärer Bedeutung ist. Primär entscheidend ist seiner Ansicht nach der Zweck, für den Alkohol mit seiner speziellen Wirkung auf psychische Funktionen dient. Seinen psychodynamischen Ansatz ergänzte er durch weitere Elemente z.B. aus den Lerntheorien (377).

Charakteristische Persönlichkeitsauffälligkeiten des Alkoholiker sind meistens bereits als Ergebnis einer süchtigen Entwicklung aufzufassen. Mit dem Begriff der süchtigen Entwicklung wird das medizinisch-naturwissenschaftliche Krankheitsmodell verknüpft. Zeitlich davor liegende Abläufe des zum Alkoholismus führenden Prozesses mit Lernvorgängen wie Gewohnheiten (habits) und Bewältigungsstrategien (coping) sind zwar inadäquat, aber nicht als pathologisch zu bezeichnen und werden in der Vorphase zum Alkoholismus durch ein Störmodell besser erfaßt.

Mit der Entwicklung des Alkoholismus zeichnen sich charakteristische Persönlichkeitsauffälligkeiten ab, bei stark vorangeschrittener Entwicklung des Alkoholismus kommt es bei chronischen Alkoholikern zu relativ prägnanten Erscheinungsbildern, die durch Psychiater deskriptiv bereits im letzten Jahrhundert als typisch bezeichnet wurden. Die erfaßten psychischen Veränderungen sind dagegen bei einem fehlenden hirnorganischen Psychosyndrom testpsychologisch unzureichend objektivierbar und kaum zu vereinheitlichen.

Bei Alkoholikern ergaben sich in der psychologischen Testung (MMPI*) erhöhte Werte auf den Skalen Depression und Psychopathie (357), eine eindeutige Abgrenzung von Drogenabhängigen war nicht möglich. In einer weiteren Veröffentlichung (219) wurden im MMPI niedrigere Skalenwerte für Depressivität, Schizoidie und Psychasthenie gegenüber Vergleichsgruppen von Medikamentenabhängigen bzw. Medikamenten- und Alkoholabhängigen gefunden. Für alle Gruppen fand sich ein erhöhter Wert in der Skala Ängstlichkeit. Zwischen den Geschlechtern ergaben sich Unterschiede. Bei Alkoholikern und Medikamentenabhängigen bestanden signifikante Unterschiede (219).

Für die Beurteilung der Persönlichkeit sowie der Veränderung durch Alkoholismus ist zu berücksichtigen, daß als Grundelement der Abhängigkeit eine Vortäuschung von Persönlichkeitsmerkmalen mittels der toxischen Einflüsse des Suchtmittels eintritt (105).

Außerdem muß beim Erscheinungsbild des Alkoholikers berücksichtigt werden, daß die negative gesellschaftliche Wertschätzung, die zu dem Image bzw. Stereotyp des Alkoholikers geführt hat, bei dem Alkoholiker eine Gegenreaktion mit vermehrtem Alkoholismus und Destruktivität einschließlich der Annahme und Erfüllung des negativen Images ausgelöst hat. Angemerkt wurde (240), daß die konstituierenden Bestandteile des Images des Alkoholikers den Endstadien der Alkoholabhängigkeit entsprechen. Damit hat das Image eine Abgrenzungsfunktion gegenüber dem sozialen Trinken, eine Abgrenzung tritt aber erst am äußersten Ende des Trinkkontinuums auf. In der gleichen repräsentativen Studie (240) wurde angemerkt, daß fast zwei Drittel der Bevölkerung am Wesen und an der Entwicklung zum Alkoholiker vorbeigehen, da sie ein Stereotyp mit äußerlichen, optisch-wahrnehmbaren Erscheinungsformen, z.B. »des heruntergekommenen Säufers« verinnerlicht haben, während soziale Alkoholismusfolgen sowie Alkoholismus als sozialer Störfaktor nur von je etwa einem Viertel der Bevölkerung gesehen wurden.

---

* MMPI = Minnesota Multiphasic Personality Inventory

Die phasenhafte Entwicklung zur Alkoholabhängigkeit wurde in ihrem Ablauf von Jellinek (300, 301) beschrieben (s. Kap. 1.8.). Zur Erfassung des dynamischen Prozesses, bei dem die Persönlichkeitsstruktur zunehmend durch den Entwicklungszustand des Suchtprozesses überlagert wird, zeigt sich ein psychodynamischer Ansatz notwendig für das Verständnis und die Diagnose.

Auf der Suche nach einem zentralen pathogenen Konflikt war jeweils nur partiell eine Zuordnung in den psychoanalytischen Theoriekonzepten (Trieb-psychologisches, Ich-psychologisches, Objekt-psychologisches und Selbst-psychologisches Konzept) berücksichtigt worden. Wiederholt wurde auf die Regressionsneigung des Alkoholikers hingewiesen bis auf ein Niveau, das einer infantilen Fixierung auf einer frühen Entwicklungsstufe (orale Phase) entspricht. Durch Charakterverfestigung kommt es zur depressiven Charakterstruktur (556), dem entspricht etwa der Terminus der depressiven Persönlichkeit. Grundsätzlich muß zwischen Depressivität und Depression unterschieden werden (18). Depressive Persönlichkeitsstruktur und Persönlichkeitsmerkmale können Alkoholismus in der Regel nicht kausal erklären, besonders da Alkoholismus erst zur Depressivität führt. Dafür könnten auch neuere physiologisch-biochemische Ergebnisse mit Veränderungen des Hirnstoffwechsels (z.B. Endorphin-These) sprechen.

Ältere, triebtheoretische Ansätze vermuteten die Abwehr einer latenten Homosexualität. Unter diesem Aspekt entspricht der Alkoholismus mit seiner gestörten Impulsivität und dem ungesteuerten Befriedigungsbedürfnis einem zentralen Konflikt zwischen den Instanzen von Es und Über-Ich. Alkoholiker wurden in einer Mittelstellung zwischen psychisch Gesunden und Neurotikern eingeordnet, diese Annahme konnte experimentell angeblich erhärtet werden (489). Dagegen sah Lürssen im Alkoholismus eine narzißtische Persönlichkeitsstörung mit regressiven Abläufen und psychischer Desintegration bei Defiziten im Ich und im Über-Ich. Entsprechend wäre eine Einordnung des Alkoholismus zwischen Neurose und Borderline-Störungen möglich (653).

Kernberg (327) zählt zu der Rubrik der schweren Charakterstörungen die Impulsneurosen und Suchten, je nach dem Organisationsniveau der Charakterstörung gibt es auch mit Borderline-Störungen Überschneidungen. Das Klassifikationsschema der Charakterpathologie von Kernberg führt zu einer Annäherung an die Integration unterschiedlicher psychoanalytischer Theoriekonzepte. Kernbergs Klassifikationsschema zur Charakterpathologie könnte beitragen zur Integration der beiden Theoriekonzepte zwischen Abwehrneurose und Ich-Defizienz-Modell (696).

Im folgenden wird die Klassifizierung von Charakterstörung und der süchtigen Symptomatik nach Kernberg abgehandelt.

Die Klassifikation setzt das charakterpathologische Strukturniveau mit dem Schicksal libidinöser und aggressiver Triebe sowie der Affekte in Beziehung und stellt eine Integration zwischen trieb- und objektpsychologischem Therapiekonzept dar (328). Kernbergs Annahme lautet, daß psychische Strukturen aus verinnerlichten Objektbeziehungen resultieren. Die Ich-Entwicklung geschieht über interaktionelle und intrapsychische Prozesse. Die Internalisierungsvorgänge führen über Identifizierung und Introjektion zur Ausbildung der Ich-Identität unter Ausbildung der Instanzen des Es, Ich und Über-Ich sowie deren funktioneller Beziehungen zueinander.

Um den Schweregrad der Persönlichkeitsstörung abzugrenzen, zieht Kernberg die vorherrschenden Abwehrmechanismen heran, am oberen Spektrum besteht die »differenzierte« Verdrängung, am unteren Ende ist die Spaltung als »primitiver« Abwehrmechanismus zu finden. In der Mitte des Spektrums befindet sich eine Mischung beider Abwehrformen. Darauf basierend wurden drei Strukturebenen formuliert mit unterschiedlichem Schweregrad der Persönlichkeitsstörung:

Eine geringere Charakterstörung mit hohem Organisationsniveau ist zu erwarten, wenn als »differenzierterer« Abwehrmechanismus die Verdrängung vorherrscht. In diesem Bereich kann auch die Fähigkeit zur Sublimierung eingeordnet werden. Zu der Beurteilung des Organisationsniveaus der Persönlichkeitsstruktur müssen weiter die Ich-Stärke, die Über-Ich-Integration und Reife der Objektbeziehungen beachtet werden.

Auf mittlerem Organisationsniveau der Persönlichkeitsstruktur stehen Spaltung und Verdrängung nebeneinander. Die Struktur der Persönlichkeit ist weiter gekennzeichnet durch ein rigides, aber auch unzureichend integriertes Über-Ich einschließlich einem primitiven Ich-Ideal. Durch die komplexe Abwehr wird eine direkte Triebäußerung nur partiell möglich, neben massiven Reaktionsbildungen infolge der gemeinsam auftretenden Spaltungs- und Verdrängungsmechanismen werden die hochambivalenten Objektbeziehungen noch konfliktreicher. Bei lückenhafter Realitätswahrnehmung sowie starker Neigung zur Idealisierung werden orale Ansprüche und Erwartungen überhöht. Dadurch wird die Fähigkeit, Belastungssituationen auszuhalten und Frustrationen zu ertragen (17), herabgesetzt. Verhaltensweisen mit Krankhaftigkeit treten als selektiver, dissoziierter Impulskontrollverlust auf und stellen nach Kernberg ein Spaltungsphänomen dar, das als prägnantes Merkmal der Charakterstörungen auf mittlerem Organisationsniveau gilt. Impulsives Verhalten dient primär der Triebbefriedigung bzw. der Triebentlastung bei Triebspannung. Zweitens kann impulsives Verhalten der Angstabwehr und drittens der Depressionsabwehr dienen (252).

Der überwiegende Anteil der Alkoholiker entspricht einer Charakterstörung auf mittlerer Strukturebene. Klinisch lassen sich vermehrt unterschiedliche Persönlichkeitsvarianten finden wie die depressive (orale) und die passiv-aggressive Persönlichkeit. Weiter gehören die sadomasochistische Persönlichkeit, stabile sexuelle Deviationen sowie ein Teil der infantilen und der narzißtischen Persönlichkeiten dazu. Bei narzißtischer Impulsivität und Sucht kommt es gehäuft zu zyklischer Periodizität mit depressiven und manischen Stimmungsschwankungen (252).

Schwere Störungen der Persönlichkeit sind bei niedrigem Organisationsniveau zu finden, die Abwehrmechanismen sind gekennzeichnet durch Spaltung, projektive Mechanismen und destruktiv-dissoziierte Verhaltensmuster. Impulsive und direkte Triebbefriedigung wird bei ausgeprägter Ich-Schwäche vermehrt zugelassen. Das klinische Erscheinungsbild zeigt oft infantile, narzißtische und antisoziale Persönlichkeitsvarianten (696). Kernberg betont, daß auf der niedrigen Ebene der Persönlichkeitsstruktur die Prognose durch eine narzißtische Persönlichkeitsstruktur meist ungünstiger ausfällt, besonders wenn eine fehlende Impulskontrolle dazukommt (327). Narzißtische Impulsivität und Sucht führen zu besonderer Irresistabilität, Aggressivität und, wie beschrieben, zu zyklischen Stimmungsschwankungen (252). Alkoholismus bei Patienten mit derartig schweren Charakterstörungen zeigt sich vermehrt auch bei Borderline-Persönlichkeitsstrukturen (327).

Rost führt die Relevanz der vier psychoanalytischen Theoriekonzepte (516, 517, 518) aus und erwähnt die Notwendigkeit einer integrierten psychoanalytischen Therapiekonzeption sowie deren Bedeutung für Persönlichkeitstherapie und Behandlung (516). Als therapeutische Konsequenz wird eine differenziertere Sichtweise des dynamischen Prozesses mit dem Schweregrad der Entwicklung des Alkoholismus berücksichtigt, um das Ausmaß der alkoholbedingten Persönlichkeitsstörung abschätzen zu können. Der Entwicklungsgrad des Alkoholismus und die damit verbundene Persönlichkeitsstörung wurde bei psychodynamischem Ansatz ebenfalls in drei Stufen unterschieden (517):
1. Der neurotisch strukturierte Trinker
2. Der Ich-schwache Trinker
3. Der autodestruktive Trinker

Die Bezeichnung Trinker soll in diesem Fall keine moralischen oder quantitativen Wertvorstellungen implizieren, Rost verwendet anstatt der Bezeichnung Trinker den bei Psychologen üblichen Terminus Klient (517).

DER NEUROTISCH-STRUKTURIERTE TRINKER

In der Gruppe der neurotisch-strukturierten Trinker sind vermehrt Konflikt- und Gelegenheitstrinker zu finden, nach der Typologie von Jellinek entwickelt sich eine psychische Abhängigkeit, innere Spannungen und Konflikte werden durch Alkoholtrinken geregelt, eine Gefährdung in Richtung des süchtigen Trinkers (Gamma-Typ) besteht.

Der Trinker vom Beta-Typ wird durch die Umwelt geprägt, durch soziokulturelle Einflüsse wird er zum Trinken verführt, zunehmend entstehen Gewohnheiten (habits) als erlerntes und sich verselbständigendes Verhalten. Bei Ausweitung der Gewohnheiten besteht die Gefahr der physischen Gewöhnung und der Abhängigkeit mit der Entwicklung zum Gewohnheitstrinker (Delta-Typ) bei Unfähigkeit zur Alkoholabstinenz.

Auch wenn beim neurotischen Trinker der Alkoholabusus sekundärer Natur ist, sollte der Therapeut nicht zum kontrollierten Trinken ermutigen. Rost (517) hält grundsätzlich den neurotischen Trinker für therapiefähig, die Bedeutung des Alkohols für die Konfliktlösung, die Wahrnehmung und das Verhalten darf nicht durch den Trinker und/oder den Therapeuten ausgeblendet werden. Die zunehmende Bedeutung des Alkohols bei Konflikten sowie bei sozialen und gewohnheitsmäßigen Verhaltensmustern wird eine themenzentrierte Therapieführung bei Fortschreiten des Alkoholabusus erfordern. Die Notwendigkeit dafür ergibt sich deshalb, weil die Realität nicht angenommen werden kann, da durch Alkohol die Wahrnehmung als wesentliche Funktion des Ich-Erlebens beeinträchtigt wird. Ein Zusammenhang läßt sich zwischen dem mehr im Sekundärvorgang angesiedelten Wunsch, durch Alkohol zu »vergessen«, und der von Kernberg betonten Bedeutung des zunehmenden Verlustes der Fähigkeit zur Verdrängung ins Unbewußte annehmen. Alkoholtrinken und Verdrängung entlasten das Ich von Konfliktlösungen durch Aufschub. Unter Abnahme der Fähigkeit zur Verdrängung wird die Zunahme des Alkoholtrinkens zum Vergessen notwendig, wenn Konflikte nicht wahrgenommen und bewältigt werden können.

DER ICH-SCHWACHE TRINKER

Der größere Anteil der Alkoholiker entspricht dem Ich-schwachen Trinker, vor psychotherapeutischer Behandlung ist eine Strukturdiagnose der Persönlichkeit notwendig, um die gestörten Funktionsbereiche, das Ausmaß der Störung sowie die spezifische Funktion des Alkohols zu erfassen (517). Ein wesentlicher Grund dafür ist der erhebliche Unterschied der Persönlichkeit des Trinkers in der alkoholischen und in der abstinenten Phase.

Die Alkoholwirkung kann gesteuert werden durch individuelle Dosierung, bei entsprechender BAK zeigt sich die dämpfende Wirkung des Alkohols, die gegen hyperaktive und extrovertierte Persönlichkeitszüge besonders angestrebt wird. Alkohol ermöglicht einen Reizschutz gegen unerträgliche innere Spannungen, die nach außen drängen könnten. Bei entsprechender BAK führt die toxikomane Alkoholwirkung bei Alkoholikern zu gehobener Stimmung mit prahlerischer und überschätzender Selbstdarstellung und Stärke. Betonte oder vorgetäuschte Persönlichkeitsmerkmale können eine (Pseudo-) Unabhängigkeit sowie Vorstellungen von männlicher Identität sein.

Ohne Alkoholeinfluß sieht das Persönlichkeitsbild des Ich-schwachen Trinkers anders aus, die Persönlichkeitsstruktur und deren Defizite werden deutlich. Bei einer kürzeren Abstinenzperiode wie nach dem körperlichen Entzug zeigen sich die Persönlichkeitsmerkmale mit Überangepaßtheit, Depressivität, Schuldgefühlen und masochistischem Selbstzweifel. Anteile der Persönlichkeitsstruktur werden deutlich, depressive Symptome können gegebenenfalls das Ausmaß einer behandlungsbedürftigen Depression erreichen.

Dependente Charakterzüge zeigen sich im oral-anklammernden Verhalten, welches mit Tendenz zur Idealisierung stützende Personen wie den Partner oder auch den Therapeuten einengt. Persönlichkeitsmerkmale wie Introvertiertheit und gestörte Kontaktfähigkeit sowie früher durch Alkohol aufgelockerte und sich ohne Alkohol kompensatorisch verstärkende zwanghafte Anteile können auftreten. Der wichtige, zuvor beschriebene Abwehrmechanismus der Verdrängung bedarf bei abstinenten Alkolikern besonderer Beachtung. Die durch Verdrängung bisher vermiedene Konfliktlösung führt zur späteren Symptombildung, vermutlich kommt es ohne Alkohol zu einer Rückkehr von Verdrängtem aus dem Unbewußtem mit klinischen Folgen wie körperlichen Symptomen sowie der Möglichkeit von Konversionssymptomen.

Ein Zusammenhang mit dem protrahierten psychischen Entzugssyndrom (543) kann gesehen werden, welches nach Abstinenzbeginn in einem Zeitraum von Monaten bis Jahren zur Symptombildung mit wellenförmigen, auch nur stundenweise paroxysmal auftretenden Zuständen psychischer Instabilität, Stimmungsschwankungen sowie Dysphorie und Schlafstörungen u.a. führt. Zusammenhänge mit dem Primärprozeß lassen sich vermehrt in Trauminhalten finden, typische Schilderungen sind dann lustvolle Alkoholtrinkphantasien oder die ängstigende Vorstellung, im Wasser zu ertrinken. Bei dem Mechanismus der Verdrängung zeigt sich oft ein weiterer Zusammenhang und Hinweis mittels der Organwahl mit Verwandlung in spezielle Symptome wie Herzbeschwerden, Schmerzen im Bereich der Genitalien, des Kopfes sowie der Wirbelsäule u.a. Die

Beschwerden sind charakterisiert durch ihren häufigen Wechsel, besorgte Ängstlichkeit sowie die Tendenz zur Konversionssymptomatik. Daraus resultierend verstärken sich oft hypochondrische Persönlichkeitsmerkmale. Dadurch ist eine ausreichend ökonomische Kompromißlösung zwischen dem Ich und dem Es möglich – das schwache Ich wird gestärkt durch sich wiederholende Rituale hypochondrischen Klagens, die auch eine Funktion von Sicherung des Objektes beinhalten soll. Der Wunsch nach Zuwendung zeigt sich gegenüber dem Arzt und Bezugspersonen wie dem Partner. Gleichzeitig deuten sich einseitige und unflexible Beziehungsmuster an, depressives und klagendes Verhalten entspringt vermehrt kognitiv-lerntheoretischen Defiziten. Weiter sind Aspekte der Regression zu berücksichtigen, dazu gehört der Wunsch nach Rückkehr in eine abhängige Versorgung, als sekundärer Krankheitsgewinn treten z.B. Krankschreibungen auf.

Beim protrahierten psychischen Entzugssyndrom ist der abstinente Alkoholiker oft für eine kontinuierliche Berufstätigkeit nicht voll belastbar, obwohl mit der Arbeit ein entscheidendes Stück Realitätsannahme notwendig und möglich wird. Dagegen werden z.B. verständliche Kündigungen in der Probezeit durch den Alkoholiker als narzißtische Kränkung häufig überbewertet, so daß sich ein geeigneter Anlaß für einen Alkoholrückfall ergibt.

Bedenklich erscheint es, wenn bei abstinenten Alkoholikern, speziell beim bis zu jahredauernden protrahierten psychischen Entzugssyndrom, sich häufig keine adäquate soziale und psychotherapeutische Betreuung (Nachsorge) finden läßt. Der Alkoholiker wird nach Abstinenz mit seinen Problemen erst richtig konfrontiert, er verzichtet auf einen »Selbstheilungsversuch« und will sein Leiden bei instabiler Motivation ertragen und nicht mehr im Alkohol ertränken. Nur ohne Alkohol ist eine verläßliche Diagnose der Persönlichkeitsstruktur sowie des suchtfördernden Konfliktes möglich. Erst die eigene Wahrnehmung der offenliegenden Konflikte führt dazu, daß der Alkoholiker an ihnen leidet – dieses Leiden bedeutet aber Fortschritt (517). Der Leidensdruck ist wichtig als Grundlage für die Motivation und den Wunsch nach Änderung, dadurch wird der Alkoholiker für eine längerfristig angelegte Psychotherapie zugänglich. Es besteht ein Mangel an Psychotherapeuten, die eine Behandlung von abstinenten Alkoholikern mit Ich-Schwäche durchführen, um strukturelle Reifung und einen – soweit möglichen – Gesundungsprozeß einzuleiten.

DER AUTODESTRUKTIVE TRINKER

Der in seiner Identität schwer gestörte autodestruktive Trinker zeigt in der Handlungsfreiheit rarifizierte, einseitige Verhaltensmuster und Einengung seines Denkens. Das gestörte Ich kann dem Anpassungsproblem nicht mehr gerecht werden, da einerseits schmerzhafte Konflikte dem Realitätsprinzip rasch Geltung verschaffen, andererseits ist das Lustprinzip ein Störer der Anpassung (251). Ihre schwere Ich-Schwäche muß durch Alkohol kompensiert werden, erst dann ist für sie ein subjektives Handeln möglich. Dabei treten impulsive, direkt triebbefriedigende Verhaltensweisen auf, das alkoholgestärkte Selbst wächst überproportional mit Phantasien der eigenen Macht und Stärke. Diese Patienten brauchen in der Regel eine langfristige institutionelle Entzugs- und Entwöhnungsbehandlung.

Ohne die stärkende Funktion des Alkohols ist für den autoaggressiven Trinker die Entwicklung der Realitätsbeziehungen noch schwieriger, weil die Entwicklung von Realitätsbeziehungen Unlustbejahung erfordert und den nichtbewußten Verzicht auf die »primitiven« Spaltungsmechanismen. Wenn der autodestruktive Trinker sich auf Alkoholabstinenz und Therapie einlassen kann, braucht er eine stützende Ersatzbildung für sein gestörtes Ich. Die Erwartungen und die Bedeutung des Therapeuten führen deshalb zeitweise zur starken Idealisierung mit dem Wunsch nach projektiver Identifikation, es tauchen aber gleichzeitig Mißtrauen und Gewißheit auf, daß der Therapeut kein gutes Objekt ist. Durch sein destruktives Verhalten prüft er indirekt die Verläßlichkeit und Belastbarkeit des Therapeuten, vermehrt erlebt er, daß Ich-syntones Agieren lustvoll ist. In der Therapie bewegt er sich zwischen devoter Anpassung und spontaner, sich wiederholender Impulsivität mit Unregelmäßigkeiten in der Therapie sowie überschießendem Handeln und direkter Phantasieerfüllung. Wenn die Therapie anscheinend eher glatt und gut läuft, ist das plötzliche Auftreten von Erkrankungen psychosomatischer Art (517) möglich, als Folge des Leidensdruckes bahnt sich oft ein Alkoholrückfall an.

Wenn sich Patient und Therapeut auf den therapeutischen Prozeß einlassen, wird das Potential der Destruktivität mit Gefühlen von Aggression und Haß zunehmend deutlicher. Trotzdem muß der Therapeut die positive Zuwendung beibehalten, auch wenn er selbst das Ziel von feindseligen Projektionen wird; im Gegenteil – er muß dem Patienten einen Teil seines negativen Selbstwertes abnehmen. Deshalb werden autodestruktive Trinker als schwierig und belastend erlebt.

Die Therapie mit autodestruktiven Trinkern ist durch deren Persönlichkeitsvarianten geprägt. Bei infantilen Persönlichkeitszügen bestehen eher

Bedürfnisse mit unreifem, sprunghaftem und darstellungsbedürftigem Verhalten. Narzißtische Persönlichkeitszüge bedürfen der Anerkennung, zeigen aber auch rasche Verletzbarkeit und Enttäuschung. Antisoziale Persönlichkeitsvarianten sind zum Teil gekennzeichnet durch impulsive direkte Triebbefriedigung mit unkritischem Handeln. Dazu können aggressive Durchbrüche, impulsives Verhalten, z.B. bei Beziehungen oder Einkäufen, und Schulden-Machen gehören. Ein anderer Teil der antisozialen Persönlichkeit ist im Verhalten oberflächlich, rasch beeinflußbar, kann sich keine Grenzen setzen und neigt zu kleineren Delikten.

Nur ein kleinerer Anteil der autodestruktiven Trinker kann sich überhaupt auf eine längere Therapie einlassen, die ein Suchttherapeut weniger unter tiefenpsychologisch orientierten als vielmehr unter direkten und stützenden Therapiezielen anstrebt. Der größere Teil der autodestruktiven Trinker wird sich auf eine ambulante Therapie nicht einlassen können, der Prozeß der Selbstzerstörung bringt sie zunehmend in die Institution Krankenhaus mit Langzeitbehandlungen. Für diese Patienten trifft vermehrt der von Schrappe (547) geprägte Ausdruck der Depravation zu (s. auch Kap. 10.4.2.). Als Folge des autodestruktiven Trinkens ergeben sich negative Sozialisationsverläufe, die sich besonders unter den jährlich mindestens 80.000 »Nichtseßhaften« in der BRD – mit deutlicher Zunahme in den letzten Jahren – finden (6).

Psychotherapeutische Hilfe ist bei fortgeschrittenem Prozeß des Alkoholismus entscheidend eingeschränkt, obwohl die Patienten zunehmend ihre Eigenverantwortung und Freiheit an Institutionen wie Krankenhäuser abtreten. Als Kernbereich der »Therapieresistenz« wurden folgende Symptome formuliert (65):

1. Sofortiger Alkoholkonsum nach Entlassung oder Entlassungsversuchen.
2. Rückfall und Kontrollverlust sind identisch.
3. Gruppenhilfe, Einzelhilfe und Fremdkontrolle wurden abgelehnt bzw. waren nicht durchführbar.
4. Soziale und psychische Hilflosigkeit, Verwahrlosung und totale soziale Desintegration.
5. Persönlichkeitsdepravation.
6. Diskretes oder offenes organisches Psychosyndrom.
7. Rezidivierende Alkoholpsychosen in der Vorgeschichte.
8. Unter Alkoholgenuß treten abnorme Reaktionen, Fremd- oder Selbstaggressionen auf.
9. Der Patient ist entmündigt.
10. Er befindet sich als Pflegefall auf unbestimmte Unterbringungsdauer in einer psychiatrischen Anstalt.

7.2. Interaktionen zwischen Alkoholiker und Arzt/Therapeut

Die Vorstellung, daß die therapeutischen Schwierigkeiten bei Alkoholikern nur durch deren Persönlichkeitsmerkmale bedingt sind, kann als einseitige sowie unzulässige Annahme und Einstellung zu dem Problem bezeichnet werden. Die therapeutische Beziehung wird durch Persönlichkeitsmerkmale des Patienten gekennzeichnet mit resultierendem Verhalten wie der Unfähigkeit, Belastungssituationen durchzuhalten, Frustrationen zu ertragen, Depressivität mit gehemmter Aggressivität wahrzunehmen.

Sozialer Rückzug entsteht mit Angst, Schuldgefühlen, Selbstverachtung, Autoaggression sowie durch die rigide Abwehrstruktur (17). Das Verhalten des Alkoholikers stellt sich in besonderer Weise während der Therapie unter dem zentralen Begriff der Übertragung dar und ist therapeutisch zu berücksichtigen.

Im weiteren Sinn regeln Übertragungsphänomene die zwischenmenschlichen Beziehungen, die deutlich gesteigerte Übertragungsneigung des Alkoholikers resultiert aus der Determinierung durch frühkindliche und nicht gelöste Konflikte. Sie wiederholen sich deshalb im weiteren Leben mit ihrer Konflikthaftigkeit, welche die gefühlsmäßige Einstellung gegenüber anderen Menschen belastet und die Alkoholiker zwiespältig macht in Hinsicht auf ihre Gefühle, Erwartungen, Wünsche, Zuneigung oder Feindseligkeit.

Die starke und belastende Übertragungsneigung von Alkoholikern muß durch den Therapeuten verstanden sowie gefühlsmäßig verarbeitet werden. Trotzdem werden sich im Therapeuten gefühlsbetonte Eigenregungen ergeben mit unvermeidlichen Schwankungen seiner Einstellung zum Patienten. Wichtig ist es, zu begreifen, daß Alkoholiker bei der ansonsten üblichen erheblichen Wahrnehmungseinengung in der Regel eine ausgesprochen sensible partielle Wahrnehmung für die aus der Gegenübertragung des Therapeuten entstehende Reaktion mit Verhaltensänderung und Zwiespältigkeit haben. Zum Teil gelingt es dem Therapeuten, die Gegenübertragung selbst zu erfassen und diagnostisch und therapeutisch zu nutzen (227).

Die Fähigkeit des Alkoholikers, Gegenübertragungsreaktionen zu aktivieren, bedeutet gegenüber der Seite der Defizite und der Ich-Störung eine Stärke. Mit anderen Worten handelt es sich um einen verselbständigten, in der Bedeutung verlorengegangenen und meist zwiespältig besetzten Kommunikations-/Interaktionsstil. Auf diese Weise kann die verborgene, zwiespältig besetzte Gefühlseinstellung aufgezeigt und bewältigt werden, gegebenenfalls als Reizgröße einfließen und Reaktionen anderen Personen gegenüber aktivieren. Das Unbewußte des Kompromißcharakters wird bei Alkoholikern besonders deutlich bei der gehäuften Wiederholung des Ich-syntonen Agierens, welches als angenehm und direkt befriedigend erlebt wird.

Agieren dient als Beweis gegen die eingeschränkte Unabhängigkeit und hat die Bedeutung von Manipulieren und Verfügbarmachen der Objektwelt einschließlich des Therapeuten. Die angesprochenen Probleme der Übertragung und Gegenübertragung erfordern deshalb, daß sich der Therapeut selbst ausreichend kennt sowie seine Motivation für die Suchtarbeit; er muß sich der eigenen Einstellung zum Alkohol sowie dem einzelnen Patienten gegenüber immer wieder bewußt werden.

Eine Befragung (494) untersuchte die Einstellung von Ärzten zum Alkoholismus. 69 % der erfaßten Ärzte gaben sogar ein besonderes Interesse an, im großen und ganzen schätzten Ärzte ihre Einstellung gegenüber Alkoholikern positiv ein. Dagegen vermuteten etwa 90 % der Ärzte einen labilen Charakter der Alkoholiker. Von Ärzten, die Alkoholiker gegenüber anderen Patienten weniger gern behandelten, gaben 44 % als Begründung Frustration bei Erfolglosigkeit der Behandlung sowie 14 % einen übermäßigen Zeitaufwand an. Von den Ärzten gaben 47 % Vorurteile, 29 % seelische Überforderung, 38 % Zwiespältigkeit und sogar 62 % eigene Aggressionen an. Die Zahlen weisen auf erhebliche Spannungen der Arzt-Alkoholiker-Beziehungen sowie auf emotionale Reaktionen von Ärzten einschließlich Ambivalenzen und Verleugnungstendenzen hin. Dementsprechend bedarf die Einstellung des Arztes/Therapeuten der besonderen Berücksichtigung von Einflüssen:
1. Kollektiv-gesellschaftliche Wertnormen
2. Bedeutung der eigenen Rolle und berufliche Position
3. Die eigene Persönlichkeit

Die Bedeutung kollektiv-gesellschaftlicher Wertnormen muß im Zusammenhang mit dem Trinkverhalten in unserer Gesellschaft gesehen werden, die als permissiv-gestörte Kultur anzusehen ist. Mit der allgemeinen Einstellung gegenüber dem Alkohol ergeben sich normativ-bewertende Vorstellungen, die zu einem Image bzw. Stereotyp gegenüber Alkoholikern führt. In diesen Begriff gehen Werturteile, Abgrenzungsfunktionen sowie gewisse kollektive Regelmechanismen ein.

Bedenklich erscheint, wenn die allgemeine Vorstellung dazu führt, daß die Wahrnehmung auf äußerliche, optisch wahrnehmbare Erscheinungsformen überwiegend verinnerlicht wird, während die Entwicklung des Alkoholismus als Prozeß sozialer Störungen deutlich weniger erkannt wird (240). Auch der Arzt/Therapeut wurde und wird weiter durch die negative Wertschätzung des Alkoholikers beeinflußt. Für die eigene Rolle und berufliche Position bewirkt die zeitintensive und engagierte Therapie von Alkoholikern in der ärztlichen Praxis vermutlich eher eine Irritation und Unverständnis von Seiten der übrigen Patienten ohne Suchtproblem. Engagement und Zeitaufwand bedeuten für den Alkoholiker zwar Anerkennung und einen »oralen Gewinn«, während der Arzt für sich und die Praxis das Aufkommen von Unzufriedenheit zu akzeptieren hat. Weiter wird die Rolle des Arztes/Therapeuten in seinem Selbstverständnis und in der Kompetenz wahrscheinlich in Frage gestellt werden, besonders wenn der Alkoholiker das sich wiederholende Lebensspiel initiiert, mit dem der Arzt in die Rolle des Retters gebracht wird (62). Komplementär paßt dazu, daß der Beruf des Arztes/Therapeuten gekennzeichnet wird durch den Anspruch, Wunsch oder gar Ehrgeiz, ein besonders »großer Heiler« (16) zu sein. Der Alkoholiker schafft es oft, den Ehrgeiz im Arzt/Therapeuten zu aktivieren, indem der Alkoholiker die Vorbehandler negativ bis abwertend darstellt. Dem neuen Arzt/Therapeuten gegenüber werden die großen Erwartungen geschickt geäußert. Der Alkoholiker wirbt durch eher angepaßtes und bemühtes Verhalten oder zeigt deutlich seine Begeisterung über die Qualität des »Retters«. Solche Vorgänge sind in der Regel nicht bewußt zielgerichtet, mit der Idealisierung des guten Arztes ergibt sich für den Alkoholiker außerdem die Möglichkeit der Identifikation. Mit einem derartig überidealisierten Objekt muß es jedoch zur inneren Auseinandersetzung über ein unerreichbares Ich-Ideal kommen. Resultierende Insuffizienzgefühle des Alkoholikers mit der Folge von auftretenden unerträglichen aggressiven Gefühlen sich selbst gegenüber entstehen (256).

Im Zusammenhang mit der erwähnten, weitverbreiteten Annahme des Stereotyps vom willensschwachen Alkoholiker läßt sich ein Zusammenhang mit der bevormundenden Einstellung von Berufsgruppen im Sozialbereich sehen (16). Zwischen Bevormundung und Alkoholrückfall ist ein Zusammenhang zu sehen, der deutlich wird in der Beziehung zwischen Alkoholiker und Co-Alkoholiker (meist der Ehefrau).

Wiederholte Wechsel des Arztes/Therapeuten sollten ein Thema der Therapie sein. Auch ist damit zu rechnen, daß übergroße Erwartungen als Form von Oralität in die Kompetenz des Arztes/Therapeuten gesetzt werden. Als typisch kann das Auftreten multipler Fragen gesehen werden in Hinsicht auf unterschiedliche Lebensbereiche mit dem Ziel, Verantwortung zu vermeiden.

Wenn der Arzt/Therapeut dazu verleitet wird, Ratschläge für das alltägliche Leben zu geben, kann der Alkoholiker ein Stück Verantwortung delegieren zum Nachteil der Selbständigkeit. Die Bedeutung solcher Mechanismen liegt darin, daß die Ängste und Unsicherheit eigener Entscheidungen, aber besonders die heftigen, schuldbesetzten Gefühle durch gescheitertes eigenes Handeln vermieden werden können, da die Verantwortung für das Scheitern dann dem Arzt/Therapeuten zugerechnet wird. Bei Alkoholikern muß deren Vorstellungen der psychotherapeutischen »Polypragmasie« ein Rahmen gesetzt werden. Der Alkoholiker muß den weniger bequemen Weg gehen und bei Spezialfragen, z.B. wegen eines bestimmten körperlichen Problemes, einen (anderen) Facharzt, bei rechtlichen Problemen eine Rechtsberatung oder bei Schulden eine Schuldenberatung aufsuchen. Die Bedeutung der Ausführungen liegt darin, daß der Arzt/Therapeut erkennen sollte, daß bei der multifaktoriellen Genese des Alkoholismus kurzfristige oder nur durch ihn bedingte Erfolge nicht möglich sind. Entsprechendes muß in der Therapie mit prognostischer Bedeutung berücksichtigt werden. Der Arzt/Therapeut sollte sich als Teil eines sozialen, integrierten Systems verstehen.

Über seine Persönlichkeit und Strukturbesonderheiten sollte der Therapeut selbst Vorstellungen haben und über charakteristische Muster seiner Interaktionen reflektieren können. Durch Akzentuierung von Strukturanteilen der Therapeutenpersönlichkeit ergeben sich in der Therapie Besonderheiten, die vor allem bei suizidgefährdeten und aggressiven Alkoholikern bedeutsam werden. Die Gegenübertragungsschwierigkeiten durch Akzente der vier Persönlichkeitsstrukturen (schizoid, depressiv, zwanghaft und hysterisch) wurden beim Thema Suizidalität (s. Kap. 5.6.) bereits ausführlicher beschrieben.

Der eher **schizoid-akzentuierte Therapeut** zeigt Unsicherheiten, da er um Distanz und Ich-Abgrenzung bemüht ist bei Vermeiden von Distanzlosigkeit und Ängsten der Selbsthingabe (503). Der Therapeut befürchtet, daß der Alkoholiker ihm entgleitet, wenn dieser im Rahmen von Agieren sich distanzlos verhält, nicht berechenbar ist oder betonte Selbständigkeit demonstriert, um sein Ziel, den Therapeuten, zu sichern. Der schizoid-akzentuierte Therapeut bemüht sich vermehrt um therapeutische Distanz, welches dann Ängste im Alkoholiker freisetzt.

Als andere Variante ergibt sich bei der gegenseitigen Bemühung um angemessene Distanz bei innerlicher Unverbindlichkeit ein anscheinend glatter Therapieverlauf mit der Gefahr eines überraschenden Alkoholrückfalls oder Therapieabbruchs als Folge einer protrahierten Gegenübertragungsreaktion. Der ausbleibende Therapieerfolg bedeutet eine narzißtische Kränkung des Therapeuten bei möglichem masochistischem Triumphgefühl des Patienten.

Der eher **depressiv-akzentuierte Therapeut** läßt sich mehr auf Nähe ein, er möchte nicht Härten und Ungeborgenheit verbreiten, er betont weniger die Selbständigkeit und macht sich für den Alkoholiker verfügbar.

Er kann keine therapeutische Sicherheit und Distanz schaffen, die Beziehung bekommt die Tendenz der Unehrlichkeit. Der Alkoholiker fängt dann an, den Therapeuten zunehmend abzuwerten und eventuell zu beschimpfen. Andererseits werden dem Alkoholiker damit Schuldgefühle sowie Angst vor Bestrafung oder Therapieabbruch zugemutet, ohne daß die möglicherweise psychogenetisch determinierten Ängste in der Therapie verbalisiert werden. Als weitere, meist weniger destruktive Variante kommt es zwischen Therapeut und Alkoholiker zu einer Art »Pärchen-Bildung«, der Therapeut wird dadurch zum »Guten«, während z.B. der Kollege nebenan als der »Böse« zu gelten hat. Die »Pärchen-Bildung« führt oft bei anstehender Entlassung oder Verlegung des Patienten zu Verschlechterungen, welche dann die Therapiedauer erheblich verlängern können.

Der eher **zwanghaft-akzentuierte Therapeut** ist in seinem therapeutischen Verhalten unflexibler, er kann seinen Behandlungsstil weniger variieren und unterliegt der Neigung, sich an »Bewährtem«, Formalien oder Autoritäten zu orientieren. Dahinter steckt das Bemühen des Therapeuten um Kontrolle, um ablehnende oder negative Gefühle wie Neid gegenüber dem totalen Hedonismus des Alkoholikers abzuwehren, dessen Haltung als maßlos und unvernünftig interpretiert wird. Der Alkoholiker erlebt das Bedürfnis des zwanghaft-akzentuierten Therapeuten nach Ordnung als Versuch, ihn zu kontrollieren, beidseits rigide Strukturen führen zu Machtproben mit Tendenz zum Eskalieren. Der Alkoholiker kann offen seine Feindseligkeit zeigen, während der Therapeut um Unterdrückung eigener feindseliger Reaktionen bemüht ist. Wenn es dem Therapeuten nicht gelingt, seine Gegenübertragungsgefühle zu registrieren in der Angst vor Manipulation, ist bei weiterer Eskalation mit heftigen Machtproben und Therapieabbrüchen unter Haßgefühlen zu rechnen.

Der eher **hysterisch-akzentuierte Therapeut** ist scheinbar aktiv im Verhalten und in der Kommunikation, er wirkt wandlungsfähig und initiativ. Dadurch setzt er mehr in Gang (334), als seine Belastbarkeit auf Dauer ermöglicht. Seine initiierten Aktivitäten drohen ihm zu entgleiten unter Freisetzen von Ängsten, überkompensatorische Maßnahmen erfolgen, die vom Patienten als invasiv-kontrollierend erlebt werden. Die Gefahr besteht, daß der Alkoholiker heftig abwehrend reagiert mit deutlicher Tendenz, mehr zu agieren mit Eskalation der gegenseitigen Aktivierung und überschießendem Verhalten, welches beim Alkoholiker auch zu suizidalen Handlungen führen kann.

7.3. Abwehrmechanismen des Alkoholikers

Die Abwehr dient laut Hoffmann (274) einem umfassenden kognitiv-affektiven Gleichgewichtssystem. Wesentliches Motiv der Abwehr ist die Erhaltung eines ausgeglichenen Selbstwertgefühls. Die durch A. Freud grundlegend beschriebene Abwehrlehre entspringt überwiegend der Ich-Psychologie, jedoch besteht eine Verschiebung zur Selbst-Psychologie und den internalisierten Objektbeziehungen.

REGRESSION

Mit der Entwicklung des Alkoholismus verläuft ein überwiegend paralleler Prozeß der Regression. Simmel (575) weist darauf hin, daß bei schwerem Alkoholismus die fortschreitende Regression über die phallische, anale und orale Phase bis zu den frühen Stadien der Ich-Entwicklung geht.

Berücksichtigt werden muß, daß mit der Bezeichnung »Regression« unterschiedliche Phänomene beschrieben werden. Regression wird besonders den Abwehrmechanismen zugeordnet (148), Regression kann aber auch die Bedeutung eines Widerstandphänomens oder die Beschreibung eines pathologischen Prozesses sein. Balint (35) schreibt der Regression vier Bedeutungen oder Funktionen zu:
1. Abwehrmechanismus
2. Faktor in der Pathogenese
3. Besondere Widerstandsform
4. Wichtiger Bündnispartner in der Therapie
Durch Alkoholismus werden alle drei psychischen Instanzen beeinflußt, im Bereich des Es führt Regression bis zu den frühen Partialtrieben. Eine Triebentmischung von Libido und Aggressivität wird mobilisiert (393), welche zu Impulsivität und Durchbrüchen gegenüber der Außenwelt führt. Auch intrapsychisch treten zunehmend Einbrüche in das Ich auf mit primärprozeßhaftem Denken und archaischen Phantasien. Durch Alkohol werden die Ich-Funktionen wie Wahrnehmung, Denken, Rationalität, Realitätsprüfung, Gedächtnis und Willensstärke u.a. beeinträchtigt oder verändert. Die besondere Bedeutung des Alkohols liegt in der Auflockerung der Persönlichkeitsstruktur, Vermeiden von Ich-dystonem Erleben und veränderten Bewußtseinsqualitäten. Wichtig ist ein durch den Alkohol gestärktes und verändertes Selbstbild sowie eine veränderte Selbstwahrnehmung durch die alkoholbedingte Lähmung im kritischen Über-Ich. Dabei wird mehr der Teil des Über-Ichs, der als Gewissen bezeichnet wird, gelähmt (»ertränkt«), während das alkoholbedingte Gefühl des

anwachsenden toxikomanen Größenselbst dem Ich-Ideal als Teilfunktion des Über-Ichs (197) entgegenkommt.

Bei Alkoholismus kommt es häufig zu einem Prozeß mit maligner Verlaufsform der Regression, die gekennzeichnet wird durch folgende Symptomatik (35):

1. Die Beziehungsmuster des Alkoholikers werden durch zunehmenden Vertrauensverlust gekennzeichnet, massive Schwankungen zwischen naivem Vertrauen und starkem Mißtrauen werden durch starkes Anklammern kompensiert.
2. Als Zeichen der malignen Regression kommt es unter Wiederholung nach gescheiterten Beziehungen zu neuer Kontaktaufnahme mit angestiegenen Forderungen und Bedürfnissen bei Entwicklung suchtartiger Zustände (Suchtspirale).
3. Die Regression dient der Befriedigung durch äußere Handlungen.
4. Forderungen, Erwartungen oder Bedürfnisse haben einen auffallend hohen Intensitätsgrad.
5. Klinisch treten Symptome auf wie hysterische Zeichen mit Konversion sowie direkt befriedigende (genital-orgastische) Elemente, die regressive Formen der Übertragung kennzeichnen.

Das Auftreten von maligner Regression ist prognostisch ungünstig einzuschätzen. Individuelle Persönlichkeitsvariablen und der Grad der Suchtentwicklung sowie der damit verbundenen Regression sind zu berücksichtigen. Am Anfang der Suchtentwicklung oder bei sogenannten Quartalstrinkern (Epsilon-Typ nach Jellinek) kann ein sehr schwankendes und zerbrechliches Gleichgewicht mit raschem Wechsel zwischen reifer und primitiv-abhängiger Objektbeziehung auftreten (35).

Mit dem Prozeß des Alkoholismus gehen differenziertere und auf höherer Strukturebene liegende Abwehrmechanismen zunehmend verloren, während primitivere, auf niedriger Strukturebene gelegene Abwehrmechanismen sich mehren.

Dagegen geht gutartige (benigne) Regression, die therapeutisch gebraucht wird, als Abwehrmechanismus zunehmend verloren:

1. Benigne Regression ist gekennzeichnet durch positiv vertrauende Beziehungen.
2. Durch Regression ergibt sich die Möglichkeit für einen echten Neuanfang mit Entdecken neuer Möglichkeiten.
3. Regression ermöglicht die Wahrnehmung eigener seelischer Probleme und Konflikte.
4. Forderungen, Erwartungen und Bedürfnisse des Patienten erreichen nur mittlere Intensitätsgrade.
5. In der regressiven Übertragung fehlen schwere Formen der Hysterie mit Konversionssymptomen und direkt genital-befriedigendes Verhalten.

Wenn triebhafte Energie nicht direkt abgeführt werden kann, bedeutet Sublimierung eine relativ realitätsgerechte Möglichkeit, Triebenergie abzuführen durch Umwandlung in nicht triebhafte Energie (191). Als Beispiel für Sublimierung kann das Arbeiten für Anerkennung oder Erfolg gelten. Anzumerken ist, daß zwischen Sublimierung und Sexualisierung Wechselbeziehungen bestehen. Objektgerichtete Strebungen entsprechen dem Lustprinzip, während das narzißtische System nach dem Sicherheitsprinzip eine Abwehrfunktion gegenüber aggressiven und libidinösen Triebimpulsen erstrebt (391) und zum Verzicht der Sexualziele führt. Narzißtische Strukturanteile treten bei Alkoholikern häufig auf, als Symptomatik resultiert die vermehrte Kränkbarkeit. Bei ungenügender Differenzierung zwischen dem Selbst und der Objektwelt sind sie darauf ausgerichtet, ihre Objektwelt zur eigenen Sicherheit zu kontrollieren. Sie brauchen ihre Objekte und deren Anerkennung zur Stützung der eigenen Ich-Schwäche.

Zur Neutralisierung von Triebenergie stehen als Abwehrleistungen des Ichs neben der Regression auch noch Ungeschehenmachen, Wendung gegen die eigene Person, Verkehrung ins Gegenteil, Isolierung sowie die folgend beschriebenen Reaktionsbildung, Verdrängung, Projektion und Introjektion zur Verfügung (189). Die Persönlichkeit der Alkoholiker ist weiter gekennzeichnet durch selektiven Verlust der Impulskontrolle sowie massive Reaktionsbildung bei partiell-direkten Triebäußerungen (696).

REAKTIONSBILDUNG

Zur Triebabwehr dient die Verstärkung von entgegengesetzten Ich-Strebungen, Charakterzügen und Verhaltensweisen. Durch die Gegenbesetzung wird die Verdrängung unterstützt. Pathologisch gesteigerte Reaktionsbildungen führen zu zwanghaften Persönlichkeitszügen.

Am klassischen Beispiel der Zwangsneurose zeigt sich, daß unter dem Mechanismus von Wiederholung die Reaktionsbildung zu Ich-syntonem Verhalten und Entlastung führt. Bei Alkoholikern wird unter Abstinenz öfter Reaktionsbildung deutlich, als Beispiel kann teilweise Reaktionsbildung bei der Flucht in gesteigerte Arbeit und Beschäftigung auftreten, wie es öfter bei Quartalstrinkern nach einem Rückfall zu beobachten ist.

AGIEREN

Auf diese bei Alkoholikern oft auftretende Abwehrform wurde bereits hingewiesen. Mit der Entwicklung des Alkoholismus wird das Agieren häufiger, direkter befriedigend und auch gröber.

Bei zunehmendem Alkoholismus gelingt die Verdrängung immer weniger, eine Selbstbehandlung mit Alkohol gegen unerwünschte Erinnerungen und Gefühle gelingt immer weniger. Das Ich-syntone Agieren ermöglicht dann vorübergehend die Reduzierung von Unzufriedenheit. Agieren ist mit einer verstärkten oralen Fixierung (222) verbunden, durch Agieren kann die Dranghaftigkeit des Alkoholikers in Hinsicht auf seine Bedürfnisse und beabsichtigte Beeinflussung seiner Objekte ermöglicht werden. Das Agieren bekommt die Qualität einer magischen Handlung, die ein Gefühl von manipulativer Macht und Unabhängigkeit herstellen soll. Ein Zusammenhang zwischen Agieren und Alkoholwirkung ist oft erkennbar, z.B. wenn das durch Alkohol angewachsene Größenselbst nachläßt. Wenn der Patient in einen Mischzustand zwischen toxikomaner und sich gegenläufig entwickelnder Stimmungslage gerät, soll das Agieren gegen die sich dysphorisch entwickelnde Stimmung helfen. Bei autodestruktiven Alkoholikern – die untere Strukturebene nach Kernberg – wird das Agieren eher grob und destruktiv.

Mit dem Agieren sind Gefühle eigener Omnipotenz und das Bedürfnis der Abwertung von Objekten als kompensatorische Funktion verbunden. Unter Alkoholeinfluß kommt es zu einem anwachsenden Größenselbst und Omnipotenzgefühlen, bei abnehmender Alkoholwirkung soll Abwertung von Objekten die Qualität des Omnipotenzgefühles aufrecht erhalten. Bei fortgeschrittenen, autodestruktiven Alkoholikern erfolgt nicht selten eine Einlieferung ins Krankenhaus mit einer Mischung aus grobem Agieren und destruktiv-aggressiven Verhaltensweisen. Psychodynamisch liegt oft eine kleine, häufig selbst nicht voll erfaßte narzißtische Kränkung des Omnipotenzgefühles vor. Als Folge kommt es zu Verhalten wie Streitigkeiten, demonstrativen Machtproben oder vager Äußerung der Selbstbeschädigung oder Suizidalität, mit Bedeutung von magischem Denken oder Handeln. Alkoholwirkung und das gekränkte narzißtische Omnipotenzgefühl machen Alkoholiker in solchen Einlieferungssituationen zu besonders unbeliebten Patienten. Bei der Neigung zur Wiederholung und des Agierens wird versucht, das gekränkte Omnipotenzgefühl durch Abwertung des Personals zu kompensieren. Gerade die autodestruktiven Alkoholiker sind durch ihren Selbsthaß gekennzeichnet.

Wenn sie das Gefühl haben, daß sie abgelehnt werden, haben sie Grund, ihren Haß auf diese Objekte zu projizieren. Damit entlasten sich die Alkoholiker durch direkte Bedürfnisbefriedigung, danach können die Objekte verabschiedet werden mit feindlich-haßvollen Gefühlen, die zusätzlich abgewehrt werden können durch die Vorstellung, daß verachtete Objekte es nicht wert sind, daß sie gehaßt werden (325, 327). Die komplexen Abwehrvorgänge mit Agieren bei Alkoholikern dienen der direkten befriedigenden Entlastung des Ichs mit Wiederholungstendenz.

Therapeut und Personal werden zu austauschbaren Objekten, deren zurückbleibende Gefühle wie Schuld oder Ablehnung sich bei Verständnis dieser Vorgänge reduzieren lassen.

VERDRÄNGUNG

Kernberg (328) stellte eine Klassifikation vor, um die Persönlichkeitsstörung und die damit verbundene Strukturebene sowie die typische Abwehrformation zu beschreiben (s. Kap. 7.1.). Auf der weniger gestörten, höheren Strukturebene ordnete er die Verdrängung als vorherrschenden Abwehrmechanismus ein. Als positives Zeichen der Verdrängung sind eine relative Ich-Stärke, eine ausreichende Integration des Über-Ich sowie relativ reife Objektbeziehungen zu sehen. Durch die Verdrängung werden nicht vereinbare, ambivalente Vorstellungen und Affekte aus dem Bewußtsein ferngehalten. Wie bereits beschrieben, nimmt die Verdrängung dem Ich die Aufgabe von anstehenden Konfliktlösungen ab, das Verdrängte führt aber zur späteren Symptombildung.

Bei Persönlichkeitsstörungen auf mittlerer Strukturebene (328) reicht der Abwehrmechanismus der Verdrängung nicht mehr aus, etwa gleich häufig tritt Spaltung zur Stärkung der Abwehrformation auf, um stark ambivalente und konfliktreiche Objektbeziehungen zu bewältigen. Der größere Anteil der Alkoholiker ist im Bereich der mittleren Strukturebene zu finden, die von Rost (517) in die Gruppe der Ich-schwachen Alkoholiker eingeordnet wurden.

Das Ich entwickelt Verhaltensweisen, um die Rückkehr des Verdrängten und/oder die Reaktivierung des eigentlichen Konfliktes zu vermeiden durch phobische, psychosomatische oder konversionsneurotische Symptome. Als bereits geschildertes Beispiel kann das Auftreten eines protrahierten psychischen Entzugssyndromes in den Monaten oder gar Jahren nach Trinkende mit multipler Symptombildung genannt werden. Wenn der Patient unter der Therapie eine gewisse Stabilisierung erreicht und der Leidensdruck und die Ängste anscheinend abklingen, wird das Auftreten von psychosomatischen Beschwerden wie Oberbauchsymptomen oder einem Hypertonus möglich.

Ungeklärt ist, wie weit Alkohol die Verdrängung beeinflußt oder ersetzen muß, aber im Zusammenhang kann formuliert werden, daß die Abwehrleistung des Ichs in Hinsicht auf Verdrängung nachläßt bei zunehmendem Alkoholismus.

Als Folgen der Alkoholwirkung können Einflüsse auf die Traumarbeit und Verdrängung vermutet werden, möglicherweise wird die Konfliktverarbeitung im Primärvorgang des Unbewußten beeinflußt. Dafür könnten auch klinische Beobachtungen sprechen, daß der REM-Schlaf durch den

Alkohol beeinträchtigt wird. Bei chronischem Alkoholismus gewinnt der Alkohol als Mittel der intrapsychischen Problembewältigung immer mehr Bedeutung, das Unbewältigte wird durch Alkohol vergessen, während die Verdrängung immer weniger wirkt. Dementsprechend könnte unter psychodynamischem Ansatz in einem Alkoholdelir ein Tiefpunkt einer Entwicklung mit Versagen der Abwehr, speziell der wichtigen Verdrängung gesehen werden. Beim Alkoholdelir läßt sich im EEG das gehäufte Auftreten von REM-Phasen erkennen, die damit verbundenen Trauminhalte und Verdrängtes brechen in das Realitätsprinzip des Bewußten ein und vermischen sich mit der Wahrnehmung.

VERLEUGNUNG

Während der Entwicklung des Alkoholismus richtet sich das Erklärungssystem und die Lebenskonzeption zunehmend nach dem Alkohol aus, so daß Verleugnung auftritt, obwohl sie nicht die Fähigkeit der Verdrängung erreicht. Da die Verleugnung zwischen vorbewußter und bewußter Wahrnehmung angesiedelt ist, verleugnet der Alkoholiker z.B. seinen Alkoholabusus trotz deutlichem Foetor alcoholicus. Er glaubt häufig selbst an seine Aussage unter Verleugnung, um sein Erklärungssystem nicht zu gefährden. Durch Verleugnung wird die persönliche, nicht logische Gedankenführung beibehalten, Wahrheitsfindung und Realitätsprüfung werden suspendiert (293). Veränderungen, andere Wahrnehmungen und Lernfähigkeit werden nicht ermöglicht, um das alkoholische Erklärungssystem aufrecht zu erhalten.

Als spezielle Variante der Verleugnung tritt das Vergessen auf, dadurch wird die Konflikthaftigkeit von Veränderungen, Problemen, Leistung oder Verläßlichkeit vermieden. Wenn an den Alkoholiker Leistungen herangetragen werden oder die Therapie zunehmend verbindlicher wird, tritt mehr Vergessen auf. Relativ klagend wird betont, wie »schrecklich vergeßlich« man sei. Wenn eine Therapiestunde nicht eingehalten wird, wurde vorher oft auf die Vergeßlichkeit hingewiesen. Mit Vergeßlichkeit lassen sich teilweise Schuldgefühle beiseite schieben, befürchtete Überlastungen vermeiden und indirekt wird signalisiert, daß der Alkoholiker in Ruhe gelassen werden will. Mit dem Vergessen sind bestimmte Kommunikationsmuster verbunden wie die innere Einstellung, das Gespräch über sich ergehen zu lassen ohne »richtig hinzuhören«.

Der Kommunikationsstil wird eher undeutlich und weniger eindeutig im Verhalten, dagegen wird der Alkoholiker überangepaßt bereit sein für die Annahme von Interpretationen. Die vordergründige Angepaßtheit bedeutet einen Kommunikationsstil, der Lernfähigkeit und Veränderungen blockiert als Mechanismus, um die Dinge nicht an sich herankommen zu lassen sowie schnell zu vergessen.

Weiter dient die Verleugnung der Angleichung von innerer und äußerer Realität, das Wahrnehmen innerer Realität kann nur erfolgreich verleugnet werden, wenn sie wie eine äußere behandelt wird (293).

Verleugnung entspringt vor allem einem Auflösen höherer psychischer Strukturen und Fähigkeiten sowie deren regressiven Desymbolisierung (420). Daher könnte der Verlust der Fähigkeit herrühren, ein reiches inneres Phantasieleben zu entwickeln zur Lösung von Problemen. Die Unfähigkeit von Süchtigen könnte daraus resultieren, daß sie nicht ausdrücken können, woran sie leiden. Diese Störung wurde als Hyposymbolisation (694) bezeichnet, unklar ist, ob es sich um einen Defekt im Ich oder um eine besondere Form von Abwehrmechanismus handelt (393).

Therapeutisch ist es oft nicht angezeigt, beim Alkoholiker Vorgänge mit Verleugnung direkt aufzudecken oder sogar die Position von Beweisführung und Logik einzunehmen, weil sonst ein weiterer Rückzug und heftigere, abwehrende Reaktionen auftreten.

Als typisches Beispiel können diejenigen Alkoholiker gelten, die ihr Alkoholproblem verleugnen; die Selbstverleugnung stützend werden einige Tage von Alkoholabstinenz als Beweis angegeben. In dem Fall sollte die Verleugnung als innere Realität gefördert werden und gleichzeitig durch eine »doppelte Verneinung« eine Angleichung mit äußerer Realität angestrebt werden. Resultierend sind therapeutische Interventionen möglich wie z.B.: »Da sie überzeugt sind, daß sie kein Alkoholproblem haben, wird es ihnen nicht schwerfallen, in diesem Monat (oder einem anderen realisierbaren Zeitraum) überhaupt keinen Tropfen Alkohol mehr zu trinken«. Wenn Alkoholiker sich auf Abstinenzpausen einlassen, sollte die Zeitdauer genau umrissen werden, um den Patienten einen Teil der Ambivalenzen zu ersparen bei vager Dauer der Abstinenzpause. Parallelen zum Vorgehen der AA sind vorhanden (ein fester, zu bewältigender alkoholfreier Zeitraum – immer mindestens bis zum nächsten Tag). Fragen des Therapeuten, ob der Alkoholiker die Dauer der beabsichtigten Abstinenzpause durchhält, können dem Realitätsprinzip entsprechend vorsichtig geäußert werden, eventuell ergibt sich sogar eine Verstärkung dadurch, weil dem Arzt bewiesen werden soll, daß man kein Alkoholiker ist.

SPALTUNG

Bei Persönlichkeitsstörungen auf niedriger Strukturebene dominieren die Spaltung sowie damit verbundene Abwehrmechanismen, die bei den hochambivalenten Gefühlen und Einstellungen gegenüber der Objektwelt teilweise zumindest vorbewußt registriert werden. Die Spaltung wird durch andere, im folgenden beschriebene Abwehrmechanismen unterstützt. Dazu gehören die Verleugnung (325), Idealisierung, projektive Identifizierung und Projektion. Weiter wird die Abwehrformation auf der Ebene von Spaltung durch Mechanismen wie »Omnipotenz und Abwertung der Objekte« (325) sowie die »Deckabwehr« (225) unterstützt.

Die Spaltung in gute und in böse (Teil-) Objekte bedeutet nach M. Klein den normalen, entwicklungsbedingten Bewältigungsmechanismus des Säuglings, mit weiterer Entwicklung des Ich wird ihm erst die Fähigkeit zur Integration von widersprüchlichen Teilaspekten seiner Objekte ermöglicht. Mit Entwicklung des Alkoholismus tritt dagegen ein in der Schwere progredienter, maligner regressiver Prozeß auf. Der Alkoholiker verändert sich gewissermaßen entgegengesetzt zum entwicklungspsychologischen Prozeß und erreicht eine primitive Abwehrformation, auf der die Spaltung vorherrscht. Aggressive Triebenergie soll dabei auf die bösen Objekte, libidinöse Triebenergie auf die guten Objekte ausgerichtet werden.

IDEALISIERUNG

Die Spaltung wird durch Idealisierung des guten Objektes unterstützt. Ein Vorteil der Idealisierung des Objektes liegt darin, daß keine belastenden Ambivalenzen, Schuldgefühle oder die Notwendigkeit zur Wiedergutmachung nötig sind. Äußere Objekte werden idealisiert und ausschließlich als gut eingeschätzt, weil sie Garanten von Sicherheit sind und den Alkoholiker vor bösen Objekten schützen sollen (508). Idealisierung ist keine Reaktionsbildung, sondern dient protektiven primitiven Phantasien, das Objekt zu brauchen bei fehlendem wirklichem Interesse (325). Gerade der Alkoholiker verhält sich mit seinen Idealisierungen, passager durchaus begabt, auf einem wenig realistischen und differenzierten Niveau. Die eigentlich als Kompliment gemeinte Äußerung des Alkoholikers sollte als Warnzeichen gesehen werden, wenn er sagt: »Sie sind der einzige Mensch in der Welt, der mich wirklich versteht« (75).

Besonders der Alkoholiker braucht überidealisierte Objekte, an die er Phantasien grenzenloser Verwöhnung und Zuneigung knüpft – typisch ist die idealisierte Mutter-Imago. Häufig beschreibt der Alkoholiker seine Mutter auffallend einseitig, wenig differenzierend als grenzenlos gut, verwöhnend und um Harmonie bemüht. Die Introjektion bzw. Identifikation mit der idealisierten Mutter als primärem Objekt führt zu einem überhöhten Ich-Ideal. Als Folge werden überzogene Phantasien und Ansprüche gegenüber sich und der Umwelt in Bezug auf Qualitäten wie Harmonie, Liebe und Geborgenheit in der Realität nicht erfüllbar.

Zusammenhänge können vermutet werden, daß der Alkoholiker als kleines Kind vermehrt gebraucht wurde, um das Selbstbild der Mutter zu stärken für ihre Vorstellungen von Harmonie, Liebe, Geborgenheit und eigener Stärke.

Wenn das eigene Selbstbild der Mutter keine Schwächen und Differenzierungen enthält und nur gewünschte Gegenstrebungen erlaubt, besteht die Gefahr der Manipulation des Kindes (428). Gerade wegen der hohen Anpassungsleistung mit Idealisierung der Mutter als deren narzißtischer Gewinn werden eigene Ich-Ideale unerreichbar sein mit resultierendem Erleben von Insuffizienz, Schuldgefühlen und innerer Wut. Um sich zu entlasten, erfolgt eine Externalisierung feindlicher Gefühle wie Haß auf ein Außenobjekt, dem die Schuld des eigenen Versagens gegenüber den Idealansprüchen gegeben wird oder die feindlichen Gefühle werden gegen das Objekt projiziert, welches als böse und aggressiv erlebt wird, während das Kind und der spätere Alkoholiker sich als bemitleidenswertes Opfer fühlen.

DECKABWEHR

Die Spaltung als führender Abwehrmechanismus bei fortgeschrittenen Alkoholikern muß durch weitere Abwehrmechanismen gestärkt werden, damit die guten Objekte der Idealisierung unterliegen und die bösen Objekte voller Haß und feindlich-verfolgend sind. Die Spaltung wird durch die Deckabwehr (225) unterstützt:

1. Die Deckabwehr führt zu einer Unterdrückung (Filterprinzip) belastender Gefühle oder Erinnerungen, die durch angenehmere oder harmlosere ersetzt werden.
2. Die Deckabwehr kann z.B. durch Reaktionsbildung entgegengesetzte Vorstellungen und Affekte überbesetzen (508).

Als Beispiel kann die lieblose Mutter dann als überzärtlich und verwöhnend erscheinen. Neben der Imago des idealisierten Mutterbildes besteht das durch die Mutter mitbestimmte, häufig auffallend negative Bild des Vaters mit dessen Härten, Ungerechtigkeiten und Willkür. Eine bewußte Identifikation mit solchen Vätern wird abgelehnt, obwohl unter eigenem Alkoholismus die bei dem Vater abgelehnten negativen Eigenschaften zunehmend deutlicher werden mit impulsivem Verhalten und Aggressivität. Die Spaltung in gut und böse wird auch für Erlebnisreaktionen überbesetzt, selektive Erinnerungen mit dem Gefühl einer lebenslangen Benachteiligung sind bei Alkoholikern häufig zu finden. Logische Widersprüche im Erklärungssystem des Alkoholikers und die durch die Spaltungsmechanismen geförderten zwiespältigen oder extremen Positionen im Erleben und Verhalten machen die starke Sehnsucht des

Alkoholikers nach Harmonie verständlich. Die Zwiespältigkeiten in ihm und zwischen ihm und der Umwelt werden unerträglich, Alkohol ist das Medium, welches zeitweise von der Zwiespältigkeit suspendiert, verbindet und für kurze Zeit ein Gefühl von Harmonie als Glückszustand ermöglicht.

Mit der Deck-Identität (224, 225) wird die belastende Identifikation mit einer abgelehnten und zum bösen Objekt gewordenen Person überdeckt. Der Vorgang tritt besonders auf nach Identifikation mit dem gehaßten Elternteil, trotzdem wird jede Ähnlichkeit mit dieser Person geleugnet, die beabsichtigte Sichtweise eigener Persönlichkeitszüge und das Verhalten wird entgegengesetzt erlebt oder ausgebildet. Die bei der gehaßten Elternfigur abgelehnten Eigenschaften entsprechen den negativen Eigenschaften, welche die gute Elternfigur wie die Mutter an der bösen Elternfigur verurteilte (224). Der Mechanismus wird bei Alkoholikern deutlich, die sich mit dem näherstehenden und wegen dessen Fehlern mit Deckerinnerung und Idealisierung zu schützenden guten Elternteil, meist der Mutter, identifiziert haben.

Sie werden die Identifikation mit dem bösen Objekt strikt und global einerseits ablehnen, um die Idealisierung der guten Elternfigur und die dadurch ermöglichten Ansprüche des eigenen Ichs zu bewahren. Andererseits soll die strikte Ablehnung des bösen Objektes vor schmerzhaften und ambivalent besetzten Erinnerungen schützen.

Eine differenziertere Betrachtungsweise oder das Vergleichen mit eigenen Ähnlichkeiten ist nicht möglich, weil sonst unerträgliche ambivalente Gefühle aufbrechen und die Angst besteht, bei bereits geschwächtem Ich die Identität zu verlieren.

PROJEKTION

Spaltungsvorgänge werden durch Abwehrmechanismen wie Projektion und projektive Identifikation unterstützt. Ursächlich für die Projektion ist das Auftreten von starken inneren Spannungen, die zu großer Unlust und Beunruhigung führen. Deshalb behandelt das Individuum diese Erregungen als wenn sie von außen verursacht werden (196). Die unbewußte Projektion beruht auf der Annahme, daß andere genauso fühlen und empfinden wie man selbst.

Typische projektive Mechanismen lassen sich z.B. bei Phobikern finden, die ihre Gefühlskonflikte neurotisch erledigen, indem sie innere Triebgefahr nach außen verlagern (194). Irrationale Angst wird wie reale Gefahr erlebt und führt zu einer gerichteten Angst vor bestimmten Personen oder Objekten, die dann vermieden wird. Durch Projektionen werden Bereiche der Selbstrepräsentanz, die mit dem Ich-Ideal nicht vereinbar sind, vom Selbst abgetrennt durch Externalisierung in die Außenwelt.

Bei der Projektion von Aggressivität helfen die Spaltungsmechanismen nicht, da die Intensität der Aggressionen durch freiwerdende Triebenergie bestimmt ist, die bei Verschmelzung von aggressiven und libidinösen Triebanteilen freigesetzt wird (325).

Wenn Aggressionen auf ein Objekt projiziert werden, nimmt die Furcht eines aggressiven Angriffs durch das Objekt zu, da der Mechanismus der projektiven Identifikation die Bedrohlichkeit des Objektes verstärkt. Als Folge müssen sie das Objekt kontrollieren, da sie unter dem Einfluß der projizierten Aggressionen befürchten, angegriffen zu werden. Durch die projektive Identifikation bedingt, müssen sie das Objekt angreifen, bevor sie selbst angegriffen und zerstört werden. Besonders für Alkoholiker wechseln sich Selbsthaß und die Projektion von Haßgefühlen ab. Selbsthaß entsteht durch Insuffizienzgefühle, wenn das Ich-Ideal unerreichbar wurde durch Identifizierung mit überidealisierten Objekten (256).

Um nicht an eigenen Haßgefühlen zu leiden, läßt sich der Haß über zwei Wege externalisieren:
1. Haß kann Objekte abwerten in der Weise, daß ihnen eigenes Versagen vor den Idealansprüchen unterstellt wird.
2. Der Haß wird dem Objekt zuprojiziert.

Durch den Vorgang werden Objekte wie der Vater, der Chef oder der geschiedene Ehepartner als haßerfüllt dargestellt und Alkoholiker können sich dann als bemitleidenswerte Opfer fühlen.

Deshalb fühlen sie sich berechtigt, gegen die Schuldigen vorzugehen. Diese Identifikation mit dem Angreifer führt vermehrt dazu, daß Alkoholiker ihre sozialen Bindungen zerstören, wenn sie sich gegen die Schuldigen »wehren«. Mit fortgeschrittenem Alkoholismusprozeß muß sich ihr Kampf gegen die böse Umwelt steigern, da die Gefahr der Selbstwahrnehmung der eigenen Schuld und des eigenen Versagens wächst (189). Die Wahrnehmung des eigenen Versagens läßt sich durch projektive Mechanismen abwehren mit Gefühlen der Verachtung, des Hasses und vermehrter Intoleranz (Aggressivität) gegenüber Minderheiten wie Ausländern, Behinderten oder Homosexuellen.

Als Kardinalsymptome der Suchtstruktur wurden niedrige Affekt- und Frustrationstoleranz, Hyposymbolisation und pathologische Objekt- und Selbstpräsentanz genannt (392). Die Beschreibung der Abwehrmechanismen zeigt Ähnlichkeiten mit denen von Borderline-Störungen, bei Alkoholikern ist die Ich-Schwäche ebenfalls gekennzeichnet durch (327):

1. Mangelhafte Angsttoleranz
2. Mangelhafte Impulskontrolle
3. Mangelhaft entwickelte Sublimierungen

Alkoholiker zeigen ähnliche Symptome wie Borderline-Störungen mit Auftreten chronischer freiflottierender Ängste, hypochondrischen Neigungen, Depressivität mit Gefühlen der Wut, Hilflosigkeit und Hoffnungslosigkeit sowie vermehrten polymorph-perversen sexuellen Devianzen. Kernberg (325) vermutet, daß Alkoholismus häufiger als angenommen auf einer Borderline-Störung basiert, er hält gegebenenfalls die Prognose bei narzißtischen Persönlichkeitsanteilen, bei fehlender Impulskontrolle und insgesamt bei Charakterstörungen auf niedrigem Strukturniveau (327), ähnlich wie für Borderline-Störungen, prognostisch für weniger günstig.

Überschneidungen bestehen ebenfalls zu psychosomatischen Konzepten, mit der Entwicklung des Alkoholismus wird die mangelnde Angsttoleranz überdeckt und beeinflußt, das psychosomatische Objekt wird zunehmend von seinem Unbewußten abgeschnitten bei schwieriger werdenden Anpassungsversuchen gegenüber der Umwelt. Die schwere Ich-Regression der Persönlichkeit auf niedriger Strukturebene mit den primitiveren Abwehrmechanismen führt bei aggressiven und autodestruktiven Tendenzen zur Somatisierung wie z.B. Duodenalulzera, Hypertonus oder rezidivierenden Atemwegsinfekten, Überlagerungen durch organische Einflüsse des Alkohols und auch des Nikotin sind zu berücksichtigen. Die psychosomatische Persönlichkeit wurde folgendermaßen beschrieben (94):

1. Die Fixierung auf narzißtische Stufen und die Subjekt-Objekt-Diffusion machen zur echten Objekt- und Übertragungsbeziehung unfähig. Der psychosomatisch Kranke lebt, wie der Alkoholiker, durch totale Identifizierung mit seinen Objekten.
2. Das Denken des Psychosomatikers ist auffallend direkt am Konkreten und Alltäglichen verhaftet bei Mangel an Phantasie. Das vereinfachte mechanistische Denken führt zu pragmatisch-benutzender, oraler Orientierung ohne große Reflexionsmöglichkeiten gegenüber der Vergangenheit, deshalb ergibt sich ein Mangel an Symbolisierungsfähigkeit.
3. Psychosomatiker sind durch projektive Reduplikation gekennzeichnet, sie gehen stereotyp davon aus und erwarten, daß andere Menschen genauso sind wie sie selbst. Ähnlich wie bei Alkoholikern und bei Borderline-Störungen sind sie auf die Realpräsenz des Objektes angewiesen, trotz dem Bedürfnis nach Identifikation fehlen ihnen dauerhafte haltgebende Objekte. Die Beziehungsmuster sind durch Abbrüche gekennzeichnet bei Frustrationen, die Objekte werden fallengelassen und verabschiedet (326).

7.4. Motivation und Motivationsprozeß

Gerade bei fortgeschrittenem Prozeß des Alkoholismus ist die Motivation oft relativ gering. Die Einstellung zum Alkoholismus ist zumindest zwiespältig, die meisten Alkoholiker akzeptieren lange Zeit überhaupt nicht, daß sie ein Alkoholproblem haben (169). Die typischen Abwehrmechanismen wie Verleugnung, Bagatellisierung und projektive Schuldzuweisungen behindern die Krankheitseinsicht. Die Entwicklung des Alkoholismus führt zu dem malignen regressiven Prozeß, der bei Ich-schwachen Alkoholikern und noch deutlicher bei autodestruktiven Alkoholikern neben psychischer und körperlicher Abhängigkeit zur sozialen Desintegration führt. Anzumerken ist, daß zwar belastende Ereignisse auftreten wie der Verlust von Ehepartner oder Bezugspersonen, häufiger Arbeitsplatzverlust, Depressivität mit Folgen wie Suizidversuchen, somatischen Folgeerkrankungen oder psychosomatischen Erkrankungen u.a. Der damit verbundene Leidensdruck beeinflußt die Motivation und die Krankheitseinsicht jedoch meist auffallend wenig, die beschriebenen Symptome mit zunehmender sozialer Desintegration verschlechtern eher die Prognose des Alkoholismus (360) anstatt die Krankheitseinsicht zu fördern.

Solche Überlegungen würden der Vorstellung von Jellinek (300) entsprechen, daß der regressive Prozeß des Alkoholismus völlig durchlaufen werden muß, bis der Alkoholiker »ganz unten« ist und sein Erklärungssystem mit allen Abwehrmechanismen versagt, damit der Alkoholiker motiviert und für die Behandlung zugänglich wird. Die Vorstellung erscheint insgesamt zu pauschal, auch körperlich abhängige Alkoholiker können bei krisenhaften Situationen wie angedrohter Scheidung der Ehefrau und entsprechender therapeutischer Beratung für eine Therapie motiviert werden. Neben den abhängigen Alkoholikern müssen alkoholgefährdete Personen wie der soziale Trinker, der reaktive Trinker und der neurotische Trinker (575) diagnostiziert werden und in Hinsicht auf ihre Konfliktproblematik und Risiken therapeutisch beraten werden.

Abstinenz und Therapie bedeuten für Alkoholiker Verzicht oder gar Bestrafung, den negativ bewerteten Konsequenzen wird durch Zeitaufschub lange ausgewichen. Gerade wegen der jahre- bis jahrzehntelangen Latenz bis Eintritt somatischer Folgeschäden kommt es deshalb zu typischen Alkoholfolgeerkrankungen, nur 18 % wegen Alkoholismus aufgenommener Patienten hatten keine resultierenden Alkoholfolgeerkrankungen (360).

Alkoholiker nehmen eine Verminderung ihrer Freiheitsgrade (77) in Kauf, oft erfolgt die Krankenhausaufnahme nicht als freier Willensprozeß. Sie vermeiden notwendige Selbstverantwortlichkeit und folgen erst den ärztlichen Entscheidungen zur Krankenhauseinweisung z.B. wegen körperlicher vegetativer Entzugssymptomatik, Lebererkrankungen oder Polyneuropathie. Häufig sind sie an dem Entscheidungsprozeß zur Krankenhausaufnahme nicht beteiligt, da sie wegen Alkoholpsychosen oder zerebralen Krampfanfällen akut eingeliefert werden. Als Erwartung der Alkoholiker entsteht noch mehr die Vorstellung, daß der Arzt helfen muß und wird, eigene Mitarbeit wird dann nicht besonders groß geschrieben (265).

Mit dem Abklingen der somatischen Symptome sind Alkoholiker oft zufrieden, bei ihrem oral-passiven Verhalten bekommt das Schlucken von Medikamenten die Bedeutung magischen Handelns, welches zur Überzeugung führt, daß sie für sich etwas unternommen haben. Ärzte kommen ihnen teilweise zu sehr entgegen, sie verordnen zu schnell Medikamente und geben sich, oft in Inneren Abteilungen, mit somatischen Erfolgen zufrieden. Störungen durch psychische Abhängigkeit und durch die soziale Desintegration werden nicht ausreichend berücksichtigt und eine Einbindung des Patienten in die integrierte Suchtkette unterbleibt nicht selten. Dadurch wird die Wiederaufnahme der Patienten und deren Annahme, daß Ärzte und Medikamente bei ihnen versagt haben, gefördert.

Der Begriff der Motivation ist wesentlich von der Psychoanalyse und der Psychotherapie geprägt worden, Motivation bedeutet dann die Bereitschaft und Fähigkeit des Patienten für eine bestimmte Therapie (226).

Aus dem Leiden, besonders auch wegen der sozialen Folgen des Alkoholismus, mit Symptomen wie depressiven Stimmungsschwankungen, Unzufriedenheit, Einsamkeit, Folgen der Destruktivität u.a. kommt es zu einer Auseinandersetzung mit sich selbst. Die resultierende Entwicklung der Motivation zeigt einen Verlauf, der in sechs Phasen unterteilt wurde (99):

1. Erste Ahnungen zur Problematik des Suchtmittelmißbrauchs:
   Bedingt sind die Ahnungen durch Selbstbeobachtung und/oder Hinweise der Umwelt. Der Zeitpunkt liegt bei einigen Patienten in der Prodromalphase, meistens aber in der kritischen Phase mit Erleben von Kontrollverlusten, bei einigen treten bereits massive Folgeerscheinungen auf (chronische Phase).

2. Phase der Problematisierung des Suchtmittelgebrauchs:
   Dem Patienten werden zunehmend die Schwierigkeiten bei der Steuerung des Alkoholkonsums deutlich, die Umwelt und die Familie beginnt mit Sanktionen zu reagieren. Die lange und leidvolle Phase der Problematisierung läuft ab, schließlich muß der Betreffende die Alkoholproblematik akzeptieren. Als Folge beginnen Selbsthilfeversuche mit Abstinenz (-pausen) unter der Vorstellung: »Ich werd's allein

schaffen«. Bei anhaltendem Alkoholmißbrauch und Rückfällen nehmen die Reaktionen der Umwelt zu, negative Sanktionen mit Schwierigkeiten am Arbeitsplatz, Isolierung und körperliche Folgeschäden
werden massiv.

Der Leidensdruck nimmt zu, Alkohol wird zunehmend gegen den
Leidensdruck und die Wahrnehmung eingesetzt. Trotzdem nimmt im
Laufe von Jahren der Leidensdruck zu bis sich die Erkenntnis der
eigenen Hilflosigkeit ergibt.

3. Akzeptieren der eigenen Hilflosigkeit bzw. Reduzierungsversuche
   oder bereits starke Entzugserscheinungen lassen sich nicht mehr
   verdrängen. Die Auseinandersetzung in den Gedanken zentriert sich
   um das Thema »Schaff ich's allein?« bzw. in der späteren Phase »Ich
   schaff's doch nicht allein!«. Bei anderen Patienten drehen sich die
   Gedanken um das Thema »Bin ich abhängig bzw. süchtig oder nicht?«.
   Die Zentrierung auf verschiedene Gedankenschritte, die zwar dicht
   zusammenliegen, bedeutet nicht identische Einzelschritte (242), wenn
   die Akzeptanz von Gedanken erfolgt wie
   a) Anerkennung der Hilflosigkeit gegenüber dem Alkohol,
   b) der Abhängigkeit vom Alkohol,
   c) süchtig zu sein und
   d) Alkoholiker zu sein.

4. Behandlungsbereitschaft:
   Wenn der Druck durch das Leidensgefühl bzw. die Krankheitseinsicht
   einen gewissen Grad erreicht sowie genügend soziale Bezüge bestehen,
   entsteht bei Eigenverantwortung zur Veränderung Therapiemotivation. Das Ziel ist dabei auf das Erreichen der Abstinenz bzw. des
   kontrollierten Trinkens ausgerichtet. Daraus folgend ergibt sich die
   Bereitschaft, Hilfe von Bezugspersonen oder professionellen Helfern
   anzunehmen im Sinne eines Hilfesuchprozesses.

   Zu berücksichtigen ist dabei eine subjektive Kosten-Nutzen-Analy-
   se, für die drei Faktoren genannt wurden (348):
   a) die Höhe der erwarteten Nutzen (Vorteile),
   b) die subjektive Einschätzung der Erfolgswahrscheinlichkeit für die
      Nutzen und
   c) die baldige Erreichbarkeit (Nähe) der erwarteten Nutzen.
   Die therapeutische Vorstellung von Behandlungsbereitschaft erwartet
   neben der Einsicht der Alkoholproblematik auch die Bereitschaft, die
   Ursachen und seelischen Hintergründe der Abhängigkeit aufzuarbeiten. Nach tiefenpsychologischem Verständnis besteht die Therapiemotivation aus rationalen Einsichten und Wahrnehmung von emotioneller
   Betroffenheit, welche die Motive für den zielgerichteten Antrieb der
   Sucht erklären.

Dementsprechend ist bei dem Anbieten verbaler Themen durch den Patienten auch der gefühlsmäßige Inhalt einzuschätzen für die Therapiemotivation. Die therapeutisch bedingten individuellen und berufsspezifischen Themenangebote können unterschiedliche Einschätzungen verschiedener Therapeuten ergeben, wenn die wichtigen emotionalen Inhalte für anscheinende Differenzen bei verbalen Themeninhalten nicht berücksichtigt werden.

Wenn der Patient bereit ist zum Behandlungsantritt, besteht zwar eine ausreichende Therapiemotivation, aber eine weitere Auseinandersetzung mit dem Suchtprozeß ist nötig, um die Therapiemotivation zu erhöhen und zu festigen.

5. Auseinandersetzung mit der Persönlichkeitsproblematik:
   Das Wahrnehmen und Erkennen des Zusammenhanges zwischen der Persönlichkeitsproblematik und der Bedeutung von Alkohol mit seinen Wirkungen ist notwendig. Die psychischen Ursachen des Suchtprozesses und der Persönlichkeitsentwicklung sind zu erkennen, die resultierende Bereitschaft zur Änderung von bisherigen Wertvorstellungen, Verhaltensstrategien und Einstellungen ist notwendig zur Veränderung des Lebens.

   Das Bewußtmachen und Aufarbeiten des psychischen Hintergrundes und die emotionale Neubewertung ist wesentliches Ziel der Entwöhnungsbehandlung, um die Einleitung der Persönlichkeitsentwicklung zu vertiefen.

6. Akzeptanz der lebenslangen Abstinenz:
   Der Alkoholiker muß die Erkenntnis vollziehen, daß er auf Alkohol für immer verzichten will. Damit ist die Einsicht verbunden, daß sein labiles seelisches Gleichgewicht durch Alkohol außer Kontrolle gerät und trotzdem ohne Alkohol auch Zufriedenheit möglich wird, wenn er sich selbstverantwortlich mit seinen Wertvorstellungen weiter auseinandersetzt.

Neben körperlichen Symptomen führen aktuelle Konflikte sowie der Druck sozialer Institutionen zur Therapie. Der aktuelle Konflikt entspringt oft der Entscheidung des (Ehe-) Partners, daß etwas unternommen werden muß, und ist häufig mit der Drohung der Trennung verbunden.

Familiensystemische Einflüsse und Kollusionen werden in der Partnerschaft deutlich. Wenn die interaktionellen Spannungen zu groß werden wie bei anhaltender Anklagephase des Co-Alkoholikers, erfolgt die Therapiezusage des Alkoholikers. In der Regel verspricht er endgültige Besserung, der Co-Alkoholiker arrangiert die Krankenhausaufnahme, der Alkoholiker bekommt mehr Zuwendung und Schutz. Nach der Entlassung bahnt sich eine vermehrte Kontrolle durch den Co-Alkoholiker an, durch erneute Alkoholrückfälle beweist der Alkoholiker seine Unabhängigkeit.

Bei nicht korrigierbarem Objektverlust, z.b. ernsthafte Scheidungsabsicht, kommt es zu einer erheblichen Ich-Schwächung, häufig folgt dann eine exzessive Trinkphase, die den Alkoholiker in die Klinik führt.

Die soziale Umwelt des Alkoholikers wie am Arbeitsplatz reagiert mit zwei Verhaltensvarianten (23). Die harte Variante geht vom Konzept des Willens aus und versucht den Alkoholiker durch Sanktionen auf den richtigen Weg zu bringen. Wenn der Alkoholiker nicht kooperativ ist und das Alkoholproblem offen weiter besteht, erfolgen disziplinarische Maßnahmen mit der Tendenz, den Patienten schnell zu entlassen.

Mitarbeiter und Vorgesetzte entwickeln in der weichen Variante Verständnis und zeigen freundschaftliche Hilfe. Oft wird das Alkoholproblem unterschätzt oder gedeckt, dadurch verlängert sich der Alkoholismusprozeß. Die Krankenhausaufnahme erfolgt nicht selten fremdmotiviert durch Auflage des Arbeitgebers. Geringe oder fehlende Motivation kann in der Regel nicht durch gesetzliche Zwangsmaßnahmen wie Unterbringungsverfahren oder Entmündigung entstehen.

Sekundärer Krankheitsgewinn wie das Vermeiden der Entlassung, eines Disziplinarverfahrens oder Beeinflussung einer bevorstehenden Verurteilung wegen alkoholbedingten Delikten wie Körperverletzungen oder wiederholten Verkehrsdelikten müssen beachtet werden.

In der Kontaktphase (s. Kap. 10.2.) sowie nach stationärer Aufnahme sind Motivation und Verhalten oft weiter zwiespältig. Die Alkoholiker passen sich an, oft sind sie die Hilfsbereitesten und bekunden Bereitwilligkeit und Besserung (553). Unter dieser Oberfläche befinden sich Selbsttäuschung, Unechtheit und Unzuverlässigkeit. Ihre Angaben sind im allgemeinen nicht unrichtiger als bei anderen Patienten, ihre Unaufrichtigkeit ist spezifisch und bezieht sich auf Probleme des Alkoholismus (169). Ihre nicht tragfähige Kooperationsbereitschaft ist eine Abwehr ihrer negativen Imagines als Alkoholiker. Eigenen Ansprüchen und der Erwartung idealer Menschen stehen Passivität und negatives Verhalten wie Stören oder destruktive Redensweisen gegenüber. Unter Alkoholabstinenz wird eine deutliche, fast unerträgliche Dysphorie deutlich, die sich auch mit Agieren und vermehrtem Nikotinabusus nur unbefriedigend bessert. Nach dem körperlichen Entzug können anankastische Strukturanteile erkennbar werden, die Meinung ist geprägt durch einseitige Positionen und Rechthaben. Darunter treten Streitigkeiten und querulatorisches Verhalten in Kombination mit narzißtischer Verletzbarkeit und geringer Frustrationstoleranz auf. Die emotionale und verhaltensmäßige Bindung an den Alkohol führt zu vermehrtem Leidensdruck, wenn ohne Alkohol belastende Wahrnehmungen und Ich-dystones Erleben deutlich

werden. Therapeutisch ist es notwendig, die Patienten darauf vorzuberei-
ten, daß Ambivalenzen und unangenehme Gefühle wie Unzufriedenheit,
Befindlichkeitsschwankungen und Ängste auftreten werden. Vielmehr
müssen sie ermuntert werden, die negativ bewerteten und schwer
erträglichen Gefühle zu schildern. Der Verzicht auf das »Objekt« Alkohol
legt die offensichtliche Ich-Schwäche frei (s. Kap. 7.1.).

Der Therapeut entspricht einem Ersatzobjekt für den Alkohol bei dem
Wunsch der Ich-Stützung, er muß eine positive Übertragung zum
Alkoholiker entwickeln, damit Aspekte der Therapie wie von einem
guten Objekt introjiziert werden können (393). Der Therapeut muß seine
eigene Einstellung kennen (s. Kap. 7.2.), er sollte ehrlich, empathisch
beteiligt und vertrauensfördernd sein und in dieser Phase Selbsttäuschung
und Unehrlichkeit des Alkoholikers als dessen Selbstschutz akzeptieren.
Der Alkoholiker wird versuchen, sein wechselhaftes Verhalten, seine
Feindseligkeit, seine Dysphorie sowie sein Agieren beim Therapeuten zu
entlasten, dieser sollte nicht zu Gegenübertragungsreaktionen neigen.
Der Therapeut darf sich nicht in die Rolle eines Überwachers, eines
Alleinentscheidenden oder eines völlig genußfeindlichen Apostels
manövrieren lassen. Bei der Neigung von Alkoholikern zur Abwertung
besteht die Gefahr, daß eine Verkehrung des Therapeut-Patient-Verhält-
nisses droht, wenn der Arzt zum Verächter des Genusses abgestempelt
wird (553).

Mit den genannten Symptomen verknüpfen die Patienten die Befürchtung geminderter Belastbarkeit und des Versagens. Gerade in dem
Bereich bestehen deutliche verhaltensmäßige und kognitive Mängel. Es
kommt zu der Annahme, daß Ängste überhaupt nicht sein dürfen oder
negative feindliche Gefühle gefährlich und unkontrollierbar sind. Die
Patienten müssen ihr Erleben als langverdrängte Erfahrungen erfassen.
Es empfiehlt sich nach dem körperlichen Entzug wie in Drogenkliniken
ein Tagebuch führen zu lassen (648) unter Berücksichtigung bestimmter
Themen wie der Affekte. Weitere Möglichkeiten ergeben sich durch die
künstlerische Gestaltung von Bildern oder von Masken, die vorgestellt
werden sowie Musiktherapie, Gymnastik und autogenes Training u. a. Der
Lebensstil bedarf einer Änderung mit neuen Bewältigungsstrategien,
aufzuarbeitende starke Verhaltensdefizite müssen vorsichtig in kleinen,
abwechslungsreichen Schritten gelernt werden, um die Ängste nicht zu
groß werden zu lassen und mit kleinen Erfolgen Lustgewinn zu ermöglichen. Soziales Lernen in der Gruppe unter Kontrolle des Therapeuten soll
langsam ein Stück Sicherheit und Geborgenheit entwickeln als Grundlage
für Eigenverantwortlichkeit.

Die umfassende integrative Behandlung des Patienten beinhaltet
angemessene Aufklärung über medizinische, psychologische und soziale

Aspekte der Abhängigkeit (388), da informative Aufklärung das intellektuelle und affektive Erleben des Patienten fördert. Es empfiehlt sich eine vereinfachte gesundheitliche Aufklärung mit einer regelmäßigen Serie von abgerundeten Themen:

1. Phasenhafte Entwicklung des Alkoholismus (nach Jellinek)
2. Die psychische Wirkung des Alkohols mit Zuständen wie Rausch, Entzugssyndrom und Alkoholpsychosen
3. Die Vielfältigkeit der Alkoholfolgekrankheiten
4. Psychiatrische Folgen wie Psychosyndrome und Rechtslage
5. Delinquenz und soziale Desintegration durch Alkohol

Anzumerken ist, daß die Informationen verständlich, erkenntnisfördernd und in freundlicher Atmosphäre vorzutragen sind. Die Androhung gesundheitlicher und sonstiger Schäden muß als repressiv angesehen werden (553) und kann hypochondrische Ängste negativ bei Entwicklung eines protrahierten psychischen Entzugssyndromes in den nächsten Monaten oder Jahren beeinflussen.

Die Suchttherapie soll offen und flexibel, aber auch genügend strukturierend sein. Nach der Entwicklung einer positiven Haltung werden an den Alkoholiker zunehmend Realität und Belastungen herangetragen. Diese Vorstellung führt in Richtung eines sogenannten »sich positiv auswirkenden konstruktiven Druckes« (23). Ebenfalls wurde gefordert, den Alkoholabhängigen gegenüber eine auseinandersetzend-fordernde Haltung einzunehmen (219), um Ich-Stärke, Extroversion und Verdrängung anstatt der primitiveren Spaltungsmechanismen zu erreichen. Deshalb müßten der Therapeut und das Personal gelegentlich auftretende aggressive Durchbrüche mit Auftreten von Aggression, Feindlichkeit, aggressiver Hemmung, neurotischer Über- und/oder Unterkontrolle entsprechend der notwendigen Realitätsanpassung akzeptieren. Wenn Forderungen an den Patienten herangetragen werden und der Umgang von Aggressivität und Feindseligkeit geübt wird, kann es passieren, daß Patienten gegen ärztlichen Rat gehen. Speziell wurde dies bei Patienten beobachtet, die sich bis dahin extrem passiv verhielten und jetzt ihrer ängstlichen Feindseligkeit offen Ausdruck gaben. Diese spezielle Form von »Rebellion« mit folgender Entlassung muß prognostisch nicht ungünstig sein, da sich viele Patienten in der Folgezeit mit ihrem Alkoholismus besser arrangieren konnten (16).

Nach dem körperlichen Entzug tritt bei Alkoholikern nicht selten ein Phänomen (168) in Form einer Episode mit oberflächlichem Verhalten und Euphorie bei unrealistischer Einschätzung des Alkoholismus auf (»Honeymoon-Episode«).

Ein entscheidender Moment für die anhaltende Motivation kann eventuell die Konfrontation des Patienten mit den körperlichen Entziehungssymptomen sowie der spezifischen Krankenhaussituation, z.B. eines psychiatrischen Krankenhauses, sein. Bis zur Einlieferung haben die Abwehrmechanismen des Erklärungssystems funktioniert; Körper, Psyche und ängstigende Umwelt führen zu einem kathartischen Gefühl (295) von »stirb und werde«, so daß eher differenziertere Persönlichkeiten manchmal ihr Suchtproblem bewältigten nach diesem einmaligen schockartigen Ereignis.

8. Verlauf und Behandlungsergebnisse

8.1. Behandlungsprozess, Verlauf und Prognose

8.1.1. Indikation und Therapieziele

Von dem Grad des Entwicklungsprozesses des Alkoholismus und von der Motivation hängt die Behandlungindikation wesentlich ab. Wie im vorigen Kapitel erwähnt, besteht oft verhältnismäßig wenig Leidensdruck und wenig Motivation im Gegensatz zum fortgeschrittenen Alkoholismus mit psychischer und physischer Abhängigkeit sowie sozialer Desintegration. Das relativ gleichgültige Akzeptieren von Alkoholfolgeschäden bei sogenannter »Indolenz« entspricht der Vermeidung der Apperzeption, innere und äußere Reize werden nicht mehr der Auffassung unterzogen. Derart beeinträchtigte Apperzeption läßt sich bei fortgeschrittenem Alkoholismus finden, Zeichen der Depravation und beginnende diskrete hirnorganische Psychosyndrome treten auf. Die spezielle Patientengruppe ist aber nicht repräsentativ für die Mehrheit der Alkoholiker (395), für sie steht die medizinisch-somatische Indikation im Vordergrund. Durch diese Patientengruppe erklärt sich besonders das Auftreten von stationären Langzeittherapien von sechs bis zwölf Monaten oder im Einzelfall auch länger. Der größere Anteil der Alkoholiker ist insgesamt gesünder (395), der selbstzerstörerische Entwicklungsprozeß ist weniger vorangeschritten. Die Indikationsstellung ist verständlicherweise diagnostisch günstiger, wenn der Patient motiviert ist, wesentlich dafür ist Leidensdruck. Leidensdruck versucht der Alkoholiker bevorzugt durch weniger differenzierte und reduzierte Apperzeption zu bewältigen, durch Alkoholismus und komplexe Abwehrvorgänge sollen innere Störungen der Befindlichkeit ähnlich wie Schmerzreize ausgeschaltet werden. Innere unangenehme Wahrnehmungen sind eher als äußere Wahrnehmungen und Realität zu unterdrücken.

Neben der medizinisch-somatischen Aufnahmeindikation kann eine positive Indikationsstellung erfolgen, wenn Patienten bereit sind, Störungen der eigenen Befindlichkeit zu akzeptieren und »Leidensbereitschaft« als Zeichen vermehrter innerer Wahrnehmung anzunehmen, entgegen bisheriger langfristiger Unterdrückung muß unter vermehrter Repetierung von kognitiven Defiziten und Fehlschlüssen das Erleben des Leidens aufgearbeitet werden.

Indikation und Motivation basieren auf der Bereitschaft des Patienten, seinen Lebensplan eigenverantwortlich zu verändern bei Förderung des

Gemeinschaftsgefühles. Diese Grundvariablen der Indikation bestimmen auch entscheidend den Behandlungsprozeß, den Verlauf und letztendlich die Prognose. Als Beispiel kann angeführt werden, daß nach ca. vierjähriger Abstinenzzeit 75 % der abstinenten Patienten (gegenüber 20 % der rückfälligen) eine Veränderung mit größerem Verantwortungsbewußtsein und mehr Aktivität in ihrer Beziehung angaben (280).

Die Indikationsstellung zur Behandlung resultiert aus der kompletten Suchtanamnese, die eine Beurteilung des Entwicklungsstandes des Suchtprozesses notwendig macht. Die Bedeutung und die Motive des Alkoholkonsums bzw. des Alkoholismus müssen unter tiefenpsychologischpsychodynamischen Theorieansätzen zum Verständnis des Patienten gesehen werden. Dazu gehört auch die Berücksichtigung von verhaltens- und lerntheoretischen Konzepten, sozialen Aspekte des gemeinschaftlich-kommunikativen Verhaltens sowie des Ausmaßes sozialer Desintegration. Biologisch-somatische Aspekte sind bereits genetisch angelegt, die Entwicklung über die Gewöhnung zum Alkoholismus führt zu einem allgemeinen körperlichen Adaptionssyndrom. Unter Berücksichtigung der hochkomplexen, multikonditionalen Genese sind folgende Entscheidungsgänge zu klären:

1. Besteht überhaupt eine behandlungsbedürftige Erkrankung/Störung?
2. In welchem Ausmaß hängt die Erkrankung/Störung mit Alkohol zusammen?
3. Ergeben Trinkmuster und die Suchtmittelanamnese eine Prädiktion auf ein mögliches körperliches Entzugssyndrom?
4. Damit ist wesentlich die Entscheidung verbunden, ob nicht eine ambulante Therapie möglich ist.
5. Die Indikation wird entscheidend dadurch bestimmt, ob eine zwingende medizinisch-somatische Aufnahmeindikation und/oder eine entsprechende Motivation des Patienten besteht.

Die körperliche Wiederherstellung wegen somatischer Alkoholfolgeschäden ist bei entsprechender Schwere des Alkoholismus oft primär notwendig, erst danach beginnen die wesentlichen Teile des eigentlichen Motivationsprozesses, die notwendige stationäre Entwöhnungsbehandlung, die ambulante Therapie mit Nachsorge sowie die Tertiärprävention.

Die Formulierung der individuellen Therapieziele ist abhängig von den Persönlichkeitsvariablen, die sich mit den multiplen Einflüssen des Alkoholismus vielschichtig kombinieren. Therapeutisch einseitige Ausrichtung und Dogmatismus (215) sind nicht angebracht.

Die multifaktorielle Genese erfordert einen multidisziplinären Ansatz, der integrativ ganzheitlich den Patienten in seiner Persönlichkeit, seiner

Individuation sowie seinen Beziehungen zur Umwelt sieht. Dementsprechend muß die Therapie angemessen, vielschichtig, flexibel und mit notwendiger Therapiezeit, gegebenenfalls über Jahre durchgeführt werden.

Das Problem des Alkoholismus auf das Therapieziel Alkoholabstinenz zu reduzieren, entspricht einer unrealistischen Vereinfachung. Ohne Alkohol werden körperlich, intrapsychisch, interaktionell, im Verhalten sowie im sozialen Bereich Veränderungen auftreten, die zu bewältigen sind. Als allgemeine Therapieziele wurden benannt (172):

1. Reduktion der alkoholbezogenen Probleme, damit ist eine Symptomminimalisierung verbunden, die oft erst durch vielfältige therapeutische Maßnahmen erreicht werden kann. Dem Abbau von Leidensdruck steht die Belastung durch Realitätsanforderungen gegenüber, so daß Rückfälle einzuplanen sind.
2. Entwicklung psychosozialer Kompetenz, dazu gehört die Entwicklung sozialer Selbständigkeit durch berufliche Integration und Aufbau verläßlicher Bindungen.
3. Gestaltung des eigenen Lebens unter der Prämisse von Selbständigkeit. Veränderungen bedeuten für den Alkoholiker Ängste und Belastungen. Zum Erreichen allgemeiner Therapieziele kommt ihm die schrittweise Veränderung der Lebenskonzeption mit therapeutisch gesetzten Zwischenzielen (168) entgegen, die folgendermaßen formuliert wurden:

1. Erkennen der Notwendigkeit, daß die gegenwärtige Situation geändert werden muß (»So geht es nicht mehr weiter«).
2. Akzeptanz der Hilfsbedürftigkeit (»Allein schaffe ich es nicht mehr«).
3. Annahme von angebotener Hilfe (»Ich bin bereit, mir helfen zu lassen«).
4. Anerkennung des Alkoholikerstatus (»Ich bin Alkoholiker«).
5. Anerkennung des Abstinenzzieles (»Ich darf nie mehr Alkohol trinken«).
6. Bereitschaft, die Lebenskonzeption zu ändern (»Ich muß mein Leben ändern, um nicht rückfällig zu werden«).

Neben Berücksichtigung der Schwere des Alkoholismusprozesses müssen individuelle Variablen berücksichtigt werden. Obwohl eine einheitliche prämorbide Persönlichkeit nicht vorliegt, wird der Behandlungsprozeß erschwert, wenn der Patient zu besonders anfälligen Personengruppen gehört (265):

1. starke intrapsychische Instabilität (wie z.B. bei Borderline-Störungen),
2. starke Selbstunsicherheit (starke Ich-Schwäche),

3. krankhafte Geisteszustände (wie Psychosen oder hirnorganische Psychosyndrome),
4. »abnorme Veranlagungen« (wie sexuelle Störungen/Devianzen).

Ein weiteres Therapieziel ist der Wiedergewinn der Selbstkontrolle des Alkoholikers, die durch Reflexion und Beachtung der Gegenübertragungsmechanismen des Alkoholikers zu einer Klärung der Grundhaltung (144) kommt. Dazu gehören die Selbstwahrnehmung, die Vollständigkeit der Wahrnehmung sowie die Normalisierung der therapeutischen Beziehung. Die sprichwörtliche Unehrlichkeit des Alkoholikers mit Verleugnung und Selbsttäuschung kann bei therapeutischem Verständnis eine innerlich verzweifelte, lächerlich-hoffnungslose Ehrlichkeit sein durch die Annahme, daß der Kampf gegen Schmerzen, Gefühle der Angst, der Einsamkeit und des Verlustes zum Leben gehören. Auch die Weigerung, ein als unehrlich erlebtes Schicksal hinzunehmen, kann ehrlich sein, wenn der Patient annimmt, besonders benachteiligt, besonders unattraktiv oder unausstehlich zu sein. In der Sucht ist dann ein Protest angelegt, daß er nicht frei, sicher, unabhängig und genügend angepaßt ist. Solch egozentrische und unvernünftige Haltung ist letztendlich in sich konsequent und ehrlich, da sie mit dem Preis der Selbstzerstörung bezahlt wird (144). Zum Wiedergewinn der Selbstkontrolle gehört auch das Akzeptieren von Befindlichkeitswechseln und der Verzicht auf Selbstmitleid.

Auffallend bei stationärer Behandlung sind deutliche Diskrepanzen zwischen der Angabe der Patienten, eine Selbsthilfegruppe zu besuchen, und tatsächlicher Teilnahme nach Entlassung. 74,1 % der Patienten erklärten sich in einer Klinik bereit, an einer Selbsthilfegruppe teilzunehmen, nach Fremdeinschätzung besuchten nach der Entlassung nur 28,4 % eine Selbsthilfegruppe (468). Umso wichtiger ist es, Unsicherheiten, Ängste bei Kontakten, Vorurteile, aber auch Passivität effektiver abzubauen. Vermehrt gilt dies für selbstunsichere, gehemmte und labile Trinker, während vitale, aktive und extrovertierte Trinker auf Selbsthilfeprogramme eher ansprechen (93). Hemmende Kontaktängste und Passivität müssen für einen Teil der Patienten berücksichtigt werden. Durch zur Verfügung gestellte Räumlichkeiten im Krankenhaus sollte die Konstituierung von Selbsthilfegruppen unter Kontaktaufnahme mit den üblichen Selbsthilfe-Organisationen eingeplant werden. In die Therapiekonzeption gehören Hinweise auf die unterschiedlichen Selbsthilfegruppen. Diesen sollten auch Abendtermine im stationären Bereich angeboten werden, damit sie ihre Arbeit vorstellen können zur Förderung von Kontakten und Vertrauen. Weiter empfiehlt es sich, daß Patienten, die sich in der längerfristigen Entwöhnungsphase befinden, sich in der vorherigen Entzugseinrichtung vorstellen, um die dortigen, eventuell noch selbst kennengelernten Patienten über die Entwöhnungsphase sowie die entsprechende Einrichtung zu informieren. Dadurch werden Ängste der Patienten in der Entzugsphase abgebaut und Anfänge über Identifizierung ermöglicht, während die Patienten der Entwöhnungseinrichtung die belastende Realität der Entzugssituation deutlicher wahrnehmen sowie Bestätigung erhalten in ihrer Funktion als Vorbild.

Das Therapieziel der Abstinenz bedeutet für Alkoholselbsthilfegruppen ein zentrales Glaubensbekenntnis, die Vorstellung, daß ähnlich wie bei einer allergischen Sensibilisierung bereits geringste Alkoholmengen den Rückfall provozieren, läßt sich dagegen biologisch-pathopsysiologisch nicht erklären. Es handelt sich im Wesentlichen um ein tiefenpsychologisches Phänomen, die strikte Ablehnung (Externalisierung und Außenprojektion) des bösen Objektes Alkohol mit »Verteufelung« ermöglicht eine relative psychische Stabilisierung. Abstinente Alkoholiker werden durch angebliche Scherze bei latenter Aggressivität wie durch die Mitteilung, daß in die Soße oder den Kuchen ein Schuß Alkohol getan wurde, psychisch provoziert und eventuell destabilisiert, einschließlich möglicher Alkoholrückfälle.

Das Auftreten von sogenannten Spontanremissionen bei einem kleinen Prozentsatz der Patienten wird berichtet (159, 302). Das Therapieziel des kontrollierten Trinkens wurde bereits relativ früh durch Psychoanalytiker (339, 571) angestrebt, die notwendige Umstrukturierung der Persönlichkeit war nicht befriedigend möglich. Unter dem Einfluß der Verhaltenstherapie wurde die Zielsetzung des kontrollierten Trinkens weiter verfolgt, da nach verhaltenstherapeutischer Vorstellung Alkoholismus als gelerntes, konditioniertes Verhalten auch entsprechend wieder verlernt werden müßte durch entsprechende verhaltenstherapeutische Modifizierung. Entsprechende Resultate wurden vorgelegt (588, 589).

Die Störung Alkoholismus kann bei verhaltenstherapeutischer Sicht (127) durch die Beseitigung psychologischer oder sozialer Konflikte eine positive Wirkung mit Verstärkung und Belohnung freisetzen. Die Bestätigung der Überlegenheit des verhaltenstherapeutischen Ansatzes ist offen geblieben (159). Gegen soziales Trinken als Therapieziel wurden folgende Einwände formuliert (168):

1. Definition und Kriterien des kontrollierten Trinkens sind deskriptiv unsicher,
2. es fehlen verläßliche Aussagen über den Behandlungserfolg,
3. Alkoholabhängige haben eine schlechtere Prognose als Problemtrinker (die Patientenkollektive in amerikanischen Verhaltensstudien wurden als »problem drinkers« erfaßt),
4. Alkoholabhängige erleben das Therapieziel Abstinenz eindeutiger als die belastende Zwiespältigkeit des kontrollierten Trinkens,

5. trinken die Alkoholiker regelmäßig wegen der Alkoholwirkung und weniger wegen des sozialen Druckes.

Die gewünschte Alkoholwirkung besteht besonders im rauschähnlichen Zustand, dabei hat der Kontrollverlust eine besondere qualitativ-psychische Wirkung. Entsprechend den Ausführungen ist für den Alkoholiker als primäres Therapieziel die Abstinenz zu erreichen.

8.1.2. Rückfälle

Zur Realität gehören die Rückfälle der Alkoholiker, speziell unter Kontrollverlust. Danach benötigen die Patienten vermehrte therapeutische Hilfe, um auftretende schwere Schuldgefühle abzubauen, die therapeutisch nicht verstärkt oder gefördert werden dürfen. Therapeutisch muß dagegen auffälliges, selbstquälerisches Leiden angesprochen werden, weil auf diesem Wege die korrigierenden Ansprüche des Gewissens unterlaufen werden können. Psychodynamische Aspekte des Rückfalls und familiensystemische Konstellationen, z.B. vorherige Anklagephase eines Co-Alkoholikers, fördern den Rückfall. Deutlich zeigt sich bei Quartalstrinkern (Epsilon-Typ nach Jellinek) die Wiederholungsneigung, oft mit einer gewissen Periodizität. Therapeutisch sollte darauf geachtet werden, ob die Patienten in den Wochen/Monaten vor dem Rückfall eine depressive Verstimmung hatten oder ob sie nach dem Rückfall eine Flucht in die Arbeit antraten, um Schuldgefühle abzuarbeiten und wiedergutzumachen. Bei der Tendenz zur Selbstüberschätzung der Grenzen ihrer Fähigkeiten und dem fehlenden Maß für die Selbsteinschätzung ihrer Durchhaltefähigkeit nehmen die Patienten ihre Überforderung nicht wahr, bis ein Alkoholrückfall die zunehmende, unerträgliche innere Spannung und das Druckgefühl löst.

Rückfälle wurden nach ihrer Intensität in unvollständige (Prä-)Rezidive und in vollständige (Total-)Rezidive unterschieden (295). Sie erfordern die Notwendigkeit der systematischen Analyse sowie die therapeutische Bearbeitung der Rezidivmotive, sachgerechte Information und verständnisvolle Kooperation mit den Bezugspersonen des Patienten muß einbezogen werden. Die Möglichkeit eines Rückfalls, auch bei zunehmender psychischer und sozialer Stabilisierung sollte angesprochen werden, verhaltenstherapeutische Programme fordern sogar ein Training mit rückfallsgefährdenden Situationen (124).

Rückfälle verstärken den Suchtprozeß (265), die Enttäuschung und die Resignation der Alkoholiker fallen besonders deutlich aus unter »versagender« Therapie. Oft geht dem Rückfall ein Fehlen bei ansonsten regelmäßigen Therapiestunden oder in der Selbsthilfegruppe voraus. Bei Alkoholrückfällen stellen neben Überforderung weitere reale Faktoren

wie die sogenannte Griffnähe oder erhöhte Außenreizabhängigkeit
bedeutsame Einflußgrößen dar.

Situationen und Geselligkeiten in Gaststätten oder soziale Kontakte
einschließlich Flaschen, Gläsern und spezifischen Verhaltensmustern
bedeuten Reize mit Aufforderungssignalen, oft gelingt es Alkoholikern
anfänglich, durch eine Strategie der minimalen Trinkmenge die Bedeutung der Außenreizabhängigkeit beim Trinkverhalten zu kontrollieren
(96). Bei abstinenten Alkoholikern steigt die Neigung zum außenreizab-
hängigen Trinken bei deutlicher Ausgelassenheit und Selbstschilderung
mit männlichem Rollenkonzept.

Bei sorglosen Patienten, die Probleme, Schwierigkeiten und Beeinträchtigung nicht erleben – vermutlich durch Mangel von eher Ich-dyston
erlebter oder bewerteter Signalangst – steigt die Gefahr, der Außenreizabhängigkeit zu erliegen. Es handelt sich um eine mögliche Determinante
des Kontrollverlustes (96).

Wenn unter ambulanter Behandlung ein Rückfall eintritt, muß auf
einen Zusammenhang mit krisenhaften Situationen des Therapieprozes-
ses geachtet werden. Meist bedeutet der Rückfall für beide Seiten eine
unangenehme Belastung, die sich verstärkt durch die nicht angebrachte
Erwartung des Therapeuten, daß ein linearer Anstieg des Therapieerfol-
ges stattfindet (162). Durch die Rückfälle werden der Therapieverlauf und
die Restitution entscheidend beeinflußt.

Neben Klärung und therapeutischer Bearbeitung der Rückfallursachen
muß der Patient wissen und darauf vertrauen, daß er seiner starken
Schuldgefühle wegen nach dem Rückfall zur Therapie kommen soll.
Abbruch oder vorzeitige Beendigung der Therapie darf nicht selbstver-
ständlich sein bei einem Rückfall oder als therapeutische Konsequenz
während der Therapie angekündigt werden.

Für einen Teil der Ich-schwachen und autodestruktiven Patienten wird
das Therapieziel der längeren Abstinenz nicht erreichbar sein, diese
Patienten sollten von der Therapie nicht ausgeschlossen werden, wenn
wechselhafte Motivation und Leidensdruck bestehen. Sie bedürfen
spezieller, mehr stützender und einfacher Therapieangebote, als Bedingung kann z.B. eine Alkoholkarenz von zumindest ein bis zwei Tagen vor
dem Behandlungstermin vereinbart werden.

8.1.3. Gesundungsprozeß

Im Zusammenhang mit der von Jellinek (300) beschriebenen phasenhaften Entwicklung des Alkoholismus wurde ein gegenläufiger Restitutionsprozeß beschrieben, der sich graphisch wie eine »U-Kurve« darstellt,
wobei der Restitutionsprozeß vom tiefsten Punkt zur ansteigenden

U-Hälfte beginnt. Der in 34 Schritten idealtypisch dargestellte Restitutionsprozeß beginnt mit dem Wunsch nach Hilfe und neuer Hoffnung, nach Rehabilitation mit zunehmender emotionaler Kontrolle und beginnender sozialer Stabilität (214).

Dagegen wurde von Mulford (444) mit einer großen Studie ein anderer und vielschichtiger Verlauf des Alkoholismus beschrieben. Vier nebeneinander bestehende Prozesse (Alkoholismus-, Gesundungs-, Desozialisierungs- und Behandlungsprozeß) unterliegen der Variablen Zeit und beeinflussen sich. Der Gesundungsprozeß tritt Jahre vor Ende des Alkoholismus-Prozesses ein (444). Damit wären Alkoholrückfälle vereinbar, auch für den anfänglichen Behandlungsprozeß, schließlich persistiert nach entsprechendem Zeitablauf nur noch der Gesundungsprozeß.

Ein weiteres Modell beschreibt den Gesundungsprozeß als einen über eineinhalb bis drei Jahre dauernden wellenförmigen Zeitablauf mit typischen, therapeutisch zu berücksichtigenden Komplikationen (353). Nach der Phase einer, überwiegend körperlichen, Entwöhnung im ersten Monat kommt es zu einer Phase der Beruhigung und der Latenz unter vermehrtem Anklammern an den Therapeuten.

Etwa nach einem dreiviertel Jahr kommt es etwa für sechs Monate zu einer krisenhaften Phase mit Getriebenheit, innerer Unruhe, Unzufriedenheit und Stimmungsschwankungen bei Gefahr des Rückfalls. Ähnlich ist auch die Symptomatik, die als protrahiertes psychisches Entzugssyndrom (543, 544) beschrieben wurde. Folgerichtig ergibt sich die Notwendigkeit, zumindest eine 15–18 Monate dauernde ambulante Suchttherapie, zusätzlich zu Selbsthilfegruppen, für Alkoholabhängige zu fordern und durchzuführen sowie spezielle Kriseninterventionen in qualifizierten Alkoholikerberatungsstellen anzubieten.

8.1.4. Prognostische Faktoren

Die Erreichbarkeit des zentralen Therapiezieles Alkoholabstinenz korreliert deutlich mit dem sozialen Bereich (66). Als günstige prognostische Indikatoren werden genannt: kein Alkoholismus in der Familienanamnese, mittleres bis hohes Lebensalter, höhere Intelligenz. Tendenziell günstig sind phobisch-anankastische Persönlichkeitsanteile, eher ungünstig infantile, narzißtische und antisoziale Persönlichkeitsstrukturen (168).

Prognostisch günstig im sozialen Bereich erscheinen die Wiederaufnahme der Arbeit bei noch vorhandener Arbeitsstelle sowie zufriedenstellende persönliche Beziehungen (303). Für soziale Kommunikation ist eher aktiv-extrovertiertes Verhalten (93) und Akzeptieren der Gruppenkonzeption, Selbstverantwortlichkeit und Selbstkontrolle (303) günstig wie auch die Akzeptanz der Diagnose Alkoholismus und die Bereitschaft, Selbsthilfegruppen zu besuchen.

Ungünstig sind ein lediger oder geschiedener Familienstand sowie das Alleinwohnen oder Wohnungslosigkeit. Prognostisch als günstig wurde für Männer angegeben: Zusammenleben mit dem Ehepartner, Wohnortgröße unter 100.000 Einwohner, nur eine Arbeitsstelle in den letzten zwei Jahren, kein Arbeitsplatzverlust wegen Alkohol, Besitz von Wohneigentum, kein Suizidversuch und erstmalige Behandlung in einer Suchtfachklinik (360).

Für Frauen erwiesen sich folgende Merkmale prognostisch als eher günstig: Höchstens ein Suizidversuch, Reiner-Alkohol-pro-Woche-Konsum von weniger als 625 g, keine frühere Therapie in der Suchtfachklinik und im Unsicherheitsfragebogen (U-Fb) niedrige Werte auf der Skala »Fordern-Können« und hohe Werte auf der Skala »Anständigkeit« (360).

Psychodynamisch sind Vorgänge therapeutisch und prognostisch günstig, welche die maligne Regression rückgängig machen mit Verminderung primitiver Abwehrmechanismen wie Spaltung und Projektion, während wiedergewonnene Sublimierungsfähigkeit Triebenergie abführt in realitätsgerechteren Formen unter fördernder Stabilität des Bewußtseins. Als Ergebnis könnten z.B. Verläßlichkeit in der Partnerschaft oder Ausgeglichenheit (280) gelten.

8.2. Behandlungsansätze und deren Ergebnisse

Die Beurteilung von Behandlungsergebnissen ergibt erhebliche Schwierigkeiten im Vergleich, der durch folgende Variablen erschwert wird:
1. Katamnestische Zeiträume nach Behandlung zeigen erhebliche Abweichungen, die Beobachtungszeit befand sich im Bereich von Monaten, wenigen Jahren oder auch Jahrzehnten. Die katamnestische Erfassung sollte sich über einen Zeitraum von vier bis fünf Jahren erstrecken (171).
2. Die Patientenvariablen zeigen Unterschiede im Altersdurchschnitt und in der Sozialisation (wie Familienstand, Schicht oder Stadt-/Landbevölkerung u.a.) mit der Folge von unterschiedlichen Stichproben. Schwierigkeiten ergaben sich bei der Einschätzung und Beurteilung der Entwicklung des Alkoholismusprozesses des Patienten, amerikanische Kollektive mit »problem drinkers« sind nicht identisch mit unseren Kollektiven von Alkoholikern.
3. Therapievariablen sind wesentlich von der Beurteilung der Entwicklung des Alkoholismusprozesses abhängig – ein wichtiges Kriterium

liegt bereits in der Stellung der Behandlungsindikation und der Therapiewahl. Neben dem eindeutigen Therapieziel besteht der ungenauere Begriff der Erfolgskontrolle, da bei Langzeituntersuchungen durchgehende Abstinenz weniger häufig auftritt gegenüber anhaltender Abstinenz unter vereinzelten Rückfällen. Schwieriger ist die Erfolgsbeurteilung für Besserung des Trinkverhaltens oder bei der Definition des »sozialen Trinkens«.

Als weitere schwervergleichbare Therapievariablen müssen die unterschiedlichen Therapiemethoden genannt werden (z.B. ein tiefenpsychologischer, ein verhaltenstherapeutisch-soziologischer, ein integrativer oder eher ein allgemein pragmatisch-stützender Ansatz). Der Behandlungserfolg wird durch selektive Kriterien wie ambulante oder stationäre Therapie oder Wartezeiten beeinflußt sowie durch die Dauer der Therapiezeit. Stationäre Therapie hat zu Modellen kurzzeitiger, mittelfristiger und langfristiger Therapiekonzeptionen geführt. Schwierigkeiten katamnestischer Untersuchungen stellen sich in methodischen Problemen oder der Validität selbstkatamnestischer Daten.

Als vereinfachende globale Aussage läßt sich feststellen, daß zum Katamnesezeitpunkt noch ein Drittel der Patienten abstinent waren (346, 458). Ein ähnliches Ergebnis zeigt die Auswertung von 265, meist amerikanischen Studien (155), die Schwankungsbreite der Behandlungsresultate war dabei erheblich. Für das zweite Drittel der Patienten läßt sich eine Besserung unterschiedlicher Ausprägung nachweisen.

Problematisch ist auch der Vergleich zwischen den Behandlungsergebnissen ambulanter und stationärer Behandlung.

Bei **stationärer Therapie** ergab sich eine Abstinenz für rund ein Drittel der Patienten, wobei Schwankungen der Abstinenzrate zwischen 10,5 % und 53,3 % akzeptiert wurden (155). Deutsche Studien ergaben bei der Katamnese im Ein-Jahres-Bereich in der Regel zumindest einen Erfolg entsprechend der Ein-Drittel-Regel. Bei einer deutschen multizentrischen Studie, die 1410 Patienten in 21 Einrichtungen als repräsentativen Querschnitt erfaßte (360), waren nach sechs Monaten noch 67 % abstinent, nach 18 Monaten noch 53,2 %. Bei Langzeitverläufen zeigt sich eine abnehmende Rate der Totalabstinenz, die nach vier Jahren zwischen 7 und 37 % lag (167).

Als besondere diagnostische und/oder therapeutische Problematik muß die Angabe für unbehandelte Alkoholiker gesehen werden, daß angeblich bei über 13 % sogenannte Spontanremissionen auftraten und bei 41 % eine Besserung (155).

Daher werden mehr qualitativ entsprechende Arbeiten über Langzeitverläufe bei Alkoholikern (171) gefordert – als Schlußfolgerung bisheriger Langzeitverläufe läßt sich formulieren:

Relativ häufig tritt über längere Zeit Abstinenz ein bei vollerhaltener sozialer Anpassung. Gelegentliche kleine Rückfälle werden selbst oder mit therapeutischer Hilfe aufgefangen, solche Rückfälle treten relativ häufig erst eineinhalb Jahre nach Behandlung auf. Bei Alkoholikern über 65 Jahre bessert sich die Prognose, da es relativ häufig zu einer erheblichen Reduktion (167) des Alkoholkonsums kommt, bei schlechterer körperlicher Verträglichkeit und Abnahme der Toleranzentwicklung.

Etwa 50–66 % der Alkoholiker werden über längere Zeit soweit rückfällig, daß sie klinische Probleme und/oder soziale Schwierigkeiten entwickeln (171).

Bei einer **ambulanten Therapie** erscheinen Patienten häufig nach dem Erstgespräch nicht. Ambulante Behandlungen werden zu ca. 40 % wie geplant beendet, 37 % der Patienten brechen die Behandlung ab (577). Als Ergebnis ambulanter Behandlung ergab die Auswertung von 27 Studien, fast ausschließlich anglomerikanischer Herkunft, eine Besserung (Abstinenz, kontrolliertes Trinken oder reduzierte Trinkmenge) von durchschnittlich 37 % (358). Weitere Studien zeigten vergleichbare Resultate, bei einem ambulant und stationär durchgeführten verhaltenstherapeutischen Behandlungsprogramm wurde die Besserungsrate noch günstiger eingeschätzt (269). Die jeweiligen Vor- und Nachteile ambulanter bzw. stationärer Therapien werden im Kapitel 10.1. diskutiert.

9. Therapiekonzeption und Psychotherapien

9.1. Multidisziplinärer Behandlungsansatz

9.1.1. Grundlagen

Wegen der multikonditionalen Genese des Alkoholismus ergeben sich für den therapeutischen Prozeß keine einheitlichen Abläufe, die Therapie muß aus einzelnen »Bausteinen« (16) zu einer möglichst individuell-ganzheitlichen Therapie zusammengesetzt werden.

Die Variablen der Alkoholismustherapie sehen von seiten des Patienten einfach aus, er wünscht sich Symptomminimalisierung (174) und Bedürfnisbefriedigung. Die Indikation zur Therapie basiert dagegen bereits auf der diagnostischen Beurteilung des vielschichtigen Entwicklungsstandes des Alkoholismus und der Einschätzung der Motivation. Die Entwicklung des Alkoholismusprozesses und der Motivation verläuft in manchen Bereichen nicht parallel oder sogar gegenläufig. Dabei besteht das Problem, daß bei zunehmendem Alkoholismus durch Symptomentlastung oder Bedürfnisbefriedigung (Minderung des Leidensdruckes) die Motivation abnimmt. Die Motivation als Therapievariable zeigt sich dann oft unklar bis gering, wechselhaft und vielschichtig während der Therapie. In der Kontaktphase resultiert die Motivation besonders aus der Intensität eines Hilfesuchprozesses (362) und ändert sich während des zeitlichen Verlaufes der Therapie. Die therapeutische Berücksichtigung des wechselhaften Prozesses der Motivation ist notwendig unter anhaltender Förderung.

Neben der diagnostischen Einschätzung des Entwicklungsstandes des Alkoholismusprozesses ist die Motivation wesentlicher Bestandteil der Indikation für eine Therapie. Besonders für Alkoholgefährdete und neurotische Trinker ist es zumindest problematisch, eine Therapie durchzuführen ohne entsprechende Motivation. Die fehlende Selbstverantwortlichkeit und Entscheidung für die Therapie ist wesentlich für einen Therapieabbruch und bedeutet eine Belastung für den Patienten. Die Wiederholung des Scheiterns wird entsprechend dem Lebensplan zugelassen. Vor einer längerfristigen Therapie ist oft ein Motivationsprozeß in der Kontaktphase notwendig. In diesem Zusammenhang wurde die spezielle Zusammenstellung einer Motivationsgruppe in der Kontaktphase beschrieben (100), in der Probleme wie die hohe Zahl von Abbrüchen und die Schwierigkeiten beim Einlassen auf die Therapie bearbeitet sowie die fehlende Therapieabschätzbarkeit berücksichtigt werden können. Für die Patienten ergibt sich eine bessere Übersicht über therapeutische Angebote sowie besonders für individuelle und integrierte Therapiemöglichkeiten. Die Gelegenheit für die eigene Motivationsfindung bewahrt ein Stück Freiheit und Selbständigkeit in der Entscheidung mit Einfluß auf die Prognose. Die Therapie aufgrund Fremdmotivation durch Angehörige, die Umwelt und auch Ärzte/Therapeuten nehmen dem Patienten Freiheit.

Die Indikation wird entsprechend dem Entwicklungsstand des Alkoholismus gestellt, deshalb gilt die Aussage, daß bei zunehmender Schwere des Alkoholismus eine singuläre spezialisierte Therapieform/Ausrichtung (Schule) zurücktritt gegenüber einem umfassenden, auf den Alkoholismusprozeß zentrierten und zunehmend stützenden Therapieansatz. Vereinfachend kann gesagt werden, daß mit Fortschritt des Alkoholismusprozesses der multidisziplinäre Behandlungsansatz immer wichtiger wird, weil zunehmend mehr Lebens- und Fachbereiche durch die Alkoholfolgeschäden betroffen werden, einschließlich zunehmender Einengung und Defiziten im Verhalten, im sozialen Bereich (Störungen der Beziehungen und der Kommunikation durch einseitige, konditionierte Verhaltensabläufe) sowie Einengung von Apperzeption und Denken (Verlust innerer Freiheiten). Dem Therapeuten sollte bewußt werden, daß sich der Patient bei fortschreitendem Alkoholismus mit den Einengungen und den Defiziten zum multidisziplinären Behandlungsansatz gegenteilig verhält, sein Verhalten ist gekennzeichnet durch Einseitigkeit mit Oralität, Streben nach direkter Befriedigung und Anklammern an bestimmten Objekten.

Das Verständnis der typischen Abwehrmechanismen des Alkoholikers ist notwendig, weil diese sowie überwiegend frühkindlich erlerntes Verhalten zum Lebensspiel »Alkoholiker« führen. Daraus resultiert die Fähigkeit des Alkoholikers, in der Interaktion mit Menschen bestimmte Rollen (62) zu verteilen. Der Therapeut/Arzt sollte sich hüten vor der Attraktivität der Rolle des Retters.

Das Therapieziel heißt bei zunehmender Entwicklung in Richtung des Alkoholismus immer eindeutiger Abstinenz, da mit Einengung/Verlust innerer Freiheiten die Apperzeption nicht mehr genügend differenziert ist, um die Belastung der Ambivalenzen des kontrollierten Trinkens zu bewältigen, mit der Folge von Kontrollverlust und Unfähigkeit zur Abstinenz.

9.1.2. Integrativer Kontext

Die verschiedenen Psychotherapien im eigentlichen Sinne mit ihren verschiedenen Methoden und Schulen können und müssen als Baustein im multidisziplinären Behandlungsansatz bei Alkoholismus integriert werden. Zu berücksichtigen ist, daß keine Überforderung des Patienten auftritt. Vereinfachend kann gesagt werden, daß bei dem »oralen Verhalten« die Therapieschritte in kleine, abwechslungsreiche und nicht überfordernde, aber konsequente Schritte unterteilt werden bei vermehrter Notwendigkeit der Wiederholung.

Bei den einzelnen Therapiekonzeptionen werden oft die Unterschiede gegenüber den Gemeinsamkeiten zu sehr betont, trotz der »Konkurrenz« einzelner Therapieverfahren haben sich keine sicheren Belege für die Überlegenheit einer Therapiemethode bei Alkoholismus gezeigt. Daraus läßt sich nicht implizieren, daß die Psychotherapien gleich wirksam sind. Das Problem ist vielschichtiger und beginnt bei der kompetenten Eingangsdiagnostik, mit der die Persönlichkeit, der Alkoholismusprozeß und die vielfältigen Defizite erfaßt werden und dem günstigsten Therapieverfahren bei integrativem Ansatz zugeführt werden sollten. Diese Idealvorstellung bedeutet oft eine Überforderung von Kompetenz und Realität in der Kontaktphase, zumindest auf regionaler Ebene ist ein derartig breites Therapieangebot in der Regel nicht realisierbar. Die Vorstellung, daß der Therapeut der Kontaktphase übermäßige Kenntnisse von vielen Therapiemethoden hat, würde einen erheblichen Aufwand bedeuten. Weiter besteht die Möglichkeit, daß als »Generalist« die Qualität des persönlichen Behandlungsstiles durch Polypragmasie ungünstig beeinflußt wird. Außerdem besteht die Gefahr, daß neben der Suchtanamnese die zusätzliche Eingangsdiagnostik für zu erwägende Therapiemethoden die Anfänge der Kontaktphase bei notwendiger therapeutischer Gesprächseinstellung mit Offenheit und Empathie, mit konsequenter, aber flexibler Grundhaltung sowie Gelassenheit und Geduld beeinträchtigt (359). Zu viele Fragen und differentialdiagnostische Überlegungen können die wichtigere Vertrauensbildung beeinträchtigen und Patienten beunruhigen und ängstigen.

Eine allgemeine Beschreibung von Psychotherapie wurde wie folgend formuliert (536): Therapie findet immer dann statt, wenn sich Therapeut und Alkoholiker in zwischenmenschlicher Weise begegnen, gegenseitig annehmen sowie die Lebenszusammenhänge und die Wertwelt des Patienten vom Arzt/Therapeuten ernst genommen wird und in gemeinsamer Arbeit Fehlentscheidungen, Konflikte und Engpässe aufgesucht und gelöst werden.

Die in diesem Kapitel folgenden Beschreibungen der verschiedenen Methoden der Psychotherapie und Therapieansätze erfolgte unter eher pragmatisch-orientierender Einteilung. Bezeichnungen wie Soziopsychotherapie, Erlebnistherapien oder supportive Therapien sind zwar gebräuchliche, aber nicht einheitliche Oberbegriffe. Psychotherapie läßt sich vereinfachend in drei Formen unterteilen (688):

1. **Stützende Psychotherapie**
   Durch Stärkung und Unterstützung der Abwehrmechanismen soll
   zumindest eine ausreichende Stabilisierung der Persönlichkeit erreicht
   werden sowie die Entwicklung anderer Verhaltensweisen, um z.B.
   Ängste und innere Spannungen zu tolerieren. Bei reduzierter Selbstreflexion wird auf das Aufdecken von unbewußtem Verhalten und
   primär auf Katharsis verzichtet. Die Entwicklung von Verhaltensveränderungen soll die Schwierigkeiten und die Destruktivität gegenüber
   der Umwelt bessern, unterstützende Therapie ist eher langfristig. Zur
   stützenden Psychotherapie gehören Gespräche des Arztes/Therapeu-
   ten, der das Gespräch lenkt, und allgemeine medizinische und
   therapeutische Maßnahmen (supportive Ansätze und Relaxationstech-
   niken), die sich bevorzugt an der Realität und der Gegenwart
   orientieren.

2. **Reedukative (umschulende) Psychotherapie**
   Durch diese Therapieform soll vor allem eine Veränderung erlernt
   werden, z.B. durch Formen der Verhaltenstherapie, die Einengung der
   Apperzeption soll aufgehoben werden durch einsichtvermittelnde
   Gespräche und kognitive Therapien sowie mit (auto-) suggestiv/imagi-
   nären Therapiemethoden wie autogenem Training, Hypnose, Tag-
   traumtechniken, meditativen Verfahren u.a. Auch Gestalttherapie und
   Transaktionsanalyse enthalten vermehrt reedukative Elemente, die
   Übergänge von stützender Psychotherapie zur reedukativen sind
   fließend, es besteht kein grundsätzlicher Unterschied oder Wider-
   spruch (333).

3. **Rekonstruktive (umstrukturierende) Psychotherapie**
   Mit aufdeckendem Vorgehen wird die, oft auch schmerzhafte Einsicht
   auf unbewußte Konflikte und Zusammenhänge vermittelt, dadurch
   soll eine tiefgreifende Veränderung der Charakterstruktur erreicht
   werden. Die rekonstruktive Psychotherapie wird durch die Psychoanalyse (klassische Psychoanalyse, die Individualpsychologie und die
   analytische Psychologie) sowie durch die verschiedenen aus der
   Psychoanalyse abgeleiteten Methoden der analytischen und tiefenpsychologisch fundierten Psychotherapien einschließlich der nichteinheit-
   lichen Schule der Neopsychoanalyse vertreten. Weitere Verfahren wie
   schicksalsanalytische, daseinsanalytische und anthropologische (per-
   sonalistische) Psychotherapien wurden entwickelt.

   Stark vereinfachend läßt sich festhalten, daß bei Alkoholikern aufgrund
der multikonditionalen Genese ein multidisziplinärer Behandlungsansatz
notwendig wird, besonders weil mit zunehmendem Alkoholismus auch
eine zunehmende Regression eintritt, so daß Einzelbehandlungen und

rekonstruktive Verfahren wie Psychoanalyse dann als nicht günstig angesehen werden. Dagegen zeigt sich Gruppentherapie einschließlich psychoanalytischer Orientierung günstig, da sie einen gewissen Schutz wegen der Verteilung von Übertragungs- und Abwehrmechanismen ergibt bei vermehrter Möglichkeit, flexibles und soziales Verhalten zu lernen. Für Einzeltherapien bei manifestem Alkoholismus empfehlen sich eher stützende als reedukative Behandlungsansätze. Günstiger sind flexible »ganzheitliche« Behandlungsansätze mit einem ambulant oder auch stationär durchführbaren integrativen Konzept mit dem Kern regelmäßiger Gruppentherapie sowie der Möglichkeit von Einzelgesprächen bei Bedarf. Als Beispiel kann ein ambulantes zwölfmonatiges Programm mit integrativem Konzept (98) angeführt werden. In die Gruppentherapie flossen z.B. Elemente von Psycho- und Gruppendynamik, Gesprächspsychotherapie, Psychoanalyse, themenzentrierter Interaktion und Gestalttherapie ein.

Eine differenziertere Indikation für eine bestimmte Psychotherapiemethode, unter Beachtung und Gewichtung des Alkoholproblems, sollte für nichtsüchtige Trinker überlegt werden, die folgendermaßen unterschieden wurden (575):

Soziale Trinker zeigen bei meist mäßigem Alkoholkonsum weniger Schwierigkeiten zu kommunizieren, ohne Alkohol sind sie unzufrieden und ungesellig.

Reaktive Trinker versuchen eine Zeitlang zu vergessen, sie wollen dem Druck der Realität entfliehen durch Schaffen eines künstlichen, toxikomanen Zustandes. Zu ihnen gehören vor allem sozial unterprivilegierte Trinker, auch Delinquenz ist möglich wegen der Tendenz, daß Alkohol Sublimierungen rückgängig macht.

Der **neurotische Trinker** versucht durch Alkohol seinen neurotischen Konflikten zu entfliehen, die sich wiederholen durch frühkindliche Determinierung. Als noch nicht süchtige Trinker wären sie entsprechend dem Konzept der Prävention zu erfassen und müßten im Bereich der sekundären Prävention behandelt werden, sozusagen im vorklinischem Stadium. Das frühzeitige Aufspüren der Gefährdeten oder bereits schon befallener Individuen ist notwendig (298), obwohl entsprechende Symptome keinen sicheren prädiktiven Wert bedeuten.

9.2. Formen der einzeltherapeutischen Behandlung

9.2.1. Therapeutisches Gespräch

Mit der Bezeichnung ist die ärztliche Behandlung als allgemeine pragmatische Psychotherapie (611) gemeint, die nicht durch Suchttherapeuten und Psychotherapeuten durchgeführt wird. Die Bereitschaft zum therapeutischen Gespräch mit dem Alkoholiker ist wesentlich durch die Einstellung des Arztes (169) bestimmt, dazu gehört seine Fähigkeit zum Verarbeiten von Frustrationen und Erfolglosigkeit der therapeutischen Gespräche. Schwierigkeiten ergeben sich durch die Übertragungs- und Abwehrmechanismen des Alkoholikers.

Dem Arzt kommt das ärztliche Selbstverständnis, Sachverständiger zu sein und zu helfen, entgegen. Das wichtige Prinzip des multidisziplinären Behandlungsansatzes muß berücksichtigt werden, bei ambulanter Behandlung ist vor allem therapeutische Gesprächsführung in der Kontaktphase und der langfristigen Nachsorge (Prinzip der Permanenz) notwendig. Der Arzt muß darauf achten, daß der Alkoholiker sich nicht dem multidisziplinären Behandlungsansatz entzieht.

Ein autoritativer Behandlungsstil sollte nicht angestrebt werden, obwohl Alkoholiker durch ihr wechselhaftes, hilfloses bis forderndes Verhalten dazu verleiten und auffordern. Als wichtige Gesprächseinstellungen empfehlen sich (359):

Offenheit und Empathie für die Vertrauensbildung und Verständnis des Alkoholikers. Dazu gehört die Akzeptanz von Verhaltensinkonsequenzen sowie von Tendenzen zur Verleugnung, Bagatellisierung und subjektiver Sichtweise der eigenen Ehrlichkeit oder bei der Beurteilung der Realität. Die konsequente, aber flexible Grundhaltung beachtet anhaltend das Thema der Alkoholproblematik und des Therapiezieles Abstinenz.

Gelassenheit und Geduld sind notwendig zum Verständnis der Anamnese und der Lebenskonzeption und geben Gelegenheit zur anhaltenden Förderung des Motivationsprozesses sowie des Eingeständnisses der eigenen mangelnden Kontrollfähigkeit. Gesprächsthemen werden in besonderem Maße die Rückfälle und die wiederholten Abstinenzversuche sein.

Mit dem therapeutischen Gespräch ist eine eher stützende Form der allgemeinen pragmatischen Psychotherapie verbunden, die dem Patienten ermöglicht, seine Ängste und Schwierigkeiten mitzuteilen sowie seine Bedürfnisse zu formulieren im Sinne humanistischer Psychotherapie (410).

Auf der Basis der Befriedigung elementarer Bedürfnisse (Hunger, Durst, Wärme) soll der schrittweise Aufbau über

1. das Bedürfnis der Sicherheit,
2. soziale Bedürfnisse der Gruppenzugehörigkeit und des Geliebtwerdens,
3. das Bedürfnis nach Wertschätzung schließlich
4. in Selbstverwirklichung und Selbstachtung einmünden.

In der Therapie mit Alkoholikern wird der Arzt/Therapeut eigenen Gefühlen und Affekten einschließlich Gegenübertragungsreaktionen ausgesetzt. Deren Wahrnehmung und Verständnis reduzieren Schwierigkeiten in der Behandlung. Als besondere Hilfe existieren Balint-Gruppen, die Schwierigkeiten mit Patienten wie Alkoholikern aufarbeiten sollen sowie Gegenübertragungsgefühle und -reaktionen deutlich machen und bewältigen helfen.

9.2.2. Psychoanalyse

Relativ früh wurde durch Psychoanalytiker festgestellt, daß manifester Alkoholismus keine Indikation für die Psychoanalyse bedeutet. Im Rahmen seiner Abhandlung über Selbstzerstörung stellte Menninger (419) fest, daß Alkoholismus als chronische Form der Selbstzerstörung anzusehen ist, deren Prognose ernster als irgendeine Neurose und auch ungünstiger als etwa eine Schizophrenie angesehen wurde. In vielen Fällen sprechen Gründe wie das Alter oder fehlende intellektuelle Differenzierung gegen eine Psychoanalyse, durch den Suchtprozeß ist die Fähigkeit oder die Bereitschaft zu einer tiefgreifenden strukturellen Veränderung nicht mehr möglich. Dadurch würde der Patient überfordert werden bei mangelnder Angsttoleranz und unzureichender Impulskontrolle sowie eingetretenem Verlust der Sublimierungsfähigkeit. Als Folge ergibt sich verstärkte Symptombildung.

Die Entwicklung des Alkoholismus entspricht einem schweren regressiven Prozeß. Mit der Psychoanalyse wird ein zusätzliches Angebot von therapeutisch erwünschter Regression gemacht, das durch die spezielle Verfahrenstechnik gefördert wird. Bei Alkoholikern kommt es dagegen zur nicht angestrebten, malignen Regression (35). Schon durch das »Setting« mit dem Liegen auf der Couch würde der Alkoholiker mit seinen Ängsten und seinen Erwartungen konfrontiert, das Vertrauen und die Atmosphäre der »Arglosigkeit« zerfällt zunehmend, der Alkoholiker entwickelt immer mehr Schutz- und Sicherungsmaßnahmen sowie Symptome unter verzweifeltem Anklammern bzw. Ablehnung mit zunehmendem Haß. Es entwickelt sich eine Spirale von Forderungen und Bedürfnissen, die nicht befriedigt werden können. Durch äußere Handlungen sowie Agieren wird das Ziel der Befriedigung weiter angestrebt, Forderungen, Erwartungen und Bedürfnisse entwickeln einen verdächtig hohen

Intensitätsgrad, so daß schließlich massive Symptome psychischer Dekompensation auftreten.

Psychoanalyse sollte bei entsprechender Indikation im Rahmen frühestmöglicher sekundärer Prävention einsetzen, spätestens aber bei ersten Anzeichen einer abzusehenden Suchttendenz (393) bei neurotischen Trinkern. Die Psychoanalyse erklärt nur die psychodynamische Funktion der Sucht wie den zielgerichteten Antrieb, während die Multikonditionalität des Alkoholismus einer biopsychosozialen Störung entspricht.

9.2.3. Analytisch orientierte Psychotherapie

Während das Ziel eines grundlegenden Charakterwandels bei süchtiger oder verfestigter Persönlichkeitsstruktur wie infantilen oder oralen Charakterneurosen nicht möglich ist, kann der rekonstruktive Ansatz als partielles Therapieziel angestrebt werden. Die psychoanalytische Theorie und Technik begünstigen den angemessenen Umgang für Übertragungs- und Abwehrvorgänge, das Aufzeigen frühkindlicher Konflikte und ihre Verbindung und Wiederholung wird durch anderes »Setting«, größere Flexibilität z.B. in der Terminplanung oder durch themenzentriert-strukturierendes oder partiell auch stützendes Vorgehen erleichtert. Angemessene integrierte Elemente anderer Schulen sowie die Entwicklung einer persönlichen und flexibleren Therapie werden möglich, dadurch werden identifikatorische Vorgänge und Aspekte sozialen und kognitiven Lernens gefördert.

Eine analytisch orientierte Psychotherapie ist für neurotisch-strukturierte Trinker (517, 518) angezeigt, die oft für Selbsthilfegruppen wegen deren spezifischer Gruppenstruktur nicht geeignet sind. Für neurotische Trinker wird analytische Gruppentherapie vorzugsweise empfohlen (106). Es wurde vermutet, daß die Gruppe den Bedürfnissen des Alkoholikers eher entgegenkommt als eine intensive Einzeltherapie (515).

Auf Einzeltherapie kann nicht verzichtet werden, da bestimmte Alkoholiker in der Gruppentherapie eine Ersatzidentität annehmen und dadurch die Therapie nicht tiefgreifend wirkt (515). Als weitere sinnvolle Therapiealternative wird die kombinierte analytische Gruppen- und Einzeltherapie vorgeschlagen (266). Durch die zusätzliche Einzeltherapie werden Probleme der Gruppenfähigkeit und Besonderheiten der Persönlichkeitsstruktur zusätzlich therapeutisch bearbeitet.

Der psychoanalytisch orientierte Therapieansatz berücksichtigt (258) Apperzeptionsstörungen durch unzureichende Trennung von Innen- und Außenwahrnehmung, als Folge tritt mangelnde Differenzierung und falsche Bewertung gegenüber Affekten mit ihren Signalfunktionen, z.B. die Bedeutung der Angst, auf.

Störungen der Objektbeziehungen wiederholen sich, durch den Alkoholismusprozeß treten gehäuft primitive Abwehrmechanismen auf. Eine zwiespältige Einstellung zu dem Primärobjekt, meist der Mutter, fördert eine lebenslange Ambivalenz gegenüber Entscheidungsprozessen. Frustrationsintoleranz erschwert den Aufschub direkter Triebbefriedigungen, Zusammenhänge mit Störungen der Affekt- und Impulskontrolle bestehen. Störungen der eigenen Urteilsfähigkeit liegen vor, dadurch wird die Vorwegnahme (Antizipation) der Wirkung des eigenen Verhaltens auf andere gefördert.

Abhängigkeitskonflikte schwanken zwischen anklammernden, symbiotischen Ansprüchen und Autonomiebestrebungen.

Mit dem Verzicht auf Alkohol, z.B. in der Bedeutung eines Brücken-, Übergangs- oder Ersatzobjektes, werden dem infantilen Objekt geltende Wünsche auf den Therapeuten übertragen. Die therapeutische Abstinenz stellt eine weitere Versagung dar, die vom Patienten zu verarbeiten ist, der Patient muß sogar zum doppelten Verzicht gegenüber dem Therapeuten sowie zum Verzicht auf das Agieren befähigt werden.

9.2.4. Nichtanalytische Psychotherapien

Die vereinfachte Unterteilung der Psychotherapien in drei Formen (688) beschreibt neben den analytisch orientierten (rekonstruktiven) Psychotherapien die unterstützenden sowie die reedukativen Psychotherapien. Zur letztgenannten gehören vor allem die verhaltens- und lerntheoretisch ausgerichteten Therapien (s. Kap. 9.6.). Die stützenden Psychotherapien können aufgrund ihrer Gesprächsführung in direkt-persuasive Therapien (rationelle Psychotherapie = Persuasion, rational-emotive Therapie, Logotherapie und individualpsychologische Therapie) und in nichtdirektive Psychotherapien (klientzentrierte Therapie, Gestalttherapie und überwiegend auch daseinsanalytische Therapie) unterschieden werden, wobei Übergänge und Kombinationen fließend sind. Festzuhalten ist, daß keine Psychotherapiemethode nur spezifische Wirkungswege hat, es bestehen immer mehrere, so daß verschiedene Methoden gleiche Wirkungswege verwenden (333).

9.2.4.1. Realitätstherapie

Als Beispiel einer direkt-persuasiven Psychotherapie kann die von Glasser (213) entwickelte Realitätstherapie gelten, die Ähnlichkeit zur rationellen Psychotherapie (Persuasion) in Hinsicht auf das Therapieziel der Erziehung zu Verantwortung und Verzicht auf irrationales Denken und Handeln hat. Basis des therapeutischen Prozesses sind die allgemeine psychotherapeutische Forderung, daß der Therapeut interessiert, menschlich mitfühlend und warmherzig sein muß. Der Therapeut soll rasch eine Beziehung zum Patienten aufbauen, um eine sichere Vertrauensperson zu werden, deshalb soll nicht zuviel gefragt und nach Gründen gesucht werden in der Vergangenheit und dem Unbewußten.

Der Alkoholiker handelt nicht realitätsbezogen, wenn er die Verantwortung im Jetzt und Heute vermeidet und das Glas nicht stehen läßt. Eine Ursache besteht darin, daß die Alkoholiker die Gründe des Alkoholismus in der Vergangenheit suchen und Schuldzuweisungen bevorzugen, anstatt im Jetzt und Heute realitätsbezogen zu handeln. Glasser als früher tätiger Psychoanalytiker ist der Meinung, daß analytische Therapieansätze dem Patienten oft noch mehr Material für die Entwicklung seines alkoholischen Erklärungssystems liefern. Von zwei Grundbedürfnissen wird ausgegangen, dem Bedürfnis zu geben und selbst geliebt zu werden, sowie dem Erreichen eines adäquaten Selbstwertgefühls. Die angemessene Befriedigung dieser Bedürfnisse wird durch die eigene Verantwortlichkeit gesteuert. Wenn die Bedürfnisse sich nicht erfüllen, wird die Eigenverantwortlichkeit und die Einschätzung der objektiven Realität beeinträchtigt, es resultiert irreales Verhalten. Die Aufgabe des Therapeuten besteht darin, dem Patienten zu helfen, ein angemessenes Verhalten zu entwickeln.

Auf der Basis des rasch zu fördernden Vertrauens hat der Patient sich selber zu prüfen, ob er sich verändern will. Wenn dies bejaht wird, stellt der Therapeut einen Behandlungsplan auf, den der Patient bestätigt. Eventuelle Schwierigkeiten von der Seite des Therapeuten werden deutlich gemacht und dienen als Lernbeispiele. Wenn der Patient Vereinbarungen nicht einhält, sind schuldmachende Vorwürfe zu vermeiden, der Patient soll aber die Verantwortung für sein Handeln übernehmen. Verantwortungsbewußtes Handeln und das eigene Akzeptieren der getroffenen Entscheidung sollen den Realitätsbezug fördern. Der Patient muß selbst feststellen, daß nicht andere oder der Therapeut verantwortlich für seinen Alkoholkonsum sind. Wenn er für sein Verhalten und seinen Alkoholismus selbst verantwortlich wird, kann er dieses nicht mehr akzeptieren und Verhaltensänderungen vornehmen.

9.2.4.2. Klientzentrierte Psychotherapie

Besonders die klientzentrierte Psychotherapie von Rogers kann als nichtdirektive Methode (506, 507) bei mehr stützender Therapieform genannt werden. Die klient(= Patient)zentrierte Therapie erhielt in Deutschland die Bezeichnung Gesprächspsychotherapie (620), obwohl andere Methoden wie die lose strukturierten Interviews von Sullivan und die Logotherapie nach Frankl formal als Gesprächspsychotherapie bezeichnet werden können.

Der Patient muß als Voraussetzungen Leidensdruck bzw. innere Spannung aus der Konfliktsituation, eine gewisse Selbstentwicklung, Unabhängigkeit als Grundlage einer möglichen Lebensveränderung und ein Mindestmaß an Verbalisierungsfähigkeit sowie eine ausreichende Intelligenz mitbringen.

Außerdem werden nicht zu starke psychopathologische Veränderungen gefordert. Das Verhalten des Therapeuten ist gekennzeichnet durch positive Wertschätzung, emotionale Wärme und uneingeschränktes Akzeptieren. Dazu gehört verstehende Einfühlsamkeit (Empathie) und die Fähigkeit, die emotionalen Inhalte und das Verstandene der Patientenäußerungen zu reflektieren sowie therapeutische Kongruenz – als Echtheit und Integration im eigenen Verhalten – gegenüber den Klienten.

Dadurch soll eine warme, akzeptierende Gesprächsatmosphäre hergestellt werden, um zu formulieren, was der Patient noch gefühlsmäßig undeutlich ausdrückt. Wichtig für das emotionale Durcharbeiten ist der Prozeß des Klärens, um bei dem Klienten eine vorzeitige Einsicht zu ermöglichen mit dem Ziel von Katharsis und Abreaktion. Auch soll der nichtdirektive Therapieansatz ermöglichen, daß der Klient an die quälenden Konflikte herankommt, der Therapeut unterstützt die Verbalisierung emotionaler Erlebensinhalte. Dagegen wird ein intellektueller Prozeß und vermehrtes Tiefenerleben (experiencing) weniger angestrebt.

Die entsprechende Technik für die konzentrierte Wahrnehmung körperlicher Gefühle wird als Fokussieren bezeichnet, die sich bei dem In-sich-Hineinsinken und der Vorstellung bestimmter Probleme oder Personen einstellen als besondere Erlebnisaktivierung (206).

Die Gesprächstherapie wurde intensiv auf die Korrelation zwischen den Variablen von Therapeuten, Veränderungen beim Patienten und Therapieerfolg untersucht, die genaue Analyse des therapeutischen Prozesses führte zur beanspruchten Bezeichnung »wissenschaftliche« Gesprächspsychotherapie.

Trotz der wichtigen Elemente der Gesprächstherapie wurde die Effektivität in der Behandlung für Alkoholiker als geringer (498) angesehen. Weiter ist zu berücksichtigen, daß eine wesentliche Störung bei Alkoholikern in der Unfähigkeit liegt, eigene Phantasien oder Gefühle zu erfassen und auszudrücken (Hyposymbolisation) (694). Die Gesprächstherapie wird eher als Kurztherapie durchgeführt, während Alkoholiker oft eine zeitlich umfangreichere Therapie von 18 Monaten oder länger brauchen.

Elemente der klientzentrierten Psychotherapie wurden z.B. bei drei- bis sechsmonatiger stationärer Behandlung berücksichtigt mit dem Hinweis, daß ansonsten alle Fachkliniken und Fachabteilungen ihren Patienten zu direktiv und systematisch Wissen vermitteln (389). Das Verhalten der Therapeuten mit einfühlendem Verstehen und emotionaler Wärme soll die Selbstöffnung der Patienten für ihr Erleben fördern, damit sie bereitgestellte Informationen überhaupt auf ihre eigene Suchtproblematik beziehen können. Die gemachten Erfahrungen wurden im wesentlichen als positiv beurteilt (389).

9.3. Gruppenpsychotherapien

9.3.1. Überblick und Prinzipien

Grundsätzlich soll auf die erhebliche Vielfalt von Gruppentherapien hingewiesen werden, das Spektrum reicht von einfachen Gruppenaktivitäten wie gemeinsamem Spielen oder kreativem Gestalten bis zu spezialisierten Gruppenmethoden wie der analytischen Gruppenpsychotherapie.

Die therapeutische Gesprächsführung bewegt sich bei den einzelnen Verfahren zwischen den Polen
1. Konflikte bearbeiten und umstrukturieren (psychoanalytisch),
2. lernen und reedukativ umschulen und
3. eher einfühlend non-direktiv stützen oder direkt-suggestiv beeinflussen und stützen.

Eine Abgrenzung im gemeinsamen Gruppenprozeß ist zwischen Gruppenpsychotherapie und Gruppentherapie oft schwierig, die Begriffe Gruppenpsychotherapie und Gruppentherapie werden häufig synonym gebraucht (333).

Als Beispiel einer reedukativen Gruppentherapie können die Orientierungsgruppen (75) angesehen werden, ambulante oder stationäre Gruppen werden in Hinsicht auf die Alkoholproblematik informiert, ein weiterer erzieherischer Effekt tritt durch Äußerung der Erfahrungen des einzelnen Patienten auf. Wenn neben diesem Therapieziel weitere Ziele wie Aufgeben der Verleugnung, Förderung der Motivation und Urteilsfähigkeit sowie Wahrnehmung der Gefühle angestrebt werden, handelt es sich um Ziele der Gruppenpsychotherapie.

Trotz Überschneidungen und Schwierigkeiten der Abgrenzung ergibt sich folgende Unterscheidung der Gruppenpsychotherapien (257):

1. Psychoanalytische Gruppentherapie:
   a) Analytische Gruppenpsychotherapie mit rein psychoanalytischen Prinzipien oder
   b) Integration psychoanalytischer und gruppendynamischer Prinzipien

   Für beide Formen psychoanalytischer Gruppentherapie gibt es zusätzliche spezialisierte Modelle (333), die mehr die Gruppen-Matrix oder eher individuelle psychoanalytische Aspekte für einzelne Gruppenmitglieder berücksichtigen.
2. Tiefenpsychologisch fundierte oder analytisch orientierte interaktionelle Gruppenpsychotherapie:

   Grundlagen der Psychoanalyse werden angereichert durch Beachtung der Interaktionsmuster, gegebenenfalls werden besondere Aspekte wie die Abwehr durch den Gruppenleiter berücksichtigt, z.B. durch Interpretationen. In diese Gruppe kann auch das durch die klientzentrierte Psychotherapie entwickelte gruppenpsychotherapeutische Konzept eingeordnet werden mit Betonung der Therapeutenvariablen (emotionale Wärme, Empathie und Echtheit des Verhaltens). Dabei wird die Selbstheilungstendenz einzelner Gruppenteilnehmer stärker gefördert gegenüber dem Gruppenprozeß.
3. Themenzentrierte interaktionelle Methode (themenzentrierte Interaktion = TZI)

In die Gruppenpsychotherapie können außerdem eingeordnet werden:
4. Psychodrama
5. Rollenspielmethoden (durch Märchenspiele oder Pantomime)
6. Schreitherapie

Als Gruppenmethoden im Grenzbereich der Psychotherapie wurden genannt (333):
1. Gruppendynamische Veranstaltungen
2. Encounterbewegung
3. Balint-Gruppen
4. Sozialpsychiatrische Gruppenmethoden
5. Selbsthilfegruppen

Bei Alkoholismus mit Alkoholabhängigkeit ist ein integrativer multidisziplinärer Behandlungsansatz notwendig und eine singuläre spezielle Psychotherapie nicht angezeigt. Für ambulante und stationäre Gruppentherapien empfehlen sich bei integrativem Behandlungsansatz Kenntnisse und Elemente analytischer Gruppenpsychotherapie und der Gruppendynamik.

Die Therapie von Alkoholikern findet häufig als Gruppentherapie statt, weil dadurch die oft eingetretene Isolation durchbrochen wird und sich

zwischenmenschliche Kontakte entwickeln (75). Auf das Auftreten oraler
Charakterneurosen sowie die durch den Alkoholismusprozeß bedingte
Regression mit Entwicklung der primitiven Abwehrmechanismen wurde
wiederholt hingewiesen, mit verstärkten infantilen Machtkämpfen ist zu
rechnen. Rückfälle können auch masochistische Siege bedeuten, der
Therapeut und die Gruppe werden enttäuscht. Schuld wird zugewiesen
und Fortschritte werden behindert, welches die unbewußte Quelle narzißtischer Befriedigung sein kann (216). Zusätzlich wird die aggressive
Strenge des Über-Ichs in Schuldgefühle und in Depression umgewandelt,
verbleibende Aggression wird eingesetzt, um z.b. Strafe zu provozieren.

9.3.2. Analytische Gruppentherapie und Gruppendynamik

Von zentraler Bedeutung ist für die therapeutische Gruppe der
Kommunikationsprozeß (184), Leidensdruck und Symptomatik verstärken das Bedürfnis nach Kommunikation. Die daraus resultierenden
interaktionellen Abläufe brauchen und fördern flexiblere Verhaltensweisen. Gegenüber der Einzeltherapie wird die Entwicklung und die
Einengung auf primitive Abwehrmechanismen geringer, bei der Notwendigkeit wechselnder Übertragungsreaktionen. Die Gruppe sollte auch als
Möglichkeit für Schutz und Entlastung angesehen werden, wenn Kommunikation möglich wird, ohne daß sich die lebenslang bestehende Wiederholung dualer personaler Beziehungsschwierigkeiten durch die orale
frühkindliche Entwicklungsstörung wiederholt. Vereinfachend kann
gesagt werden, daß die Ansprüche, die durch die gestörte primäre
Objektbeziehung entstanden sind, nicht nur auf den Therapeuten ausgerichtet werden. Die Gruppe entspricht einer stabilisierenden Objektre-
präsentanz, die anfangs nur äußerlich real existiert und mit der Zeit bei
günstiger Entwicklung der Therapie durch unzählige kleine Schritte und
Erfahrungen als gutes Objekt verinnerlicht wird. Zusätzliche Aspekte
sozialen Lernens und Verhaltens dürfen nicht unterschätzt werden.

Obwohl die Motivation von Alkoholikern oft eher als gering, wechselhaft oder undeutlich beschrieben wird, besteht ein deutlicher Gegensatz
in ihrem Bedürfnis nach Kommunikation; dies entspricht wesentlich der
Bezeichnung des sozialen Hungers (581) oder der Fähigkeit zur angestrebten Gemeinsamkeit als sogenannte Valenz (67).

Als formale Bedingung der Gruppe gilt, daß eine Gruppe aus zwei oder
mehr Patienten und dem Therapeuten besteht, damit könnte die Paartherapie als Kleinstgruppe aufgefaßt werden. Die therapeutische Gruppe
mit Alkoholikern sollte als Kleingruppe stattfinden, weil damit Ähnlichkeiten zur Primärgruppe sowie ein Sitzen von Angesicht zu Angesicht

möglich wird (499). Dadurch ergibt sich ein Hinweis auf die Anzahl der
Gruppenteilnehmer, in der Literatur wird bei einer Obergrenze von ca.
zwölf Personen ein Optimum bei etwa acht Patienten angegeben. Als
weitere formale Bedingung muß entschieden werden, ob eine geschlossene oder eine offene Gruppe stattfindet. Eine geschlossene Gruppe würde
meistens eine Wartezeit bedeuten, bis eine neue Gruppe sich organisiert
(75).

Tendenziell ergeben sich offene Gruppen bei neurotischen Trinkern
oder Alkoholikern durch stationäre Einrichtungen sowie Ausfälle durch
Alkoholrückfälle und Symptombildungen. Zu entscheiden ist auch, wie
homogen oder gemischt die Gruppen sein sollen, eher sollten gemischte
Gruppen angestrebt werden. Eine Isolation einzelner Patienten durch ihr
alleiniges Merkmal des zu großen Altersabstandes, des Geschlechtes, im
Sozialstatus sowie durch Religion, ethische Gruppenangehörigkeit, Rasse
sowie sexuelle Besonderheit sollte nicht auftreten. Dementsprechend
geschickt müssen auch die Therapiegruppen der Alkoholiker gemischt
werden (75). Dadurch wird soziales Lernen vermehrt gefördert. Homogene Gruppen kommen gegebenenfalls für relativ junge oder alte sowie
weibliche Alkoholiker in Frage, die bei stationärer Behandlung als
Sondergruppe neben anderen gemeinschaftlichen, gemischten Gruppenaktivitäten durchgeführt werden (s. Kap. 2.2.1. und 2.2.2.).

Gruppendynamisch kann das gemeinsame Ziel, der Sieg über den
Alkoholismus, auf der Grundlage der Annahme der gemeinsamen
Arbeitsebene zu einem Gemeinschaftsgefühl führen mit Entwicklung
sozialer Beziehungen und Kompetenzen bei Förderung der Motivation
zur Abstinenz. Dabei kämpfen gesunde Strukturanteile des Patienten mit
dem Therapeuten gegen kranke Anteile und Defizite des Ichs. Auch für
die Gruppe ist erschwerend, daß besonders wegen frühkindlich gestörter
primärer Objektbeziehung vermehrt Ambivalenzen und Spaltungsmechanismen auftreten mit resultierenden Konflikten. Das überzogene Harmo-
niebedürfnis der Alkoholiker erklärt sich vor allem als Versuch der
Synthese gegen diese Konflikthaftigkeit, dadurch ergeben sich erhebliche
Erwartungen gegenüber der Gruppe.

Zu den entscheidenden Erkenntnissen und angestrebten Fähigkeiten
bei Alkoholikern gehören, daß auf der Ebene des Erwachsenseins und der
Arbeitsbeziehung Mißtrauen und offene Feindseligkeit ausgetragen werden können. Trotzdem soll keine intime Objektbeziehung, aber auch keine
Feindschaft entstehen. Alkoholiker glauben vermehrt, daß unter dem
Harmonieanspruch nicht gestritten werden darf und die Therapie davon
gestört wird. Eine partnerschaftliche Beziehung ist auch eine »Kampfbe-
ziehung«, die dennoch vertrauensvoll sein kann. Besser ist es mit
Freunden zu streiten (231). Wegen dem überhöhten Anspruch der

Harmonie müssen in dem Angriff auf den Leiter Elemente der Enttäuschung, aber auch ein sich wiederholendes Entwicklungselement in
Richtung Selbständigkeit gesehen werden. Ursächlich sind Schuldgefühle
sowie archaische Prinzipien der Gerechtigkeit. Auftretende Affekte wie
Zorn müssen durch den Gruppenleiter aufgefangen werden. Darin liegt
auch ein Vorteil; Zorn ist der Affekt, der am stärksten die Gruppenstruktur organisiert – dies wird bei Selbsterfahrungsgruppen deutlich (580).

Die Beachtung aggressiver Triebenergie ist notwendig, die häufig durch
Frustrationen gefördert wird. Zur Gruppenpsychotherapie gehört die
Verarbeitung des enttäuschten Bedürfnisses nach Abhängigkeit gegen-
über dem Gruppenleiter.

Wichtig ist es, das Phänomen zu kennen und therapeutisch zu
bearbeiten, wenn ein Sündenbock in der Gruppe gefunden wird (580).
Dadurch wird aggressive Energie bei gesteigerter Feindseligkeit abgeführt. Beachtet werden sollte, welche Abwehrformen der »Sündenbock«
initiiert. Dieser bestätigt dagegen seine Überzeugung, daß er Opfer der
schlechten Welt ist, indirekt werden dadurch seine Rückfälle legitimiert.
Der Sündenbock wird zum Patienten, bei dem ein Alkoholrückfall
erwartet (provoziert) wird durch seine destruktive Annahme des negativen (Alkoholiker-)Images.

Zum Verständnis der Gruppendynamik eignen sich auch die von Bion
formulierten Grundannahmen (67), wenn das gemeinsame Gruppenziel,
die Arbeitsgruppe mit aktivem und kooperierendem Verhalten erwachsener Menschen, unterlaufen wird. Als Grundannahme-Gruppen wurden
folgende formuliert:
1. Abhängigkeitsgruppe
2. Kampf- und Flucht-Gruppe
3. Paarbildungsgruppe

Die **Abhängigkeitsgruppe** kommt oralen Charkaterstrukturen entgegen, die Patienten verhalten sich kindlich, fordernd und wollen gefüttert
werden. Wenn der Gruppenleiter diese Bedürfnisse nicht befriedigt,
fühlen sie sich durch den Leiter im Stich gelassen, obwohl dessen
Äußerungen zum Gesetz und Glaubensbekenntnis gemacht werden. Der
Zusammenhalt der Gruppe wird dadurch gefördert, daß eine behagliche
Gruppenatmosphäre betont wird im Gegensatz zur Außenwelt, die als kalt
und unfreundlich dargestellt wird.

Die **Kampf- und Flucht-Gruppe** hat sich gebildet, um zu überleben.
Abhängigkeitsbedürfnisse werden abgewehrt durch Aktionen, es gibt
kaum Toleranz, mit Verlusten einzelner Gruppenmitglieder muß gerechnet werden. Das Verhalten ist oft wenig rational, das Handeln wird durch
Panik oder Orientierung nach dem Leiter ausgerichtet. Es ist damit zu
rechnen, daß einzelne Patienten versuchen, die Führung an sich zu ziehen

und zum Angriff auf den bisherigen Leiter aufrufen, wenn dieser den Ansprüchen unschlagbarer Stärke nicht entspricht (67).

Die **Paarbildungsgruppe** geht davon aus, daß zwei Menschen sich finden, dadurch erhält die Gruppe Hoffnung. Die einzelnen Teilnehmer warten auf ein Allheilmittel, mit der Paarbildung sind auch Wunsch und Hoffnung nach Familienleben geknüpft. Aspekte der Paarbildung ergeben sich, wenn der therapeutische Leiter die Rolle eines »geheilten« oder guten Patienten zu stark betont und dieser als Vorbild mit der Position ähnlich einem Co-Therapeuten auf die Gruppe einwirkt.

Mit dem Alkoholismusprozeß ergibt sich pathologische Regression, der Patient kehrt nicht nur in Affekten und Verhalten, sondern tatsächlich zu früheren Phasen seiner Entwicklung zurück (581).

Realitätssinn und die Wahrnehmung der Realität, nicht aber die Realitätsprüfung, regredieren tatsächlich und nicht nur »als ob« auf einen Stand der Vergangenheit. Mit der Regression ergeben sich verschiedene Formen des Agierens. Beim pathologischen Agieren ist das Ich beeinträchtigt und fragmentiert und hat sich von der Realität zurückgezogen. Durch äußere Maßnahmen wie Alkohol, Medikamente, Zwänge oder sein Verhalten findet der Patient sein Gleichgewicht nicht wieder. Ein als parapathologisch bezeichnetes Agieren ist in der Regel Ich-synton und Lust erzeugend und kommt narzißtischen Bedürfnissen entgegen. Daher ist vermehrt damit zu rechnen, daß sowohl die durch den Therapeuten auferlegten Therapieregeln (sogenannte »Abstinenzregel«), Verzicht auf intime oder private Kontakte zwischen den Patienten, Mitteilungen über Interna der Gruppe an Außenstehende und Therapieabsprachen in Hinsicht auf die Alkoholabstinenz Gegenstand des Agierens werden.

Falls der Patient entsprechenden Impulsen nachgibt, können sich trotzdem neue und fruchtbare therapeutische Interventionsmöglichkeiten ergeben, wenn die Bedeutung geklärt wird, weshalb therapeutische Grundregeln und Wünsche der Gruppe nicht eingehalten wurden. Die Funktionen des Agierens sind vielfältig. Agieren kann auch als Ventil zum Abbau von Spannungen und aufgestauten Gefühlen dienen sowie vor emotionalen Ausbrüchen schützen, die das Ich überwältigen und gefährden. Weitere Funktionen des Agieren bestehen in Abreagieren, Widerstand, Reaktion auf Flucht, Provokation, Versuch zur Statusgewinnung, Testung, emotionaler Hypochondrie, Abwehr, neurotischem Symptom, Narzißmus und Charakterstörung und können auch von der Gruppe induziert sein (581).

In der Therapie mit Alkoholikern muß der Therapeut belastbar sein und soziale wie auch integrative Fähigkeiten zeigen, um typische Gruppenwiderstände einschließlich auftretender Verspätungen, wiederholtem

Fehlen sowie provokativem Verhalten zu verarbeiten. Dadurch wird geprüft, ob die Kommunikation in der Gruppe hält – therapeutisch ist Hilfe notwendig zum Bewältigen und Herstellen von mehr Realitätsnähe.

Zur Kompatibilität von Gruppenteilnehmern und zur Gruppenkohäsion wurde wegen der zwischenmenschlichen Bedürfnisse bei sozialpsychologischem Ansatz (557) angenommen, daß kompatible Gruppen produktiver sind und eine größere Kohäsion zeigen als wenig kompatible Gruppen. Diese Ergebnisse ließen sich für Alkohol- und/oder Medikamentenabhängige nicht belegen, gegenteilig fanden sich die positivsten Veränderungen in der Gruppe, die anfänglich die geringste soziale Verträglichkeit zeigte und deren Kompatibilität im Therapieverlauf noch weiter abnahm. Bei Abschwächung dieses Effektes ergab sich kein signifikanter Unterschied gegenüber zwei anderen Gruppen in einer Nachuntersuchung zwölf Monate später. Trotzdem wurde gefolgert, daß die bisherige Annahme der Kleingruppenforschung, daß kompatible Gruppen größere Kohäsion und Produktivität ergeben, für Therapiegruppen generell nicht übertragbar sind. Der Gruppenprozeß bei Teilnehmern mit unterschiedlichen sozialen Bedürfnissen soll eher bessere Ergebnisse bewirken. Wesentlich ist die Klärung zwischenmenschlicher Beziehungen, die therapeutisch verwertet werden kann, vorausgesetzt es besteht eine noch ausreichende Gruppenkohäsion (113).

Nach Beschreibung einiger Aspekte zur Gruppenpsychotherapie kann festgehalten werden, daß für Alkoholiker die Gruppentherapie zunehmend an Bedeutung gewonnen hat (168). Durch das zentrale Problem des Alkoholismus wird eine ausgeprägte Identifizierung der Gruppenmitglieder ermöglicht, der sich entwickelnde therapeutische Prozeß wird entscheidend gefördert durch die Ich-stärkende Erkenntnis, daß der Alkoholiker nicht allein ist mit seinem Problem und darüber sprechen kann. Eine erhebliche Entlastung von den Schuldgefühlen ergibt sich mit der Erkenntnis: »Nicht allein ich – die auch (92)«.

Dadurch wird der Motivationsprozeß gefördert und zunehmend vielschichtiger. Vermutlich spielen projektive Vorgänge eine wesentliche Rolle wie die Ich-stärkende Funktion der Schuldzuweisung an den »Sündenbock« (580). Ein weiterer Mechanismus besteht in der »Projektion des schwachen Teils« (501), eigene Schwäche kann mit Erfolg auf einen anderen, angeblich schwächeren Gruppenteilnehmer projiziert werden. Erleichtert wird dies, wenn der andere Gruppenteilnehmer deutlich erkennbar mit der vermuteten Schwäche befallen ist. Dadurch wird die narzißtische Kränkung wegen der eigenen Schwäche abgewehrt mit der Vorstellung: »Jener da ist krank, ich bin gesund!« (501).

Für Alkoholiker wurde eine patientenzentrierte Indikationsstellung der erforderlichen Therapieform gefordert, die aus differentialdiagnostischen Überlegungen der individuellen Persönlichkeitsstruktur unter Berücksichtigung der Ich-Funktionsausfälle, der inneren und äußeren Objektbeziehungen, dem typischen Trinkmuster und psychodynamischen Besonderheiten durch Alkoholwirkung resultiert (260).

Unter Anlehnung auf die Struktureinteilung von Kernberg wurde empfohlen, daß für präpsychotisch-strukturierte Patienten eine Behandlung in Einzeltherapie indiziert ist, die später mit Gruppentherapie kombiniert wird. Dadurch können autistische Tendenzen abgebaut werden und primitive Abfuhr von Spannungen ohne größere Kränkungen erfolgen. Borderline-Patienten mit einer Alkoholproblematik sollten eine kombinierte Einzel- und Gruppenbehandlung erhalten, damit die Objektspaltung aufgearbeitet werden kann. Narzißtisch-strukturierte Patienten bedürfen der kombinierten Einzel- und Gruppenbehandlung, die variable Frequenz der Einzelsitzungen muß sich gegebenenfalls erhöhen, wenn das narzißtische Größenselbst in der Gruppe verletzt wurde.

Abschließend können, stark vereinfachend, zwischen Einzeltherapie und Gruppentherapie folgende Unterschiede beschrieben werden (260): Einzeltherapie erscheint angezeigt bei schweren Ich-Funktionsstörungen, bei starker narzißtischer Vulnerabilität, bei Umformung einer Art personaler Partialobjektbeziehung in eine eher personale Objektbeziehung und zur Entwicklung der inneren Wahrnehmung. Weiter fördert die Einzeltherapie den Schutz vor Impulsdurchbrüchen und schützt vor anderen.

Die Gruppentherapie scheint angezeigt, wenn Ich-Funktionen und narzißtische Stabilität ausreichend entwickelt sind. Durch die Gruppe wird das Über-Ich entlastet zu Gunsten des Ichs. Durch die Gruppentherapie werden Ich-Funktionsdefizite bearbeitet, die zu Kontaktstörungen führen, wie z.B. die vorwegnehmende negative Einschätzung des eigenen Verhaltens und der Abbau von schweren Verleugnungen der Wahrnehmung.

9.3.3. Themenzentrierte Gruppentherapie

Durch R.C. Cohn, einer ausgebildeten Psychoanalytikerin, wurde eine themenzentrierte interaktionelle Methode der Gruppentherapie mit stärkerer Strukturierung entwickelt, die themenzentrierte Interaktion (TZI) genannt wurde (125). Als Grundlage des themenzentrierten interaktionellen Ansatzes beschreibt sie Axiome, Postulate und Hilfsregeln. Die Axiome stellen Grundregeln dar, z.B. daß Autonomie durch das Bewußtsein der Interdependenz (Allverbundenheit) wächst, daß Ehrfurcht dem Aktiv-Lebendigen, seinem Wachstum sowie den damit verbundenen Entscheidungen gebührt. Freie Entscheidung geschieht bedingt nur innerhalb innerer und äußerer Grenzen, die erweitert werden können.

Als Postulate der TZI gelten die Aussagen: »Sei dein eigener Chairman« und »Störungen haben Vorrang«. Mit der Aussage »Sei dein eigener Chairman« sollen die unterschiedlichen Gefühle bewußt gemacht, akzeptiert sowie die Verantwortung übernommen werden. Selbstbestimmend soll jeder für sich entscheiden, ob er reden oder schweigen will.

Das Postulat »Störungen haben Vorrang« bedeutet, daß leidenschaftliche Gefühle und Störungen wie Schmerz, Freude, Angst, Zerstreutheit, Antipathien u.a. sofort ins Gespräch gebracht werden, um deren störende und destruktive Wirkung abzubauen.

Cohn betont, daß die Position des Gruppenleiters kein hierarchisches Statussymbol ist, die wichtige, zu lernende Arbeitsfunktion wird nicht durch Neutralität gefördert, die sonst zu vermehrten Übertragungs- und Machtproblemen führt. Der Gruppenleiter muß authentisch sein, selbstverantwortlich und zugleich für die Gruppe die Funktion der Gleichgewichtsführung übernehmen bei Berücksichtigung der Ebenen:
1. das Ich (die Persönlichkeit),
2. das Wir (die Gruppe) und
3. das Es (das Thema).

Die drei Ebenen stellen sich in der Umgebung der Einrichtung als interaktionelle Gruppe dar. Psychopathologische Phänomene beeinflussen in ihrer Wirkung nur die gegenwärtige Situation, damit ist die Vorstellung des »lebendigen Lernens« verbunden, welches durch die Hilfsregeln gefördert wird (125):
1. Vertritt dich selbst in deinen Aussagen, spreche per »Ich« und nicht »Wir« oder »Man«.
2. Sage dich selbst aus, wenn du Fragen stellst, sage warum und was die Frage für dich bedeutet und vermeide das Ausfragen.
3. Sei authentisch und selektiv bei Kommunikationen, mache dir vorher bewußt, was du denkst und fühlst, und wähle, was du sagst und tust.
4. Halte dich mit deinen Interpretationen von anderen zurück, sprich statt dessen deine persönlichen Reaktionen aus.
5. Sei zurückhaltend mit Verallgemeinerungen.
6. Wenn du etwas über Benehmen oder Charakteristik anderer Teilnehmer aussagst, sage auch, was es dir bedeutet, wenn er so ist, wie du ihn siehst.
7. Seitengespräche haben Vorrang, sie stören und sind meist wichtig. Sie können erfragt werden, z.B. »Vielleicht wollt ihr uns erzählen, was ihr miteinander sprecht?«.

8. Nur einer zur Zeit bitte (mehrere sollen nicht gleichzeitig reden).
9. Wenn mehrere gleichzeitig sprechen wollen, verständigt euch in Stichworten, was ihr zu sprechen beabsichtigt.

Die Regeln bedeuten Hilfestellungen, die zur Verwirklichung der Postulate führen und für interaktionelle Gruppen nützlich sind.

Das Thema muß knapp, möglichst klar und genügend konkret für die Gruppe formuliert sein, typische Themen bei Alkoholikern sind die bestrafende Mutter, das rebellische Kind, der gerechtigkeitsbetonte Mensch, das Streben nach Perfektion, die Unfähigkeit, Gefühle auszudrücken, Unzufriedenheit u.a. Bei zeitlich begrenzter (stationärer) Therapie ist gegebenenfalls eine Auswahl wichtiger Themen durch den Therapeuten zu berücksichtigen. Ergänzend ist anzumerken, daß die Methode der TZI, meist ohne ihre Kenntnis, in naiver und vereinfachter Form bei Gruppentherapien oft praktiziert wurde.

9.4. Soziopsychotherapien

9.4.1. Übersicht und Grundlagen

Neben psychoanalytisch-tiefenpsychologischen Aspekten zur Entwicklung der Sucht durch angelegte Dispositionen in der frühkindlichen Psychogenese unter dem Paradigma der Lust/Unlustregulation sowie der Primärsozialisation muß der Einfluß der späteren Sozialisation einschließlich sekundärer Sozialisation berücksichtigt werden (259). Bei den Soziopsychotherapien wird die Bedeutung interpersoneller Beziehungen und der Umwelt bevorzugt oder mehr berücksichtigt als unbewußte intrapsychische Vorgänge.

Bei diesem Unterkapitel wurde eine Unterteilung in Paar-, Familien- und Milieutherapie unternommen. Die Einteilung ist nicht einheitlich in der Literatur und in einer gewissen Weise willkürlich, die Therapie von Ehepartnern könnte z.B. langfristig zur Familientherapie werden. Als Familientherapie wurde dagegen die Therapie von Patienten zumindest aus zwei Generationen als Kernfamilie verstanden wie der alkoholkranke Patient, der Partner und die Kinder (640). Das Kind wie der alkoholgefährdete Heranwachsende, die Eltern und z.B. die Großmutter oder andere Familienangehörige werden als erweiterte Familie bezeichnet.

Die Therapie einer alleinstehenden alkoholkranken Frau mit Kleinkind kann als Subgruppe in die Familientherapie nicht eingeordnet werden, der Therapieansatz ist primär auf die Patientin ausgerichtet bei verstärkter Berücksichtigung der Umwelt und des Milieus.

Die Entwicklung der unterschiedlichen Konzepte der Familientherapie ist vielfältig, bereits 1976 wurden in den USA zwölf verschiedene Familientherapie-Richtungen unterschieden (367). Die unterschiedlichen Konzepte der Familientherapie basieren auf Erkenntnissen der Psychoanalyse, aber auch Ansätze der Gruppendynamik, der System-Kommunikationstheorie, der Entwicklungspsychologie, der Lerntheorien und der Soziologie u.a. werden unter spezieller Gewichtung berücksichtigt. Die unterschiedlichen Familientherapien und die Paartherapie lassen sich vereinfachend in drei Richtungen einordnen (579):

1. das strukturalistische (strukturelle) Modell,
2. das Konfliktverarbeitungs- und Versöhnungsmodell,
3. das behavioristische Modell.

Alle drei Modelle sind dadurch gekennzeichnet, daß die interpersonellen Beziehungsmuster (mit Interaktionen und Kommunikation) erfaßt und therapeutisch beeinflußt werden, damit besteht ein grundsätzlicher Unterschied zu den individuumzentrierten Psychotherapien (333). Durch die therapeutisch angestrebte Veränderung des interpersonellen Beziehungsnetzes wird angestrebt, dem Alkoholiker eine Veränderung zu ermöglichen.

Das **strukturalistische (strukturelle) Modell** beinhaltet einen Systemansatz, das Familiensystem entspricht einem beeinflußbaren Regelsystem, welches sich in einem wechselhaften Gleichgewicht befindet. Alkohol organisiert das interpersonelle familiäre Transaktionsmuster durch das »alkoholische System« (603).

Bekannte Förderer der systemischen Familientherapie sind M. Selvini-Palazzoli, G. Bateson, J. Haley, P. Watzlawick u.a. und für Alkoholismus besonders P. Steinglass.

Das **Konfliktverarbeitungs- und Versöhnungsmodell** berücksichtigt besonders die Erkenntnisse der Psychoanalyse, bewußte und unbewußte Familienkonflikte bedeuten oft Mehrgenerationenkonflikte.

Die Bedeutung von Abhängigkeiten, Gegenstrebungen, Idealbildungen und Delegationsprozessen wird untersucht, gegebenenfalls aufgedeckt und möglichst zur Versöhnung geführt. Mit dem familientherapeutischen Modell sind Namen wie H. Stierlin, D. Jackson, I. Boszormenyi-Nagy, H.E. Richter verbunden. In das Modell ist auch das Kollusionsmodell von J. Willi einzuordnen, welches sich zur Therapie der Zweierbeziehung (Paartherapie) bewährt hat. Kollusion bedeutet bei insgeheimem Einvernehmen ein inszeniertes Zusammenspiel der Partner, das in dem Maß neurotisch ist, wie es zu einer zwangsläufigen Bezogenheit der Partner aufeinander führt und keinem die Möglichkeit offen läßt, aus dieser Befangenheit auszusteigen (678).

Das **behavioristische Modell** verwendet für die Familientherapie die verhaltenstherapeutischen Konzepte. Die interpersonellen Beziehungen werden durch gelerntes Verhalten und Gewohnheiten stabilisiert, die Verhaltensanalyse der Partner zeigt spezifische Verhaltenskonflikte.

Im Zusammenhang mit der Familientherapie ist die Repetition einiger statistischer Fakten zur Familienkonstellation notwendig. Die Wahrscheinlichkeit, daß der geheiratete Partner des Alkoholikers ebenfalls alkoholkrank ist/wird, ist hoch. Die Wahrscheinlichkeit, daß die Frau eines alkoholkranken Mannes auch Alkoholikerin ist/wird, liegt bei ca. 35 % (350).

Für die Entwicklung zum Alkoholiker gibt es keine typische Familienkonstellation, es bestehen keine gesicherten Befunde über die Familiengröße, Einzelkindrolle, Geschlecht und Geburtenabstand der Geschwister (627). Dagegen zeichnet sich die Tendenz ab, daß spätgeborene männliche Alkoholiker überrepräsentiert sind, während Alkoholikerinnen vermehrt vorletztes Kind sind. Durch das irrational-inkonsistente Verhalten in Alkoholikerfamilien treten häufig Störsyndrome bei den Kindern auf, familientherapeutische Überlegungen sollten Aspekte früher Prävention bei den Kindern berücksichtigen. In diesem Zusammenhang wird auf die Möglichkeit entlastender Selbsthilfegruppen für den Partner oder die jugendlichen Kinder des alkoholkranken Patienten hingewiesen.

9.4.2. Paartherapie

Die interpersonelle Beziehung zwischen Süchtigen und dem Partner beinhaltet in der Regel eine Komplementärfunktion, die andere spezifische Symptome überdecken soll. Mit der Komplementärfunktion des Partners ist der Begriff des Co-Alkoholikers verbunden.

Bei der Partnerwahl treten zwischen dem Patienten und dem Partner bestimmte Konstellationen gehäuft auf, z.B. neigt ein emotional-labiler und gehemmter Mann mit schwacher Ich-Bindung eher zu einer dominierenden, oft frigiden Frau mit starkem Ich-Ideal. Wenn die Symbiose zu scheitern droht, weil der Mann unter erfolgreicher Therapie Abstinenz einhält, werden die Frauen auffällig oder die Frauen behindern unbewußt die anlaufende Therapie ihrer Männer (350). Eine weitere Konstellation zeigt sich bei einer primär unsicheren Frau und ihrem Wunsch nach einem überlegenen Ehepartner. Die Frau stützt einen eher schwachen Partner und baut die Rolle des starken, überlegenen Mannes bei eher passivabhängiger Haltung auf. Wenn der Mann vom Alkohol abhängig wird und versagt, wird mit entsprechender Enttäuschung reagiert. Falls die Frauen die Forderungen an ihre Männer aufrecht erhalten, wird deren Insuffizienz ihnen noch mehr verdeutlicht. Eine weitere Konstellation ist die Beziehung des Alkoholikers zu einer älteren mütterlichen Frau, die emotionale Einstellung, die Gefühle und Versorgungswünsche des Mannes gegenüber der eigenen Mutter wiederholen sich. Als vergleichbare Partnersituation fällt auf, daß weibliche Alkoholiker häufiger mit älteren Männern verheiratet sind.

Alkoholkonsum und Alkoholismus sind vermehrt notwendig, um tiefere Konflikte der Abhängigkeit, der Passivität, der Unsicherheit, der eigenen geschlechtlichen Identität und der Sexualität zu kompensieren oder zu verdecken.

Alkoholismus wird meist nicht als die eigentliche Ursache des Beziehungs- und Familienproblems angesehen (663). Indirekte Hinweise auf andere Probleme lassen sich aus dem Verhalten entnehmen, wenn der Alkoholiker nicht Selbstverantwortung übernehmen will und anderen die Schuld zuweist. Wenn der Co-Alkoholiker dem Alkoholiker hilft, sich selbst zu täuschen, wird die Klärung zentraler Themen vermieden, zum Schutz der Beziehung muß der Alkoholismus fortschreiten, durch das Verhalten des Co-Alkoholikers gerät der Alkoholiker in die Situation des Sündenbocks.

Für den Co-Alkoholismus wurde der Ablauf typischer Phasen beschrieben (245):
1. die Beschützer- oder Erklärungsphase,
2. die Kontrollphase,
3. die Anklagephase.

In der Beschützer- oder Erklärungsphase übernimmt der Co-Alkoholiker zunehmend die Rolle des Beschützers und des Erklärers, damit wird »irgendwer oder irgendetwas schuld an dem Alkoholkonsum« und niemand will darüber reden, was in der Familie wirklich geschieht, weder miteinander noch außerhalb der Familie (663). Ein sich verstärkender Ablauf sieht folgendermaßen aus: Alkoholkonsum verursacht Schuldgefühle und niedriges Selbstwertgefühl, daraus entstehen Erklärungsversuche und Beschützerrolle – weiterer Alkoholismus wird begünstigt. Der Co-Alkoholiker bekommt das Gefühl, versagt zu haben und fängt an, den Alkoholkonsum des Alkoholikers zu kontrollieren bzw. zu überwachen durch Maßnahmen wie Verstecken, Ausleeren der Flaschen oder durch begrenztes Taschengeld.

Dadurch wird dem Alkoholiker die Unselbständigkeit deutlich bewiesen, dieser wehrt sich mit gesteigertem Alkoholkonsum. Als Folge sinkt das Selbstvertrauen des Co-Alkoholikers. Dieser verschließt eigene Gefühle der Enttäuschung und Unzufriedenheit zunehmend. In der Familie sagt niemand mehr, wie er wirklich fühlt.

In der Anklagephase schließlich wird die Enttäuschung deutlich entladen, das Selbstvertrauen des Co-Alkoholikers wird aufgebaut durch die Schuldzuweisung an den Sündenbock.

Das psychodynamisch-orientierte Kollusionsmodell (677, 678) untersucht vor allem die unbewußten Verstrickungen zweier Partner, die sich als Paar zusammenschließen. In der Partnerbeziehung sollen Erwartungen und Phantasien befriedigt werden, aber auch eine Stabilisierung des Ichs durch Aufteilung von Abwehrfunktionen zur Vermeidung speziell von Unsicherheit und Ängsten.

Bei der multikonditionalen Genese des Alkoholismus ist ein auf Paartherapie begrenztes Konzept überfordert, um entscheidende Änderungen des Alkoholismus zu bewirken. Weiter besteht die Gefahr, daß beide Partner sich gegen den Therapeuten verbünden mit entsprechender Schuldzuweisung und Therapieabbruch. Bei neurotischen Trinkern und bei beginnendem Alkoholismus kann eine (Ehe-) Paartherapie indiziert sein bei entsprechender Kollusion, wenn außer der Alkoholproblematik tiefer liegende Angst und Probleme z.B. der Sexualität oder der unsicheren Identität aufzuarbeiten sind einschließlich Folgen wie Eifersucht. In der Paartherapie wird in 60–80 % der Fälle durch die Frau die Initiative zur Behandlung ergriffen (678).

Für Alkoholiker wird das Einnehmen der progressiven Position, die ansonsten in rund dreiviertel der Fälle durch den Mann eingenommen wird, dann schwieriger zu besetzen sein. Das Eingeständnis der eigenen Schwäche und der Alkoholproblematik bedeutet in der Paartherapie eine deutliche Kränkung, resultierend kann gegenüber dem männlichen Therapeuten starkes Rivalisieren auftreten. Abzuwägen ist, ob gegebenenfalls die Paartherapie mit einem Therapeutenpaar besser durchführbar wird. Vermehrt gilt das auch für weibliche, alkoholgefährdete Patientinnen, da Störungen der Sexualität und weiblichen Identität relativ häufig auftreten, während männliche Therapeuten die sexuellen Schwierigkeiten und Dysfunktionen einer Frau nicht voll verstehen können (411). Das (Co-)Therapeutenpaar kann z.B. ein Ehepaar sein, nicht verheiratet sein sowie einen unterschiedlichen Ausbildungsstand haben, der Vorteil des Therapeutenpaares besteht in der Möglichkeit der Rollendifferenzierung. Dadurch wird therapeutisch den vermehrten Spaltungsmechanismen in gute und in böse Objekte entgegengekommen.

Eine weitere Möglichkeit der Paartherapie besteht in der Durchführung von Paargruppen-Therapie (205), die zusätzlich durch Teilnahme des Alkoholikers an Selbsthilfegruppen, wie AA, sowie separaten Angehörigenselbsthilfegruppen unterstützt wird.

9.4.3. Familientherapie

In amerikanischen Untersuchungen tritt ein auffallend hoher Anteil von Alkoholikern (52 %) auf, die selbst aus einer Alkoholikerfamilie kommen, 60 % der nicht alkoholkranken Frauen von Alkoholikern sollen einen alkoholkranken Vater gehabt haben (663). Daher wurde, aus einer katamnestischen Untersuchung resultierend, festgestellt, daß die Familie als der wichtigste Ansatzpunkt für frühzeitiges therapeutisches Handeln gegen den Alkoholismus zu sehen ist (413). Wie bereits angesprochen, gehören zur Familientherapie zumindest zwei Generationen (Eltern/Kinder), das familiäre System ist weiter dadurch gekennzeichnet, daß die Familienmitglieder unter einem Dach leben und beide Geschlechter auftreten (640). Die Kern- oder Kleinfamilie kann durch weitere verwandtschaftliche Beziehungen zur erweiterten Familie werden. Als Familiensubgruppe werden die Konstellationen zwischen Familienmitgliedern einer Generation wie Eltern, Ehepaaren, Geschwistern oder bestimmte generationsübergreifende Konstellationen wie z.B. Mutter/Sohn oder Großmutter/Mutter/Tochter bezeichnet. Für die Familientherapie gilt die Kernfamilie als Beobachtungs- und Behandlungseinheit bei Berücksichtigung besonderer familiärer Konstellationen.

Das strukturalistische Modell der Familientherapie beschreibt die Familie als System (604), dessen Funktionieren und Stabilität sich aus entsprechenden interaktionellen Verhaltensweisen und dem strukturellen Beziehungsmuster ergibt. Das Konzept der Homöostase besagt, daß die Familie ihr eigenes psychisches Gleichgewicht aufbaut und aufrechtzuerhalten versucht durch entsprechende Verhaltensmechanismen, ähnlich einem Regelsystem. Das Konzept des »identifizierten Patienten« und des »Sündenbocks« bedeutet, daß der »identifizierte Patient« durch das Familiensystem zum Patienten oder Symptomträger gemacht wurde. Das Verständnis der Schuldzuweisung als »Sündenbock« ist nur möglich, wenn die Symptome des Alkoholikers in der Bedeutung für das Familiensystem und dessen Organisation um Geld, Sexualität, Arbeit u.a. verstanden werden. Das familiäre Kommunikationsmuster wird durch den Alkohol entscheidend beeinflußt, Familientherapeuten suchen gegebenenfalls die Familie in deren Wohnung auf, um die wichtige Rolle des Alkohols im Leben aller Mitglieder und deren Umwelt zu erfassen. Wenn der alkoholkranke Vater nicht nüchtern war, wurde beobachtet, daß eine deutliche Zunahme von Lachen, Entspannung und direkter Kommunikationen auftrat.

Das Konzept des Verhaltenskontextes bedeutet, daß viele Verhaltensweisen erst im Zusammenhang mit dem familiären Kontext verständlich und danach veränderbar werden. Das charakteristische Reaktionsmuster von Familienmitgliedern zeigt, welche Wirkung das alkoholtrinkende Familienmitglied erreicht.

Das Konzept der Grenzen berücksichtigt fehlende oder zu starre Grenzen zwischen Familienmitgliedern sowie zwischen der Familie und der Umwelt. Fehlende Grenzen zwischen den Familienmitgliedern behindern die Entwicklung eigener Identität und die spätere Ablösung der Kinder von der Familie. Bei zu rigider Abgrenzung von der Umwelt gerät die Familie in die Isolation, oft wird Hilfe für das erkrankte Familienmitglied sehr spät in Anspruch genommen. Eventuell handelt es sich beim Erscheinen des designierten Symptomträgers um einen Hilferuf für das überforderte Familiensystem.

Steinglass (603) untersuchte im Rahmen von Längsschnittuntersuchungen ein »lebensgeschichtliches Modell der Alkoholfamilie«. Das zentrale Organisationsprinzip des familiären Beziehungsmusters wird durch das »alkoholische System« geprägt mit Einflüssen auf die Familienhomöostase, deren wechselndes dynamisches Gleichgewicht durch »familiäre Alkoholphasen« mit trockener und feuchter Übergangsphase gekennzeichnet wird.

Dementsprechend halten Familientherapeuten die Beurteilung des Alkoholikers nach Verhaltenssymptomen und Trinkmustern nicht für wesentlich. Aus ihrer Sicht sollten Alkoholiker mit ihren Familien in Familienzentren behandelt werden und nicht allein in Spezialeinrichtungen für Alkoholiker (248). Die Familientherapie des Alkoholismus hat sich seit den 50er Jahren stark und mit großem Optimismus entwickelt, obwohl die vorliegenden Daten nicht zur Aussage ausreichen, ob die Familientherapie genauso oder gar wirksamer ist als andere Therapieformen (604, 640). Eine Gefahr könnte, wie bei anderen Therapien, bei der Familientherapie sein, daß sich wegen der multifaktoriellen Genese Alkoholismus auch auf biologischer, psychologischer und gesellschaftlicher Ebene manifestieren kann oder zumindest Einflüsse dieser Ebene nicht ausreichend berücksichtigt werden (59).

Ein weiterer Beitrag der Familientherapie ist der frühzeitige Ansatz durch Intervention (490). Der Zeitpunkt der Intervention ist günstig, wenn der Alkoholiker sich in einer Krise befindet und sein Abwehrsystem geschwächt ist, z.B. Gefahr des Arbeitsplatzverlustes, weil die Wende einer »Alkoholikerkarriere« erfahrungsgemäß zuvor mit einer Krise einherging. Dadurch soll die oftmals verhängnisvolle lange Zeitspanne vermieden werden, bis die Familie etwas im familiär-interaktionellen Kontext unternimmt. Zwei Wege der Intervention können beschritten werden (663): Direkte Intervention mit Konfrontation des Alkoholikers durch Familie, Arbeitskollegen, Arbeitgeber, Hausarzt, Freunde u.a. und

Familienintervention, wenn die nichtsüchtigen Familienmitglieder mit professionellen Helfern konfrontiert werden.

Die direkte Intervention wird durch eine hilfesuchende Person (Initiator) aktiviert, der professionelle Berater muß gegebenenfalls zuerst Schuldgefühle des Initiators abbauen, nach Vorbereitung wird ein Interventionsteam von nahestehenden Personen aufgestellt. Mit Hilfe des Interventionsteams werden dysfunktionale Interaktionsmuster in der Familie deutlich gemacht und deren vielschichtige, auch negative Gefühle zum Ausdruck gebracht. Eine Liste mit Ereignissen und Verhalten des Alkoholikers wird erstellt sowie die eigenen Gefühle darüber, das Interventionsteam soll auch positive Gefühle für den Alkoholiker formulieren. Die unterschiedlichen Beobachtungen und deren Bewertung werden aufgelistet, als Folge werden Entscheidungen vom Abhängigen verlangt aus einer Auswahl von Möglichkeiten, wie Abstinenz, Klinikaufnahme oder Selbsthilfegruppe, zum frühestmöglichen Zeitpunkt.

Die Familienintervention soll auch auf Symptome der Angehörigen aufmerksam machen, welches unspezifische Symptome sein können wie Kopfschmerz, allgemeine Erschöpfung, Depressivität, aber auch Schulschwierigkeiten und Delinquenz. Wenn die gesamte Familie den Alkoholismus des Patienten verleugnet, wird es für den professionellen Berater schwierig, weil er selbst Hinweise und Fakten sammeln muß, um die Familie als ganzes oder einzelne Mitglieder zu konfrontieren. Dadurch soll größeres Problembewußtsein in der Familie geschaffen werden. Wenn die Familienmitglieder sich ihre eigenen Schwierigkeiten eingestehen, sind sie bereit für die direkte Intervention (490).

9.4.4. Soziales Lernen durch therapeutische Umwelt und Milieu

Durch die Milieutherapie wurde der Anspruch formuliert, eine wissenschaftliche Manipulation der Umwelt vorzunehmen, die darauf abzielt, Veränderungen der Persönlichkeit des Patienten zu bewirken (130). Dadurch sollte eine Wiederherstellung des Ichs erfolgen, die Krisenbewältigung sollte Ich-Wachstum anregen. Weiter bestand die Vorstellung, durch die geeignete Auswahl von Umwelteinflüssen die Persönlichkeit oder die psychische Erkrankung eines Patienten therapeutisch zu beeinflussen – diese theoretischen Überlegungen erscheinen insgesamt zu allgemein. Elemente dieser Überlegung sollten jedoch in den multidisziplinären Behandlungsansatz eingehen.

In der von M. Jones (306, 307) entwickelten therapeutischen Gemeinschaft sind Aspekte der Milieutherapie mitenthalten. Das Grundprinzip der therapeutischen Gemeinschaft besteht im Abbau alter hierarchischer Krankenhausstrukturen mit festgelegten Rollen und begrenztem Kommunikationsfluß, der Patient soll nicht mehr verfügbar und angepaßt sein. In der therapeutischen Gemeinschaft wird der Patient zur Selbstverantwortlichkeit angehalten, er wird in die Entscheidungsprozesse des Stationsablaufes einbezogen, z.B. bei der Regelung notwendiger Stationsarbeiten und Therapie- und Beschäftigungsabläufen, Ausgängen u.a. Die Rehabilitation des Patienten soll gefördert werden, Selbstvertrauen wächst durch Akzeptieren von Eigeninitiative, Bewältigung gemeinschaftlicher Konflikte und fördert soziales Lernen.

Defizite der Sozialisation sind zu korrigieren, der strukturierte Tagesablauf mit Festlegung funktioneller Verantwortlichkeit wirkt regressiven Ansprüchen entgegen.

Mit der therapeutischen Gemeinschaft ist keine einheitliche feste Psychotherapiemethode verbunden, kommunikative und interaktionelle Aspekte können vermehrt durch Gruppentherapien unterschiedlicher Ausrichtung wie analytisch orientierte Gruppentherapie, Transaktionsanalyse, Psychodrama u.a. gefördert werden, als weitere Therapiebausteine können suggestiv-imaginäre und relaxierende Techniken sowie supportive Therapien wie Musik-, Sport- und Beschäftigungstherapie ergänzt werden. Für die therapeutische Gemeinschaft braucht der Patient ein notwendiges Maß an Veränderungspotential und Flexibilität, so daß therapeutische Gemeinschaften besonders für Formen des Jugendalkoholismus geeignet sind. Vermehrt sind es Jugendliche mit gestörter Primärsozialisation (wie einer »Broken-home«-Situation), die zu anhaltenden interaktionellen Störungen geführt hat. In der sekundären Sozialisation, vermehrt unter dem Einfluß der »peer-group« oder durch die Berufsausbildung, z.B. auf dem Bau, tritt nach einer labilen Phase zunehmender Alkoholismus auf. Der jugendliche Alkoholiker ist in besonderem Maße als primärer Rauschtrinker anzusehen (234).

Als Behandlungsziele der jungen Alkoholiker in einer therapeutischen Wohngemeinschaft wurden folgende Aspekte und Ziele genannt (314):

Bei jugendlichen Alkoholikern bestehen besondere Abhängigkeitsformen, sie haben ausgedehnte Sozialisationsdefizite, die jugendspezifischer Behandlungsformen bedürfen, um rehabilitativ eine Nachreifung der Persönlichkeit anzustreben mit dem Ziel lebenslanger Abstinenz.

Als konkrete Behandlungsziele wurden eine konstante Abstinenzmotivation, Differenzierung der Apperzeption, Förderung der Kontaktfähigkeit, Herstellung von Verantwortung, Entwicklung von Selbstbehauptung und sozialer Kompetenz sowie Förderung schulischer und beruflicher Leistungsfähigkeit genannt. Die Entwicklung angemessener Bewältigungsstrategien (Coping-Mechanismen) bei Konfrontation mit Krisensituationen, notwendige Krisenintervention bei Rückfällen, Förderung stabiler und vielseitiger persönlicher Interessen sowie Aufbau und

Stabilisierung eines alkoholfreien Beziehungsrahmen innerhalb einer alkoholpermissiven Kultur sind notwendig.

Der Rahmen der langfristigen Therapie erfordert eine Grundausstattung mit Einzelzimmer (314), dadurch soll die schulische und berufliche Rehabilitation erleichtert werden. Ein spezifisches, pädagogisches Unterrichtsangebot ist notwendig, um allgemeinbildende Schulabschlüsse nachzuholen. Erfahrungen mit Ehemaligengruppen, die sich zur Selbsthilfegruppe entwickeln, ermöglichen Lernprozesse sowie konstante Kontakte und bereiten auf eine notwendige langfristige Nachsorgephase vor.

Zu den Forderungen von Milieutherapie, Sozialpsychiatrie u.a. gehört die Bereitstellung entsprechender Mittel für die Errichtung gemeindenaher, vielseitiger, weitgehend ambulanter Behandlungskonzepte und für notwendige stationäre Behandlung die Einrichtung kleinerer dezentralisierter Abteilungen in Allgemeinkrankenhäusern. Der Begriff Gemeindenähe ist dabei relativ, als Gemeindenähe wurde z.B. die Erreichbarkeit der therapeutischen Einrichtung mit öffentlichen Verkehrsmitteln für den Patient innerhalb von einer halben bis einer Stunde bezeichnet (66). In Krisensituationen sollte der Patient durch den Therapeuten unter gleichen Bedingungen erreichbar sein.

Die Therapie von schwer suchtkranken Müttern mit Kleinkindern (475) als familiäre Subgruppe im Sinne der Familientherapie erfordert langfristige Soziopsychotherapie. Die schweren Entwicklungsstörungen und Sozialisationsdefizite erfordern vermehrt soziales Lernen mit dem Ziel zur Selbstverantwortlichkeit. Ein intensiver und integrativer Einsatz von Kinderarzt, Psychologe, Erzieherin, Heilpädagogin u.a. bemühte sich auch um größere Entwicklungsrückstände der Kinder.

Trotz der Schwere der fortgeschrittenen Suchterkrankung sowie vermehrter zerebraler Auffälligkeiten ermöglichte für einen Teil der Patientinnen die Hoffnung auf das eigene Kind sowie das intensive Therapieangebot eine Chance suchtfreien und eigenverantwortlichen Lebens, entgegen vorherrschender Meinung (475).

9.5. Weitere Methoden der Psychotherapie

9.5.1. Übersicht und Prinzipien

Vielfältige Psychotherapiemethoden entwickelten sich in den letzten Jahrzehnten, speziell in Amerika, eine befriedigende Kategorisierung der verschiedenen Psychotherapien ist schwierig. Ein Teil von ihnen erhebt den Anspruch, zu den Methoden humanistischer Psychotherapie zu gehören, die Abreaktion für Gefühle zulassen und eine Therapie im Hier und Jetzt betonen. Der Therapeut bringt sich persönlich mehr ein, Einsicht und Lernen sowie Suggestion sind wesentliche Wirkungswege (333). Zu den bekannteren Verfahren dieser Gruppe können die Gestalttherapie, die Transaktionsanalyse, die Bioenergetik, die Primärtherapie und Encounter-Gruppen gelten.

Eine Abgrenzung gegenüber Erlebnistherapien ist dabei oft schwierig, da diese einen Sammelbegriff für viele humanistische und psychologische Bestrebungen darstellt, die aus psychoanalytischen, existential-philosophischen und gestalt-psychologischen Ursprüngen entstanden sind. Die gemeinsame Position ist, daß der Therapeut (Leiter/Lehrer) keine neutrale oder dirigistische Position einnimmt, sondern als sich-selbsteinbringender und partizipierender Therapeut teilnimmt (125).

Das von Moreno, einem Arzt und Theatermann, entwickelte Psychodrama wurde ab 1945 auch in der Behandlung von Alkoholikern eingesetzt (626).

Transaktionsanalyse und Gestalttherapie verwenden bei ihrer Theorie Elemente der Psychoanalyse, ihre Begründer E. Berne und F.S. Perls waren ausgebildete Psychoanalytiker. Die distanziert-neutrale Position des Therapeuten wurde zunehmend verlassen bei aktiverer Intervention, die Ebene der reedukativen Psychotherapie sowie die Wahrnehmung von Bedürfnissen und des Erlebens wurde betont.

Gestalttherapie und Transaktionsanalyse sowie oft auch das Psychodrama werden als »Erlebnistherapien« bezeichnet, die unter dem Konzept der humanistischen Psychologie operieren (16). Diese drei Therapieverfahren wurden bei der Behandlung von Alkoholikern eingesetzt und werden folgend beschrieben.

Unter völlig anderem Ansatz wurde Psychotherapie kombiniert mit experimentellen Erlebnis- und Wahrnehmungsvorgängen durch psychotrope Substanzen. In den 60er Jahren wurde in den USA mit Halluzinogenen (LSD) versucht, die verfestigte Charakterstruktur von Alkoholikern für die Therapie aufzulockern. Unter ähnlichem Ansatz wurden auch sedierende Drogen verwandt, um narkoanalyseähnliche Zustände zu erreichen und um übermäßig hemmende Abwehr- und Kontrollmechanismen abzubauen (16).

Die Psychotherapie unter Halluzinogenen zeigte nach anfänglich vorwiegend positiver Einschätzung (365) der Behandlungsresultate zunehmend kritischere bis ablehnende Stellungnahmen (390, 595). Die Therapieansätze haben nicht den Beweis erbringen können, daß sie gegenüber konventioneller Behandlung günstigere bleibende Therapieerfolge zeigen, während zusätzliche Probleme und Risiken auftraten wie anhaltende psychotische Desintegration der Persönlichkeit nach halluzinogeninduzierter Modell-Psychose sowie juristische Probleme.

9.5.2. Psychodrama

Das durch J.L. Moreno entwickelte Psychodrama ist eine der ältesten Methoden der Gruppenpsychotherapie (439), Moreno soll 1931 auch den Begriff der Gruppentherapie bzw. der Gruppenpsychotherapie formuliert haben (376).

Mit dem Psychodrama ist die Entwicklung der Soziometrie verbunden, sämtliche Mitglieder in der Gruppe werden nach ihrer Zuneigung oder Ablehnung zueinander befragt, so daß ein Soziogramm entsteht. Jeder Mensch befindet sich wie ein »soziales Atom« in einem individuellen Netz von Anziehungen und Abstoßungen (376), dieses Beziehungsgefüge läßt sich in der Gruppe darstellen.

Das »sozioemotionale Kräftespiel« der Beziehungen ist durch die Faktoren Einfühlung, Übertragung und Tele bestimmt. Einfühlung und Übertragung entsprechen wesentlich der psychoanalytischen Theorie (333), während mit Tele der Teleprozeß oder die Telebeziehung gemeint ist in der Begegnung zwischen zwei Menschen mit »beidseits« erwachsenem, adäquatem Beziehungsmuster bei gegenseitiger realitätsgerechter Beurteilung. Das ist die Grundlage für eine aufbaufähige Beziehung sowie den therapeutischen Anspruch des Psychodramas, spannungsfreie Beziehungen herzustellen. Dadurch und mit Rollen-Lernen sollen soziale Konflikte abgebaut werden.

Zur Technik des Psychodramas gehört die Bühne, möglichst ein erhöhtes Podium oder genügend freier Raum im Halbkreis der sitzenden Gruppe. Der Hauptdarsteller (Protagonist) spielt der Gruppe sein Spiel vor, beteiligt sind Mitspieler (»Hilfs-Ichs«), der Leiter (Therapeut) instruiert und überwacht die psychodramatische Technik. Das Psychodrama kann unterschiedlich ausgerichtet (zentriert) werden:

1. Personenzentriert – der Protagonist stellt sein Problem oder seinen Konflikt dar.
2. Themenzentriert – wenn sich kein Protagonist meldet, aber ein aktuelles Problem besteht wie Depressivität, Ängste, Eifersucht u.a.
3. Gruppengerichtet – der Protagonist stellt ein zentrales oder für die Gruppe bedeutsames Thema dar.
4. Gruppenzentriert – die Gruppenmitglieder machen ihre emotionalen Beziehungen untereinander deutlich, dazu dient vor allem der Rollentausch.

Das Psychodrama wurde durch weitere Techniken erweitert:
1. Das Stegreifspiel – spontan soll die freie Entwicklung und das Engagement in der Gruppe verdeutlicht werden. Rollenerwartungen oder Rollentraining werden durchgespielt.

2. Situationsspiel – der Protagonist schildert eine emotional schwierige Situation wie eine wichtige Vorsprache bei einer Behörde oder das Zurückweisen angebotenen Alkohols auf einer Feier.

Nicht nur interpersonelle, sondern auch intrapsychische Vorgänge wie Phantasien und Träume können durch den Protagonisten dargestellt werden, um die Wahrnehmung zu verbessern.

Das Soziodrama ist eine weitere Technik des Psychodramas, welches Probleme und Beziehungen zwischen und innerhalb Gruppen darstellt einschließlich Minderheiten in der Gesellschaft. Gegebenenfalls kann Psychodrama auch in Großgruppenveranstaltungen durchgeführt werden.

Mit der Anwendung des Psychodrama sind bestimmte Abläufe und Techniken verbunden, jede etwa eineinhalb bis zwei Stunden dauernde Gruppensitzung gliedert sich in drei Phasen mit Anwärmphase (warming-up), die Spiel- oder Aktionsphase und die abschließende Gesprächsphase. Formen des »Warming-ups« (76) können die Einladung eines Gruppenmitgliedes sein, »kurz für eine Minute zu kommen«. Entängstigend, wie mit freundlichem Humor, wird er gefragt, wie die Gruppe sich diesmal darstellt und arrangiert.

Die Gruppe kann auch aufgefordert werden, aufzustehen und frei umherzugehen. Die Gruppenmitglieder können nach der Reihe aufgefordert werden, einige Worte über sich selbst zu erzählen. Die Gruppe soll ihre Vorstellungen und Phantasien sowie Meinungen äußern, wie die Gruppe geführt wird oder werden sollte. Ein leerer Stuhl auf der Bühne dient dazu, daß die Gruppe darüber redet, wer ausgewählt werden könnte. Alkoholiker sollen durch spezielle Fragen aufgewärmt werden, wann sie z.B. zuerst oder zuletzt Alkohol getrunken haben. Fragen können auch über Kindheitserinnerungen, Gefühle zur Vergangenheit oder besondere Träume gestellt werden.

Zu ergänzen ist, daß sich Alkoholiker untereinander in Gesellschaft oft theatralisch und dramatisch verhalten bei vermehrtem Agieren (466). Unter Alkoholeinfluß versuchen sie dem Druck der Realität auszuweichen und das Bedürfnis nach Anerkennung in der Gesellschaft soll befriedigt werden. Deshalb eignen sich für die Behandlung von Alkoholikern folgende Techniken:

1. Rollenwechsel – der Protagonist wechselt die Rolle mit einem Mitspieler, durch Übernehmen der Rolle ergeben sich bessere Lernvorgänge.
2. Spiegeltechnik – ein »Hilfs-Ich« imitiert die Rolle des Protagonisten, diese oft belastende Technik fördert die Korrektur des Selbstbildnis.
3. Doppelgänger – der Leiter oder ein anderer Patient stellen sich hinter den Protagonisten und schildern dessen Gefühle, die er bei Problemen und in der gespielten Situation hat. Dadurch erfährt der Protagonist

bisher kaum wahrgenommene Gefühlsseiten oder Probleme, die er nicht verbalisieren kann, gegebenenfalls ist eine multiple Doppelgängertechnik möglich.

4. Hinter-dem-Rücken-Technik – der Protagonist sitzt außerhalb der Gruppe, er wird sozusagen symbolisch aus dem Gruppenraum geschickt. Als ob der Protagonist nicht anwesend ist, unterhält sich dann die Gruppe über sein Verhalten und seine Schwächen. Effektiv ist diese Technik vor allem bei Alkoholikergruppen, wenn auch Angehörige anwesend sind.

5. Selbstgespräch – der Protagonist äußert das Abwägen seiner Gedanken in Form eines Selbstgespräches.

6. Rollentraining – dadurch soll soziales, auf die Zukunft gerichtetes Verhalten eingeübt werden durch simulierte Situationen, in denen Alkohol abgelehnt wird, die Bewerbung beim neuen Arbeitgeber oder die Planung, einen Schuldenberg zu tilgen, vorgestellt werden.

Die abschließende Gesprächsphase soll das emotional Erlebte und die Anteilnahme aufarbeiten. Dazu dient die erweiterte Anteilnahme am Protagonisten, wenn die Gruppenmitglieder eigene Erlebnisse zu dem dargestellten Problem beitragen (sharing) sowie ihr Verständnis.

Das »Sharing« betrifft auch den Therapeuten, der damit die Position des reinen Beobachters und des Leiters verlassen kann (376). Dadurch kommt er den Wünschen des Patienten nach Echtheit, Nähe, Angenommensein und Verstandenwerden entgegen. Anfängliches Mißtrauen muß abgebaut werden, besonders für Patienten mit Gerichtsauflagen, die im Leiter/Therapeuten oft Verbündete von Richtern und Staatsanwälten sehen (686).

Psychodrama ist in der Behandlung von Alkoholikern günstig, da in der Gruppe ihre Isolierung, ihre Ängste, Depressivität, ihr niedriges Selbstwertgefühl sowie das Abgeschnittensein von ihren Gefühlen deutlich wird und behandelt werden kann (76). Am Beginn der Therapie (Anfängergruppe) sind die von Moreno entwickelten Verfahren der Soziometrie und das Soziogramm beziehungsklärend und Ich-stützend. Besonders für junge Suchtkranke ist es wichtig, deutlich zu machen, wie unrealistisch oder verzerrt das Beziehungsgeflecht der Gruppe wahrgenommen wird. Extreme Positionen mit Omnipotenzphantasien oder Isolationsängste werden genauso deutlich wie konfliktärmere Mittelpositionen. Für den Protagonisten stellt das Psychodrama die Möglichkeit zur narzißtischen Regression dar, der Protagonist und die mit ihm identifizierte Gruppe können narzißtische Zustände und Glück erfahren, welches dem des ersten Lebensjahres ähneln sollen. Zunehmend wird aber eine Überprüfung der narzißtischen Position deutlich (686).

9.5.3. Transaktionsanalyse

Die von Eric Berne entwickelte Transaktionsanalyse wird als Einzelbe-handlung sowie vermehrt als Gruppenpsychotherapie durchgeführt. Ber-nes Ausbildung als Psychoanalytiker zeichnet sich vor allem bei der sogenannten Strukturanalyse ab, obwohl er im wesentlichen auf eine komplizierte Terminologie verzichtete. Außerdem enthält die Transak-tionsanalyse psychologische, kommunikationswissenschaftliche und ver-haltenspsychologische Elemente sowie einen kybernetisch-systemtheore-tischen Ansatz (Tauschtheorie). Transaktionen bedeuten soviel wie gegen-seitiges Handeln.

STRUKTURANALYSE

Diese enthält verschiedene Ich-Zustände, das Eltern-Ich, das Erwach-senen-Ich und das Kind-Ich. Damit werden unterschiedliche Positionen gegenüber anderen Menschen bezeichnet, manchmal besteht ein Verhal-ten wie bei einem Kind, manchmal wie bei einem Elternteil und dann wieder wie bei einem Erwachsenen. Das Kind-Ich enthält den Bereich der Gefühle und der Naivität, aber auch der egozentrischen Bedürfnisse. Das Erwachsenen-Ich ist im wesentlichen realitätskonform, das Verhalten resultiert aus Erfahrungen und notwendigen Einsichten. Das Eltern-Ich enthält den moralisch-normativen Teil eines Menschen, der wesentlich durch seine Eltern geprägt wurde. Die Ich-Zustände wurden in weitere Komponenten unterteilt, das Eltern-Ich erstreckt sich auf eine kritische bis quälende und eine gutmütig-schützende Komponente, das Kind-Ich hat einen rebellischen, einen angepaßten und einen unbefangen-naiven Anteil.

TRANSAKTIONSANALYSE

Damit ist das interpersonelle Beziehungsmuster gemeint mit den Transaktionen zwischen den Ich-Zuständen der Beteiligten. Sie unter-sucht Reiz und Reaktion bei Interaktionen von mindestens zwei Personen mit ihren beteiligten Ich-Zuständen und die daraus entstehenden Folgen für das Verhalten und die gefühlsmäßige Einstellung wie Zuwendung oder Abwendung (und Abwertung).

Das Verhalten mit Transaktionen wird untersucht, welches häufig bestimmte Abläufe und Sequenzen als sich wiederholende Spiele zeigt. Die Spiele haben manipulative Bedeutung, um Befriedigung zu erlangen, sie führen aber auch zu negativen Gefühlen, da sie häufig Abwertung übertragen. Berne hat dies in seinem Buch »Spiele der Erwachsenen«

analysiert (62), das Kapitel Lebensspiele betrifft besonders Alkoholiker.

SKRIPTANALYSE

Ein unbewußter Lebensplan, in Anlehnung an A. Adler, ist damit gemeint, der als Drehbuch des Lebens entscheidend in der frühen Kindheit und durch besondere Kindheitserlebnisse und -erinnerungen gestaltet wird.

Das Drehbuch des Lebens bedeutet nicht ein unabänderliches Schicksal, durch Selbstverantwortlichkeit ist die Gestaltung des Lebensplanes auch korrigierbar. Der Transaktionsanalytiker fördert die eigene Einsicht in das Skript als Drehbuch des Lebens (63). Mit dem Verständnis der eigenen Gefühle, des Denkens und des Verhaltens werden Wege der Änderung des Lebensplanes gefördert.

Für die Skriptanalyse sind die sogenannten Grundpositionen der Einstellung zum Leben bedeutsam (250), die in vier vereinfachten Formen ausgedrückt wurden:

1. Ich bin nicht OK, du bist OK – damit wird die Position eines kleinen Kindes eingenommen, das seine Unterlegenheit gegenüber einem Erwachsenen erlebt, dabei wird aber positive Zuwendung erhalten.
2. Ich bin OK, du bist OK – damit ist die realitätsgerechte Einstellung des Erwachsenen verbunden, der seine Position und die des anderen anerkennt und damit zufrieden ist, jedoch kann die symbiotische Vereinigung des zufriedenen Kindes mit der befriedigenden Mutter ebenfalls dazu gehören.
3. Ich bin nicht OK, du bist nicht OK – diese Grundposition ergibt sich für das vernachlässigte Kind, das keine Zuwendung und Förderung erhält. Resignation, fehlende eigene Wertschätzung und Ausbildung psychopathologischer Symptome treten als Folge auf.
4. Ich bin OK, du bist nicht OK – entspringt aus der Reaktion des vernachlässigten Kindes, das sich in der feindseligen ungerechten Umwelt selbst hilft durch eine entsprechende Einstellung, die vermeintlich auch zu soziopathischem Verhalten und Delinquenz berechtigen kann (250).

Mit der Therapie ist der Abschluß eines Behandlungsvertrages verbunden, der das Erwachsenen-Ich des Patienten anspricht. Dadurch werden die Vorstellungen und Erwartungen des Patienten zur Therapie konkretisiert und die Möglichkeiten der Therapie deutlich gemacht. Im Behandlungsvertrag werden klare Ziele formuliert wie die Abstinenz, zur Entwicklung gehört das Formulieren verschiedener, zu bewältigender Zwischenziele. Für den Erfolg der Therapie ist die positive Übertragung des Patienten notwendig, dieser erfährt deshalb eine für die Therapie wichtige Wertschätzung und Zuwendung durch »Streicheleinheiten« (stroke). Dadurch werden Entwicklung und soziale Aktivitäten stimuliert.

Zu den Behandlungstechniken gehört auch der »leere« Stuhl, auf den der Patient in seiner Vorstellung die inneren Elternfiguren oder sich selbst setzt sowie die Plätze wechselt. Die damit verbundenen Rollenwechsel fördern ähnlich dem Psychodrama Einsichten.

Zur Therapie gehört auch die Traumbearbeitung, um Hinweise auf den unbewußten Lebensplan aufzudecken. Die Transaktionsanalyse bewegt sich im Hier und Jetzt, sie gehört überwiegend in die Kategorie der reedukativen Psychotherapien, entsprechend haben Belehrungen eine wichtige Funktion. Die Transaktionsanalyse ist ein aktives Verfahren, das Verhaltensänderungen fordert und »Hausaufgaben« aufgibt, um angestrebte Verhaltensänderungen, oft unter direkt-persuasivem Einfluß des Therapeuten, zu erreichen (333).

Für die Therapie mit Alkoholikern berücksichtigt der Transaktionsanalytiker drei Aspekte besonders:
1. Er weigert sich, das Spiel des Alkoholikers mitzumachen. Er nimmt dem Patienten dadurch den manipulativen Anreiz zum Weiterspielen.
2. Der Therapeut macht die Selbstverantwortung des Patienten für seinen Alkoholismus deutlich.
3. Der Therapeut wird dem Patienten positive Erwartungen und neue Hoffnung vermitteln.

Dadurch soll der akzeptierenden Annahme des chronischen Verlaufes und der Einordnung als Krankheit entgegengewirkt werden, da solche Einstellungen potentiell schädlich für Alkoholiker sind und eine Chronifizierung sogar begünstigen (323). Dem Drehbuch des unabänderlichen Schicksals als Alkoholiker muß entgegengewirkt werden, die Überzeugung der Heilbarkeit wird auch durch direkt-persuasive Therapie vermittelt.

9.5.4. Gestalttherapie

Die von Friederich (Fritz) Solomon Perls begründete Gestalttherapie wurde durch dessen psychoanalytische Ausbildung beeinflußt, die auch in die Terminologie der Gestalttherapie einfließt, obwohl wesentliche Teile der Psychoanalyse wie das pathogenetische Konzept mit der Kausalität in der Vergangenheit abgelehnt werden. In die Gestalttherapie sind Aspekte der Theorie von W. Reich, der Existentialphilosophie und Zen-buddhistische Elemente eingeflossen. Aus der Gestaltpsychologie stammt die Vorstellung, daß spezielle menschliche Bedürfnisse sich wie eine Figur gegenüber dem Hintergrund der übrigen inneren und äußeren Wahrnehmungsfelder abzeichnen. Das Wahrgenommene (Figur) wird als offene Gestalt bezeichnet, solange das Bedürfnis nicht befriedigt wurde. Nach Befriedigung schließt sich die Gestalt und die Figur verschwindet bzw. weicht der Wahrnehmung einer anderen. Als Ziel strebt die Gestalttherapie an, unerledigte und dadurch blockierende Bedürfnisse zu erkennen und im »Hier und Jetzt« zu befriedigen (463, 464).

Zu den Vorstellungen der Gestalttherapie gehört (448): Sich nicht an der Vergangenheit oder Zukunft orientieren und Erfahrungen durch Praktizieren sammeln anstatt sich etwas vorzustellen, zu empfinden oder zu denken. Gefühle sind mitzuteilen und nicht zu manipulieren, zu werten oder zu rechtfertigen. Schmerzen und negativ bewertete Gefühle sind ebenso wie positive Gefühle zuzulassen. Antizipierende Vorstellungen, die durch ein »sollte« oder ein »müßte« gekennzeichnet werden, sind nicht akzeptierbar. Als wichtiges Prinzip der Gestalttherapie wird Selbstverantwortlichkeit betont, die Verantwortung für eigene Gedanken, Gefühle und Handlungen wird übernommen, jeder hat sich uneingeschränkt anzunehmen.

Nach dem Verständnis der Gestalttherapie handelt es sich bei Neurosen um ein gestörtes Gleichgewicht von Organismus und Individuum, da wichtige Bedürfnisse nicht wahrgenommen werden oder die Befriedigung der Bedürfnisse in der Umwelt nicht angemessen praktiziert wird. Die Neurose wird wie eine Wachstumsstörung (463) verstanden, die Entwicklung von flexiblen Verhaltensweisen ist gestört, es wird auf starre, einseitige und unangepaßte Strategien wie Manipulation zurückgegriffen.

Die Gestalttherapie strebt die Wiederherstellung der Ganzheit des Individuums an, dazu braucht es das volle Bewußtsein (awareness) seiner selbst sowie der wichtigen Bedürfnisse, hindernde Blockierungen müssen therapeutisch aufgehoben werden. Das soll durch die Techniken der Gestalttherapie erreicht werden – dazu gehört der »heiße Stuhl«. Der betreffende Teilnehmer plaziert sich gegenüber der Gruppe, er soll sich aufrichtig und unmittelbar mit sich selbst, aber auch mit dem Therapeuten auseinandersetzen. Gestalttherapie findet als einzelner vor der Gruppe oder in Einzelbehandlung statt.

Die Wahrnehmung der Bedürfnisse und Aufheben von Blockierungen soll dadurch erreicht werden, daß der Teilnehmer sich auf seine momentanen Empfindungen konzentriert. Der Therapeut muß dafür sorgen, daß nicht auf Erinnerungen, Annahmen oder irrationale Vorstellungen ausgewichen wird. Als therapeutische Technik setzt der Patient, ähnlich der

Transaktionsanalyse, wichtige Bezugspersonen auf den Stuhl. Unter Rollenwechsel stellt er abwechselnd sich und die Personen dar und spricht mit ihnen. Weiter werden Träume als Botschaften beachtet, die auf wichtige Bedürfnisse hinweisen. Die Interpretation der Träume soll durch sich selbst darstellendes Vorgehen erleichtert werden. Durch Beachtung und Wahrnehmung der gestörten Kontaktfähigkeit, die sich im Verhalten (Vermeiden von Ansehen, Hinhören oder Berührung), im Sprechen und vermehrt in der Körpersprache zeigt, soll das Gleichgewicht zwischen Organismus und Umwelt wieder hergestellt werden.

Die Therapieindikation für Gestalttherapie ist relativ breit. Vereinfacht wurde formuliert, daß Gestalttherapie in Frage kommt, wenn der Betreffende bereit ist, sich zu verändern und verstehen will, warum er unzufrieden und zu bequem ist, sich zu verändern oder mit dem bestehenden Zustand sich besser zu arrangieren (156). Gestalttherapie soll im Gegensatz zur psychoanalytischen Therapie auch für weniger Intelligente, wenig abstrakt Denkende sowie schlecht verbalisierende und zwanghafte Patienten in Frage kommen, da durch die Gestalttherapie psychische Konflikte einfacher, direkter und konkreter dargestellt werden (452). Spezielle Techniken und Elemente der Gestalttherapie eignen sich besonders für weniger zugängliche Patienten wie bei Charakterstörungen (333). Bei der Gestalttherapie mit Alkoholikern ist das Prinzip der Selbstverantwortlichkeit entscheidend damit verbunden, daß diese auf Alkohol verzichten (Abstinenz). Erst dann ist für den Alkoholiker der Zugang zu seinen Gefühlen und Bedürfnissen sowie zur Eigenverantwortlichkeit erreichbar.

Für einen in Isolation lebenden Alkoholiker ist die Wiederherstellung und Verbesserung seiner Kontaktfähigkeit entscheidend, unter dem Ansatz der Gestalt-Familientherapie (324) werden Alleinstehende in eine Gruppe als »zeitlich begrenzte Familie« aufgenommen. Die Gruppen werden ermutigt, sich wie eine Familie zu verhalten. Für Familien ist das Ziel der Gestalt-Familientherapie, Wachstums- und Wiederherstellungsprozesse zu fördern durch Wachsen der Bewußtheit. Durch Erleben wird gelernt, die Familie soll befähigt werden, ihren spezifischen Funktionen wieder gerecht zu werden. Dazu gehört das Wahrnehmen der persönlichen Bedürfnisse der einzelnen Familienmitglieder, der Erwachsenen und Kinder gleichermaßen.

9.6. Lernpsychologische Verhaltensmodifikation

9.6.1. Therapieansatz

Wie im Kapitel 6.4. bereits beschrieben, ist Alkoholismus unter lernpsychologischem Ansatz im Bereich des Verhaltens (Behaviorismus) und durch komplexere lerntheoretische Vorgänge unter kognitivem Ansatz therapierbar. Für die Behandlung des Alkoholismus ist die Verhaltensanalyse als Grundlage entscheidend. Die Bedingungen, unter denen der Alkoholiker trinkt, die Konsequenzen und die Verstärker des Trinkens müssen bestimmt werden.

Der Alkoholiker vermeidet durch starkes Trinken unangenehme Situationen bzw. er kann sich freier und ungehemmter verhalten. Als Folge wird er sozial (positiv oder negativ) verstärkt. Zu beachten ist auch, daß der Alkoholiker durch Weitertrinken Entzugssymptome vermeidet. Für den verhaltenstherapeutischen Therapieansatz ist die Kenntnis der individuellen Problem- und Konfliktlage wie bei der Arbeit, in Beziehungen und für die Kontaktfähigkeit sowie im Selbstbild entscheidend. Deshalb müssen interaktionelle Verhaltensdefizite wie mangelnde Durchsetzungsfähigkeit identifiziert werden, neben äußeren (interaktionellen) müssen innere (intrapsychische) Probleme und Konflikte wie Angst und ihre Bedeutung, die falsche Interpretation des Selbstbildes oder der Selbstbewertung und inadäquate Bewältigungsstrategien analysiert werden.

Bei der komplexen Problematik des Alkoholismus sind in der Regel verschiedene Behandlungsstrategien notwendig, anfänglich eignet sich z.B. die Aversionstherapie für die Behandlung, dann soll Angst desensibilisiert werden und Selbstsicherheit aufgebaut werden (97). Damit zeichnen sich zwei grundsätzliche Strategien der Behandlung von Alkoholikern ab:

1. Neue Verhaltensweisen werden trainiert oder gelernt, die für Alkoholkonsum negativ oder inkompatibel sind. Als Beispiel kann das Selbstsicherheitstraining (Assertiveness-Training) genannt werden, resultierende positive Verstärkung befähigt den Patienten, um etwas zu bitten oder nein zu sagen (690).

   Als weiteres Beispiel kann der therapeutische Einsatz einer Bezugsperson des Alkoholikers genannt werden, anstatt wechselnder und vorwürflicher Interaktionen werden ungünstige Beeinflussungsverhältnisse verändert, so daß realistische und alkoholfreie Verhaltensweisen systematisch verstärkt werden.

2. Die bisher häufiger benutzte Behandlungsstrategie zielt unmittelbar darauf ab, positiv wirksame Verstärker des Alkoholismus aversiv oder negativ zu gestalten (97).

Als Merkmale der umfassenden Strategie der Verhaltenstherapie wurden formuliert (39):
1. Die Strategie muß eindeutig definiert sein bei empirisch-wissenschaftlicher Nachprüfbarkeit.
2. Sie analysiert das Verhalten im Bereich des Handelns, Denkens und der Gefühle aus Persönlichkeitsvariablen, Umgebungsvariablen sowie die Wechselwirkungen.
3. Fehlangepaßtes Verhalten wird vor allem als erlernt betrachtet.
4. Die Verhaltensanalyse identifiziert das Verhalten und weniger deren Kausalität.
5. Das gestörte Verhalten wird entsprechend den Lernprinzipien modifiziert. Eindeutige spezifische Zwischen- und Behandlungsziele sind zu definieren.

Strategien und Methoden der Verhaltenstherapie sind individuell an den Problemen des Patienten auszurichten. Die operational definierten Behandlungsschritte richten sich auf Verhaltensveränderungen im »Hier und Jetzt« aus.

9.6.2. Behandlungsmethoden der Verhaltensmodifikation

AVERSIVE THERAPIEMETHODEN

Die Aversionstherapie benutzt negative Verstärker wie Bestrafung sowie Widerwillen erregende oder schmerzhafte Reize, um das Verhalten des Alkoholikers zu ändern und Abneigung gegen Alkohol zu bewirken. Im Ansatz handelt es sich vermutlich um die älteste Behandlungsmethode des Alkoholismus, in mittelalterlichen Schriften wurde das Zusetzen widerlicher Stoffe zum Alkohol beschrieben, als aversiver Reiz sollte z.B. das Auffinden einer toten Spinne (558) am Boden des Trinkgefäßes das Auftreten von Ekel und geminderter Alkoholappetenz fördern. Außerdem wurden in aversiver Absicht dem Alkohol Substanzen wie Gällmittel oder Lebertran zugefügt.

Mit elektrischer Aversion wurden unterschiedliche Therapieziele wie totale Abstinenz oder kontrolliertes, normalisiertes soziales Trinken angestrebt (16). Bis zum Erreichen der Abstinenz wird der Alkoholiker durch elektrische Reize bestraft, wenn Alkohol in die Mundhöhle gelangt (eher im Sinne des klassischen Konditionierens) oder wenn der Patient zum Glas greift (eher im Sinne des operanten oder instrumentellen Konditionierens). Bei dem Therapieziel des sozialen, kontrollierten Alkoholtrinkers wird hastiges oder gieriges Trinken in großen Schlucken bestraft, als Kontrolle dienen z.B. laufende Blutalkoholspiegel. Dabei wurden auch Verfahren der Selbsteinschätzung und des Diskriminationslernens angewandt zum Erreichen sozialen Trinkens (643) – die Existenz eines Kontrollverlustes wurde dabei angezweifelt.

CHEMISCHE AVERSIONSTHERAPIE

Bereits 1898 wurde das Emetikum Apomorphin gegen chronischen Alkoholismus eingesetzt. Die Wirkung setzt dopaminerg restituierend u.a. am suchtmittelveränderten Katecholaminstoffwechsel und an spezifischen, vom Suchtmittel besetzten Synapsen des Gehirns an (55).

Spezielle Entwöhnungskuren mit Apomorphin wurden von dreimal täglich 5–10 mg Apomorphin s.c. bis zu zweistündlich am Tag angegeben (55). Nach Beginn der Injektionen mit 6 mg erfolgte in einem anderen Schema nach Erbrechen langsame Reduktion der Dosierung, bis absoluter Ekel auftritt und die Einnahme alkoholischer Getränke unmöglich wird bei einer Dauer der Kur von zwei bis zehn Tagen (437). Grundsätzlich ist eine internistische Untersuchung vor der Kur notwendig. Übermäßiges Erbrechen kann mit Metoclopramid und hypotone Kreislaufkomplikationen z.B. mit Noradrenalin behandelt werden. In Hinsicht auf die Effektivität der Behandlung mit Apomorphin sowie der überschätzten Nebenwirkungen wurden eher ein allgemeines Informationsdefizit vermutet (55).

Die aversive Therapie mit Disulfiram (Antabus) bedeutet bei entsprechender Indikation eine effektive Behandlungsmöglichkeit (236, 437, 470), die auch international verbreitet ist. Die Wirkung des Disulfiram führt zu einer künstlichen Alkoholintoleranz, da die Azetaldehyddehydrogenase blockiert wird. Durch den resultierenden starken Anstieg des Azetaldehyds erklärt sich die akute Vergiftungssymptomatik mit Erbrechen, Nausea, Blutdruckabfall, pulsierenden Kopfschmerzen, Hautrötung, Schwitzen und eventuell Atemunregelmäßigkeiten und ängstlicher Verwirrtheit (437, 470). Die Symptomatik hat Ähnlichkeiten mit einer Vergiftung durch Zyanamid, Nitroglykol und bestimmten Pilzvergiftungen, analoge Reaktionen wurden bei Sulfonylharnstoff (Tolbutamid) beobachtet.

Als Kontraindikationen gelten schwere Kreislaufstörungen sowie Apoplexiegefahr, Vorsicht ist bei leichteren Kreislauf-, Leber- und Nierenstörungen angeraten. Bei schwereren Fällen von Alkoholismus wird die Entgiftung und die Disulfirambehandlung stationär durchgeführt, leichtere Fälle können ambulant erfolgen. Mit einem Probetrunk (ca. 20 ml einer 40 %igen Spirituose) wird am Nachmittag des dritten Behandlungstages die Disulfiram-Alkoholreaktion überprüft. Durch den Probetrunk ergibt sich ein Hinweis für die notwendige Erhaltungsdosis, da Disulfiram-Alkoholreaktionen recht unterschiedlich ausfallen. Die Einstellungsdosierung liegt durchschnittlich bei einer viertel bis halben Tablette täglich, die Erhaltungsdosis beträgt in den ersten drei Monaten dreimal pro Woche eine Tablette zu 0,5 mg, in den nächsten Monaten wird auf zwei Tabletten pro Woche reduziert. Die Behandlung kann nach einem Jahr beendet werden (437). Die Disulfiram-Therapie kann eine echte Alternative für Patienten darstellen, die jedoch ausreichend motiviert und verläßlich sein müssen. Die heimliche Gabe von Disulfiram z.B. durch Angehörige ist strikt abzulehnen. Die Implantation von Disulfiram mit einer Wirkungsdauer von drei bis neun Monaten ist in speziellen Fällen möglich. Die Patienten bedürfen ausführlicher Aufklärung und Beratung, sie müssen auf die Risiken von alkoholhaltigen Tinkturen und z.B. von Weinessig im Salat hingewiesen werden. Bei Alkoholrückfällen unter Disulfiram-Therapie können die Nebenwirkungen des »Katecholaminsturms« und andere Nebenwirkungen eventuell durch Diphenhydramin oder einen Betablocker wie Propranolol (487) abgefangen werden.

Alternativ können bei zu starker Disulfiram-Wirkung pharmakotherapeutisch Kalziumcarbimidzitrat (entspricht Kalziumzyanamid) oder Metronidazol (mit auftretendem Metallgeschmack nach Alkoholkonsum) als aversive Mittel eingesetzt werden. Eine drastische Abnahme von Alkoholrückfällen wurde bei Einnahme des Alkoholaversivums Nitrefazol (42) beschrieben, nach Bekanntwerden von schwerwiegenden Nebenwirkungen wurde das Medikament jedoch aus dem Handel gezogen.

SYSTEMATISCHE DESENSIBILISIERUNG

Im Gespräch mit dem Alkoholiker wird die Alkoholwirkung für die Angsttoleranz und angstauslösende Situationen geklärt sowie in eine Hierarchie eingeordnet mit entsprechenden Intensitätsstufen der Angst. Der Patient setzt sich in der Vorstellung und/oder in der Realität immer stärkeren, ansteigenden Angststimuli aus (689). Die systematische Desensibilisierung basiert auf dem Prinzip der reziproken Hemmung und eignet sich besonders für die Behandlung einer Monosymptomatik wie bei einer Phobie. Die Exposition gegenüber Angststimuli soll erlernt und erleichtert werden durch entspannende Verfahren wie durch das autogene Training (554) oder durch progressive Relaxation (292). Durch entspannende Techniken ist die Exposition mit Angststimuli besser möglich oder auftretende Angst kann durch Entspannung abgebaut werden, anstatt durch Alkohol gelöst zu werden.

Unter ähnlichem Prinzip, aber gleich mit maximaler Angststufe in der Reizhierarchie arbeitet die Technik der Reizüberflutung, bis ein Vermeiden unterbleibt und die Angstreaktion erschöpft ist.

VERDECKTE SENSIBILISIERUNG

Sie unterscheidet sich von den anderen Aversionstechniken, weil das Problemverhalten, z.B. Alkoholismus, und die entsprechenden aversiven Konsequenzen verdeckt ablaufen (115), d.h. nur in der Vorstellung und durch verbale Konditionierung.

Die praktische Durchführung erfolgt nach Einüben von Entspannung, dann stellt sich der Alkoholiker eine zum Alkoholkonsum führende Situation vor, z.B. wie er an einer Gaststätte vorbeikommt, Alkohol verlangt, das Getränk betrachtet, in die Hand nimmt und zum Mund führt. Für diesen Moment gibt der Patient dem Therapeuten ein Zeichen wie das Heben des Zeigefingers, der Therapeut fordert dann die aversive Vorstellung von vorher gemeinsam abgesprochenen aversiven Stimuli. Der Therapeut fordert auf, sich z.B. vorzustellen, daß dem Patienten übel wird, ein Würgen vom Magen zum Hals aufsteigt, daß er sich übergibt, ein ekelhafter Geschmack eintritt, wie ekelhaft das Erbrochene riecht und wie die Kleidung beschmutzt wird (345).

VIDEO-SELBSTKONFRONTATION

Das Verhalten des stark alkoholisierten Patienten wird audiovisuell aufgezeichnet und ihm später im nüchternen Zustand vorgespielt. Das Playback kann sehr aversiv wirken, dabei ausgelöste Ängste zeigen sich eher negativ und führen oft zum Therapieabbruch (527), wenn die Methode nicht in ein gut strukturiertes Programm eingebaut wird. Auftretende Ängste und angestrebte Verhaltensveränderungen durch Video-Selbstkonfrontation lassen sich mit Modell- und Beobachtungserlernen kombinieren, entsprechend dem multidisziplinären Therapieansatz ist die Verhaltenstherapie in einen integrativen Behandlungsplan einzubauen (16, 97).

OPERANTE TECHNIKEN

Die Anwendung des operanten Konditionierens durch positive und negative Verstärker mit dem Ziel, die Trinkmenge zu reduzieren sowie unerwünschte Verhaltensweisen zu stärken, eignet sich besonders für stationäre Behandlungen und bei wenig motivierten Alkoholikern. Das ökonomische Prinzip wird erlernt, sozial angepaßtes Verhalten wird systematisch belohnt z.B. durch spezielle Münzen (Token) oder durch bewertende Punkte, die gegen Vergünstigungen als Verstärker wie Eßwaren, Ausgang, Teilnahme an Veranstaltungen oder andere Privilegien eingetauscht werden können (429). Nicht sozial angepaßtes oder negatives Verhalten kann nicht beachtet oder negativ (durch Münz- oder Punktabzug) bewertet werden.

Operantes Konditionieren zeigt sich günstig für Lernen am Erfolg, grundsätzlich muß angemerkt werden, daß Bestrafung oder Aversionstherapien auch zur Abneigung gegen den Therapeuten führen kann. Die Effizienz der Therapie hängt jedoch, entsprechend dem tiefenpsychologischen Konzept, wesentlich von der positiven Beziehung und Übertragung zwischen Patienten und Therapeuten ab. Dadurch ermöglicht sich für den Patienten die Identifikation als Grundlage für Modellernen (38) und soziales Lernen, wenn Verhaltensweisen durch Beobachtung und Nachahmung erlernt werden können.

Ergänzend kann angemerkt werden, daß Symptome wie bestimmte Angstzustände, Kopfschmerzen u.a. durch Lernen von apparativ gesteuerter Entspannung (Bio-feedback) günstig beeinflußt werden.

SELBSTSICHERHEITS- (ASSERTIVENESS-) TRAINING

Bei ängstlichen und selbstunsicheren Patienten erscheint die Behandlung mit negativen Verstärkern wenig sinnvoll, sie müssen lernen, sich in der Gesellschaft zu behaupten und ihre Wünsche und Bedürfnisse zu artikulieren.

Das Üben sozialer Kompetenz kann durch Selbstsicherheitstraining/Selbstbehauptungstraining erreicht werden (690). Defizite des sozialen Verhaltens werden durch die bisher beschriebenen Techniken der Verhaltenstherapie mit kombinierten Programmen mit Methoden wie Lernen am Erfolg, sozialem Lernen und Desensibilisierung, aber auch durch verhaltenstherapeutische Elemente in Rollenspielen, Anweisungen sowie Selbstbeobachtung behandelt. Gruppentraining zeigt sich besonders geeignet (333).

SELBSTKONTROLLTECHNIKEN UND KOGNITIVER THERAPIEANSATZ

Wie im Kapitel 6.4. angesprochen, berücksichtigt die Verhaltenstherapie vermehrt die Erkenntnisse der kognitiven Lerntheorien. Bei Alkoholismus ergeben sich komplexe Verhaltensstörungen einschließlich Ängsten, Depressivität, Selbstunsicherheit u.a. Das gestörte Verhalten entspringt einer Unzahl von Stimuli, die resultierende Reaktionsbildung wird entscheidend durch kognitive Prozesse einschließlich Wahrnehmung, Apperzeption, intellektuelle Verarbeitung und Gedächtnis mit resultierender Wertvorstellung beeinflußt.

Alkoholismus besteht vor allem in der Bedeutung, die Wahrnehmung undeutlicher, negativer oder falsch aufgefaßter innerer Stimuli wie Angst und Depressivität in der Bewertung als unangenehme, Ich-dystone Gedanken und Gefühle zu vermeiden. Der Verzicht auf Alkohol heißt, sich mit veränderter Wahrnehmung und vermehrten inneren Reizen auseinanderzusetzen. Störungen der Auffassung, der Verhaltenseinschätzung und Bewertungsmuster des Alkoholikers müssen durch den Therapeuten analysiert und angemessen aufgedeckt werden, neue Strategien sind zu entwickeln und verändertes Verhalten ist einzuüben.

Grundsätzlich muß der Alkoholiker bereit sein, sich ohne Alkohol mit seiner inneren Wahrnehmung und entsprechender Auffassung auseinanderzusetzen und sein Verhalten zu ändern. Damit ist besonders die Wahrnehmung und Bewertung von Ängsten verbunden, der Therapeut hat das Vertrauen des Patienten in selbstregulatorische Kräfte zu fördern, um selbstinstruktives Training und Selbstkontrolltechniken aufzubauen. Der Therapeut muß den Patienten notwendige Fähigkeiten erlernen lassen, speziell auch zur Bewältigung von Ängsten und Depressivität.

Als Methode der Selbstkontrolle eignet sich die verdeckte Sensibilisierung als die am häufigsten angewandte Selbstkontrolltechnik. Selbstkontrolle läßt sich auch in der verdeckten Löschung, der verdeckten Selbstverstärkung sowie in der systematischen Desensibilisierung finden (345). Als spezielle Technik der verstärkten Selbstkontrolle kann z.B. das »Gedanken-stop«-Verfahren genannt werden, welches, durch den Therapeuten eingeübt, es dem Patienten ermöglicht, unerwünschte Gedanken zu stoppen. In der Logotherapie sind kognitive Elemente zu finden, wenn der Patient in der Dereflexion lernt, seine Aufmerksamkeit von unerwünschten Vorstellungen zu trennen und andersweitig auszurichten.

Kognitive Ansätze sind ebenfalls in der rational-emotiven Therapie (154) enthalten. Nach entspannender Vertrauensbildung muß der Patient sich seiner Angst stellen, gestörte Wahrnehmung und irrationales Denken werden aufgedeckt und durch den Patienten ausgedrückt. Der Patient muß seine Bewertung und Überzeugungen überprüfen, Verhaltensänderungen (Konsequenzen) ergeben sich.

9.6.3. Integriertes Programm zur Verhaltensmodifikation

Die Anwendung verhaltenstherapeutischer Techniken erfolgt in integrierten Programmen bei stationärer oder ambulanter Behandlung. Für die stationäre Behandlung sprechen fünf Faktoren (542):
1. Lösung aus der gewohnten Umgebung – einschließlich Befreiung von täglichen Aufgaben, Sich-beschützt-Fühlen, eventuell Labilisierung des bestehenden Familiensystems sowie Ruhe und Distanz für die zu planende Lebensbilanz.

2. Die Hausordnung – dadurch wird das Zusammenleben reglementiert. Sehr restriktive Hausordnungen bei sogenannten »harten« Therapien setzen als Quelle kognitiver Dissonanz an. Das Verhalten wird durch Abläufe wie Gewöhnung an einen geordneten Tagesablauf und sich ein- und unterordnen beeinflußt, immer mehr Verantwortung ist zu übernehmen für Stationsabläufe und in der Patientenvertretung.
3. Fokussierung auf sich selbst – durch Anerkennung lernt der Patient sich selbst wichtig zu nehmen, seinen Körper wahrzunehmen und zu pflegen. Er soll sich mehr Zeit für sich selbst nehmen und sich vernachlässigten Persönlichkeitsbereichen widmen. Die bisherige Lebenskonzeption soll bilanziert werden bei Förderung des Selbsteinschätzens der Veränderbarkeit.
4. Zuwachs neuer Erfahrungen – durch Informationen wird das Wissen erweitert, der Patient muß erfahren, daß ohne Suchtmittel Beständigkeit und Langeweile üblich sind, daß Gefühle und Ängste zugelassen werden können, und trotzdem Veränderung und Fortschritte bei ihm auftreten.
5. Gemeinschaft – der Patient fühlt sich auch als Alkoholiker akzeptiert, ein Ausweichen durch Vermeiden ist nicht möglich, der Umgang mit Kritik und Toleranz ist zu lernen, das eigene rigide Wertsystem und die Gewohnheiten werden in Frage gestellt.

Entsprechend den drei Variablen (P,U,V) wirkt die Umgebung (U) in Form der Klinik auf die Person (P) und das Verhalten (V) durch das therapeutische Programm ein. Dazu gehört:
1. Die funktionale Verhaltensanalyse, die dem Patienten vermittelt, daß sein Alkoholkonsum bisher Teil seines komplexen sozialen Bedingungsgefüges war. Ausstehende Problemlösungen und die Aufarbeitung von Verhaltensdefiziten werden aufgezeigt als Weg und Schutz gegen den Alkoholismus.
2. Selbstkontrolltechniken und Ablehnungstraining – dadurch soll das Verhalten gegenüber situativen Alkoholangebote kontrollierbarer gemacht werden einschließlich Lernvorgängen, um den Alkohol abzulehnen.
3. Selbstsicherheitstraining – auch die Gruppentherapie soll die Einübung von Selbstsicherheit fördern und klärt die Nachteile von Unsicherheit und Vermeiden. Durch spezielle Übungssituationen wird die Bewältigung von Schwierigkeiten im Verhalten, bei Kommunikation und Kontakten durch Selbstsicherheitstraining (690) und Selbstbehauptung gefördert.
4. Kognitive Umstrukturierung – verhaltensrelevante, irrationale Einstellungen werden aufgezeigt, die Bewertung von unangenehmen,

negativ interpretierten Gefühlen, Annahmen und Erwartungen werden in Frage gestellt, und eine umstrukturierende veränderte Bewertung gefördert.

5. Selbstorganisation – in kleinen Schritten wird von der einfachen anfänglichen Tagesplanung zunehmend bis zur Zukunftsplanung in verschiedenen Lebensbereichen die Zielfindung und Lösung der Probleme bei Selbstverantwortlichkeit gefördert (542).

Als Behandlungsziel eines integrierten Programms zur Verhaltensveränderung von hospitalisierten chronischen Alkoholikern wurde das kontrollierte Trinken angestrebt, ein Jahr nach der Behandlung sollen 62 % der Patienten völlig abstinent gewesen sein oder kontrolliert Alkohol getrunken haben. Als verhaltenstherapeutisches Programm wurden Videoaufnahmen des eigenen Verhaltens im betrunkenen Zustand, Training zur Einschätzung der BAK, Aversionstraining gegen übermäßigen Alkoholgenuß, diskriminatives Vermeidungstraining und Alkoholerziehung (Vermittlung von Informationen) eingesetzt. Verständniskontrollen und gegebenenfalls erziehende Wiederholungssitzungen, Training von Verhaltensalternativen und Verhaltensberatung wurden durchgeführt (642).

Ein verhaltenstherapeutisches Programm für alkoholkranke Frauen (124) zeigte nach stationärer Behandlung zwölf Monate später eine Abstinenzrate um 40 %. Während der Behandlung wurde eine regelmäßige Selbsteinschätzung von den Patientinnen durchgeführt. Nach einem Informationskurs über die Zusammenhänge beim Alkoholismus wurden Einzel- und Gruppentherapien durchgeführt, das Behandlungsziel der Alkoholabstinenz wurde durch standardisierte Übungen im Umgang mit Versuchungssituationen angestrebt. Anfänglich war ein nahezu phobisch anmutendes Vermeidungsverhalten für Eigenverantwortlichkeit auffällig, die Befolgung der Abstinenz wurde dem Getränk oder dem sozialen Partner zugerechnet. In Übungssituationen lernten die Patientinnen verschiedene Möglichkeiten, das Alkoholangebot abzulehnen, ohne Befürchtungen zu haben, freundschaftliche Kontakte zu gefährden. Die direkte Konfrontation mit der Versuchungssituation wurde ebenfalls durchgeführt, die geöffnete Flasche des Lieblingsgetränkes stand z.B. abends für eine Stunde wiederholt im Zimmer. Es gab keinen einzigen Rückfall dabei, die Patientinnen fühlten sich erheblich dadurch bestätigt, wie problemlos es ihnen gelang, der Versuchungssituation zu widerstehen (124).

Nach einem ambulanten Verhaltenstherapieprogramm (403) ergab sich bei unterschiedlichen Katamnesezeiten zwischen sechs und 36 Monaten bei 30 % der Patienten eine völlige Abstinenz, bei 22 % der Patienten eine deutliche und bei 26 % eine geringe Besserung. Die Ergebnisse sind vergleichbar mit durchschnittlichen Behandlungsergebnissen stationärer Alkoholismustherapien. Mit dem Ziel der Alkoholabstinenz wurde das verhaltenstherapeutische Programm speziell für die Selbstkontrolle entwickelt, die auf Elementen der kognitiven Strukturierung, der sukzessiven Selbststeuerung durch systematische Reduktion von Selbstkontrolle und durch Training von Verhaltensalternativen angestrebt wurde. Testpsychologisch wurde nachgewiesen, daß eine positive Korrelation zwischen hohem Ausprägungsgrad der Angst und besserem Behandlungserfolg bestand (403).

9.7. Relaxierende, suggestive und imaginative Methoden

Im Gegensatz zu den tiefenpsychologischen und konfliktbearbeitenden Therapieverfahren, die als aufdeckend bezeichnet werden, handelt es sich bei den folgend beschriebenen therapeutischen Verfahren, die beruhigend, ausgleichend und entspannend wirken, um zudeckende Verfahren. Die Effektivität übender und entspannender Methoden verbessert sich durch Autosuggestion. Dabei können passiv autosuggestive und aktiv autosuggestive Übungen unterschieden werden (609). Bei passiv autosuggestiven Übungen bleibt das Ich weitgehend passiv, das Denken wird durch Konzentrieren und rasches Wiederholen einer Formel weitgehend ausgeschaltet. Elemente der passiven autosuggestiven Selbstversenkung lassen sich auch bei bestimmten religiösen oder meditativen Zuständen finden.

Zu den aktiv autosuggestiven Übungen gehören die konzentrative Selbstentspannung (das autogene Training) sowie im weiteren Sinn die progressive Relaxation (nach Jacobson) sowie die aktive Tonusregulation (nach Stokvis).

9.7.1. Autosuggestive Verfahren

DAS AUTOGENE TRAINING

Das durch Schultz (554) entwickelte autogene Training (AT) ermöglicht nach dem Erlernen eine therapeutenunabhängige konzentrative Selbstentspannung. Voraussetzung ist die innere Bereitschaft zur Entspannung sowie ein ausreichendes Maß an Selbstverfügbarkeit. Eine Kontraindikation besteht bei psychosenahen Patienten, Vorsicht ist bei Herzkranken angezeigt. Zur Entspannung wird die Unterstufe des AT benutzt, während die Oberstufe des AT eher den imaginativ-meditativen Verfahren zugerechnet wird. Die Durchführung des AT erscheint in der Gruppe ökonomischer, außerdem erhöht sich der suggestive Effekt.

Die Durchführung des autogenen Trainings basiert auf der informativen und beruhigenden, auch suggestiven Instruktion durch den Therapeuten. Wesentlich für die Entspannung ist die geeignete Körperhaltung, die bequeme Lage auf dem Rücken ist auf geeigneten Matten oder Liegen zu üben, Kissen und Decken fördern zusätzlich die Entspannung, günstig sind Liegen mit Kopf- und Armstützen. Wenn die günstigeren Möglichkeiten fehlen, kann auf einem normalen Stuhl oder Hocker mit der sogenannten Droschkenkutscherhaltung eine ausreichende Entspannung erreicht werden, wenn die Arme locker auf die Oberschenkel gelegt werden.

Das AT erstreckt sich auf die einleitende Ruheübung sowie verschiedene Anschlußübungen. Wichtig ist die Schwereübung, die innere Formel lautet, in entsprechenden Übungsschritten, daß der rechte Arm, der linke Arm, beide Beine und dann der ganze Körper immer schwerer werden. Wichtig ist danach die notwendige Zurücknahme der Entspannung. Als weitere Übungen sind die Wärme-, Herz-, Atem-, Bauch- und Stirnübung sowie als Alternative zur Schwereübung die Übung von Leichtigkeit zu nennen. Da Alkoholiker in der Regel vermehrt suggestibel sind, lernen sie die Grundübungen des autogenen Trainings schnell. Damit steht ihnen eine Methode gegen Spannungen, innere Unruhe und Erregbarkeit zur Verfügung, Schlafschwierigkeiten lassen sich günstig beeinflussen sowie eine bessere Steuerbarkeit von Angst erreichen.

Für die Gesundung von Alkoholikern ist die formelhafte Vorsatzbildung günstig, die auf den Patienten individuell abgestimmt werden kann. Sie eignet sich dazu, ein Mehr an Gelassenheit gegenüber vegetativen Fehlfunktionen und innerer Befindlichkeitsveränderungen zu erreichen. Eine Distanzierung gegenüber dem Drang, Alkohol zu trinken, ist erreichbar durch Formeln (623) wie: »Ich brauch keinen Alkohol, Alkohol ist für mich ganz gleichgültig«. Das AT entspricht einer hilfreichen Therapiemethode, die sich gut in Therapiekonzeptionen integrieren läßt.

PROGRESSIVE RELAXATION

Jacobson (292) negiert für die progressive Relaxation eine Beziehung zur Hypnose und im engeren Sinn zur Autosuggestion, da es sich um einen bewußten Lernvorgang für die Entspannung der willkürlichen Muskulatur handelt. In den Entspannungsübungen lernt der Patient Kontraktionen einzelner Muskelgruppen zu beobachten. Für die Durchführung hält Jacobson allgemein den Arzt für günstiger als den Psychotherapeuten, seine Entspannungsmethode ist besonders in den U.S.A. verbreitet. Progressive Relaxation wird auch in der Vorbereitung und bei der Durchführung von verhaltenstherapeutischen Programmen eingesetzt, z.B. wenn Entspannung bei der Desensibilisierung von Ängsten notwendig ist.

9.7.2. Heterosuggestive Methoden

HYPNOSE

Neben den entspannenden Verfahren durch Autosuggestion zeigt sich durch den Therapeuten eine direkte suggestive Wirkung (Heterosuggestion), die therapeutisch eingesetzt werden kann. Alkoholikern kommen solche Verfahren bei ihrer vermehrten Suggestibilität, aber auch wegen ihres reduzierten Bedürfnisses nach Selbstverantwortlichkeit entgegen. Als suggestives Verfahren wird die Hypnose eingesetzt.

Wie das autogene Training ist die Hypnose nur für Patienten mit ausreichender Selbstverfügbarkeit geeignet, niedrige Intelligenz oder psychosenahe Patienten sind nicht geeignet, die Entzugssymptomatik muß abgeschlossen sein und eine mehrwöchige Alkoholabstinenz bestehen.

Zur technischen Durchführung ist ein ruhiger, abgedunkelter Raum günstig, die Patienten sollen dabei bequem liegen. Die Suggestion von Ruhe, Schwere und Wärme entspricht der Unterstufe des autogenen Trainings, dann folgen weitere suggestive Vorsatzformeln, die dem Patienten helfen sollen, sich aktiv gegen den Alkoholismus einzusetzen. Ziel ist dabei eine suggerierte Indifferenzhaltung (Gleichgültigkeit) gegenüber Alkohol.

Wenn Gleichgültigkeit eintritt, wird der Patient aus seinem Konflikt befreit, ob er Alkohol trinken soll oder nicht. Durch Reduzierung des ständigen Denkens an Alkohol wird der Patient von seinem Trinkbedürfnis entlastet (370).

Ein Jahr nach ihrer stationären Entlassung gaben 40 % der Patienten eine erhebliche und weitere 40 % eine mäßige Hilfe für die Abstinenz durch die Behandlung mit Hypnose an (536).

9.7.3. Suggestiv-imaginative Verfahren

Bereits Silberer beschrieb sogenannte hypnagogische Erscheinungen, die wie Bilder bei geschlossenen Augen und Müdigkeit auftauchten, die später auch als hypnagoge Visionen oder Pseudohalluzinationen bezeichnet wurden. Sie sind spontanen Tagträumen ähnlich, die sich im entspannten Zustand bei geschlossenen Augen einstellen. Sie enthalten verwandte

Elemente zu den Träumen im Schlaf, primärvorgangsnahe Abläufe wie Verdichtung und Verschiebung sind möglich, die Tagtrauminhalte sind affektiv deutlich beeinflußt und zeigen vermehrte Symbolbildung. Diese psychischen Vorgänge können therapeutisch eingesetzt werden, nachdem Entspannung durch therapeutische Suggestion oder Grundübungen des autogenen Trainings erreicht wurde, können eintretende Tagträume und Phantasien durch imaginative Verfahren wie das katathyme Bilderleben oder die Oberstufe des autogenen Trainings bearbeitet werden.

Unter reedukativem psychotherapeutischem Ansatz soll die verfestigte Charakterstruktur aufgelockert werden, um eine korrigierende Einsicht für den Patienten zu ermöglichen. Damit ergeben sich gewisse Gemeinsamkeiten mit Techniken der Meditation, die neben Entspannung Konzentration und das Bewußtsein fördern wollen und die Bereitschaft zur persönlichen Veränderung und Weiterentwicklung anstreben (528). Gefahren der Meditation liegen im sozialen Rückzug und in der Introversion, auftretende Ängste und Depressionen sind häufig, so daß trotz guter therapeutischer Führung für Alkoholiker meditative Verfahren in der Regel nicht angezeigt sind.

Ähnliche Aspekte bestanden zum Teil im therapeutischen Ansatz, als in den 70er Jahren in den U.S.A. versucht wurde, verfestigte Charakterstrukturen von Alkoholikern durch veränderte Wahrnehmung und neue Erlebnisse mit Halluzinogenen aufzulockern (s. Kap. 9.5.1.).

KATATHYMES BILDERLEBEN

Das durch Leuner (375) entwickelte Verfahren wurde von ihm auch experimentelles Bilderleben oder Symboldrama genannt. Das Verfahren ist wesentlich dadurch gekennzeichnet, daß durch den Therapeuten bestimmte Themen vorgegeben werden, die therapeutisch aufgearbeitet werden. Die Themen entsprechen bestimmten Motiven wie der Vorstellung von Wiese, Bach, Berg oder Waldrand. Wenn zum Thema Bach aufgefordert wird, soll der Patient entsprechende Erinnerungen und Phantasien zulassen. In der Phantasie stellt er sich den Bach mit seinen Einzelheiten und die Umgebung vor, wenn er ihn quellaufwärts oder -abwärts bis zum Meer verfolgt. Bei Fortschreiten des katathymen Bilderlebens werden bestimmte Themen gewählt, die sich eignen, unbewußte Konflikte bildhaft darzustellen wie das Bild eines Sumpfloches, damit assoziativ verbundenes Material kann interpretiert und aufgearbeitet werden.

Als weitere Technik wurde die Symbolkonfrontation beschrieben, der Patient wird angehalten, sich feindlich gesinnte Gestalten vorzustellen. Er wird aufgefordert, genau hinzusehen, Einzelheiten zu registrieren, den

Gestalten sicher ins Auge zu blicken oder er kann ermutigt werden sich den feindlichen Gestalten zu nähern und eine Konfliktlösung zu arrangieren, wie sich zu versöhnen u.a. (375).

In dieser Technik sind verhaltenstherapeutische Aspekte der Selbstkontrolle enthalten einschließlich verdeckter (De-)Sensibilisierung und Selbstverstärkung.

AUTOGENES TRAINING (OBERSTUFE)

Die Oberstufe des AT kann zu den imaginativen Verfahren gerechnet werden. Nach der Einleitung mit der Unterstufe des AT sollte der Versenkungszustand verstärkt werden, indem die Augäpfel, ähnlich wie beim physiologischen Schlaf, in eine Innen-Oben-Rotation gebracht werden, wenn sie sich einen Punkt in der Stirnmitte vorstellen. Die Suggestion eines geistigen Auges wird vermittelt, vor diesem sieht der Patient eine von ihm ausgewählte Farbe.

Der nächste Schritt besteht in der Aufforderung, sich gegenständliche Objekte des Alltags vorzustellen, im nächsten Schritt werden abstrakte Inhalte vorgestellt und angesehen wie Glück, Zufriedenheit, Erfolg u.a. Als nächsten und tiefsten Schritt der Versenkung reflektiert der Patient ihn bewegende Probleme, er fragt sich nach den Wegen zur Veränderung.

Die Oberstufe des AT zeigt deutliche Überschneidungen mit dem katathymen Bilderleben, Thomas z.B. verwendet ebenfalls das Thema des Bachs, nach einleitender, suggestiver Schilderung zu Details des Bachs und der Umgebung wird eine Tonkassette abgespielt mit den Geräuschen eines fließenden Baches einschließlich Umgebungslauten wie Vogelgezwitscher. Zur Darstellung innerer Konflikthaftigkeit verwendet er ebenfalls Themen wie ein Brunnenloch oder ein Sumpfloch, die suggestive Wirkung erhöht sich dadurch, daß die Patienten anscheinend die Wahl des Themas haben. Sie können sich den Weg auf den höchsten Punkt eines Berges oder abwärts bis auf den tiefsten Punkt des Meeresgrundes vorstellen (623). Gegen imaginative Verfahren sprechen neben psychosenahen Zuständen eine unterdurchschnittliche Intelligenz und eine hirnorganische Hirnleistungsschwäche, Vorsicht ist bei depressiven Syndromen und hysterischen Strukturanteilen angezeigt.

9.8. Supportiver Behandlungsansatz

Der supportive (unterstützende) Behandlungsansatz ist ein wichtiger, meist unterschätzter Behandlungsansatz in der multidisziplinären Konzeption. Besonders die folgend erwähnte Sozialtherapie (Sozialarbeit) liefert einen wesentlichen, auf den Verlauf einwirkenden Beitrag bei der Behandlung von Alkoholikern.

SOZIALTHERAPIE

Die Sozialarbeit repräsentiert die Verantwortlichkeit unserer Gesellschaft und gegebenenfalls auch des Arbeitgebers (Betriebes), dadurch kommt es zu einem Dualismus in der Verantwortung des Sozialarbeiters gegenüber dem Suchtkranken und der Gesellschaft. Einerseits soll dem Alkoholiker geholfen werden, die Verwirklichung seiner individuellen Lebensform und Anpassung an die Gesellschaft sollen gefördert werden, andererseits muß der Sozialarbeiter der Gesellschaft (und der Umwelt) helfen, das abweichende Verhalten des Alkoholikers zu ertragen. Der Sozialarbeiter muß krankmachende kollektive Lebensbedingungen akzeptieren anstatt Veränderungen in der Gesellschaft herbeiführen zu können.

Als Prinzipien der Sozialarbeit für Suchtkranke wurden genannt (539):
1. Prinzip des Akzeptierens – Akzeptieren bedeutet das Annehmen des Anderssein von anderen Menschen als Grundlage der helfenden Beziehung, dadurch wird dem Alkoholiker ermöglicht, seine Abwehrreaktionen mit Mißtrauen, Angst u.a. zu reduzieren. Erst durch vorbehaltloses und vorurteilsfreies Angenommensein wird der Alkoholiker sich öffnen können und die eher abgewehrte Befürchtung seines tiefen Versagens sich bewußt machen und verbalisieren.
2. Prinzip des Individualisierens – das individuelle Schicksal einschließlich beeinflussender Faktoren sollte erkannt werden, wichtig ist es, mit erforschten Stärken und positiven Kräften des Patienten zu arbeiten, um dessen Konflikte zu lösen. Für den Sozialarbeiter sind nicht nur Sachkenntnis und Erfahrung notwendig, sondern in besonderem Maße auch Geduld und vertrauensvolle Zuwendung einschließlich der Bereitschaft, Rückschläge zu akzeptieren.
3. Prinzip der Partnerschaft – die helfende Beziehung ist auf partnerschaftlicher Ebene anzustreben, dabei ist die Möglichkeit zur aktiven Mitarbeit entsprechend dem Suchtprozeß unterschiedlich. Im Prinzip gilt, je früher es gelingt, eine helfende Beziehung herzustellen, um so größer ist die Möglichkeit der Mitarbeit des Alkoholikers. Dagegen zeigt sich bei chronischem Alkoholismus oft eine völlige Passivität und Gleichgültigkeit der Betroffenen gegenüber dem Schicksal. Der Sozialarbeiter muß eventuell darauf warten, bis ein größerer Leidensdruck den Patienten zu einer aktiveren Mitarbeit motiviert.

4. Prinzip der Vertraulichkeit – der Respekt für den individuellen Bereich des Alkoholikers sowie dessen Vertrauen beruht auf dem Prinzip der Vertraulichkeit. Persönliche Informationen dürfen ohne Wissen und Zustimmung des Patienten nicht weitergegeben werden, das Beschämende seiner Situation macht ihn besonders mißtrauisch und argwöhnisch. Bei der Psychodynamik und den Abwehrmechanismen des Alkoholikers muß der Sozialarbeiter die Vertrauensbildung anhaltend fördern, da bei Alkoholikern häufig ein Mangel von Vertrauen im Sinne fehlenden Ur-Vertrauens (157) besteht.

5. Prinzip der »Selbstkontrolle« des Sozialarbeiters – die Kompetenz des Sozialarbeiters liegt nicht nur in seinen geschulten Kenntnissen und Erfahrungen, sondern auch in seiner persönlichen Integrität einschließlich der Einschätzung persönlicher Bedürfnisse, Fähigkeiten und der Motivation. Durch das Prinzip der Selbstkontrolle und Selbstreflexion des Sozialarbeiters wird erst eine ausreichende Arbeitsebene ermöglicht, die ansonsten durch psychodynamische Aspekte (Übertragungserfahrungen) gestört wird.

Der Tätigkeitsbereich zeigt Unterschiede, wenn der Alkoholiker unter stationären oder ambulanten Bedingungen betreut wird. Ambulante Sozialarbeit ergibt sich für betriebliche Sozialberater, Alkoholismus kann als »Thema Nummer Eins« der betrieblichen Sozialarbeit angesehen werden. Die Betreuung von Alkoholikern erfolgt in Einzelberatung, die gleichzeitige Beratung und Schulung von Mitarbeitern des Alkoholikers ist außerdem angezeigt. Resultierend wird der Alkoholiker auf Kollegenebene partnerschaftlich und wie ein Erwachsener angesprochen. Dadurch wird das langfristige Nichthinsehen, Bagatellisieren oder Verschweigen des Alkoholproblems beim betroffenen Kollegen sowie später nach Enttäuschungen die »harte Gangart« vermieden.

Bei Alkoholismus besteht häufig finanzielle Verschuldung, unter ambulanten oder stationären Bedingungen braucht der Alkoholiker eine adäquate Beratung sowie die Erstellung eines kompetent durchgeführten Schuldenplanes. Zu erwähnen ist, daß Alkoholiker bei vermehrter Außenreizabhängigkeit gegenüber vermeintlichen materiellen Bedürfnissen weniger widerstehen können, bei ihrer Impulsivität werden übermäßige oder unüberlegte Geschäfte eingegangen. Unter finanziellem Druck sind sie nicht in der Lage, den lockenden und anscheinend günstigen oder zumindest aufschiebenden Angeboten von Kreditbüros und Teilzahlungsbanken mit überhöhten Zinsen zu widerstehen. Weitere Sozialarbeit ist erforderlich z.B. bei Versicherungsfragen, Rentenfragen oder bei der Suche nach einer Wohnung.

Bedauerlich ist, daß nach stationärer Entlassung von Alkoholikern oft eine langfristige, kontinuierliche betreuende Sozialarbeit wegen fehlen-

der Stellen oder Informationsdefiziten unterbleibt. Langfristige Sozialtherapie ist angezeigt, dabei erscheint die Zusatzausbildung von Sozialar-
beitern in der Familientherapie besonders günstig.

GESTALTUNGSTHERAPIE

Gegenüber dem Begriff der Beschäftigungstherapie wird in der Gestal-
tungstherapie der kreative und produzierende Aspekt einschließlich
Ausrichtung nach individuellen Bedürfnissen betont. Dadurch sollen
Defizite ausgeglichen werden, die bei der Entwicklung des Alkoholismus-
prozesses aufgetreten sind. Malen, Zeichnen, Basteln, Keramik-, Holz-
und Tonarbeiten sollen den Zugang zu eigenen Gefühlen möglich machen
und dabei helfen, sie auszudrücken. Vor- und unbewußte intrapsychische
Vorgänge wie Ängste und Bedürfnisse werden sichtbar, es ergibt sich die
Möglichkeit zur Verarbeitung. Als Beispiel kann die Fertigung von
Gesichtsmasken genannt werden, die dabei erstaunliche Kreativität kann
noch verstärkt und verarbeitet werden, indem kleine Rollenspiele in der
Gruppe, auch mit Tanz oder pantomimischer Darstellung stattfinden.

Der konstruktiv-gegenständliche Umgang mit Werkstoffen führt
vermehrt zur individuellen Gestaltung eigener Produkte, dadurch hebt
sich das Selbstwertgefühl, der Fortschritt der Therapie zeigt sich, die
Produkte ermöglichen Anerkennung auch durch Angehörige.

ARBEITSTHERAPIE

Für längere oder langfristige Therapien ist Arbeitstherapie unumgäng-
lich, auch damit für die Alkoholiker nicht unnötig viel freie Zeit und damit
verbundene Langeweile auftritt. Passivität und fehlende eigene Produktivität führen zu Schuldgefühlen, durch Arbeitstherapie kann das Gefühl
der eigenen Nützlichkeit gestärkt werden, es besteht die Möglichkeit,
Schuldgefühle als Gewissensangst abzuarbeiten. Ein weiterer wichtiger
Aspekt ist die soziale Rehabilitation.

Alkoholiker sind oft nicht mehr einer geregelten Arbeit nachgegangen,
Arbeitstherapie bedeutet Schulung und Training. Sie können ihre Belast-
barkeit erproben, mit der Entwicklung von Fähigkeiten hebt sich das
Selbstwertgefühl (16). Arbeitstherapie eignet sich weiter zur Aufdeckung
von Persönlichkeitskonflikten, die sich z.B. unter der Situation von
Konkurrenz oder durch Probleme in der Sachkompetenz ergeben.

Ein verstärkender Aspekt der Arbeitstherapie liegt in der Belohnung
mit einer, meist geringen, Bezahlung. Dabei handelt es sich eher um ein
Taschengeld, das aber angemessen sein sollte. Arbeitstherapie darf nicht
bedeuten, daß Alkoholiker als billige Arbeitskräfte eingesetzt werden.

In der Langzeitbehandlung werden chronische Alkoholiker langfristig für neun bis 18 Monate aus ihrer Umwelt genommen, gefördert wird das dadurch, daß die spezialisierten Einrichtungen meist isoliert außerhalb oder auf dem Lande liegen. Dadurch läßt sich Arbeitstherapie gut mit Landwirtschaft kombinieren, durch Tierhaltung oder Gartenarbeit werden individuelle Zuwendung und Eigenverantwortlichkeit entwickelt.

SPORT- UND BEWEGUNGSTHERAPIE

Mit Alkoholismus ist ein destruktiv-autoaggressiver Prozeß verbunden, neben der physischen Schädigung des Körpers tritt ein gestörtes Körpergefühl bei Alkoholikern auf. Der Körper wurde bisher lieblos behandelt, es besteht ein Zusammenhang zwischen gestörtem Körper-Ich und Gewissensängsten (Schuldgefühlen) gegenüber dem Körper sowie hypochondrischen Befürchtungen, die vermehrt, wechselhaft und anfallsartig im protrahierten psychischen Entzugssyndrom auftreten. Durch Sport- und Bewegungstherapie entwickelt sich ein besseres Körpergefühl und Selbstvertrauen, »Gewissensbisse« gegenüber der Vernachlässigung des Körpers können abgebaut werden. Muskuläre Verspannungen sowie verkrampfte Körperhaltung werden aufgelockert, die Feinmotorik wird gebessert.

Als Vorteil von Sport in Gruppen entwickelt sich Gemeinschaftgefühl, Verantwortlichkeit und Fairneß. Sport übt den Umgang mit Niederlagen und Frustrationen, eigene Grenzen müssen eingeschätzt und gelernt werden (536). Ein wesentlicher Aspekt des Sports ist der Abbau von Aggressionen, die zum Teil durch Sport in Erfolg und Ehrgeiz sublimiert werden können. Anzumerken ist, daß zwischen Aggressivität und Depressivität Wechselbeziehungen bestehen. Als häufiges Motiv des Laufens wird von Langstreckenläufern und Joggern angegeben, daß damit Aggressionen abgebaut werden und depressive Verstimmungen günstig beeinflußt werden. Am Ende des Laufes stellt sich meist ein zufriedenes Gefühl mit Wohlbehagen ein (658). Bei der antidepressiven Wirkung des Laufens kann Laufen auch zu einer »positiven Sucht« werden, die entscheidend hilft, Alkoholmißbrauch zu beseitigen (182).

In einer klinischen Untersuchung (659) wurde beschrieben, daß durch ein therapeutisches Behandlungsprogramm mit Laufen gegenüber der Kontrollgruppe eine signifikante Besserung der Variablen Angst und Streß eintrat.

MUSIKTHERAPIE

Durch das Erleben von Musik wird die Stimmung, das Vegetativum und das Verhalten beeinflußt. Die Wahrnehmung wird unter dem Entzug des

Suchtmittels verändert, die Konfrontation mit der veränderten Wahrnehmung wird bei einigen sogenannten »harten« Therapien gefördert, in
denen in den ersten Wochen auch keine Musik gehört (konsumiert)
werden darf. Entsprechend dem Musikstil wirkt Musik beruhigend,
harmonisierend, aktivierend oder erregend. Die Musiktherapie kann
kann nach einer entspannenden Anfangsphase als freie Improvisation
angewendet werden, die Patienten suchen sich die Instrumente selbst aus,
es erfolgt eine minimale Strukturierung, d.h. daß nach einer selbstregu-
lierenden Einigung eine scheinbar zufällige Spielregel zur Musik wird.
Das anschließende Gespräch über die Improvisation konzentriert sich auf
Themen wie (481):

1. Musik als wahrnehmbare Realität mit beschreibbaren musikalischen
   Phänomenen wie Form, Rhythmus, Lautstärke u.a. Die Musik ergibt
   sich als Summe der gesamten Gruppe. Der einzelne Patient beschreibt
   seine Gefühle, seine Assoziationen sowie seine körperlichen Empfindungen bei der Musik, die auf Tonband aufgenommen wurde.

2. Die Musik soll auffordern, sich mit der emotionalen Situation ausein-
   ander zu setzen, mit Gefühlen, Wünschen und Erinnerungen. Die
   Befürchtungen der Patienten zur Musiktherapie bestehen in der
   Annahme, daß ihr niedriges Selbstwertgefühl sich bestätigt und
   Hilflosigkeit und Wertlosigkeit deutlich werden mit schmerzlichen und
   angstauslösenden Gefühlen. Bei den Patienten zeigten sich gegenüber
   der Musiktherapie drei typische Haltungen (481):

   a) Die Haltung mit völliger Ablehnung, Musik löst eher Angst
      einschließlich körperliche Reaktionen aus, auch sonst können sich
      diese Patienten wenig integrieren. Therapeutisch ist es wichtig, die
      negativen Gefühle der Patienten sowie besonders ihre »Not« ernst
      zu nehmen.

   b) Haltung der oberflächlichen Anpassungsbereitschaft, dabei wird
      jedoch ein Bezug zur eigenen Gefühlswelt abgelehnt bzw. nicht
      hergestellt. Die Patienten sind in der Regel etwas weniger Ich-
      schwach als Patienten mit der Haltung der Ablehnung.

   c) Haltung mit Annahme der Musiktherapie, gemachte Erfahrungen
      werden als hilfreich für die eigene seelische Reifung erlebt. Die
      Musiktherapie fördert die Bereitschaft zur Veränderung und neuen
      gefühlsmäßigen Erfahrungen (481).

9.9. Selbsthilfegruppen

9.9.1. Selbsthilfegruppen und psychodynamische Aspekte

Der Verzicht auf Alkohol sowie das ersatzweise Anklammern an Objekten, die Konflikte zu lösen haben, macht Selbstverantwortlichkeit und Selbsthilfe notwendig. In der Gruppe findet der Alkoholiker eine entscheidende Stütze zur Selbsthilfe, die Erkenntnis (92) »Nicht allein ich – die auch« führt beim Alkoholiker in der Gruppe zur Entlastung sowie zur Möglichkeit der Identifikation. Der Gruppenleiter bietet sich zur Identifikation an, die Funktion des Gruppenleiters ist in der Regel durch langfristige Alkoholabstinenz mitgekennzeichnet. Anzumerken ist, daß die Anerkennung des Gruppenleiters sowie die Identifikation an seinem Vorbild auch für den Gruppenleiter einen stabilisierenden Gewinn darstellt, der ihm oft erst langfristige Alkoholabstinenz und konsequente Verhaltensänderungen ermöglicht.

In der Selbsthilfegruppe sind Vorgänge wie die »Projektion des schwachen Teils« (501) möglich, das negative Selbstbild wird entlastet, wenn eigene Schwächen bei anderen Alkoholikern deutlicher vorhanden sind oder abgelehnte Schwächen auf andere projiziert werden. Dadurch ergibt sich die Vorstellung: »Der andere ist krank, ich bin gesund«.

Projektive Vorgänge sind für die Wirkung und den Zusammenhalt der Selbsthilfegruppen wichtig, welche sich bei den Anonymen Alkoholikern (AA) deutlich zeigen. Der Weg zum trockenen Alkoholiker beginnt mit dem Eingeständnis der Kapitulation vor dem Alkohol und der Selbstbezichtigung, das kommt depressiv-masochistischen Persönlichkeitsanteilen entgegen.

Dadurch wird ein Teil der aggressiv-autodestruktiven Energie abgefangen. Besonders durch die AA-Ideologie und ihr Glaubensbekenntnis wird zunehmend Autoaggression durch Externalisierung und rigide Aufspaltung des »guten« und des »bösen« Objektes (518) umgelenkt. Der Rückblick auf den tiefsten Punkt wie »Ich habe in der Gosse gelegen« wird in wiederkehrenden »Bekenntnisritualen« verstärkt und aufrecht erhalten, der Alkohol wird als absolut böses Objekt »verteufelt« und externalisiert. Darin liegt die Angst vor Rückfällen, wenn das böse Objekt Alkohol in kleinsten Mengen wie in einer Weinbrandpraline, in einer Hustentinktur oder im Weinessig inkorporiert (internalisiert) wird – als Folge kommt es zu einer erheblichen Irritation des rigiden psychischen Abwehrsystems. Die besondere therapeutische Effektivität von Selbsthilfegruppen und auch religiöser bzw. politischer Gruppen resultiert aus der Identifikation mit deren rigiden Wertsystemen, dadurch ergibt sich ein wichtiger Halt für Ich-schwache Trinker und besonders für autodestruktive Trinker. Die Gruppe ist der Ort, der klärt sowie aufhören läßt, sich und anderen etwas vorzumachen. Daraus folgt die Erkenntnis: Die Gruppe ist wichtiger als der Psychotherapeut (352).

Dagegen kommen differenziertere, z.B. neurotische Trinker, mit relativ hohem Persönlichkeitsniveau mit dem rigiden Wertsystem der Gruppe, einschließlich selbsterniedrigender Rituale, oft nicht zurecht (515, 518). Wenn sich eine differenziertere Selbsthilfegruppe nicht finden läßt, empfiehlt sich eine tiefenpsychologisch fundierte Gruppentherapie mit verstärktem themenzentriertem Ansatz zum Thema Alkoholismus.

Zur Selbsthilfegruppe nicht teilnahmebereite Trinker haben weniger Einsichten in ihre Übereinstimmung mit dem Phasenmodell Jellineks. Sie akzeptieren den Alkoholikerstatus weniger und identifizieren sich nicht so sehr mit den Zielen der Gruppe. Sie befürchten stärker eine soziale Ablehnung durch die Mitgliedschaft in der Selbsthilfegruppe und sehen Alternativen in ihrem natürlichen sozialen Umfeld (467).

Bei Entlassung aus der Klinik erklärten sich 74,1 % der Patienten bereit, sich einer Selbsthilfegruppe anzuschließen, laut Fremdeinschätzung besuchten nach der Entlassung aber nur 28,4 % eine entsprechende Gruppe (468). Zur relativ geringen Teilnahme an Selbsthilfegruppen besteht ein Gegensatz, wenn ca. 93 % der Patienten die Einsicht zur Notwendigkeit lebenslanger Abstinenz und eine positive Einstellung zu Selbsthilfegruppen angaben (467). Die beschriebene Diskrepanz könnte sich hauptsächlich aus ungenügender Information und Motivationsarbeit, unter Umständen auch durch Schwierigkeiten bei der Suche nach einer angemessenen Gruppe bei dem größeren Spektrum der Selbsthilfegruppen erklären.

9.9.2. Organisationen der Selbsthilfegruppen

ANONYME ALKOHOLIKER

Als Laienbewegung wurden in den USA 1935 die Anonymen Alkoholiker (AA) durch zwei angeblich hoffnungslose Alkoholiker, den Rechtsanwalt Bill W. und den ehemaligen Chirurgen Dr. Bob S., gegründet (592).

1937 trennten sie sich von der durch den angelsächsischen Protestantismus geprägten Oxford-Bewegung wegen des zu autoritären Gottesbildes und der zu gering respektierten Privatsphäre des einzelnen bei öffentlichen Bekenntnissen. Arbeitsweise und Gesamtprogramm der AA entwickeln sich ineinanderwirkend aus:

1. Genesung
2. Einigkeit
3. Dienst

Die Genesung betrifft den persönlichen Gesundungsprozeß, der 1938 formuliert, in sogenannten zwölf Schritten beschrieben wurde. Einigkeit behandelt den Zusammenhang der Gruppen und wird in den zwölf Traditionen festgehalten, der Dienst beschreibt die organisatorischen Strukturen, die der regionalen und weltumspannenden Tätigkeit der Gemeinschaft dienen.

Durch amerikanische Soldaten wurde nach dem zweiten Weltkrieg die erste deutsche AA-Gruppe gegründet. 1983 gehörten zur Gemeinschaft der AA mehr als 400.000 trockene Alkoholiker in etwa 30.000 Gruppen in 92 Ländern. Das Programm der AAs orientiert sich an den zwölf Schritten:

1. Wir geben zu, daß wir dem Alkohol gegenüber machtlos sind und unser Leben nicht mehr meistern konnten.
2. Wir gelangten zur Überzeugung, daß nur eine Macht, größer als wir selbst, uns wieder zur Genesung führen könne.
3. Wir haben beschlossen, unseren Willen und unser Leben Gott, wie wir ihn verstanden haben, anzuvertrauen.
4. Wir haben furchtlos und gründlich unser Gewissen erforscht.
5. Unverhüllt und ehrlich haben wir gegenüber Gott, uns und anderen Menschen unsere Fehler zugegeben.
6. Wir sind bereit, eine Veränderung unserer Charaktermängel durch Gott beheben zu lassen.
7. Demütig baten wir Gott, daß er uns von unseren Mängeln befreit.
8. Wir haben eine Liste aller Personen aufgestellt, die wir gekränkt haben, und wurden willig, sie um Verzeihung zu bitten.
9. Um wiedergutzumachen, haben wir uns möglichst direkt an diese Personen gewandt, außer daß wir sie oder andere dadurch kränken.
10. Unsere Gewissenserforschung haben wir fortgesetzt, weiteres Unrecht wurde erkannt und zugegeben.
11. Durch Beten und Besinnung suchten wir die Beziehung zu Gott zu intensivieren, wir baten ihn, seinen Willen uns erkennbar zu machen und uns die Kraft zu geben, seinen Willen auszuführen.
12. Durch die bisherigen Schritte erlebten wir ein geistiges Erwachen, wir versuchen unsere Erkenntnis an andere Alkoholiker weiterzugeben und unser ganzes Leben werden wir nach diesen Grundsätzen ausrichten (9).

Die zwölf Schritte entsprechen nicht einem dogmatischen Glaubensbekenntnis. Mit Formulierung der zwölf Traditionen ergeben sich Grundregeln für die Verwirklichung von Gruppeneinigkeit:

1. Unser gemeinsames Wohlergehen steht an erster Stelle, die Genesung
   eines jeden von uns hängt von der Einigkeit der AA-Gruppen ab.
2. Für die Zielsetzung unserer Gruppe ist letztlich nur eine Autorität
   zuständig, unser Gott, wie er sich für unser Gruppenbewußtsein
   erkennbar zeigt. Menschen, die unser Vertrauen genießen, sind nur
   Diener an seinem Werk, sie regieren uns nicht.
3. Die einzige Voraussetzung für die Mitgliedschaft bei den AA ist der
   aufrichtige Wunsch, das Trinken aufzugeben.
4. Jede Gruppe soll völlig unabhängig sein; außer in Angelegenheiten,
   die andere Gruppen oder die AA als Gesamtheit betreffen.
5. Jede Gruppe hat nur das gesetzte Ziel – ihre Botschaft zu Alkoholikern zu bringen, die noch leiden.
6. Eine AA-Gruppe sollte niemals ihren Namen, ihre Unterstützung
   oder ihr Geld einer zugehörigen oder außenstehenden Einrichtung
   zur Verfügung stellen, damit uns nicht Geld-, Besitz- und Prestige-
   probleme von unserem eigentlichen Zweck ablenken.
7. Jede AA-Gruppe sollte sich finanziell selbst erhalten und Unterstützung von außen ablehnen.
8. Die AA-Tätigkeit soll immer ehrenamtliche Laienarbeit bleiben –
   unsere zentralen Dienststellen dürfen Angestellte beschäftigen.
9. Die AA als solche sollten sich nie unter Statuten organisieren, aber
   wir können Ausschüsse und Komitees ins Leben rufen, die den zu
   dienenden Personen direkt verantwortlich sind.
10. Die AA nehmen keine Stellung zu Angelegenheiten außerhalb ihrer
    Gemeinschaft, damit der Name der AA nicht in öffentliche Streitfra-
    gen hineingezogen wird.
11. Der Sinn unserer Öffentlichkeitsarbeit liegt darin, anziehend zu
    wirken ohne Werbung zu betreiben; bei Presse, Rundfunk, Film und
    Fernsehen sollten wir immer unsere persönliche Anonymität bewah-
    ren.
12. Die Anonymität verbindet das geistige Fundament aller unserer
    Traditionen; sie mahnt uns immer, Grundsätze über persönliche
    Interessen einzelner zu stellen (9).

Die schützende Gruppengemeinschaft ergibt sich durch die Anonymität, die Gruppenmitglieder reden sich mit Vornamen an, Statusdifferenzen
oder ein Dominieren durch den Gruppenleiter soll nicht auftreten.

Dem Neuling wird ein älteres Mitglied als Pate zugeordnet, dadurch
steht ein Ansprechpartner kontinuierlich (Tag und Nacht) zur Verfügung.
Dadurch werden Schwierigkeiten besser bewältigt, besonders der neue

anonyme Alkoholiker muß lernen, sich nicht zu überfordern. Dazu ist das 24-Stunden-Denken geeignet, wenn er sich vornimmt, nur heute 24 Stunden lang nicht zu trinken. Am nächsten Tag beginnt ein neues Heute. Das Glaubensbekenntnis der AA besteht darin, den ersten Schluck und das erste Glas Alkohol nicht zu trinken, ihr Leben lang bleiben sie Alkoholiker, auch ohne zu Trinken. Deshalb wurde ein Vergleich gewählt und von einer Überempfindlichkeit wie einer Art Allergie mit Sensibilisierung gegen Alkohol gesprochen.

Zwischen amerikanischen AA-Gruppen und deutschen bestehen z.T. Unterschiede. In der Bundesrepublik Deutschland trafen sich 1983 wöchentlich etwa 20.000 anonyme Alkoholiker in über 1.600 Gruppen (536).

Durch den Alkoholiker ergeben sich Belastungen und Schäden für Familienangehörige, am Zwölf-Schritte-Programm der AA-Gruppen orientiert entstanden Selbsthilfegruppen für Angehörige von Alkoholikern, die als Al-Anon-Gruppen bezeichnet werden. Mitglieder können ganze Familiengruppen und auch Freunde von Alkoholikern sein (282).

Heranwachsende Kinder von alkoholkranken Patienten organisieren sich ebenfalls in Gruppen zur Selbsthilfe, Themen der Gruppen sind vermehrt die Beschämung durch den alkoholtrinkenden Elternteil sowie dessen emotionale Wechselhaftigkeit sowie die resultierende eigene Unsicherheit und Verletzbarkeit.

Weitere Selbsthilfeorganisationen

DAS BLAUE KREUZ

Durch Rochat wurde 1877 in Genf das Blaue Kreuz begründet, das Evangelium ist die Grundlage, um überwiegend durch Laienhelfer religiösen Beistand für Alkoholiker zu geben. Zum Therapieangebot des blauen Kreuzes gehören Beratungen, Hausbesuche und auch Gruppengespräche, als Selbsthilfeorganisation wird die Arbeit im wesentlichen durch trockene Alkoholabhängige geleistet. Zur Gruppenarbeit gehören auch die Erweiterung von Interessen wie Hobbykurse oder kulturelle Veranstaltungen.

GUTTEMPLER

Bereits 1851 wurde in Utica im Staate New York der Guttempler-Orden gegründet, der 1889 in Deutschland seine Tätigkeit begann. Der Guttempler-Orden ist eine politisch und konfessionell neutrale Bewegung, die 9.000 Ordensmitglieder in der BRD leisten effektive Arbeit bei straffer

Organisierung in rund 400 Gruppen, Landesorganisationen (Distrikten) und der Bundesorganisation (Ordensleitung). Die Guttempler verpflichten sich zu einer lebenslangen Alkoholabstinenz, dazu gehört auch die Verpflichtung, weder Alkohol herzustellen, zu verkaufen oder anderen Menschen anzubieten.

Sie bieten Hilfe für Alkoholiker und Suchtgefährdete an, führen Aufklärung über die Wirkung alkoholischer Getränke und Suchtmittel durch und wollen besonders die Jugend vor den Gefahren des Alkohols, Tabaks, der Drogen und der Rauschmittel schützen. Weitere Ziele der Guttempler sind, Gesetze zu fördern, die Alkoholmißbrauch verhindern. Sie fördern soziale Einrichtungen für die Gesundheitserziehung sowie zur Entwicklung geistiger Freiheit, Toleranz und Nächstenliebe, sie treten für einen dauerhaften Frieden ein. Neben der erheblichen Bildungsarbeit werden auch Veranstaltungen für Geselligkeit und unterschiedliche Interessen durchgeführt (536).

KREUZBUND

Nach einem schweizerischen Vorläufer wurde 1896 durch den Kaplan Neumann der katholische Kreuzbund in Deutschland begründet. Mit dem Ziel der dauerhaften Alkoholabstinenz hilft der Kreuzbund als katholische Selbsthilfe- und Helfergemeinschaft unabhängig von Religionszugehörigkeit und Weltanschauung allen Alkoholikern und ihren Angehörigen, 1983 gab es in der Bundesrepublik etwa 650 Kreuzbund-Gruppen.

Diese sind tätig in Motivation und Kontaktphase, begleiten die Patienten während ambulanter und/oder stationärer Behandlung sowie in der anschließenden langfristigen Stabilisierung einschließlich Planung und Gestaltung des Lebens. Wenn möglich, werden Angehörige in die Gruppenarbeit einbezogen, entsprechend den Bedürfnissen der Gruppenmitglieder werden auch andere Aktivitäten wie Hobbys und Sport gepflegt.

WEITERE ABSTINENZ- UND SELBSTHILFEGRUPPEN

Durch Organisationen wie den Caritas-Verband, das Diakonische Werk und die 7. Tags-Adventisten wurden Abstinenzlergruppen gegründet. Der Schwerpunkt dieser Organisationen besteht in Aufklärung und Erziehung, der präventive Ansatz bezieht besonders Kinder- und Jugendgruppen ein. Die genannten Organisationen führen in den letzten Jahren auch Beratungstätigkeit und Gruppenarbeit für Alkoholiker und deren Angehörige durch.

Neben professioneller Hilfe durch Organisationen haben sich in den letzten zwei Jahrzehnten auf privater Basis zunehmend Initiativen zur

Selbsthilfe wie Vereine und lokale Selbsthilfegruppen durch abstinente Alkoholiker gebildet.

9.10. Therapie bei zwangsweiser Unterbringung und Maßregelvollzug

9.10.1. Gesetzliche Regelung bei zwangsweiser Unterbringung

Die zwangsweise Unterbringung von Alkoholikern ist mit gesetzlicher Regelung möglich, durch:
1. Die Unterbringungs (UG)- bzw. Psychisch Kranken-Gesetze (PsychKG) der Länder.
2. Entmündigungsverfahren (§ 1897 BGB mit § 1800 sowie § 1631 BGB)
3. Gebrechlichkeitspflegschaft (nach § 1910 BGB)
4. Maßregelvollzug zur Besserung und Verwahrung (§§ 63 und 64 StGB, § 93 a JGG)
5. Sonstige gesetzliche Bestimmungen (wie § 126 a StPO)

Die Noteinweisung in ein psychiatrisches Krankenhaus wird besonders wegen Alkoholpsychosen wie bei einem Alkoholdelir oder durch einen pathologischen Rausch (idiosynkratische Reaktion) notwendig. Als Rechtsgrundlage für die Unterbringungsvoraussetzungen bestehen die unterschiedlichen Landesunterbringungsgesetze. In fünf Bundesländern der Bundesrepublik sowie Berlin werden die jeweiligen PsychKGs jüngeren Datums angewandt, die Unterbringungsgesetze der übrigen Länder sind meist älteren Datums. In Hessen besteht das Gesetz über die Entziehung der Freiheit geisteskranker, geistesschwacher, rauschgift- oder alkoholsüchtiger Personen (FEG) von 1952 (48).

Die notfallmäßige, vorläufige Unterbringung erfolgt durch den Amtsarzt, den sozialpsychiatrischen Dienst oder notfalls auch nach ärztlichem Attest durch die Polizeibehörde. Im Rahmen der gesetzlich geregelten Zeitdauer wird eine gerichtliche Entscheidung über die weitere, befristete Unterbringung notwendig. Anzumerken ist dabei, daß die neueren PsychKGs die Interessen des Patienten mehr berücksichtigen. Dazu gehört ein obligater Rechtsbeistand und meist auch ein Rechtsanspruch auf ambulante Hilfe. Nach Abklingen des akuten Psychosyndroms bzw. der Alkoholpsychose ist der Arzt verpflichtet, die Aufhebung der gerichtlichen Unterbringung zu veranlassen.

Das Mittel der zwangsweisen Einweisung sollte möglichst unter Abwägen von Alternativen vermieden werden. Fraglich dürfte z.b. das durch mehrere Unterbringungsgesetze geregelte Kriterium der »Verwahrlosung« sein. Durch Zwangseinweisung kommt es zu einem erheblichen Vertrauensverlust des Patienten gegenüber Ärzten, speziell dem einweisenden Arzt. Die Bedingungen der Zwangsunterbringung verlaufen für den Patienten oft diskriminierend und stigmatisierend. Weiter ist zu berücksichtigen, daß durch die Unterbringung Behördenvorgänge entstehen, auch kurzfristige vorläufige Zwangsunterbringungen werden bei Einschaltung der Polizei oft mit Hilfe elektronischer Datenverarbeitung gespeichert. Durch die Zwangsunterbringung können berufliche und private Nachteile entstehen.

In etwa 45 % der Entmündigungsverfahren wird durch Gerichtsbeschluß eine Entmündigung veranlaßt, d.h. daß insgesamt etwa 4.000–5.000 Menschen pro Jahr in der Bundesrepublik Deutschland entmündigt werden (48). Im Jahr 1980 sollen in der Bundesrepublik 75.000 Personen unter Vormundschaft und 130.000 Personen unter Pflegschaft gestanden haben.

Eigener Einschätzung nach unterliegen die Unterbringsgesetze der Länder, die Entmündigungsverfahren sowie die Unterbringung nach dem StGB genaueren Auflagen, Kriterien und Zeitfristen, so daß eine Zunahme sowie eine Vernachlässigung oder ein Mißbrauch – durch den bestellten Pfleger – eher bei Pflegschaften zu erwarten ist. Bei länger bestehenden, nicht freiwilligen Pflegschaften entwickelt sich oft eine gewisse Verselbständigung, nach wiederholt beantragten Unterbringungen durch den Gebrechlichkeitspfleger beträgt die erneut beantragte Zeitdauer der Unterbringung oft ein bis zwei Jahre oder länger.

9.10.2. Maßregelvollzug

Der Anteil der Strafgefangenen, bei denen anamnestisch ein erheblicher Alkoholabusus bestanden hatte, wurde auf ca. 60 % geschätzt (483). Wenn die abzuurteilende Straftat in ursächlichem Zusammenhang mit der Sucht bestand und eine Beeinträchtigung der Schuldfähigkeit im Sinne von § 20 bzw. § 21 des Strafgesetzbuches (StGB) bestand, ist eine Unterbringung nach § 63 und § 64 StGB möglich. Im Jahre 1984 waren in der Bundesrepublik Deutschland nach dem § 63 StGB 2.362 Patienten und nach dem § 64 StGB 864 Patienten untergebracht, zwei Drittel der nach § 64 StGB untergebrachten Patienten zeigte eine überwiegende Alkoholabhängigkeit (378). Bei den im Maßregelvollzug untergebrachten Alkoholikern war der Anteil weiblicher Patienten mit 2,7 % erstaunlich gering, während bei den untergebrachten Drogenabhängigen der Anteil der weiblichen Patienten bei 15,7 % lag. Als Unterbringungsdelikte wurden 39 % Eigentumsdelikte ohne Gewalt, 14,4 % Körperverletzungsdelikte sowie 13,5 % Eigentumsdelikte mit Gewalt gefunden. Bei den Vordelikten besteht eine deutliche Übereinstimmung mit Eigentumsdelikten ohne Gewalt. Die Alkoholtäter wurden in zwei Gruppen unterteilt, der Typus des jüngeren Intensivtäters entstand zumeist unter ungünstigen sozialen Verhältnissen.

Bei den Unterbringungsdelikten besteht eine höhere Quote von Körperverletzungsdelikten und Eigentumsdelikten mit Gewalt gegenüber dem sogenannten Typus des spätkriminellen Alkoholikers, der im Mittel 14 Jahre älter ist. Bei dem letztgenannten Typus fällt das Unterbringungsdelikt der Tötung mit 13,9 % (gegenüber 4,6 %) auf (378).

Bei forensisch-gutachterlichen Untersuchungen wegen Folgen der Alkoholintoxikation zeigten 45,2 % der Patienten ein depressives Zustandsbild. Jeder vierte Alkoholtäter wurde als erregbar, jeder sechste als aggressiv befunden, hirnorganische Beeinträchtigung oder Wesensveränderung bestand bei 15,7 % der Begutachteten (24).

Durch langjährigen chronischen Alkoholismus kommt es zur sozialen Desintegration einschließlich Delinquenz, als bedenklich muß angesehen werden, daß bei mehr als der Hälfte der Patienten zuvor noch kein Behandlungsversuch der Suchterkrankung erfolgte (378). Folgerichtig sind therapeutische und rehabilitative Konsequenzen für die Patienten zu fordern.

In der Realität besteht bei der Anwendung der Maßregel durch die Gerichte eher eine Zurückhaltung, die sich dadurch begründet, daß die Entziehungsanstalten keinen guten Ruf haben, die Unterbringungsbedingungen als dürftig gelten und die therapeutischen Erfolge als gering angesehen werden (488). Die Mißerfolge von Zwangsbehandlungen lassen sich auf einen Circulus vitiosus zurückführen, da der Ruf dieser Patienten sowie der Institutionen durch die öffentliche Meinung beeinflußt wird, so daß die Patienten fast dazu gezwungen werden, das negative Image zu bestätigen. Deutlicher als bei den Alkoholikern läßt sich bei Drogenabhängigen erkennen, daß die Übernahme des negativen Image der Maßregelinstitution zur Verweigerung der Therapie führt, subjektiv wird die individuelle Verweigerung oft eher als ein Stück Leistung und Ich-Stärke bewertet. Als prognostisch günstiges Zeichen kann bei Suchtkranken gesehen werden, wenn sie sich lange gegen eine zwangsweise Therapie gewehrt haben und dann erst einen eigenen Therapiewunsch äußerten. Die Therapie durch Zwangsmaßnahmen kann durchaus Vorteile haben, wenn sie mit adäquaten therapeutischen Maßnahmen verknüpft wird. Die Patienten sind leichter zu erreichen, die Motivation kann anhaltend aktiviert werden, das Personal muß sich in höherem Maße für seine Patienten verantwortlich fühlen, so daß die Patienten auf Dauer weniger gut ihre Abwehrmechanismen wie Rationalisierung u.a. aufrechterhalten können (16).

Nicht selten besteht leider auch auf Seiten des Personals pessimistische Resignation, dafür ist nicht allein die ungenügende personelle Ausstattung verantwortlich. Einer der Gründe ist der Mangel an wissenschaftlich-fundierten Behandlungskonzepten im Maßregelvollzug (378). Die Erfolgsaussichten der Behandlung nach § 63 StGB müssen noch genauer untersucht werden, auch inwieweit sie mit einer geringen oder mäßigen Therapiemotivation auf Seiten des Therapeuten zusammenhängen (378). Die Therapie von Patienten im Maßregelvollzug ist besonders deutlich durch das erste und größte Problem der Suchtbehandlung gekennzeichnet: den Motivationsmangel.

Der Maßregelvollzug kann nicht angeordnet werden, wenn er von Anfang an als aussichtslos erscheint (488), besonders wenn bereits mehrere angeordnete Unterbringungen zur Entwöhnungsbehandlung vorangegangen sind. Dagegen müssen die Erkenntnisse von Jellinek berücksichtigt werden, daß Süchtige oft erst dann für eine Therapie bereit sind, wenn sie in ihrer Entwicklung einen Tiefpunkt oder einschneidende Ereignisse erlebt hatten. Weiter soll bei Alkoholikern die Existenz von Schuldgefühlen nach dem Trinken das Durchhalten bei einer Therapie begünstigen. Die Motivation zur Therapie schwankt, Krisen verleiten zum Rückfall, bisherige erfolgreiche Abstinenz wird durch Überschätzung des Durchhaltevermögens gefährdet. Dem entspricht die Erfahrung in sozialtherapeutischen Anstalten, in denen bis über 50 % der Aufgenommenen in den Regelvollzug zurückverlegt wurden (8). Die mangelnde Therapiemotivation der Patienten kann sich auf unzureichende oder inadäquate Therapieangebote beziehen, so daß Therapie verweigert wird, weil sie im Grunde genommen nicht wirklich angeboten wird. Die therapeutische Mitarbeit wird durch die bisher absolvierte Suchtkarriere einschließlich der Delinquenz erschwert, dazu gehört auch die Annahme der kriminellen Identität, wie sie durch die »Scene« und die Gefängnissubkultur geprägt wird mit antitherapeutischer Wirkung (488). Die Ablehnung der Therapie kann weiter darin liegen, daß die durch die Therapie nahegebrachte frustrierende Realität oder schmerzhafte Erfahrungen durch Agieren abgewehrt werden. Durch die Therapie entsteht Nähe, die Ängste verbreitet in Hinsicht auf Verbindlichkeit oder befürchtete Abhängigkeit.

Verhaltensschwierigkeiten der Patienten im Maßregelvollzug können deutlich Teamprobleme widerspiegeln, wenn die Austragung von Teamkonflikten an Patienten delegiert wird, welche in der Regel die Spannungsfelder bewußt oder unbewußt wahrnehmen bei ihrer Neigung und

Sensibilität für Übertragung und zu agieren beginnen. Im Maßregelvollzug ist durch mangelnde Konzepttreue in besonderem Maße Manipulieren und Agieren der Patienten möglich. Unvermeidliche Teamkonflikte, reale oder befürchtete Kritik der Aufsichtsbehörde und Angriffe der Medien beunruhigen, das Durchhaltevermögen der Mitarbeiter wird strapaziert.

Wie bei der Gruppendynamik von Gruppentherapie angesprochen, besteht die Tendenz, bestimmte Patienten zu Sündenböcken zu machen. Damit ist oft die Vorstellung verbunden, daß durch Entfernung bestimmter Patienten aus der Institution die Schwierigkeiten beendet werden. Es sollte erkannt werden, daß man sich möglicherweise nur unbequemer Patienten entledigen will (488).

Empfohlen wurde, daß Patienten, die den Stationsablauf empfindlich stören und zu Teamkonflikten führen, zeitweilig auf eine besondere Station verlegt werden unter Aufrechterhaltung des therapeutischen Angebotes durch den bisherigen Therapeuten. Den Patienten wird einerseits das Vorläufige des Vorgangs signalisiert sowie die Absicht, daß der Patient erst mal in Ruhe gelassen wird auf der sogenannten »Parkstation« (488).

Gerade wegen des Grundkonfliktes der therapeutischen Besserung gegenüber der Sicherung der Öffentlichkeit ergeben sich Rollenkonflikte für den Therapeuten, der die Therapie planen muß. Als Grundlage der Therapiekonzeption ist ein mehrstufiger Behandlungsplan mit dem Ziel weitestmöglicher Rehabilitation notwendig. Ein entsprechender mehrstufiger Behandlungsplan wurde folgendermaßen beschrieben (471):

Phase 1 – Sie dauert zwei Wochen und soll den Patienten ermöglichen, sich mit der Umgebung vertraut zu machen. Die Eingangsdiagnostik wie medizinische Untersuchungen (klinisch-neurologische Untersuchungen, Labor, Röntgen, Thorax u.a.) wird durchgeführt, der Therapeut lernt den Patienten und dessen Anamnese kennen und führt Einzelgespräche. Teilnahme an der Arbeits- bzw. der Beschäftigungstherapie wird frühestmöglich angeboten.

Phase 2 – Sie wird in drei Stufen untergliedert, die Eingangsstufe (I) ermöglicht neben Beschäftigungs- bzw. Arbeitstherapie Sportangebote, der Patient nimmt an der Gruppentherapie teil. Zunehmend wird der Aktionsradius (Freiheit) des Patienten erweitert, er erhält die Erlaubnis, sich im Klinikgelände für kürzere Zeitdauer frei zu bewegen. Das erfolgreiche Durchlaufen der Eingangsstufe dauert ca. drei Monate. Danach beginnt die Mittelstufe (II), die für einen Zeitraum von ca. sechs Monaten gilt. In dieser Zeit bestehen vorrangig soziale Aktivitäten und

Gruppentherapie, auch Ausführungen sind möglich. Die Endstufe (III) entspricht der Phase der unmittelbaren Rehabilitation mit dem Ziel, daß der Patient sich eine selbständige Existenz außerhalb der Klinik schafft. Das Angebot der Soziotherapie beinhaltet vermehrt Sozialtraining, wichtig sind Aktivitäten der zuständigen Sozialarbeiter für Wohnungs- und Arbeitsbeschaffung. Weiter müssen die finanziellen Angelegenheiten geordnet und gegebenenfalls ein Schuldenplan aufgestellt werden. Therapeutisch sind die sozialen Kontakte als wesentliches Risiko für Rückfälle zu klären (471).

Die Entlassung aus dem Maßregelvollzug sollte bedeuten, daß entsprechende Möglichkeiten ambulanter Behandlung veranlaßt wurden, der Patient muß über entsprechende Angebote informiert werden. Dazu gehört die Möglichkeit der Krisenintervention sowie der Teilnahme z.B. an kurzfristig-stützenden Wohnprojekten, Ehemaligengruppen und Selbsthilfegruppen.

10. Konzeption des integrierten und koordinierten Behandlungssystems

10.1. Prinzipien (Phasenmodell und Therapiekette)

Die Prinzipien der Alkoholismustherapie basieren auf der möglichst umfassenden Therapie vom Patienten und seiner Umwelt, die durch den integrierten multidisziplinären Behandlungsansatz zu erfolgen hat. Der notwendige therapeutische Ansatz bedarf einer entsprechend langen und flexiblen Therapie, für die meisten Patienten sind starre Therapieregeln nicht angezeigt. Vor therapeutischem Dogmatismus wurde gewarnt (215).

Das Prinzip der permanenten Alkoholismustherapie wird durch die Behandlungskette gewährleistet, im Gegensatz zum Prinzip der Permanenz von Therapie ergeben sich jedoch Therapeutenwechsel durch die Therapiekette. Therapeutenwechsel erfordern vom Patienten Umstellung und Flexibilität, als negative Folgen treten Ängste, z.B. bei Verlust, auf.

Das Prinzip der therapeutischen Permanenz mit Langzeitbetreuung wird, wie in der psychosomatischen Medizin (635), besonders durch den niedergelassenen Arzt repräsentiert. Die größere Nähe des niedergelassenen Arztes entwickelt sich aufgrund folgender Gegebenheiten:
1. In der Regel liegt die Praxis in der Nähe des Wohn- und Arbeitsbereichs.
2. Durch die größeren Detailkenntnisse des psychosozialen Milieus (wie durch Kenntnis der Angehörigen oder durch Hausbesuche) über Jahre und Jahrzehnte hinweg entwickelt sich ein besonderes Vertrauensverhältnis.
3. Wegen des Vertrauensverhältnisses sind Patienten nach Umzug oft bereit, trotz fehlender räumlicher Nähe, »ihren Arzt« aufzusuchen.

Als wichtigste Grundlage der Therapie gilt das Vertrauensverhältnis zwischen dem Patienten und seinem Arzt. Durch die Langzeitbetreuung stellt der niedergelassene Arzt ein wesentliches Glied der therapeutischen Kette dar, die bei ihm häufig beginnt und letztendlich sich wieder schließt. Neben der primären Prävention einschließlich psychosozialer Beratungsfunktionen kommt dem niedergelassenen Arzt die sekundäre Prävention zu, wenn frühzeitig Hinweise und Tendenzen in Richtung der Entwicklung des Alkoholismus auftreten. Das besondere Vertrauensverhältnis des Patienten zu seinem Arzt ermöglicht es auch, im ärztlichen Gespräch den

Patienten auf Zusammenhänge zwischen Alkohol und z.B. Ängsten, Schlafstörungen oder psychosomatischen Beschwerden hinzuweisen und zu beraten. Abstinente Alkoholiker bedürfen psychosozialer Beratung. Vor allem somatische Alkoholfolgeschäden von Alkoholikern müssen im Sinne tertiärer Prävention behandelt werden, obwohl der Alkoholiker ein »ungeliebter Patient« (169) ist, der schwierig wird aufgrund seiner Abwehrmechanismen, seiner Verhaltensauffälligkeiten sowie durch sein subjektives Selbstbild. Die Teilnahme des niedergelassenen Arztes an Balint-Gruppen bedeutet eine wichtige Hilfe bei Schwierigkeiten im Umgang mit Patienten wie Alkoholikern.

Der niedergelassene Arzt, aber auch andere Ärzte, z.B. wie Betriebsärzte, brauchen Kenntnisse der Behandlungsphasen und der Therapiekette. Die Behandlung von Alkoholikern läßt sich in vier Phasen unterteilen, die nicht eindeutig voneinander getrennt werden können:
1. die Kontaktphase,
2. die Entzugsphase (Entgiftung),
3. die (psychische) Entwöhnungsphase,
4. die Nachsorge- und Rehabilitationsphase.

Der Arzt/Therapeut sollte wissen, welchen Behandlungsanteil er bei den vier genannten Behandlungsphasen übernehmen und leisten kann. Als Grundlage sind Kenntnisse der multifaktoriellen Genese der biopsychosozialen Störung Alkoholismus sowie des integrativen Behandlungsansatzes notwendig.

Wichtig ist die Bedeutung der niedergelassenen Ärzte für die Entwicklung der Motivation (s. Kap. 7.4.), die wichtigstes Ziel der Kontaktphase ist. Kenntnisse des integrativen Therapieansatzes sind wichtig, der niedergelassene Arzt/Therapeut sollte nicht erst delegieren oder therapeutische Verantwortung abgeben, wenn therapeutische Schwierigkeiten auftreten oder das Fachwissen nicht ausreicht.

Das Weiterleiten des Patienten in der Kontaktphase in eine ambulante Beratungs- und Behandlungsstelle bedeutet nicht den Verlust des Patienten, sondern die Erweiterung der gemeinsamen Behandlung. Die Weiterleitung zu einer entsprechenden Behandlungsstelle muß mit »Fingerspitzengefühl« erfolgen und für den Patienten ausreichend begründet erkennbar sein. Auf keinen Fall darf der Patient das Gefühl haben, daß er abgeschoben oder mit dem negativen Image des Alkoholikers diskriminiert wird.

Die Prinzipien der Behandlungsphasen und der Therapiekette unterliegen keinem festen Therapieschema, entsprechend der individuellen Entwicklung ist eine möglichst adäquate Therapie anzustreben, obwohl wir immer noch zu wenig darüber wissen, wem wo mit welchen Mitteln am besten geholfen werden kann. Weiter ist die Auswahl der Institution oder des Therapieverfahrens meist zufällig (701).

Ambulante und stationäre Therapien können jeweils Vorteile oder Nachteile für den Patienten haben. Die Unterscheidung der Indikation für ambulante oder stationäre Behandlung wird mit den folgenden Kriterien und Hinweisen als Selektionskriterien vorgenommen:

Für **ambulante Behandlung** spricht eine relativ gute soziale Integration des Patienten, dazu gehören ein fester Wohnsitz sowie möglichst ein bestehendes Arbeitsverhältnis, intakte familiäre und gesellschaftliche Beziehungen oder zumindest die Bereitschaft, soziale Kontakte zu entwickeln (108). Die genannten Kriterien wurden bereits als wesentlich für die Prognose erwähnt. Günstig sind aktives, eher extrovertiertes Verhalten, die den sozialen Kontext fördern, aber auch zwangsneurotische Strukturanteile.

Weiter sprechen für die ambulante Behandlung neben der kostengünstigeren Therapie folgende Vorteile (108, 172):

Der Patient verbleibt in seinem sozialen Umfeld bei Vermeidung beziehungsmäßiger Entfremdung und beruflicher Wiedereingliederung. Durch längere Krankenhausbehandlung geht nicht selten der Arbeitsplatz verloren, nach stationärer Aufnahme wird der Verlust des Arbeitsplatzes wahrscheinlicher und durch den Patienten oft sogar indirekt eingeplant, bei Verschuldung sind Verdienstausfälle durch Arbeitsverlust besonders problematisch.

Der Schritt in die ambulante Therapie ist für manche Patienten einfacher, da Berühungsängste vor stationären Institutionen, möglicherweise geprägt durch Vorstellungen der »Trinkeranstalt«, bestehen. Die Motivation der ambulanten Therapie wird in der Kontaktphase durch die Institution vermehrt gefördert, die dann ambulant auch die Therapie durchführt.

Die ambulante Therapie bewegt sich realistischer und näher zu Schwierigkeiten in der Umwelt und kann eher die Ursachen von möglichen Rückfällen klären und therapeutisch bearbeiten.

Gegen die Durchführung ambulanter Therapie spricht (108): Ein Alter unter 20 oder über 50 Jahre, eine andere Primärdroge als Alkohol; hirnorganische Auffälligkeiten und besondere Gedächtnisdefizite; Psychose oder akute Suizidgefährdung sowie die Neigung zur Simulation oder Dissimulation. Soziopathische oder hysterische Strukturanteile sind ebenfalls eher ungünstig.

Als Kriterien, die für eine ambulante, tiefenpsychologisch orientierte Psychotherapie sprechen, wurden genannt (338):

Starkes Problembewußtsein und Leidensdruck, Wunsch nach Veränderung, ein Mindestmaß an Differenziertheit, die sich nicht unbedingt durch die Frage der Intelligenz erklärt; die Bereitschaft, sich mit sich selbst auseinanderzusetzen; die Bereitschaft und die Möglichkeit, an den Therapiesitzungen teilzunehmen; ausreichende Gesundheit, um psychische Belastungen körperlich zu verkraften; genügend Energie und Kraft, um einen regelmäßigen Tagesablauf einzuhalten; die Bereitschaft, Spannungen, Probleme und Gefühle wahrzunehmen, auszuhalten und durchzuarbeiten.

Als Kriterien, die gegen eine tiefenpsychologisch orientierte ambulante Therapie sprechen, wurden genannt (338):

Starke Problemabwehr und fehlender Leidensdruck – auch durch verstärkte Motivationsarbeit kann eine Veränderung nicht erreicht werden; Fixierung auf körperliche Leiden; allgemeiner körperlicher und geistiger Abbau sowie schwere körperliche Erkrankungen; starke somatische (physische) Abhängigkeit mit der Folge, nicht abstinent leben zu können; mangelnde Differenziertheit im emotionalen Bereich; ungünstige soziale Umstände wie Schichtarbeit, die eine regelmäßige Therapieteilnahme erschweren; die Unfähigkeit, ein Mindestmaß an Spannungen und Frustrationen auszuhalten – dazu gehört die richtige Auffassung und Verarbeitung von Wahrnehmungen (Apperzeption) sowie die fehlende Fähigkeit, Phantasien zu entwickeln oder auszudrücken; sprachliche Probleme wie bei Ausländern.

Die Bedeutung der ambulanten Behandlung wird unterstrichen durch die Feststellung, daß nur etwa die Hälfte aller zur Behandlung erscheinenden Alkoholiker einer Entgiftungsbehandlung bedürfen – nur bei etwa 10 % braucht angeblich eine stationäre Entgiftungsbehandlung durchgeführt werden (172).

Bei teilweise kontroverser Diskussion über die richtige Therapiekonzeption oder die Zeitdauer der längerfristigen stationären Behandlung wird die eingetretene Progression des Alkoholismusprozesses oft nicht ausreichend berücksichtigt, besonders wenn unterschiedliche Patientenkollektive verglichen werden. Stationäre Langzeittherapie von sechs bis zwölf Monaten oder länger bedeutet die Selektion von bestimmten Patientenkollektiven, die nicht repräsentativ für die Mehrzahl der Alkoholiker und der Problemtrinker sind.

Für viele Alkoholiker wird ein kürzerer Klinikaufenthalt interessant und sinnvoll (395), wenn die notwendige ambulante Nachsorge organisiert wird. Zu den Vorteilen kürzerer Klinikaufenthalte ist das Vermeiden eines möglichen Arbeitsplatzverlustes oder der Lockerung sozialer Beziehungen u.a. zu nennen. Die Forderung nach Langzeittherapie für Alkoholiker betrifft besonders psychiatrische Landeskrankenhäuser, wenn Patienten hirnorganische Psychosyndrome oder Depravation zeigen.

Als Indikation für längerfristige **stationäre Behandlung** wurde genannt (168):
1. Eine ca. sechsmonatige stationäre Behandlung wurde für Alkoholiker, auch Mehrfachabhängige mit mittelschweren oder schweren körperlichen und/oder seelischen oder sozialen Schädigungen angegeben.
2. Als Indikation der verlängerten stationären Behandlung über sechs Monate sind zu nennen:
   - Abhängige mit schweren Sozialisationsschäden wie jugendliche Drogenabhängige (Opiat-Typ, Polytoxikomanie oder Überschneidungen mit anderen Süchten wie Schnüffeln) sowie sogenannte »Nichtseßhafte«,
   - Abhängige mit schweren körperlichen und psychischen Alkoholfolgeschäden wie schweren hirnorganischen Psychosyndromen mit protrahierter Rückbildungstendenz,
   - Abhängige mit entsprechender prämorbider Persönlichkeit und schweren Störungen, z.B. sogenannten frühen Störungen einschließlich Suizidalität u.a.,
   - Alkoholiker, bei denen die Behandlung durch eine Kombination mit körperlichen, seelischen und sozialen Schäden gravierend beeinträchtigt wird (168).

Zusätzlich zu somatischen Gründen für stationäre Aufnahme bestehen weitere Vorteile/Indikationen der stationären Behandlung (172):

Die terminierte Herausnahme aus der schwierigen Umwelt kann rückfallsmindernd und schützend sein durch die stationäre Struktur. Außerdem war zu beobachten, daß ledige und zum Teil jüngere Alkoholiker sich für eine stationäre Behandlung entscheiden, um soziale Isolierung, z.B. durch Arbeitslosigkeit oder durch fehlenden Wohnsitz, zu überbrücken oder zu mindern (413). Bei zwischenmenschlicher Isolation ermöglicht die stationäre Behandlung die Entwicklung neuer Beziehungsmuster des Verhaltens und der Kommunikation, Gefühle des Alleinseins und depressiver Stimmungsschwankungen werden durch das ganztägige Therapieangebot abgefangen.

Durch den Begriff des Gesamtversorgungsauftrages kommt den psychiatrischen Krankenhäusern vermehrt die Aufgabe zu, stark selektierte Patientenkollektive von schwerstgestörten Alkoholikern mit resultierenden biopsychosozialen Folgen zu versorgen, während gemeindenahe Beratungsstellen sich um die Kontaktphase und die ambulante Behandlung kümmern. Nicht selten fehlen Informationen und bestehen falsche Vorstellungen in Hinsicht auf andere Institutionen, deren therapeutische

Möglichkeiten sowie deren selektierte Patientenkollektive. Dadurch wird die Differenzierung und die Effektivität der Therapiekette und der Behandlungsangebote beeinträchtigt. Mehr Kontakte und Austausch zwischen stationären und ambulanten Behandlungseinrichtungen erscheinen notwendig, z.b. bedürfen psychiatrische Großkrankenhäuser der Beratungsstellen/Ambulanzen, um Beratungen durchzuführen, Rückfälle therapeutisch zu klären und zu betreuen sowie gegebenenfalls teilstationäre Einrichtungen oder Wohngruppen zu versorgen. Im Verbund und bei Teilnahme an gemeindenahen Beratungsstellen kann für die Patienten ein individuell differenziertes und integriertes Behandlungsangebot ermöglicht werden.

Eine abschließende vereinfachende Aussage liegt in der Feststellung, daß der Klinikaufenthalt desto länger dauert, je schwerer die körperlichen, geistig-seelischen und sozialen Alkoholschäden sind. Je intakter der Patient und seine Umweltbeziehungen sind und je besser die ambulante Vorbereitung und die ambulante Nachsorge organisiert werden, desto kürzer kann die klinische Therapie sein (395).

10.2. Kontaktphase

In der Bundesrepublik Deutschland wurde die Zahl der ambulanten Beratungs- und Behandlungsstellen mit ca. 450 angegeben (701), von 218 der Alkoholberatungsstellen wurden Basisdaten ausgewertet. 70 % der betreuten Patienten waren männlich, die Altersgruppe der 30–50jährigen bildet die größte Gruppe mit einen Anteil von ca. 50 %. Von den Patienten kamen 22 % ohne Vermittlung, 25 % über Hinweise von Freunden oder Angehörigen, 5 % wegen Arbeitsplatzschwierigkeiten, 22 % durch Hinweise vom Arzt oder Krankenhaus sowie 18 % über nicht näher bezeichnete Institutionen u.a. Die Tätigkeit der Beratungsstellen ergab, daß 87 % beraten wurden, 14 % wurden psychologisch-medizinisch untersucht. 38 % der Patienten erhielten eine Einzeltherapie, 23 % eine Gruppentherapie, bei Mehrfachnennung wurden bei 10 % der Fälle auch Partner oder Angehörige in die Therapie einbezogen. Das integrierte Behandlungssystem zeigt sich in der Vermittlung der beratenen Patienten, 18 % wurden zur Entgiftung in ein Krankenhaus weitergeleitet, 25 % nahmen eine stationäre Behandlung auf, 2 % wurden in eine Nachsorgeeinrichtung übernommen und 16 % besuchten Selbsthilfe-/Abstinenzgruppen (701).

Der Erstkontakt in der Beratungsstelle entspricht einem entscheidenden Moment der Therapie. Der Erstkontakt wird von vielen Erwartungen des Patienten und Umständen beeinflußt, therapeutische Fehler sind für die Therapie oft schwerwiegend oder machen sie sogar unmöglich (338). Obwohl das längerfristige Ziel der Kontaktphase die Entwicklung einer stabilen Therapie- und Abstinenzmotivation heißt, muß zum Verständnis des Patienten eine komplette Suchtanamnese sowie die diagnostische Abklärung somatischer Alkoholfolgeerkrankungen sowie die Abklärung der psychischen und sozialen Situation erfolgen (359). Zu berücksichtigen ist dabei, daß diagnostische Fragen die Gesprächsführung nicht zu sehr belasten oder gar den Patienten ängstigen.

Als wichtig für die Gesprächseinstellung werden für die Therapie mit Alkoholikern genannt (359):
1. Offenheit und Empathie,
2. konsequente, aber flexible Grundhaltung,
3. Gelassenheit und Geduld.

Die Therapiemotivation des Patienten unterliegt verschiedenen Funktionen im Verlauf der Therapie, in der Kontaktphase handelt es sich besonders um einen Hilfesuchprozeß (362). Die Variable Therapiemotivation hat für den Behandlungserfolg eine entscheidende Bedeutung. Dementsprechend ergibt sich die Notwendigkeit, daß bereits in der Kontaktphase ein individuell zugeschnittenes, breites Angebot besteht zur Klarstellung von Zielsetzung und Therapieablauf.

In der Kontaktphase zeigen sich besonders drei Probleme (100):
1. eine hohe Quote von Patienten, die nicht wieder erscheinen oder die begonnene Therapie abbrechen,
2. Widerstände der Patienten gegen die Therapie,
3. Schwierigkeiten des Therapeuten, die Therapiemotivation des Patienten genügend einzuschätzen und zu beeinflussen.

Durch die Einrichtung einer Motivationsgruppe wurde dem einzelnen Patienten ermöglicht, ein differenzierteres Bild der Kontaktphase und der Möglichkeiten der Alkoholismustherapie zu gewinnen (100).

Die Bereitschaft zur Veränderung und zur Hilfe hängt von Leidensdruck und Therapiemotivation ab, dabei kann der Leidensdruck als passive und die Therapiemotivation als aktive Komponente bezeichnet werden (431). Der Leidensdruck der Patienten wird mehr oder weniger bewußt erlebt in Form von psychischen oder körperlichen Symptomen. Der Alkoholiker leidet unter sich selbst oder an seinen Mitmenschen, während der Alkoholismus nicht als solcher erkannt wird oder subjektiv als wenig bedeutsam erlebt wird (242). Die Therapiemotivation ist ein langwieriger und wechselhafter Prozeß, die Besserung des Leidensdruckes unter der Therapie beeinflußt die Therapiemotivation negativ.

Die Motivation kann als wichtigster Prädiktor und als wichtigste Selektionsvariable für die Therapie angesehen werden (168), dementspre-

chend bedarf die Therapiemotivation der anhaltenden therapeutischen Beachtung und Förderung (s. Kap. 7.4.). Die Beurteilung der Therapiemotivation ist unzureichend möglich und im wesentlichen subjektiv. Zwischen Therapeuten- und Patientenurteilen ließ sich keine Übereinstimmung finden, wer wie hoch motiviert ist (31). Im Zusammenhang mit der Motivation müssen bei der Entwicklung von Alkoholismus zwei zusammenhängende Vorgänge unterschieden werden (242):
1. die Entwicklung der intrapsychischen, der psychosozialen und der somatischen Alkoholabhängigkeit,
2. der Prozeß der subjektiven Auseinandersetzung mit der eigenen Abhängigkeit.

Ein weiteres Ziel in der Kontaktphase bei Förderung der Motivation liegt darin, das soziale Umfeld des Alkoholikers zu entlasten, zu beraten und auch in einer konsequenten Haltung gegenüber dem Patienten zu vereinigen (701). Mit der Entwicklung des Alkoholismus ist üblicherweise eine Suchtkarriere verbunden, im näheren sozialen Umfeld tritt für den Alkoholiker mit dem Partner, den Verwandten, Freunden, Kollegen, Vorgesetzen u.a. eine interaktionelle Entwicklung ein, die durch Drohungen, Versprechungen, Enttäuschungen gekennzeichnet wird. Entstehender Druck beeinflußt erheblich die Therapiemotivation und läßt sich therapeutisch nutzen. Das weitere therapeutische Ziel zur Entwicklung des Motivationsprozesses liegt wesentlich in der Einsicht der eigenen Hilflosigkeit und in der Freiwilligkeit, dem »alkoholischen System« zu entsagen, damit Veränderungen der Bewertung des persönlichen Erlebens sowie von interaktionellen Verhaltens- und von Bewältigungsstrategien u.a. erfolgen. Für die Kontaktphase und zur Entwicklung der Motivation im Zusammenhang mit dem sozialen Umfeld lassen sich bei soziopsychotherapeutischem Ansatz wichtige Aspekte und Erkenntnisse z.B. der Paar- und der Familientherapie einsetzen.

Für den Erstkontakt in Beratungsstellen wurde angenommen, daß bei 25 % der Patienten eine eigene Motivation vorlag, während rund 75 % der Patienten als fremdmotiviert eingeschätzt wurden (108).

Wenn die Suchtanamnese und die Diagnostik abgeschlossen ist, wird eine Einschätzung des Entwicklungsstandes des Alkoholismusprozesses sowie der Motivation notwendig. Dann ist die grundlegende Indikationsstellung vorzunehmen, ob eine ambulante oder eine stationäre Behandlung notwendig wird. Feuerlein (168) geht bei der Stellung der Indikation für eine bestimmte Behandlung zumindest von vier die Auswahl beeinflussenden Variablen aus: der Behandlung, dem Therapeuten, den Patienten sowie dem Zeitpunkt der Behandlung (selektive Indikation).

Zu berücksichtigen ist dabei, daß Vorurteile gegen Alkoholiker und Beratungsstellen sich aufgrund breiterer Öffentlichkeitsarbeit tendenziell gebessert haben, durch bessere personelle und finanzielle Ausstattung wurden viele Therapieeinrichtungen attraktiver. Über die Kontaktphase finden zunehmend Patienten Zugang zur Therapie, die sich im Frühstadium der Abhängigkeit befinden, auch niedergelassene Ärzte sehen heute »gesündere« Alkoholiker (395).

10.3. Entgiftungs- und Entwöhnungsphase

10.3.1. Übersicht (gemeinsame Prinzipien und Besonderheiten)

Feuerlein (172) geht davon aus, daß nur etwa die Hälfte der Alkoholiker, die zur Behandlung erscheinen, eine Entgiftungsbehandlung brauchen, der Anteil der notwendigen stationären Entgiftungsbehandlungen wurde nur mit 10 % angegeben. Durch individuelle Entwicklungen und unterschiedlichen Entwicklungszustand des Alkoholismusprozesses ist ein breites ambulantes und gegebenenfalls ein stationäres Behandlungsangebot im Rahmen der Therapiekette notwendig. Durch Selektionskriterien wie Vorurteile, z.B. gegen psychiatrische Krankenhäuser, durch Vorinformationen wie durch Selbsthilfegruppen und räumliche Distanz wie Gemeindenähe oder -entfernung werden stationäre Behandlungseinrichtungen gewählt. Weitere institutionelle Selektionskriterien beeinflussen wesentlich den Behandlungserfolg (701), wenn z.B. Auflagen der Leistungsträger bestehen, wenn eine ausreichende Motivation im Vorgespräch gefordert wird, längere Wartezeiten bestehen oder eine begonnene Alkoholabstinenz gefordert wird.

Bei der »Alkoholikerkarriere« werden die Selektionskriterien deutlicher, mit zunehmender Schwere des Alkoholismus werden stationäre Behandlungen zwingender, neben psychischer Abhängigkeit entwickeln sich physische Abhängigkeit sowie somatische Alkoholfolgeschäden und psychische Auffälligkeiten. Wie bereits an anderer Stelle ausgeführt, wird mit chronischem Alkoholismus die Diskrepanz zwischen der Therapienotwendigkeit und der Behandlungsbereitschaft (Motivation) besonders deutlich.

Der chronische Alkoholiker verhält sich autodestruktiv und kämpft gegen vermeintliche Anpassung, er gehört nicht zu den Therapieangebote akzeptierenden »Ideal«-Suchtpatienten (519) (s. Kap. 10.4.2.).

Im Zusammenhang mit der Entwicklung der Alkoholikerkarriere kann vermutet werden, daß bei beginnender Entwicklung des Alkoholismus zu häufig stationäre Behandlungen durchgeführt werden, weil stationäre Therapiekonzepte zu stark schematisiert sind einschließlich negativer Folgen wie pauschalisierender Routine oder unzureichender Flexibilität.

Die Gefahr der Hospitalisierung wächst durch jede stationäre Aufnahme, anstatt Selbständigkeit und Selbstverantwortlichkeit kommen vorstrukturierte Tagesabläufe dem Wunsch des Alkoholikers nach Abhängigkeit, Regression und Passivität entgegen. Hierarchische Krankenhausstrukturen führen zu Resultaten wie vordergründiger Überanpassung der Alkoholiker, die bis zur »masochistischen« Selbsterniedrigung geht. Mehr unbewußt registriert der Alkoholiker die Überanpassung und den Freiheitsverlust. Als Folge ist damit zu rechnen, daß eigene Stärke und Selbstverfügbarkeit bewiesen werden durch demonstratives Verhalten, Machtproben oder Rückfälle. Alkoholismus ist eine jahre- oder jahrzehntelange Entwicklung, die Bedeutung der psychischen Abhängigkeit verlagert sich immer mehr auf die physische Alkoholabhängigkeit sowie die somatischen Alkoholfolgeschäden, allmählich werden stationäre Behandlungen unausweichlich. Dadurch wird aber die Tendenz bestimmt, daß mit zunehmender Schwere des Alkoholismus auch die Therapiedauer zunimmt und längerfristige Behandlungen notwendig werden. Wenn der Alkoholismus soweit fortgeschritten ist, daß wegen der physischen Abhängigkeit eine körperliche Entgiftung notwendig wurde, muß in der anschließenden psychischen Entwöhnungsphase und der Nachsorge ein adäquates, individuelles Therapieangebot bestehen. Anzumerken ist, daß die Einteilung des Phasenmodells mehr akademisch-orientierenden Überlegungen entspricht, dagegen oft nicht ausreichend pragmatisch gehandhabt wird und im Grunde auch willkürlich ist (600). Auch die Abgrenzung der Entzugsbehandlung gegenüber der Entwöhnungstherapie kann in gewissem Grad als willkürlich bezeichnet werden (673). Ebenso ist die Abgrenzung zwischen Entwöhnungs- und Nachsorgephase für einen großen Teil der Alkoholiker unscharf bzw. nicht möglich, besonders wenn sie bei einer Selbsthilfegruppe abstinent werden (536). Die zum Teil kontroverse Diskussion, ob eine stationäre Kurz- oder Langzeittherapie indiziert ist, resultiert hauptsächlich aus unterschiedlich selektierten Patientenkollektiven der entsprechenden Therapieeinrichtung mit folgender eingeschränkter Sichtweise. Zugestimmt werden kann, daß zu früh und zu häufig stationäre Behandlungen durchgeführt werden. Auch kürzere Klinikaufenthalte sind interessanter geworden (395), wenn ein angemessen differenziertes ambulantes Therapiespektrum angeboten wird.

Trotz des beruflichen Erfolges und der gesellschaftlichen Anerkennung gibt es in Berufsgruppen wie bei Politikern, Unternehmern, Managern und Ärzten auch Alkoholiker. Die Karriere wurde mit hohen eigenen Anspruchsnormen und Ehrgeiz angetreten – über Jahre hat Alkohol gewohnheitsmäßig die soziale Kommunikation bei vielen Anlässen beeinflußt, zunehmend soll Alkohol übermäßigen Streß und auf Dauer oft eintretende Überforderung erleichtern. Weitere Gründe für zunehmenden Alkoholabusus können z.b. Autoritätsprobleme wegen der eigenen betonten Haltung, die Verantwortung, die Beunruhigung wegen anhaltender finanzieller Risiken sowie Frustrationen und unbefriedigter Ehrgeiz bei nicht planmäßigem Berufsaufstieg sein.

Die eigene Differenziertheit und der geschulte Verstand bedeuten eher einen Nachteil gegenüber der inneren emotionalen Konflikthaftigkeit. Wegen der gehobenen Berufsposition läßt sich die Entwicklung des Alkoholismus länger verbergen und wird durch andere weniger erkannt. Gerade weil sie beruflich erfolgreich sind und weiter meist genügend Leistung erbringen, dauert es viele Jahre, bis sie endlich ihre Kapitulation dem Alkohol gegenüber eingestehen können. Wegen ihrer Differenziertheit und Ansprüche sowie der gesellschaftlichen Position sind diese Alkoholiker für viele Behandlungseinrichtungen nicht geeignet, so daß nur eine spezialisierte Klinik mit intensiver und differenzierter Therapiekonzeption sowie der Möglichkeit von mehr Anonymität geeignet erscheint. Entsprechend intensive Behandlungen können in etwa sechs Wochen abgeschlossen sein, eine anschließende langjährige Teilnahme an einer (differenzierten) Selbsthilfegruppe ist notwendig.

Das allgemeine stationäre Behandlungsangebot wird folgendermaßen unterschieden laut Empfehlung der DHS und des Verbandes der Fachkrankenhäuser (536):
1. Kurzfristige stationäre Behandlungen
   – vier bis acht Wochen
2. Mittelfristige stationäre Behandlungen
   – zwei bis sechs Monate
3. Langfristige stationäre Behandlungen
   – mehr als sechs Monate
International gibt es dagegen Abweichungen, kurzfristige stationäre Behandlungen dauern bis vier Wochen, mittelfristige vier bis zwölf Wochen und langfristige dauern länger als zwölf Wochen. Die unterschiedlichen deutschen bzw. internationalen Abgrenzungen sind zum Teil aus Kostengründen erklärlich. Auch in der BRD wird die Unterteilung in kurzfristige, mittelfristige und langfristige Behandlung nicht einheitlich verwendet, die Unterteilung resultiert zum Teil aus Einflüssen von Seiten der Kostenträger wie Krankenkassen und Rentenanstalten. Ursächlich ist, daß Krankenkassen die Entzugsbehandlungen (Entgiftungsphase) ohne besondere Vereinbarung in der Regel für 21 Tage übernehmen. In dieser Zeit soll die Kostenübernahme für eine Entwöhnungstherapie

beantragt und übernommen werden. Abweichungen sind gegebenenfalls durch besondere Vereinbarungen mit den Kassen möglich, z.B. gibt es kurzfristige stationäre Behandlungen im Rahmen eines Sechs-Wochen-Therapiekonzeptes (662).

Nicht einfach ist oft die Frage zu beantworten, für welchen Patienten welcher Zeitraum der Behandlungsdauer angezeigt ist. In einer größeren katamnestischen Untersuchung (361) mit Katamnesezeiträumen von sechs Monaten, 18 Monaten und vier Jahren wurde auch nach Indikationsmerkmalen für die Wahl von kurz-, mittel- und langfristiger Behandlungsdauer gesucht. Eine deutliche Überschneidung mit den Prognosefaktoren besteht. Für eine kurzfristige Behandlung sprechen: nur gelegentlicher Analgetikagebrauch, frühere Magenerkrankungen und früheres Alkoholdelir sowie fehlende Lebererkrankung im letzten Halbjahr. Neben Schulabschluß (ab Mittelschule) zeigen sich ein sozialer Hintergrund wie stabile Arbeitssituation, mittleres bis höheres Einkommen sowie ein Kind als prognostisch besonders günstig.

Für mittelfristige Behandlungsdauer sprechen: ein früherer alkoholgefährdender Beruf und nicht abgeschlossene Ausbildung sowie Persönlichkeitsfaktoren wie geringe Geselligkeit im FPI*, hohe Depressivität und geringe Maskulinität. Prognostisch günstig ist das Bestehen einer instabilen Arbeitssituation sowie keine Tätigkeit als Facharbeiter oder Techniker. Skalen verschiedener Teste zeigten als günstig
1. niedrige bis mittlere alkoholbezogene Beschwerden,
2. niedrige oder hohe Werte in der Skala Nicht-nein-sagen-Können,
3. mittlere Änderungseinsicht.

Für langfristige Behandlungsdauer sprechen: instabile Familiensituation und fehlender alkoholgefährdender Beruf sowie nicht gleichbleibender, am Wochenende verstärkter Alkoholkonsum. Langfristig indizierte Behandlung erscheint bei Konsum von Psychopharmaka und Aufenthalten in psychiatrischen Kliniken, unabhängig von Aufnahmegründen angezeigt. Entsprechende Persönlichkeitsfaktoren sind (im FPI) mittlere Gelassenheit, niedrige Gehemmtheit und mittlere Offenheit (361).

Das Konzept stationärer Behandlung muß neben den therapeutischen Schwierigkeiten bei Therapiebeginn, insbesondere der Motivationsarbeit, auch die Entlassungsphase als Übergang nach einer intensiven stationären Behandlung in den Alltag therapeutisch berücksichtigen (366). Die Ablösung und Entlassung ist therapeutisch zu fördern durch gezieltes Ansprechen und Auseinandersetzen des Patienten mit der anstehenden Entlassungssituation. Gegen Behandlungsende kommt es oft zu geringe-

---

* FPI = Freiburger Persönlichkeitsinventar

rer therapeutischer Intensität. Dann sollte zumindest eine ausreichende Verselbständigung des Patienten und eine Erleichterung der Ablösung erzielt werden, indem zukünftige Belastungen, Tätigkeiten und Kontakte bereits vor Entlassung durchgeführt werden wie der stufenweise Antritt einer neuen Arbeitsstelle.

Die stationäre Entlassung wird erleichtert, wenn Hospitalisierungstendenzen entgegengewirkt wurde durch stärkere Außenorientierung mit vielfältiger Einbeziehung von Personen des sozialen Umfeldes (Angehörige, Freunde, Kollegen u.a.) und durch die Änderung von Verhaltensdefiziten (366) mit Sozialtraining und Förderung kommunikativer Muster.

10.3.2. Stationäre Einrichtungen der Entgiftungs- und Entwöhnungsphase

Allgemeinkrankenhäuser

Besonders Innere Abteilungen nehmen notfallmäßig Alkoholiker, z.B. wegen akuter Alkoholintoxikation, fortgeschrittenem Alkoholentzugssyndrom oder Blutung im oberen Gastrointestinaltrakt sowie wegen weiterer medizinischer Indikationen wie schweren Leberschäden, Pankreatitiden, dekompensiertem Diabetes mellitus u.a., auf. Die Ursache Alkoholismus wird auffällig oft nicht erkannt oder nicht ursächlich in der Bedeutung für soziale, psychische und somatische Folgen berücksichtigt.

Ein Zusammenhang mit der Verleugnung der Alkoholproblematik durch die Patienten bzw. Bagatellisierung des Trinkkonsums ist anzunehmen. Nicht selten lehnen Alkoholiker die Aufnahme in eine Einrichtung mit Spezialisierung auf Alkoholismus ab und suchen Allgemeinkrankenhäuser auf. Motivation und Leidensdruck beziehen sich dann vorwiegend auf die somatischen Alkoholfolgeschäden, die Patienten beabsichtigen dann, die eigentliche Auseinandersetzung mit dem Alkoholismus und der psychischen Abhängigkeit zu vermeiden.

Alkoholiker befinden sich häufig in pulmologischen Abteilungen (z.B. wegen Tbc oder schweren Pneumonien) sowie auf chirurgischen Abteilungen, da vermehrt alkoholbedingte Unfälle auftreten mit Verletzungen und Frakturen. Gelegentlich führt eine durch einen Unfall erzwungene Alkoholabstinenz bei Alkoholismus zu einer fortgeschrittenen Alkoholentzugssymptomatik einschließlich einem Alkoholdelir.

Das akzeptierende Hinnehmen des Therapeuten bei der Verleugnung des Alkoholproblems durch den Patienten führt meines Erachtens zu besonderen Formen der Anpassung des Patienten. Daraus resultiert, daß

Alkoholiker sich bemühen, um Vertrauen zu werben, und sich servil verhalten. Als Folge ist zu beobachten, daß Alkoholiker vom Krankenhauspersonal öfter eingesetzt werden für kleine Botengänge oder Besorgungen, z.b. am Kiosk einkaufen oder außerplanmäßig Untersuchungsmaterial ins Labor bringen. Die beschriebenen Vorgänge sind in der Weise problematisch, daß die Patienten sich bestätigt fühlen in der Verleugnung des Alkoholismus. Die Tendenz wird gefördert, daß häufiger körperliche Alkoholentzüge durchgeführt werden. Die Auseinandersetzung mit dem Alkoholismus unterbleibt jedoch bei Vermeiden der notwendigen psychischen Entwöhnungsbehandlung. Der beschriebene Umgang mit Alkoholikern sowie ihr Verhalten beziehen sich nicht nur auf Allgemeinkrankenhäuser.

Als bedenklich bis untherapeutisch muß es bezeichnet werden, wenn die Diagnose Alkoholismus erkannt wird oder sogar eine Alkoholentzugsbehandlung durchgeführt wird, ohne daß eine ärztliche/therapeutische Klärung der Alkoholproblematik, eine adäquate Beratung und eine Vermittlung im Rahmen der Therapiekette durchgeführt wird. Im Allgemeinkrankenhaus wird die Einstellung der Abteilung wesentlich durch den Chefarzt bestimmt, entsprechend der jeweiligen Einstellung zum negativen Image des Alkoholikers ergibt sich die Intensität und Form der Zusammenarbeit mit Vertretern der Selbsthilfegruppen und Beratungsstellen.

Die Zusammenarbeit mit entsprechenden Institutionen kann folgendermaßen aussehen (536):
1. Vertreter der Selbsthilfegruppen oder Beratungsstellen informieren das Personal der Abteilung und sorgen für Aufklärungs- und Kontaktmaterial.
2. Vertreter von Selbsthilfegruppen oder Beratungsstellen nehmen in der Abteilung Kontakt mit Alkoholikern auf, sie werden beraten und mit entsprechendem Aufklärungs- und Kontaktmaterial sowie Hinweisen auf die Therapiekette versorgt.
3. Vertreter der Selbsthilfegruppen oder Beratungsstellen haben Gelegenheit, einmal oder öfter pro Woche in Räumen der Abteilung oder des Krankenhauses Gruppengespräche durchzuführen, z.B. im Rahmen von abendlichen Meetings oder den üblichen Treffen der Alkoholikerselbsthilfegruppen.
4. Vertreter der Selbsthilfegruppen oder Beratungsstellen führen direkt eine themenzentrierte Gruppenarbeit für Alkoholiker auf der Station durch mit Förderung von Information und Motivation.
5. Als häufige Alternative führt der Stationsarzt eine Aufklärung über die Notwendigkeit der folgenden psychischen Entwöhnungstherapie durch. Er bestätigt in einem Kurzgutachten die medizinische Notwen-

digkeit der anschließenden stationären Entwöhnungstherapie, zusammen mit dem Krankenhaussozialdienst wird die entsprechende Kostenübernahme z.b. beim Rentenversicherungsträger beantragt. Als weitere Variante wird der Alkoholiker nach Abklingen der Alkoholentzugssymptomatik zu einer externen Beratungsstelle geschickt. Dort erfolgt die entsprechende Beratung und ein Behandlungsvorschlag, die Einbindung in die Therapiekette wird durchgeführt.

Größere Allgemeinkrankenhäuser mit neurologisch-psychiatrischer Abteilung

In größeren Krankenhäusern der Schwerpunktversorgung sowie der Maximalversorgung werden Alkoholiker oft in den neurologisch-psychiatrischen Abteilungen aufgenommen, wenn nicht gravierende andere somatische Alkoholfolgeschäden die stationäre Aufnahme auf einer anderen Fachabteilung notwendig machen, wie dekompensierte Leberzirrhose oder Blutungen des oberen Gastrointestinums. Anzumerken ist, daß durch schwere Alkoholfolgeschäden die stationäre Verweildauer häufig wesentlich länger ist als die von den Krankenkassen in der Regel akzeptierten 21 Tage für Alkoholentzüge. Dadurch stellt sich für Ärzte/Therapeuten die längere zeitliche Möglichkeit, Motivationsarbeit und Beratungen durchzuführen. Nicht sinnvoll ist die ausschließliche Orientierung an der Behandlung der Alkoholfolgeschäden, therapeutisch sollte die Verdrängungsarbeit der Patienten nicht noch gefördert werden. Vertrauensförderung ist vor aufklärenden Gesprächen notwendig, wenn z.B. auf neurologischen Stationen die Bedeutung des Alkohols für alkoholbedingte epileptische Anfälle oder eine alkoholtoxische Polyneuropathie aufgearbeitet werden soll. Falls sich in einem Allgemeinkrankenhaus oder einer neurologisch-psychiatrischen Fachabteilung eines Allgemeinkrankenhauses regelmäßig ein größerer Anteil von Alkoholikern befindet, sollte ein spezialisiertes Behandlungsangebot mit Motivationsgruppen und fester Zusammenarbeit mit Beratungsstellen und Selbsthilfegruppen ausgearbeitet werden. Bei einem größeren Anteil von Alkoholikern ist zu prüfen, ob Bedarf für ein spezialisiertes Behandlungsprogramm durch eine separate Station oder eine Spezialabteilung notwendig wird.

Allgemeinkrankenhäuser mit Spezialabteilungen

Bei entsprechender Anzahl von zu behandelnden Alkoholikern ist die Errichtung einer Spezialabteilung notwendig, das ausgebildete Therapeutenteam enthält unter integrativem Ansatz Psychiater, Internisten, Psychologen, Sozialarbeiter, Pflegepersonal u.a. Dadurch kann eine internistische und neuropsychiatrische Behandlung einschließlich differenzierter Programme angeboten werden, die neben dem körperlichen Entzug (Entgiftungsphase) gegebenenfalls eine Entwöhnungsphase im Rahmen kurz- bis mittelfristiger stationärer Behandlungen berücksichtigt.

Vorteile der spezialisierten Abteilungen sind die geringere Diskriminierung der Patienten, die Arbeit wird qualifizierter, die diagnostischen und therapeutischen Möglichkeiten des Allgemeinkrankenhauses können eingesetzt werden. Weitere günstige Aspekte sind der Austausch und die Fortbildung mit den übrigen Abteilungen des Allgemeinkrankenhauses sowie die Gemeindenähe.

Neben Einzelbehandlung und Gesprächen mit den Suchttherapeuten bestehen Stationsgroßgruppen, in denen Stationskonflikte, allgemeinmedizinisch-pädagogische und informelle Anliegen besprochen werden. Weiter ist eine zumindest konflikt- und personenzentrierte Gruppentherapie in ausreichend intensivem Rahmen mit sechs bis zehn Patienten angezeigt. Als Therapeuten sind erfahrene Ärzte, Psychologen, Sozialarbeiter und auch Pflegekräfte geeignet (661). Ein Zweittherapeut ist beteiligt, z.B. als eher beobachtender Supervisor oder als aktiv teilnehmender Co-Therapeut. Die Bedeutung der Motivationsförderung ist wesentlich für den Motivationsprozeß, da wie erwähnt die Patienten in der Regel wegen äußerer Realitäten zur Aufnahme kommen ohne entsprechende Motivation. Ca. 50% der Patienten wurden z.B. notfallmäßig aufgenommen, um sie einer möglichen mittelfristigen Behandlungskonzeption einschließlich stationärer Entzugsbehandlung zu unterziehen (661).

Eine Motivationsprüfung durch Mitarbeiter der Entwöhnungseinrichtung vor Aufnahme und die Bereitschaft und Fähigkeit, Wartefristen zu tolerieren, bedeuten selektive Kriterien mit Einfluß auf die bessere Prognose.

Spezialabteilungen in Allgemeinkrankenhäusern werden zum Teil als psychosomatische Abteilungen bezeichnet. Ein integriertes Therapieangebot erstreckt sich über themenzentrierte Gruppenarbeit, in der Gruppentherapie werden Elemente der Transaktionsanalyse, der Gestalttherapie, katathymes Bilderleben, autogenes Training u.a. sowie Einzelgespräche und die Arbeit mit Selbsthilfegruppen eingesetzt im Rahmen eines sogenannten kondensierten Behandlungsprogrammes (534). Erstaunlich war in einem Vergleich mit anderen stationären Psychotherapien die Intensität des kondensierten Behandlungsprogrammes mit Aktivitäten und drei bis vier Therapiestunden täglich (421).

Ein weiterer Weg zur Spezialabteilung wurde in einem Krankenhaus der Maximalversorgung beschrieben, wenn innerhalb einer großen neurologisch-psychiatrischen Abteilung eine spezialisierte Abteilung zur Behandlung von Alkoholikern und anderen Suchterkrankungen wie Medikamentenabhängigkeit entsteht. Neben der dreiwöchigen, von den Krankenkassen akzeptierten stationären Entzugsbehandlung wurden nach entsprechenden Vereinbarungen drei weitere Wochen zur Motivationsfestigung und Behandlung der psychischen Abhängigkeit bewilligt im Rahmen eines Sechs-Wochen-Therapiekonzeptes (661, 662). Im Rahmen des kurzfristigen Sechs-Wochen-Behandlungskonzeptes wurden BTM-Abhängige (»Fixer«) nicht aufgenommen wegen unterschiedlicher psychodynamischer Abläufe und der offenen Stationsführung (661).

In der erwähnten Abteilung des Krankenhauses der Maximalversorgung, welches zwei traditionelle Arbeiterbezirke in Berlin versorgt, in denen 96 % der aufgenommenen alkoholkranken Patienten ansässig waren, wurde in einer weiteren Studie auf Unterschiede bei der Therapie von Alkoholabhängigen hingewiesen. Für Alkoholiker wurde eine auseinandersetzende, fordernde Haltung formuliert, zu erwartende aggressive Durchbrüche machen Aggressionen, Feindseligkeit, aggressive Hemmung sowie neurotische Über- und Unterkontrolle deutlich und sind therapeutisch zu bearbeiten. Eine Drei-Wochen-Behandlung wurde als zu kurz eingeschätzt (662), wichtig ist, das richtige Zeitmaß der stationären Behandlung zu finden, um kontakt- und sozialbezogene Faktoren zu erkennen und realitätsgerecht zu verändern. Bei zwei unterschiedlichen Patientenkollektiven mit drei- bzw. sechswöchiger »Entzugs«-Behandlung hielten 69 % der Drei-Wochen-Patienten die stationäre Aufenthaltsdauer von drei Wochen für zu kurz (662).

Trotz der relativ kurzen Dauer der Entzugsbehandlung ist eine Strukturierung der Entgiftung notwendig, wie sie z.B. in einem Stufenprogramm für die Aufnahmestation von Suchtkranken (459) beschrieben wurde. Mit dem dreistufigen Programm soll übermäßiger Regression mit Passivität und Vermeidungstendenz entgegengewirkt werden, Selbstverantwortlichkeit, Aktivität und kommunikative Muster sollen gefördert werden. Therapiekonzept und Stationsordnung sind gekennzeichnet durch drei Stufen:

1. Der Tages- und der Stationsablauf wird geregelt und die Übernahme von Verantwortlichkeit angestrebt. Zu den Rechten gehört der Empfang von Besuch auf Station, Fernsehen und Gartenausgang unter Aufsicht zu festgelegten Zeiten.
2. Dazu kommen zusätzliche Teilnahme an der Arbeitstherapie und die Kontaktaufnahme mit der Suchtberatungsstelle und mit den Angehö-

rigen. Zu den neuen Rechten gehört der Ausgang innerhalb des Klinikgeländes in Begleitung einer Gruppe.

3. Das Aufrechterhalten von Kontakten wird gefordert einschließlich Kontaktaufnahme zu Ämtern, Arbeitgeber u.a., zu den neuen Rechten gehört der Einzelausgang innerhalb des Klinikgeländes (459).

An einem größeren Patientenkollektiv wurde nachgewiesen, daß zwischen Alkoholikern in der Entzugsbehandlung und Alkoholikern in der Entwöhnungsbehandlung mit mittelfristiger Dauer von vier bis sechs Monaten Unterschiede bestehen (304). Bei den nur Entzugsbehandelten ergibt sich ein Trend zu mehr sozialer Desintegration einschließlich einer höheren Zahl früherer Behandlungen, sie sind häufiger arbeitslos oder berentet, leben häufiger ohne festen Wohnsitz, sind öfter ledig, geschieden oder alleinstehend. Dagegen beeinflussen der soziale Status oder Bildungsgrad vor der Abhängigkeit die Teilnahme an der Entwöhnungstherapie nicht.

Bei weiblichen Patienten sind die Unterschiede zwischen Entzugs- und Entwöhnungspatientinnen wenig ausgeprägt in Hinsicht auf die soziale Desintegration, jedoch ergibt sich bei häufigeren früheren Behandlungen bei den Entzugspatientinnen ebenfalls die Tendenz zu ausgeprägterer sozialer Desintegration (304).

Psychiatrische Krankenhäuser

Meist handelt es sich um psychiatrische Landeskrankenhäuser und größere Kliniken, in denen Alkoholiker bei zunehmender Tendenz einen Anteil von etwa einem Drittel, teilweise sogar über 40 % der Aufnahmen ausmachen (633). Vermehrt werden Patienten mit fortgeschrittener Entwicklung des Alkoholismusprozesses eingewiesen, häufig finden sich somatische und psychische Alkoholfolgeschäden einschließlich typischer Alkoholismuskarriere und häufiger Rückfälle. Die Motivation ist meist gering oder fehlt, behandlungsunwillige Patienten lassen sich besonders unter den Patienten finden, die durch gerichtliche Auflagen eingewiesen wurden. In der Regel haben die Landeskrankenhäuser spezielle Abteilungen für Abhängigkeitskrankheiten, der organisatorisch-räumliche Bereich der Entgiftungsphase ist üblicherweise abgetrennt. Gegenüber früheren Jahrzehnten ist zwar eine bessere, aber oft noch nicht ausreichende Besetzung in personell-ausstattungsmäßiger und qualitativer Hinsicht eingetreten.

Unter den Bedingungen einer speziellen Aufnahmestation ist die Herstellung des notwendigen therapeutischen Klimas nicht einfach, um Vertrauen zu bilden als Grundlage für effektive Motivationsarbeit. Bei

ausreichender körperlicher Wiederherstellung wird ein breiteres Therapiespektrum von Beschäftigungs-, Sport- und Musiktherapie angeboten
sowie Verfahren wie autogenes Training oder katathymes Bilderleben.
Gruppensitzungen haben informativen Charakter über die Probleme des
Alkoholismus, ermöglichen Kontakte mit Selbsthilfegruppen und Beratungsstellen sowie speziell mit den Entwöhnungseinrichtungen. Einbezo-
gene Patienten der Entwöhnungsphase sind zum Teil den Patienten noch
von der Entgiftungsphase/Aufnahmestation bekannt. Sie berichten über
die Entwöhnungseinrichtung und die dortigen Therapieprogramme.
Dadurch können Ängste und falsche Vorstellungen über den Ablauf von
Therapieprogrammen der Entwöhnungsphase reduziert werden, der
berichtende Patient aus der Entwöhnungseinrichtung wird durch die neue
Aufgabe, neue kommunikative Muster sowie durch die Möglichkeit,
Vorbild für andere zu sein, gefördert.

Alkoholiker, die Selbsthilfegruppen aufsuchen und an Therapien
teilnehmen, entsprechen Auslesen (304). Bei der ungünstigen Auslese von
entzugsbehandelten Alkoholikern in psychiatrischen Krankenhäuser
erscheint es besonders bedenklich, wenn nachgewiesen wurde (305), daß
für mehr als die Hälfte der Alkoholiker keine weitere Maßnahme im
üblichen Sinne innerhalb der Therapiekette geplant wurde. 18 % der
Alkoholiker wurde eine Selbsthilfegruppe und weiteren 13 % eine Therapieteilnahme empfohlen. Als ein eher formaler Vorgang wurden Patienten an die niedergelassenen Ärzte verwiesen. Die Auswertung über
eine Zeitdauer von zwei Jahren dokumentiert, wie wenig entzugsbehan-
delte Alkoholiker in Hinsicht auf weitere Rehabilitationsmaßnahmen
beraten werden. Bei der Beratung sind die entsprechenden Patienten in
der Regel sozialintegrierter als die ohne Empfehlungen (305).

Fachkrankenhäuser

Die Kosten- und Leistungsträger erwarten von den Fachkrankenhäu-
sern einen bestimmten Standard in Hinsicht auf personelle und qualitative
Besetzung und Ausstattung sowie Therapiekonzeption. Das Therapiespektrum ist bestimmt durch Gruppen- und Einzeltherapien bei unterschiedlichen psychotherapeutischen Methoden und weiteren Therapieangeboten. Mit der Therapiekonzeption ergibt sich eine Standardisierung
der Therapie, so daß nur ausreichend motivierte und belastbare Patienten
berücksichtigt werden. Viele Fachkrankenhäuser führen deshalb nur
Entwöhnungsbehandlungen, häufiger mit mittelfristiger und weniger mit
kurzfristiger Therapiedauer einschließlich Entgiftungen, durch. Einige
spezialisierte, eher kleinere Fachkrankenhäuser führen langfristige Ent-

wöhnungstherapien unter besonderer Berücksichtigung rehabiliativer Aspekte durch.

Auch für Fachkrankenhäuser gilt, besonders bei stationärer Entwöhnungsbehandlung, daß die Therapiedauer in der Regel von vornherein festgelegt ist; es sollte geprüft werden, ob feste Therapiezeiten sinnvoll sind (701).

10.3.3. Entwöhnungsphase

Wie bereits erwähnt, kann die Abgrenzung der Entzugsbehandlung gegenüber der Entwöhnungstherapie in einem gewissen Grad als willkürlich angesehen werden (673). Das Ziel der Entwöhnungsphase liegt besonders darin, daß psychische Abhängigkeit verändert wird durch psychotherapeutische, sozialtherapeutische und pädagogische Maßnahmen. Somatische, psychische und soziale Entstehungsbedingungen für Alkoholismus sollen, soweit nötig und möglich, bewußt gemacht werden (172). Dazu gehören eine bessere Apperzeption intrapsychischer Vorgänge und kognitive Aspekte bei der Regulierung des Selbstwertgefühls oder von Befindlichkeitsveränderungen mittels Alkohol. Durch das »alkoholische System« geförderte starre, einseitige oder unzureichende Bewältigungsstrategien (Coping-Mechanismen) müssen in ihrem Repertoire erweitert sowie flexibler und reichhaltiger werden. Zunehmend tritt Kritik an der Förderung der langfristigen stationären Behandlungskonzeption auf (103).

Der Patient hat immer mehr Selbständigkeit und Eigenverantwortung zu übernehmen, der Patient soll lernen, sich selbst zu versorgen, z.B. mit Kochkursen oder Haushaltsprogrammen (Nähen, Wäsche waschen u.a.). Unterschiedliche therapeutische Angebote werden angemessen in der Intensität reduziert. Vor Entlassung sind möglichst Belastungen des zukünftigen Alltags anzutreten, dazu gehören z.B. Bewerbungsvorstellungen oder der Antritt der neuen Arbeitsstelle kurz vor Beendigung der stationären Behandlung (366). Während der stationären Entwöhnungsbehandlung ist zu klären, wie die reale Situation des Patienten nach der Entlassung aussieht, Aspekte der Nachsorge bzw. der Rehabilitation müssen nach entsprechender Klärung veranlaßt werden.

Besonders zu berücksichtigen sind Ich-schwache und autodestruktive Alkoholiker, die eine fortgeschrittene körperliche Alkoholabhängigkeit haben. Die durch den Alkoholismus bedingte Veränderung der Gesamtpersönlichkeit bedarf der langfristigen Therapie, das heißt, daß die Patienten trotz drei- bis sechsmonatiger stationärer Behandlung noch ein weiteres ambulantes 15monatiges Therapieangebot wie themenzentrierte Gruppen und/oder therapeutische Einzelgespräche neben Selbsthilfegruppen wahrnehmen sollten. Bei fortgeschrittenem Alkoholismus ist mit protrahierten psychischen Entzugssyndromen zu rechnen, nach der Entgiftung tritt oft erst nach einem dreiviertel Jahr psychische Instabilität mit einer typischen Symptomatik wie paroxysmale Angstanfälle, affektive Befindlichkeitsveränderungen, vegetative Symptome und Schlafstörungen u.a. auf. Nach stationärer Entlassung müssen entsprechende Patienten durch spezialisierte bzw. kompetente Therapeuten und Einrichtungen betreut werden, bis die Stabiliserungsphase des Gesundungsprozesses erreicht ist.

Bei Patienten mit fortgeschrittener Alkoholismusentwicklung nimmt das Rückfallrisiko zu. Auch wenn ein wiederholter Alkoholrückfall bei stationärer Behandlung auftritt, darf nicht automatisch eine disziplinarische Entlassung des Patienten erfolgen. Zumindest müssen die Motive und die Bedeutung des Alkoholrückfalls erfaßt werden, gegebenenfalls ist ein außerhalb der üblichen Therapiekonzeption liegendes therapeutisches Vorgehen zu erwägen, z.B. bei ausreichender Verläßlichkeit eine Medikation mit Disulfiram.

Bei mittel- und langfristiger stationärer Behandlung muß vor allem die Entlassungsphase berücksichtigt werden. Spezifische Loslösungs- und Individuationskonflikte unterliegen hemmenden oder fördernden Faktoren, die therapeutisch zu beeinflussen sind (366). Stationäre Behandlungen fördern Unselbständigkeit, Abhängigkeit und Regression des Patienten, Hausordnung und Krankenhausstrukturen rufen Überanpassung und Passivität hervor. Ein verwöhnendes und alles akzeptierendes therapeutisches Klima erschwert die Ablösung und entspricht nicht der Realität, mit der Folge von späteren Schwierigkeiten im Alltag. Die Ablösung und die Individuation des Patienten muß gefördert werden, dazu gehören gezieltes Ansprechen und Vorbereiten des Patienten auf die Entlassungssituation.

Hospitalisierungsfolgen sind zu vermeiden oder zu verringern durch stärkere Außenorientierung, dazu gehört die Einbeziehung und Kontaktintensivierung zu Personen des sozialen Umfeldes sowie das Üben von kommunikativen Mustern und Verhaltenstraining.

Bei chronischem Alkoholismus ist damit zu rechnen, daß auch sehr langfristige stationäre Behandlungskonzepte zeitlich nicht ausreichend sind für die Durchführung einer psychischen Entwöhnung mit Erlernen neuer Bewältigungsstrategien und Veränderungen in der Sozialisation. Nach den vorhergehenden Ausführungen ist ein Ausbau der ambulanten Therapieeinrichtungen als notwendig anzusehen.

Zu häufig werden Patienten ohne manifeste physische Alkoholabhängigkeit (geringe oder fehlende körperliche Abhängigkeit) stationär behandelt, die Patienten können bei relativ guter oder ausreichender sozialer Integration (Wohnsitz, private Beziehungen sowie möglichst Arbeitsverhältnis) besser ambulant behandelt werden. Weiter ist davon auszugehen, daß zu häufig mittel- und langfristige stationäre Behandlungen durchgeführt werden, die das Risiko sozialer Desintegration, Regression und Hospitalisierung fördern. Wenn die Indikation für eine stationäre Behandlung einschließlich körperlicher Entgiftung notwendig wird, sollten kurzfristige stationäre Behandlungsprogramme mehr berücksichtigt werden unter Maßgabe der anschließenden notwendigen ambulanten Therapie und Nachsorge.

Die ambulant durchgeführte Entwöhnungsbehandlung beginnt mit einem Behandlungsvertrag (108), ein Behandlungszeitraum von 15 Monaten wurde als notwendig angesehen.

Der Patient muß die Behandlungsdauer akzeptieren. Urlaub ist nur in bestimmten Zeiträumen möglich, unentschuldigtes Fehlen wird bis zu maximal dreimal toleriert. Grundlage des Behandlungsvertrages ist die absolute Alkoholabstinenz, bei Rückfällen verpflichtet sich der Patient, bei der nächsten Sitzung zu berichten.

Der Patient erklärt sich damit einverstanden, wenn überraschende Alkoholtestproben durchgeführt werden. Weitere Punkte des Behandlungsprogrammes einer Gruppentherapie sind die Schweigepflicht, jeder Patient verpflichtet sich, bei Bedarf oder krisenhaften Situationen anderen Gruppenmitgliedern auch außerhalb der Gruppensitzung zu helfen.

Der Patient verpflichtet sich, ohne Absprache mit dem Therapeuten oder dem behandelnden Team keine anderen Therapien durchzuführen (108). Der Patient soll informiert werden, daß er auf Medikamente mit Suchtpotential verzichten muß, dazu gehören auch Analgetika oder Hypnotika. Als ambulante Therapiekonzeption wurden verhaltens-, gesprächs- und familientherapeutische Ansätze in Form von Einzeltherapie, Partner- und Familientherapie, Gruppen- und Paargruppentherapie sowie Selbsthilfegruppen durch eine Fachambulanz einer privaten Institution angeboten (162).

Abschließend kann festgehalten werden, daß die Bundesrepublik Deutschland ein ausreichendes Angebot stationärer Behandlungsplätze hat (701), aber eine ausreichende Differenzierung (z.B. für bestimmte Altersgruppen und Abhängigkeitserkrankungen) fehlt. Dagegen muß das Angebot ambulanter Einrichtungen für die Entwöhnungsphase qualitativ und in einigen Regionen auch quantitativ verbessert werden. Kontakte und Zusammenarbeit zwischen ambulanten und stationären Einrichtungen müssen optimiert werden. Bei Patienten mit manifester Alkoholabhängigkeit ist eine Behandlungsdauer von 15–18 Monaten notwendig. Das bedeutet, daß nach stationärer Entlassung eine ambulante Therapieeinrichtung die weitere Therapie/Nachsorge des Patienten – zusätzlich zur Teilnahme an Selbsthilfegruppen – fortführen sollte.

10.4. Nachsorge- und Rehabilitationsphase

10.4.1. Hinweise zur stationären und ambulanten Nachbehandlung

Die Abgrenzung zwischen psychischer Entwöhnungsphase und der Nachsorge-Rehabilitationsphase kann ebenfalls als willkürlich und akademisch angesehen werden. Wie eine Längsschnittuntersuchung (469) zeigte, ist eine Vorhersagbarkeit des Therapieergebnisses während stationärer Behandlung problematisch.

Die positive Einstellung der Patienten in der Klinik (Akzeptanz des Alkoholikerstatus, des Abstinenzzieles und Teilnahme an Selbsthilfegruppen) erlaubt kaum die Prognose, wie sich das Verhalten der entlassenen Patienten darstellt. Dementsprechend wurde darauf hingewiesen, daß Selbsthilfegruppen für die Mehrheit der aus der Entwöhnungstherapie entlassenen Patienten keine adäquate Nachsorge darstellen. Resultierend wurde vorgeschlagen, die Nachsorgephase professionell zu gestalten durch entsprechende ambulante Therapieangebote (469).

Trotz mittel- bis langfristiger stationärer Therapie in der Entwöhnungsphase bedürfen chronische Alkoholiker in der Nachsorge vermehrt z.B. der Familien- und Soziotherapie mit förderndem, positiv verstärkendem und stützendem Ansatz, um eine dauerhafte Abstinenzmotivation zu erreichen. Eine bis zu Jahren dauernde Nachsorgephase wurde grundsätzlich ambulant durchgeführt (172), bis eine ausreichende Stabilisierungsphase erreicht wird.

Zu berücksichtigen ist, daß sich die Dauer des Gesundungsprozesses in einer Beziehung zur Schwere des Alkoholismusprozesses befindet. Nur ein kleiner Teil der Alkoholiker zeigt ohne Nachsorge einen günstigen Verlauf (360).

Bei fortgeschrittenem Alkoholismusprozeß mit den Folgen von psychischer Instabilität und Sozialisationsdefiziten, die vor allem bei Ichschwachen und autodestruktiven (Alkoholiker-) Persönlichkeitsstrukturen bestehen, sind spezielle soziotherapeutische Maßnahmen notwendig. Suchtbedingte Sozialisationsdefizite führen zur Einschränkung sozialer Kompetenz als suchtauslösendem Faktor (412), zur psychischen Stabilisierung gehören bei Nachsorge rehabilitative Aspekte. Fast 90 % der chronischen Alkoholiker betonen, daß sie sich ein Leben ohne Arbeit nicht vorstellen können. Deshalb sind rehabilitative Maßnahmen notwendig, um besonders anfänglich ihre Belastungsfähigkeit und ihre Integration in den Arbeitsprozeß zu unterstützen. Bei entsprechenden sozialen Defiziten und unter rehabilitativem Aspekt bedürfen die Alkoholiker z.B. der Unterbringung in einem Übergangsheim, einer Nachtklinik oder eventuell auch einer Tagesklinik mit arbeitstherapeutischem Programm zur Förderung der Belastbarkeit.

Da chronische Alkoholiker häufig wohnungslos sind, bedürfen sie der Unterbringung in einem Übergangswohnheim. Einige Heime fordern nach abgeschlossener Entwöhnungstherapie ein bestehendes Arbeitsverhältnis. Die Unterbringung erfolgt oft in Mehrbettzimmern, sozialer Kontakt soll gefördert werden bei zu entwickelnder Selbständigkeit. Dazu gehört die Selbstversorgung mit Benutzung von Gemeinschaftsküchen. Die psychosozialen Therapieangebote sind nicht einheitlich, vermehrt wird Sozialarbeit notwendig und durchgeführt, z.B. bei der Wohnungssuche.

Wichtig ist auch der Aufbau von Kontakten zur alkoholfreien Geselligkeit und Kultur, wie sie in Saftläden und Freizeitgruppen möglich werden.

Bei fortgeschrittenem Alkoholismusprozeß mit erheblichen sozialen Folgeschäden sind besondere rehabilitative Maßnahmen notwendig. Wegen des Verlustes der sozialen Bindungen und der längerfristig beeinträchtigten Arbeitsfähigkeit sind langfristige Rehabilitationsprogramme über einen Zeitraum von sechs bis 18 Monaten angezeigt. Entsprechend spezialisierte, sozial-rehabilitative Einrichtungen bieten betreutes Wohnen mit Therapieangeboten zur Entwicklung von sozialer Kompetenz sowie bestimmte Arbeitsmöglichkeiten. In eigenen oder später auch externen Einrichtungen wird die Arbeit in der Landwirtschaft, Gärtnerei, Holzverarbeitung, Handwerk u.a. aufgenommen und das Vertrauen in die eigene Arbeitsfähigkeit gefestigt.

Junge Alkoholiker mit schweren Sozialisationsstörungen bedürfen nach langfristiger stationärer Behandlung eher der Unterbringung in einer therapeutischen Wohngruppe, in der ambulante soziotherapeutisch-ärztliche Betreuung erfolgt.

Für Alkoholiker, die sich in der Nachsorgephase ausschließlich Selbsthilfegruppen anschließen oder empfohlene Therapiemaßnahmen ablehnten bzw. abbrachen, ist die, auch gelegentliche, Beratung/Betreuung durch Alkoholikerberatungsstellen sowie die niedergelassenen Ärzte wichtig. Kleinere Krisensituationen und Belastungsproben wie durch Beziehungsprobleme oder durch Anpassungsschwierigkeiten bei der Arbeit können besprochen und aufgefangen werden.

Wichtig ist für Alkoholiker eine langfristige vertrauensvolle Beziehung zu einem Arzt/Therapeuten, während bei ihrem »therapeutischen Bedürfnis« das Aufsuchen von vorwiegend stützenden Konsultationen eher unregelmäßig erfolgt. Wenn Konsultationen erfolgen, berichten die Alkoholiker meist über belastende Ereignisse, Befindlichkeitsstörungen, psychosomatische Beschwerden u.a. Dahinter steht deutlich der Wunsch, sich zu entlasten. Der langfristig betreuende niedergelassene Arzt bzw. die Alkoholikerberatungsstelle haben auf die Entwicklung von depressiven Störungen sowie Suizidgefährdung zu achten. Eine angemessene psychotherapeutische Hilfe und Betreuung ist nach Alkoholrückfällen notwendig. Niedergelassene Ärzte werden besonders bei psychischen Instabilitäten im Rahmen des protrahierten psychischen Entzugssyndroms frequentiert. Die Weiterleitung zur kurzfristigen Krisenintervention im Rahmen von spezialisierten Alkoholikerberatungsstellen sollte gegebenenfalls in Betracht gezogen werden.

10.4.2. Langzeitbehandlung bei chronischen Alkoholikern mit schweren Folgeschäden

Bei fortgeschrittenem chronischen Alkoholismus mit resultierenden schweren somatischen, psychischen und sozialen Folgeschäden kommt es zu einem ausgesprochen protrahiertem Entwöhnungsprozeß bzw. zu irreversiblen Alkoholismusfolgeschäden. Von einer Nachsorgephase im engeren Sinn läßt sich nicht mehr sprechen, wegen der Schwere der Alkoholfolgeschäden bedürfen diese Alkoholiker der langfristigen institutionalisierten Langzeitbehandlung. Die Patienten sind oft als arbeitsunfähig für den Arbeitsmarkt anzusehen, übliche Rehabilitationsmaßnahmen der Rententräger zur Wiederherstellung der Arbeitsfähigkeit sind dann nicht angezeigt. Zu klären ist, ob die Voraussetzung für eine Rentengewährung auf Zeit oder eine dauernde Berufs- bzw. Erwerbsunfähigkeit vorliegt (436). In rein finaler Betrachtungsweise muß gegebenenfalls nach dem Schwerbehindertengesetz (SchwbG) vorgegangen werden. Wenn eine Leistungsgewährung durch die gesetzliche Krankenversicherung (GVO) und die gesetzliche Rentenversicherung nicht vorliegt, müssen Mittel nach dem Bundessozialhilfegesetz (BSHG) beschafft werden zur Gewährung von Hilfen zum Lebensunterhalt und in besonderen Lebenslagen, um zumindest eine teilweise Eingliederung des Alkoholikers in die Gesellschaft anzustreben.

Die Integration ist besonders schwierig bei Alkoholikern, die zu den sogenannten »Nichtseßhaften« gehören. »Nichtseßhaftigkeit« ist u.a. die Folge eines besonders beeinträchtigten Sozialisationsverlaufes, mit eingeschränkter Persönlichkeitsentwicklung und Sozialisation treten Folgen auf wie eingeschränkte Ich- und Handlungskontrolle, geringe kognitive Kompetenz und »negative« Einstellungs-, Wert- und Deutungsmuster (wie Pessimismus, Abhängigkeit von äußerer Kontrolle, Entfremdung, Mißtrauen u.a.). Resultierende Lebensprobleme und Belastungen können wegen unzureichender Coping-Mechanismen nicht bewältigt werden, vermehrt treten fugale Techniken auf wie Fluchtverhalten mit Aufgabe aller Bindungen, Vermeiden, Verstärkung devianter Lösungsversuche u.a. (6). Häufig haben sie inadäquate Therapieprogramme und einen längeren Verbleib in nicht adäquaten Hilfseinrichtungen hinter sich, dadurch wurden Enttäuschungen, aber auch Passivität und Vermeiden der Selbstverantwortlichkeit gefördert.

Mit chronischem Alkoholismus ist vermehrt der Begriff der Depravation verbunden. Schrappe (547) beschreibt damit eine Persönlichkeitsveränderung, die durch Egozentrismus, Verwahrlosung, Haltlosigkeit, Unzuverlässigkeit, sozialen Bindungsverlust und Abstieg sowie gegebenenfalls Kriminalität charakterisiert wird. Trotzdem bedeutet Depravation nicht immer hirnorganische Veränderung oder Abbau. Depravation ist vor allem als eine »suchtspezifische Besinnungsstörung« (548) anzusehen. Mit Depravation wird ein Phänomen bezeichnet, das dem Verstand die Möglichkeit der distanzierenden Entscheidung über Situationen, Bedürfnisse und Verhaltensweisen nimmt und zum Organisator süchtiger Bedürfnisse verkommt (78). Depravierte Alkoholiker lassen sich neben den »nichtseßhaften« Alkoholikern vermehrt bei Gefängnisinsassen, d.h. als verurteilte Alkoholiker, finden. Deren Resozialisation bzw. Rehabilitierung wird durch die spezifischen Probleme im Rahmen der Depravation erheblich erschwert. Ein Großteil der schwer somatisch und psychisch geschädigten Alkoholiker, besonders bei organischen Psychosyndromen, sind durch das Netzwerk der Therapiekette gefallen und werden in der Regel durch psychiatrische Anstalten »aufgefangen«. Differentialdiagnostisch müssen protrahierte reversible Psychosyndrome (Durchgangssyndrome) von irreversiblen Psychosyndromen (Demenzen) unterschieden werden, eine Überlagerung von reversiblen und irreversiblen Psychosyndromen ist nicht selten (s. Kap. 4.4.4.).

Mit fortgeschrittener Depravierung zeigt sich eine vermehrte Entdifferenzierung der Charakterstruktur, so daß sich als Ergebnis eines Nivellierungsprozesses ein zunehmend einförmiges Erscheinungsbild der Depravierten ergibt.

In einem psychiatrischen Krankenhaus (65) war fast jeder vierte Alkoholiker insgesamt länger als zehn Jahre stationär behandelt worden oder hatte mehr als zwölf stationäre Behandlungen absolviert. Die »Alkoholikerkarriere« entwickelte sich üblicherweise in absteigender Linie über Allgemeinkrankenhaus, Sanatorium, Fachklinik, Landeskrankenhaus oder unter analoger Betrachtung mit internistischer Behandlung, Entgiftungsbehandlung, alkoholischer Kurzzeitbehandlung und schließlich alkoholischer Langzeitbehandlung. Mit therapieresistenten Endzuständen der Alkoholismuskarriere ist zu rechnen, die der menschenwürdigen Versorgung bedürfen (65).

Die unzureichende Versorgung von depravierten Alkoholikern und therapeutische Resignation ist abzulehnen, spezialisierte therapeutische Therapiekonzepte sind notwendig. Eine entsprechende Therapiekonzeption wurde beschrieben (520):

Nach dem Aufbau einer persönlichen Beziehung zum Alkoholiker mit empathisch-akzeptierenden, aber auch konfrontativen Anteilen wurde ein Behandlungsprogramm mit kontrollierendem Anteil, einem selbstverantwortlichkeitsförderndem Anteil sowie Therapie im engeren Sinn (Einzeltherapie, Gruppentherapie, Familiengespräche, Selbstversorgungsgruppe, Lerngruppe, Heimgruppe als Vorbereitung auf Heimverlegungen, Korsakow-Gruppe, Arbeits- und Beschäftigungstherapie, Hygieneprogramm, Sport und Bewegungstherapie u.a.) durchgeführt.

Ein differenziertes, den individuellen Bedürfnissen möglichst flexibel anzupassendes Therapieprogramm erreichte trotz schwerer Folgeschäden im psychischen, somatischen und sozialen Bereich erhebliche Verbesserungen (520).

10.5. Prävention

Präventive Maßnahmen werden in drei Bereiche unterteilt (s. auch Kap. 5.8.):
1. Primärprävention
2. Sekundärprävention
3. Tertiärprävention

Definition und Inhalt der Präventionsbereiche werden nicht immer einheitlich gebraucht. Renn (496) sieht den Ansatz der Primärprävention in der Einschränkung des Suchtmittelangebots und/oder darin, der Suchtmittelnachfrage präventiv zu begegnen im Vorfeld von Mißbrauch und Abhängigkeit, vorbeugende Maßnahmen werden der Primärprävention zugerechnet. Die Sekundärprävention dient der Beeinflussung eines bereits gegebenen Suchtmittelkonsums, die Entwicklung mißbräuchlicher Konsummuster zur Suchtmittelabhängigkeit soll verhindert werden. Einen Rückfall vorbeugende oder die Verschlechterung vermeidende Maßnahmen bei Suchtmittelabhängigkeit gehören zur Tertiärprävention.

Tölle (628) sieht in der Primärprävention in erster Linie eine pädagogische Aufgabe, die das spätere gesamte Konsumverhalten auf dem Hintergrund von Lebensgefühl und Lebensstil beeinflußt.

Als sekundäre Prävention werden die Möglichkeiten der Früherkennung und der Frühbehandlung bezeichnet, oft zu spät wird die Diagnose Alkoholismus erst im fortgeschrittenem Stadium der Suchtentwicklung gestellt. Die tertiäre Prävention dient dazu, bei voll ausgeprägtem Alkoholismus bzw. Alkoholabhängigkeit Spätfolgen zu verhindern.

Eine weitere Definition (298) geht davon aus, daß primäre Prävention im allgemeinen dahin tendiert, entweder den Kontakt mit Suchtmitteln zu vermeiden oder die Abwehr und/oder den Widerstand der betroffenen Individuen zu verstärken. Das Ziel der sekundären Prävention liegt im vorzeitigen Aufspüren der befallenen Individuen (im vorklinischen Stadium) und ihrer sofortigen ärztlichen Betreuung. Als tertiäre Prävention wird das Eingreifen bei den befallenen Individuen definiert, eine Verschlimmerung der chronischen Form des Zustandes soll vermieden und eine möglichst weitgehende Rehabilitation erreicht werden.

Besonders die primäre Prävention ist gekennzeichnet durch die Schwierigkeit, ihre Wirksamkeit zu beweisen. Die Suchtprävention ist unzureichend entwickelt in Hinsicht auf organisatorische und evaluative Aspekte. Weiter besteht ein erhebliches Ungleichgewicht in der Unterstützung und der Bewertung zuungunsten der Prävention gegenüber dem Umfang der Therapiemaßnahmen. Erstere befindet sich in einem triadischen Interaktionszirkel zwischen:

1. Verbraucher (Individuum)
2. Milieu (bzw. im weiteren gesamtgesellschaftliche Aspekte)
3. Suchtmittel (Einfluß und Kontrolle in bezug auf Herstellung, Angebot, Verteilung und Verwendung)

Durch das Suchtmittel bedingte Einflußgrößen wie die Erhältlichkeit, Angebot, Verwendung u.a. unterliegen dem Kontrollansatz der Primärprävention. Als Beispiel kann das Verbot der Abgabe alkoholischer Getränke an Jugendliche unter 16 Jahre durch das Gesetz zum Schutze der Jugend in der Öffentlichkeit genannt werden. Zwischen Individuum (Verbraucher) und Milieu (Gesellschaft) entstehen Interaktionen, daraus resultiert der psychosoziale Ansatz der Primärprävention. Als psychosoziale Risikokonstellationen können gelten (496):

1. eine spezielle individuelle Disposition durch Verhaltensdefizite und resultierende Bedürfnisse (high-risk persons),
2. spezielle materielle und soziale suchtfördernde Umweltbedingungen (high-risk milieus),
3. spezielle akute Umweltänderungen und belastende Lebensereignisse mit resultierenden Krisen (high-risk periods).

Ein entscheidender Einfluß auf den zukünftigen potentiellen Verbraucher wird bereits in der Kindheit genommen, ein wichtiger präventiver Ansatz liegt in der Aufklärung und der Gesundheitserziehung des Jugendlichen. Dazu gehört das Wissen um psychische und soziale Faktoren, welche das Individuum zum Alkoholkonsum veranlassen.

Die Bedeutung des Alkohols für anlagebedingte Persönlichkeitskonstanten wie die Ausprägung von Depressivität, Impulsivität, Ängstlichkeit u.a. führt im Zusammenhang mit interindividuellen Prozessen wie Modellernen gegebenenfalls zu fehlerhafter Kognition und Verhaltensdefiziten einschließlich unzureichender Bewältigungsstrategien des Alltags (Coping-Mechanismen). Das Verständnis der Bedeutung des Alkohols zur Regulation eigener Bedürfnislagen gehört zum Ziel der Prävention. Durch interaktionelle (interindividuelle) Einflüsse von Milieu und Gesellschaft wirken Umwelteinflüsse auf die Wertwelt des Individuums ein, allgemeine Normen und Traditionen werden übernommen. Dadurch entstehen normative Verhaltensmuster, die zunehmend unreflektiert zu Gewohnheiten und allmählich zur Gewöhnung führen (s. auch Kap. 2.2.2.). Beim Auftreten von schwerwiegenden, akut belastenden Ereignissen (life-events) wie dem Verlust des Lebenspartners, öfter jedoch bei anscheinend weniger gravierenden Ereignissen wie sogenannten Versuchungs-Versagungssituationen sowie entwicklungspsychologischen Abschnitten wie dem Eintritt in das Berufsleben, in den Wehrdienst sowie bei Berentung kommt es zu krisenhaften Perioden (high-risk periods). Bei Zusammentreffen mit entsprechender individueller Disposition (high-risk persons) und entsprechend materiell-sozial unsicheren Umweltbedingungen (high-risk milieu) besteht ein besonderes Alkoholismusrisiko (496).

Folgende präventive Modelle wurden unter soziologischem Ansatz aufgeführt (298):
1. Proskriptionsmodell
2. Konsumverteilungsmodell
3. Modelle der Sozialwissenschaften
   a) Modell der normativen Strukturen
   b) Modell des integrierten Trinkaktes
   c) Modell der Sozialisation
   d) Modell des geistigen Gesundheitszustandes und der Lebensumstände.

Im Proskriptionsmodell wurde durch Blane (71) die These formuliert, daß jeder Alkoholkonsum problematisch ist, als resultierende Konsequenz wäre Abstinenz die wünschenswerte Norm für alle. Darausfolgend besteht die Prävention im Verbot der Produktion, der Verteilung und des

Verkaufes von Alkohol. Gegen das Proskriptionsmodell spricht als historisches Argument der Mißerfolg der Prohibition in den U.S.A. während der 20er Jahre sowie das empirische Argument, daß Alkoholkonsum für die Mehrheit der gemäßigten Konsumenten kein Risiko bedeutet und daß sich sozialpolitisch ein Alkoholverbot nicht durchsetzen läßt.

Das Konsumverteilungsmodell geht von der Hypothese aus, daß der exzessive Konsum eine direkte Funktion des Durchschnittkonsums darstellt (für alle Länder). Gegenläufig dazu variieren Durchschnittskonsum und exzessiver Konsum in negativer Abhängigkeit vom »relativen Preis« (Preis pro Alkoholeinheit im Verhältnis zum durchschnittlichen Jahreseinkommen). Der präventive Ansatz liegt in der Beeinflussung des relativen Preises des Alkohols, gegen den Ansatz spricht, daß die proportionale Beziehung zwischen exzessivem Alkoholkonsum und der direkten Funktion des Durchschnittkonsums nicht notwendigerweise kausal bedingt ist. Weiter wirkt die Manipulation des relativen Preises auf die mäßigen Konsumenten mehr als auf die meisten starken, d.h. gefährdeten, Konsumenten.

Die vier aufgeführten sozialwissenschaftlichen Modelle ergeben für das Modell der normativen Strukturen die Hypothese, daß eine gegebene Gesellschaft Alkoholexzesse untersagt, gemäßigten Alkoholkonsum empfiehlt, Alkoholabstinenz akzeptiert. Das dient als Beweis für den allgemeinen Konsens, der normativ den Alkoholkonsum der Gesellschaft beeinflußt. Der präventive Ansatz würde eine Änderung der Normen fordern, dagegen spricht, daß jeder Konsumtypus und seine Grenzen zu definieren wären und daß Konsumarten, die als günstig anerkannt werden, zu Verhaltensnormen werden.

Das Modell des integrierten Trinkaktes reduziert den Alkoholverbrauch auf besondere festliche, religiöse und/oder familiäre Anlässe. Der intraindividuelle zielgerichtete Antrieb als Förderer des Alkoholismus wird dadurch massiv reduziert. Der präventive Ansatz führt den Jugendlichen in der Familie oder bei anderen sozial-passenden Anlässen in den Alkoholkonsum ein, von nicht integrierten Trinksitten und Gelegenheiten wird abgeraten. Gegen das Modell des integrierten Trinkaktes spricht, daß die Einführung aufgrund von Vorurteilen, Gesetzen und normativer Regelungen erschwert wird, die Gründe, bei Anlässen nicht integriert zu trinken, sind im wesentlichen nicht erfaßt.

Das Modell der Sozialisation geht davon aus, daß Alkoholkonsum lernbar ist. Der präventive Ansatz geht davon aus, daß bei sozialem Lernen traditionelle Einflußgrößen (Familie, Schule, Kirche u.a.) und Einflüsse der Sekundärsozialisation (peer-group u.a.) einschließlich Einflüssen wie aus den Massenmedien wirksam zu machen sind zum Erlernen

des sozialen Alkoholkonsums. Als Einwand spricht dagegen, daß unre-
flektierte, unverantwortliche Gewohnheiten entstehen einschließlich
Widersprüchen und Niederlagen in der Sozialisationskette.

Als zuletzt aufgeführt besteht das Modell des geistigen Gesundheitszustandes und der Lebensumstände. Das Bedürfnis der Verbesserung der
geistigen Gesundheit und der Lebensumstände vermindert das Bedürfnis
nach unangepaßtem Verhalten mit Beeinträchtigung der Gesundheit. Der
Ansatz fördert intensiv präventive, nicht alkoholspezifische Maßnahmen.

Die Verbesserung der umgebenden Lebensumstände soll durch Verständnis von spezifischen Beziehungsmechanismen gefördert werden.
Dadurch soll die Lebensqualität für die Familie und die Umwelt verbessert
werden, kommunikative Muster wirken sich günstig aus für die Erreichbarkeit und Inanspruchnahme medizinischer und sozialer Dienste. Gegen
die umfassenden Vorstellungen wie beim milieutherapeutischen Ansatz
mit der Vorstellung der »besseren Gesellschaft« sprechen die vielfältigen
Hindernisse und die Komplexität der Alltagsrealität.

Die Therapie des Alkoholismus wird durch drei Prinzipien gekennzeichnet:
1. dem Prinzip der Totalität (umfassende Einbeziehung von Partner,
   Familie und sozialem Umfeld),
2. dem Pluralitätsprinzip (die integrierte Beteiligung unterschiedlicher
   Berufsgruppen an der Therapie)
3. dem Permanenzprinzip (angemessen langdauernde Therapie bei entsprechend bestehendem therapeutischem Rahmen).

Das Permanenzprinzip ist besonders durch die langfristige Betreuung
des Hausarztes oder eines anderen niedergelassenen Arztes möglich. In
der Regel ist die Praxis des Arztes für den Alkoholiker in der Nähe, seine
umfangreichen Detailkenntnisse des sozialen Milieus lassen ein psycho-
somatisches Wirken eher erwarten (635). Der niedergelassene Arzt ist
entscheidend in die Therapiekette einzubeziehen, zu viel technisch-
apparative Ausstattung und wissenschaftliche Kompetenz erweisen sich
für präventive Aspekte nicht unbedingt günstig. Die zeitaufwendige
Zuwendung zum Patienten führt gegenüber technisch-apparativen Maßnahmen jedoch oft zur Benachteiligung des Arztes bei der Abrechnung.
Ein entscheidendes, häufig vernachlässigtes Wirken des Hausarztes
besteht in der Durchführung der Primärprävention mit Aufklärung und
Gesundheitserziehung.

Auch in der Sekundärprävention kommt den Hausärzten eine besondere Bedeutung zu. Sie können diskrete oder allmähliche Veränderungen
der psycho-sozialen Bedingungen aufgrund ihrer langbestehenden Kennt-

nis der Patienten besser einschätzen. Oft ist es der Hausarzt, der die Alkoholgefährdung oder Frühdiagnose Alkoholismus stellt. Günstig ist, daß der Hausarzt, mehr als die näherstehenden Familienangehörigen, eine notwendige sozial-emotionale Distanz zum Patienten hat. Aufgrund des besonderen Vertrauensverhältnisses kann der Hausarzt die Suchtgefährdung ansprechen. Die klare Ansprache der Alkoholproblematik ist für den Patienten notwendig. Der Respekt und das Vertrauen gegenüber dem Hausarzt ermöglicht es dem Alkoholgefährdeten weniger, mit dem üblichen Mechanismus der Verdrängung zu reagieren.

Entsprechend dem Prinzip der Pluralität ist es in der Regel angezeigt, daß der Hausarzt den alkoholgefährdeten Patienten zu einer Alkoholberatungsstelle oder einer Fachambulanz weiterleitet.

Allgemeine medizinische Fortbildung in der Früherkennung und im Umgang mit alkoholgefährdeten Patienten erscheint wünschenswert, zu oft wird trotz bereits entstandener Alkoholabhängigkeit das Problem des Alkoholismus nicht erkannt einschließlich bereits gravierender psychosozialer Folgen. Im Zusammenhang mit Alkoholismus auftretende Symptome wie innere Unruhe, Schlafstörungen, Depressivität u.a. werden oft durch nicht indizierte Medikamentengabe mitigiert, während der Alkoholismusprozeß einschließlich psychosozialer Folgeschäden voranschreitet.

Nach gestellter Diagnose Alkoholismus und entsprechender multidisziplinärer Behandlung im Rahmen der Therapiekette schließt sich in der Tertiärprävention der Kreislauf der Therapiekette, um die Verschlimmerung somatischer sowie psycho-sozialer Folgeschäden zu vermeiden. Der Alkoholiker wird in der Tertiärprävention vor allem durch seinen Hausarzt betreut.

Präventive Aspekte sowie fachspezifische Kenntnisse sind auch für andere Arztgruppen unabdingbar wie Arbeitsmediziner, Betriebsärzte, Personalärzte u.a. Eine weitere Aufgabe von spezialisierten Ärzten besteht in aufklärenden und schulenden Veranstaltungen im Sinne primärer und sekundärer Prävention, um andere Berufsgruppen wie Sozialarbeiter, Pädagogen und Psychologen fortzubilden und Betriebsangehörige informativ aufzuklären. Die dadurch erreichte informative Wirkung mit Einfluß auf die Alkoholiker ist nicht zu unterschätzen. Bei nicht motivierten Patienten kann durch indirekte Intervention, z.B. von Arbeitskollegen, eine notwendige Konfrontation und Motivation des Alkoholikers bewirkt werden, anstatt den Alkoholiker bei bisher vermiedener Konfrontation zu »beschützen«. Präventive Maßnahmen in der Arbeitswelt sind in der selbständigen Übernahme der betrieblichen Gesundheitsbelastung und der eigenverantwortlichen Auseinandersetzung zum Trinkverhalten zu sehen (430).

Präventiv wirkt ein weniger autoritäres und kontrollierendes Führungsverhalten bei mehr persönlichem Dispositionsraum. Günstig ist die Humanisierung der Arbeitswelt durch Maßnahmen wie Vergrößerung des Arbeitsfeldes, strukturell verschiedenartige Arbeitsschritte (z.B. Planung, Fertigung und Kontrolle), teilautonome Arbeitsgruppen, Abbau von Monotonie durch systematischen Wechsel der Arbeitsaufgaben (job rotation) und technische Besserung der Klimafaktoren (430).

Als Ziel der sekundären Prävention müssen interaktionelle Familienstrukturen verbessert werden, bei ausgeprägter Verdrängungstendenz durch den Alkoholiker müssen unter familientherapeutischem Ansatz in der Familie oder am Arbeitsplatz direkte oder indirekte Interventionen (s. Kap. 9.4.3.) erfolgen.

Neben der interaktionell-kommunikativen Bedeutung des Alkohols in der Familie und im Umfeld müssen reale materielle und soziale Aspekte der Umwelt erfaßt werden. Zu den »High-risk-Personen« gehören z.B. Beschäftigte in der Gastronomie. Ein wichtiger beeinflussender Faktor bedeutet die Griffnähe des Alkohols. Bei Alkoholrückfällen spielt die erhöhte Außenreizabhängigkeit eine wichtige Rolle, wenn der Alkoholiker eine verminderte Sensibilität für innere Reize aufweist (96). Als allgemeine präventive Maßnahme ist eine Selbstbeschränkung von Alkoholwerbung notwendig. Beschränkungen der Werbung sind angezeigt, da ein überzogen positives Image des Alkoholtrinkenden vermittelt werden soll, subtile Werbepsychologie zu stark Bedürfnisse suggeriert und die Werbung sowie die Wirkung des Alkohols Realitätsflucht verspricht oder auf Jugendliche zugeschnitten wird.

Angeblich soll jeder dritte bis fünfte tödliche Verkehrsunfall im Zusammenhang mit Alkoholbeeinflussung auftreten, als präventiv ist ein striktes Alkoholvertriebsverbot an Autobahnraststätten und Tankstellen zu fordern. Allgemein erreichbare oder in Betrieben aufgestellte Bierautomaten sollten untersagt werden. Weiter ist es problematisch, wenn in von Jugendlichen frequentierten Gaststätten Bier billiger ist als alkoholfreie Getränke. Bei sogenannten Hitze- und Durstberufen sollten alkoholfreie Getränke gegebenenfalls kostenlos abgegeben werden. Bedenklich erscheint es, wenn sogar in 92,5 % der Krankenhäuser den Kantinenpächtern ein Verbot, Alkohol zu verkaufen, nicht auferlegt wurde (331).

Die beschriebenen psychosozialen Risikokonstellationen mit High-risk-persons-, -milieus und -periods (496) sowie sozio-strukturellen Unterschieden, z.B. bei Alter, Geschlecht, sozialer Schicht, beruflicher Tätigkeit, bestimmter regionaler, ethnischer und konfessioneller Zugehörigkeit, können nicht als einheitliche allgemeine Risikofaktoren angese-

hen werden. Es handelt sich allenfalls um Risikofaktoren, die Alkoholismusprädisposition wird letztendlich durch die vielfältigen individuellen
Determinanten bestimmt.

Gesundheitsaufklärung mit dem Ansatz primärer Prävention sollte sich
vorwiegend an bestimmte Zielgruppen wenden, die als sogenannte
Meinungsführer zu einer Multiplikation in der Effektivität führen, wenn
sie z.B. eine Schlüsselfunktion in beratender Tätigkeit und im Gesund-
heitsbereich einnehmen wie die Berufsgruppen der Ärzte, Psychologen
und Sozialarbeiter (296). Dadurch soll eine Optimierung der Präventions-
maßnahmen erreicht werden.

Ökonomische Gründe machen eine Konzentration der finanziellen
Mittel auf bestimmte Zielgruppen notwendig. Neben der Zielgruppe der
Jugendlichen ist als spezielle Zielgruppe die informativ-aufklärende
Beratung für Schwangere in Hinsicht auf die teratotoxische Wirkung des
Alkohols zu nennen.

Insgesamt deutet sich eine Verbesserung des Wissensstandes zu Sucht-
problemen in der Allgemeinbevölkerung an, Aufklärung mit präventiven
Aspekten wird zunehmend durch die Massenmedien durchgeführt.

Seit einem Maximum von 12,7 l reiner Alkoholkonsum pro Kopf im
Jahre 1980 zeichnet sich in den letzten Jahren eine leicht rückläufige
Tendenz in bezug auf den durchschnittlichen Alkoholverbrauch ab. Im
Jahre 1986 wurden 11,5 l reiner Alkohol pro Kopf konsumiert (140), der
Konsum entspricht etwa der durchschnittlich konsumierten Alkohol-
pro-Kopf-Trinkmenge des Jahres 1970. Diese Entwicklung ist erfreulich,
abzuwarten bleibt, ob sie anhält und wieweit es sich ursächlich um einen
Effekt der verstärkten Primärprävention mit erhöhtem Bewußtsein für
Gesundheit und Suchtprobleme innerhalb der Allgemeinbevölkerung
handelt.

Abschließend möchte ich die durch v. Uexküll in einem Vortrag
geäußerte Feststellung aufgreifen, daß in der Medizin die Pathogenese
übermäßig betont wird. Dagegen wird die Bedeutung der Entstehung von
Gesundheit (Sanatogenese) als wichtigem Prozeß, der zeitlebens aktiv
gefördert und aufrechterhalten werden muß, vernachlässigt, in der
Bedeutung von fehlender Primärprävention des Individuums.

Literatur

(1) Abraham K: Die psychologischen Beziehungen zwischen Sexualität und Alkoholismus. In: Gesammelte Schriften Bd. I, Fischer, Frankfurt 1982.

(2) Abu-Murad C, RG Thurmann: Development and reversal of tolerance and its relationship to physical dependences on ethanol in the rat. In: Galanter B (ed): Currents in Alcoholism vol 8: 453 (1981)

(3) Adler A: Studie über die Minderwertigkeit von Organen. Urban & Schwarzenberg, Berlin-Wien 1907.

(4) Agarwal DP, HW Goedde: Genetik des Alkoholismus. In: Kisker KP, H Lauter, J-E Meyer, C Müller, E Strömgren (Hrsg): Abhängigkeit und Sucht. Psychiatrie der Gegenwart, Bd. 3, Springer, Berlin 1987.

(5) Airaksinen MM, M Mähönen, L Tuomisto, P Peura, CJP Erikson: Tetrahydro-ß-carbolines: effect on alcohol intake in rats. Pharmacol Biochem Behav 18/51: 525-529 (1983).

(6) Albrecht A: Nichtseßhaftigkeit und Sucht. In: Feuerlein W (Hrsg): Sozialisationsstörungen und Sucht. Akademische Verlagsgesellschaft, Wiesbaden 1981.

(7) Albrecht H: Forschungstrends in Australien und Neuseeland. Psycho 12: 664 (1986).

(8) Albrecht P-A, F Lamott: Wer braucht wen – Sozialtherapie in der Erprobung. Mschr Krim 63: 263-277 (1980).

(9) Alcoholics Anonymous: Twelve steps and twelve traditions. 17. Print., AA-World Services, New York 1978.

(10) Alexander NC: Alcohol and adolescent rebellion. In: Social Forces 45: 542-550 (1967).

(11) Allgulander C: Prävention und Therapie der primären Medikamentenabhängigkeit. In: Kisker KP, H Lauter, J-E Meyer, C Müller, E Strömgren (Hrsg): Abhängigkeit und Sucht. Psychiatrie der Gegenwart, Bd. 3, Springer, Berlin 1987.

(12) Amelar R, L Dubin, C Schönfeld: Sperm motility. Fertil Steril 34: 197-215 (1980).

(13) Ammann R: Diagnose und Therapie der alkoholischen chronischen Pankreatitis. Eine kritische Standortbestimmung. Schweiz Med Wochenschr 115: 42-51 (1985).

(14) Andritsch F, F Reimer: Distraneurin: Kein Therapeutikum der Alkoholabhängigkeit. Med Klin 71: 717-718 (1976).

(15) Ansbacher HL, RR Ansbacher: Alfred Adlers Individualpsychologie. Eine systematische Darstellung seiner Lehre in Auszügen und seinen Schriften. Reinhardt, München 1972.

(16) Antons K: Therapie des Alkoholismus. Nicol, Kassel 1976.

(17) Antons K: Persönlichkeitsmerkmale des Süchtigen – Ursache oder Folgen? In: Keup W: Sucht als Symptom. Thieme, Stuttgart 1978.

(18) Antons K, W Schulz: Normales Trinken und Suchtentwicklung. Hofgrefe, Göttingen 1981.

(19) Arbeitsgemeinschaft für Methodik und Dokumentation in der Psychiatrie: Das AMDP-System. 4. Aufl., Springer, Berlin 1981.

(20) Arkwright PD, LJ Beilin, I Rouse: Alcohol: effect on blood pressure and predisposition to hypertension. Clin Sci 61, Suppl 7: 373-375 (1981).

(21) Arkwright PD, LJ Beilin, I Rouse, BK Armstrong, R Vandongen: Effects of alcohol use and other aspects of lifestyle on blood pressure levels and prevalence of hypertension in a working population. Circulation 66: 60-66 (1982).

(22) Ashley MJ, JS Olin, W Harding de Riche, A Kornaczewski, W Schmidt, JG Rankin: Morbidity in alcoholics. Arch Intern Med 137: 883 (1977).

(23) Aßfalg R: Zur Frage des „konstruktiven Drucks" im Umgang mit alkoholgefährdeten und alkoholkranken Mitarbeitern. Suchtgefahren 28: 199-201 (1982).

(24) Athen D: Syndrome der akuten Alkoholintoxikation und ihre forensische Bedeutung. Springer, Berlin 1986.

(25) Athen D, H Beckmann: Klinik und Therapie des Delirium tremens. Internist 22: 43-45 (1981).

(26) Athen D, E Schuster: Zur Häufigkeit von Alkoholikern im Krankengut einer medizinischen Klinik. In: Keup W (Hrsg): Behandlung der Sucht und des Mißbrauchs chemischer Stoffe. Thieme, Stuttgart 1981.

(27) Athen D, H Hippius, R Meyendorf, C Riemer, C Steiner: Ein Vergleich der Wirksamkeit von Neuroleptika und Clomethiazol bei Behandlung des Alkoholdelirs. Nervenarzt 48: 528-532 (1977).

(28) Auerbach P, K Melchertsen: Zur Häufigkeit des Alkoholismus stationär behandelter Patienten aus Lübeck. Schlesw Holst Ärzteblatt 5: 223 (1981).

(29) Bärsch W: Der Alkoholkonsum Jugendlicher – psychologische und soziologische Aspekte. In: Keup W (Hrsg): Sucht als Symptom. Thieme, Stuttgart 1978.

(30) Baines DR, RD Hurt, RM Morse: Peptic ulcer disease in alcoholics. Alcoholism 6: 135 (1982).

(31) Balck FB, H Petersen: Die Therapiemotivation bei Alkoholikern aus der Sicht dieser Patienten und der behandelnden Therapeuten. In: Schrappe O (Hrsg): Methoden der Behandlung von Alkohol-, Drogen- und Medikamentenabhängigkeit. Schattauer, Stuttgart 1983.

(32) Bales RF: Cultural differences in rates of alcoholism. Quart J Stud Alc 6: 480 (1946).

(33) Balint M: Angstlust und Regression. Klett, Stuttgart 1960.

(34) Balint M: Perversionen und Genitalität. In: Urformen der Liebe und die Technik der Psychoanalyse. Klett, Stuttgart 1966.

(35) Balint M: Therapeutische Aspekte der Regression. Die Theorie der Grundstörung. Klett, Stuttgart 1970.

(36) Balldin J, K Bokström: Treatment of alcohol abstinence symptoms with the alpha$_2$-agonist clonidine. Acta Psychiatr Scand 73: 131-143 (1986).

(37) Ballenger JC, RM Post: Kindling as a model for alcohol withdrawal syndromes. Brit J Psychiat 133: 1-14 (1978).

(38) Bandura A: Lernen am Modell. Klett, Stuttgart 1976.

(39) Bandura A: Sozial-kognitive Lerntheorie. Klett-Cotta, Stuttgart 1979.

(40) Baraona E: Ethanol and lipid metabolism. In: Seitz HK, B Kommerell (Hrsg): Alcohol related diseases in gastroenterology. Springer, Berlin 1985.

(41) Baraona E, MA Leo, SA Borowsky, CS Lieber: Alcoholic hepatomegaly: Accumulation of protein in the liver. Science 190: 794 (1975).

(42) Bartmann U, H-G Schröder: Der Einsatz eines Alkoholaversivums als Selbstkontrollverfahren bei der Behandlung des Alkoholismus. Suchtgefahren 31: 199-204 (1985).

(43) Bateson G: Geist und Natur, eine notwendige Einheit. Suhrkamp, Frankfurt/M. 1982.

(44) Bateson G, D Jackson, DD Haley, J Weakland: Toward a theory of schizophrenia. Behav Sci 1: 251-264 (1956).

(45) Battegay R: Alkoholismus bei Frauen. In: Dt Hauptstelle gegen die Suchtgefahren (Hrsg), Schriftenreihe zum Problem der Suchtgefahren, Heft 15. Hamm 1970.

(46) Battegay R: Psychoanalytische Neurosenlehre. Fischer, Frankfurt/M. 1986.

(47) Battegay R: Psychoanalytische Aspekte der Depression, unter Einbezug der Manie. Zschr Psychosom Med 33: 171-190 (1987).

(48) Bauer M, H Berger: Rechtsprobleme bei der Einweisung und Behandlung von akut Kranken mit einem Anhang zur Pflegschaft und Entmündigung. In: Kisker KP, H Lauter, J-E Meyer, C Müller, E Strömgren (Hrsg): Krisenintervention, Suizid, Konsiliarpsychiatrie. Springer, Berlin 1987.

(49) Beattie JO: Transplacental alcohol intoxication. Alcohol & Alcoholism vol 21, No 2: 163-166 (1986).

(50) Beck AT: The development of depression: A cognitive model. In: Friedmann R, M Katz (eds): Psychology of depression: Contemporary theory and research. Winston Wiley, New York 1974.

(51) Beck AT, AJR Rush, BF Shaw, G Emery: Kognitive Therapie der Depression. Urban & Schwarzenberg, München 1986.

(52) Beckmann H, D Athen: Die Therapie des Delirium tremens. Dtsch med Wschr 103: 1427-1428 (1978).

(53) Beckmann LJ: Women alcoholics. A review of social and psychological studies. J Stud Alc 36: 797 (1975).

(54) Begemann H, J Rastetter: Klinische Hämatologie. 3. Aufl., Thieme, Stuttgart 1986.

(55) Beil H-W, R Beil-Heyerhoff: Mißverständnisse und Irrtümer bei der Bewertung der Apomorphin-Behandlung von Suchtkranken. In: Schrappe O (Hrsg): Methoden der Behandlung von Alkohol-, Drogen- und Medikamentenabhängigkeit. Schattauer, Stuttgart 1983.

(56) Bell RA, KA Keely, RD Clements, GJ Warheit, CE Holzer: Alcoholism. Life events and psychiatric impairment. Ann NY Acad Sci 273: 467 (1976).

(57) Benedetti G: Die Alkoholhalluzinosen. Thieme, Stuttgart 1952.

(58) Bengmark S, P Herlin: Heutiges Vorgehen bei Ösophagusvarizenblutung – ein Überblick. Chirurgische Gastroenterologie mit interdisziplinären Gesprächen Nr.4: 7-14 (1985).

(59) Berenson D: Alcohol and the family. In: Guerin P (ed): Family Therapy: theory and practice. Gardner Press, New York 1976.

(60) Berger H, A Legnaro: Karriere erwachsener Alkoholiker. In: Mackensen R, F Sagebiel (Hrsg): Soziologische Analysen. TUB-Dokumentation, Berlin 1979.

(61) Berger H, A Legnaro, K-H Rauband: Frauenalkoholismus. Entstehung – Abhängigkeit – Therapie. Kohlhammer, Stuttgart 1983.

(62) Berne E: Spiele der Erwachsenen. Rowohlt, Reinbek bei Hamburg 1970.

(63) Berne E: Was sagen Sie, wenn Sie „Guten Tag" gesagt haben? Kindler, München 1975.

(64) Beß R, A Laußer, B Schneider, W Thiele: Alkoholkonsum fördernde Faktoren in der Arbeitswelt – erste Ergebnisse eines Forschungsprojekts. Suchtgefahren 31: 38-46 (1985).

(65) Binder S: Menschenwürdige Versorgung Suchtkranker mit therapieresistenten Endzuständen. In: Keup W (Hrsg): Folgen der Sucht. Thieme, Stuttgart 1980.

(66) Biniek EM: Ein gemeindenahes Behandlungsprogramm für alkoholkranke Männer und Frauen. In: Schrappe O (Hrsg): Methoden und Behandlung von Alkohol-, Drogen- und Medikamentenabhängigkeit. Schattauer, Stuttgart 1983.

(67) Bion WR: Erfahrungen in Gruppen und andere Schriften. 2. Aufl., Klett, Stuttgart 1974.

(68) Björkqvist S-E: Clonidine therapy for alcohol withdrawal. Acta Psychiatr Scand 73: 114-120 (1986).

(69) Björkqvist S-E, M Isohanni, R Makelä, L Malinen: Ambulant treatment of alcohol withdrawal symptoms with carbamazepine: A formal multicentre double-blind comparison with placebo. Acta Psychiat Scand 53: 333-342 (1976).

(70) Blane HT: The personality of the alcoholic. Guises of dependency. Harper & Row, New York 1968.

(71) Blane HT: Education and prevention of alcoholism. In: Kissin B, H Begleiter (eds): The biology of alcoholism. Vol 4: 519-578, Plenum Press, New York 1976.

(72) Bleuler M: Die schizophrenen Geistesstörungen im Lichte langjähriger Kranken- und Familiengeschichten. Thieme, Stuttgart 1972.

(73) Blum K: Neurophysiological effects of alcohol. In: Pattison EM, E Kaufman (eds): Encyclopedic handbook of alcoholism, p 105. Gardener, New York 1982.

(74) Blum K, AH Briggs, L De Lallo: Ethanol acceptance as a function of genotype amounts of brain met-enkephalin. Proc Nat Acad-Sci US Biol Sci 80: 6510 (1983).

(75) Blume SB: Group psychotherapy in the treatment of alcoholism. In: Zimberg S, Wallace, SB Blume (eds): Practical approaches to alcoholism psychotherapy. 2. Ed., Plenum Press, New York 1985.

(76) Blume SB: Psychodrama and the treatment of alcoholism. In: Zimberg S, J Wallace, SB Blume (eds): Practical approaches to alcoholism psychotherapy. 2. Ed., Plenum Press, New York 1985.

(77) Bochnik HJ: Zu den Risiken von Bindung und Freiheit. In: Dt Hauptstelle gegen die Suchtgefahren (Hrsg): Familie und Suchterkrankung. Hoheneck, Hamm 1977.

(78) Bochnik HJ, W Richtberg.: Depravation – Ausdruck und Folgen einer suchtspe- zifischen Besinnungsstörung. In: Keup W (Hrsg): Folgen der Sucht. Thieme, Stuttgart 1980.

(79) Bode JC: Zur Ätiologie und Pathogenese bei der akuten und chronischen Pankreatitis. Therapiewoche 28: 6859-6875(1978).

(80) Bode JC: Alcohol and the gastrointestinal tract. In: Frick P, G-A von Harnack, GA Martini, A Prader (Hrsg): Ergebnisse der Inneren Medizin und Kinderheilkunde, Bd. 45. Springer, Berlin 1980.

(81) Bode JC: Schäden im Bereich des Gastrointestinaltraktes durch akuten und chronischen Alkoholmißbrauch. Ther Umschau 38: 420-426 (1981).

(82) Bode JC: Die internistischen Folgeerkrankungen des Alkoholismus. In: Kisker KP, H Lauter, J-E Meyer, C Müller, E Strömgren (Hrsg): Abhängigkeit und Sucht. Psychiatrie der Gegenwart, Bd. 3. Springer, Berlin 1987.

(83) Böcker F: Suizidalität bei Alkoholismus. In: Wieck HH (Hrsg): Krankheit Alkoholismus. Perimed, Erlangen 1981.

(84) Böcker FM, H Hochmuth: Kontrollverlust, Unfähigkeit zur Abstinenz und Folgen der Alkoholabhängigkeit. Med Welt 38: 822-829 (1987).

(85) Böning J, E Holzbach: Immunologische Befunde und Blut-Liquor-Schranke im Delirium tremens. In: Keup W (Hrsg): Folgen der Sucht. Thieme, Stuttgart 1980.

(86) Böning J, E Holzbach: Klinik und Pathophysiologie des Alkoholismus. In: Kisker KP, H Lauter, J-E Meyer, C Müller, E Strömgren (Hrsg): Abhängigkeit und Sucht. Psychiatrie der Gegenwart, Bd. 3. Springer, Berlin 1987.

(87) Böning J, O Schrappe: Benzodiazepin-Abhängigkeit: Ätiologie und Pathogenese der Entzugs-Syndrome. Dt Ärzteblatt 81: 211-218 (1984).

(88) Böning J, O Schrappe: Benzodiazepin-Abhängigkeit: Klinik der Entzugs-Syndrome. Dt Ärzteblatt 81: 279-280 (1984).

(89) Bohmann M, S Sigvardsson, CR Cloninger: Maternal inheritance of alcohol abuse. Crossfostering analysis of adopted women. Arch Gen Psychiat 38: 965-967 (1981).

(90) Bonhoeffer K: Die akuten Geisteskrankheiten des Gewohnheitstrinkers. G. Fischer, Jena 1901.

(91) Bowlby J: Verlust, Trauer und Depression. Fischer, Frankfurt 1980.

(92) Bräutigam W: Gemeinschaftsfaktoren in der Behandlung von Alkoholsüchtigen. Z Psychother Med Psychol 9: 146-155 (1959).

(93) Bräutigam W: Neuere Erfahrungen in der Psycho- und Soziotherapie der Alkoholiker. Zbl ges Neurol Psychiat 191: 20-21 (1968).

(94) Bräutigam W, P Christian: Psychosomatische Medizin. 4. Aufl., Thieme, Stuttgart 1986.

(95) Brammer H, W Fritz: Alkoholismus. Epidemiologische Untersuchung einiger Aspekte. Suchtgefahren 27: 53-57 (1981).

(96) Brand-Jacobi J: Die Außenreizabhängigkeit des Alkoholikers: Ein Ansatz zur spezifischen Suchtprävention. Suchtgefahren 29: 153-159 (1983).

(97) Brengelmann JC: Verhaltenstherapie des Alkoholismus. In: Keup W (Hrsg): Mißbrauch chemischer Substanzen (Alkohol, Medikamente, Drogen, Nikotin). Dt Hauptstelle gegen die Suchtgefahren, Hamm 1975.

(98) Brenk-Schulte E: Konzept und praktische Durchführung einer integrativen ambulanten Gruppenpsychotherapie mit Alkoholkranken: Vorläufige Mitteilung und erste Ergebnisse. Suchtgefahren 27: 129-142 (1981).

(99) Brenk-Schulte E, W Feuerlein: Das Konstrukt Therapiemotivation im Spiegel der Literatur unter besonderer Berücksichtigung der Therapie des Alkoholismus. In: Knischewski E (Hrsg): Alkoholismus-Therapie. Nicol, Kassel 1981.

(100) Brenk-Schulte E, W Pfeiffer: Motivationsprozesse in der Kontaktphase der Therapie des Alkoholismus. Überlegungen und erste Ergebnisse zu einer empirischen Untersuchung. In: Schrappe O (Hrsg): Methoden der Behandlung von Alkohol-, Drogen- und Medikamentenabhängigkeit. Schattauer, Stuttgart 1983.

(101) Brune F: Anhebung der Krampfschwelle als therapeutisches Prinzip bei Behandlung von Alkoholikern. Nervenarzt 37: 415-418 (1966).

(102) Brune F, H Busch: Anticonvulsive-sedative treatment of delirium alcoholicum. Quart J Stud Alc 32: 334-342 (1971).

(103) Bühringer G: Argumente zur Neuorientierung der Therapiedauer bei Abhängigen. Suchtgefahren 29: 202-210 (1983).

(104) Buffum JC: Wirkungen pharmakologischer Substanzen auf Sexualität und Fortpflanzung. In: Swanson JM, KA Forrest (Hrsg): Die Sexualität des Mannes. Dt Ärzteverlag, Köln 1987.

(105) Burchard JM: Lehrbuch der systematischen Psychopathologie. Bd II, (UTB) Schattauer, Stuttgart 1980.

(106) Burian W: Die Psychotherapie des Alkoholismus. Vandenhoeck und Ruprecht, Göttingen 1984.

(107) Burian W, S Feselmayer: Restitution bei alkoholkranken und polytoxikomanen Frauen – insbesondere zum „Residualsyndrom". In: Keup W (Hrsg): Folgen der Sucht. Thieme, Stuttgart 1980.

(108) Busch T: Methodische Ansätze bei ambulanter Therapie – Erfahrungen mit Alkoholabhängigen. In: Schrappe O (Hrsg): Methoden der Behandlung von Alkohol-, Drogen- und Medikamentenabhängigkeit. Schattauer, Stuttgart 1983.

(109) Caddy GR: Towards a multivariate analysis of alcohol abuse. In: Nathan PE, AG Marlatt, T Loberg (eds): Alcoholism. New Directions in behavioral research and treatment. Plenum Press, New York 1978.

(110) Cahalan D, IH Cisin, HM Crossley: American drinking practises: A national study of drinking behavior and attitudes. Rutgers Center of Alcohol Studies, New Brunswick, New York 1969.

(111) Cahalan D, R Room: Problem drinking among american men. Rutgers Center of Alcohol Studies, New Brunswick, New York 1974.

(112) Carlsson C: Propranolol treatment in chronic alcoholic outpatients. International Journal of Clinical Pharmacology, Therapy and Toxicology 19: 377-378 (1981).

(113) Caspari D: Gruppenpsychotherapie bei Suchtkranken. Gruppenpsychother. Gruppendynamik 23: 238-253 (1987).

(114) Caspers H: Die Beeinflussung der kortikalen Krampferregbarkeit durch das aufsteigende Retikulärsystem des Hirnstammes. II Narkosewirkungen. Ztschr ges exp Med 129: 128 (1957).

(115) Cautela JR: Covert sensitization. Psychol Rep 20: 459-468 (1967).

(116) Cavanagh J, FF Clairmonte: Weltmacht Alkohol. Edition Zebra, Hamburg 1986.

(117) Cello JP, JH Grendall, RA Crass, TE Weber, DD Trunkey: Endoscopic sclerotherapy versus portacaval shunt in patients with severe cirrhosis and acute variceal hemorrhage. Long-term fellow-up. N Engl J Med 316: 11-15 (1987).

(118) Chan AWK: Racial differences in alcohol sensivity. Alcohol & Alcoholism, vol 21: 93-104 (1986).

(119) Charlier T: Über pathologische Trauer. Psyche 41: 865-882 (1987).

(120) Christian W: Klinische Elektroenzephalographie. Thieme, Stuttgart 1982.

(121) Ciompi L, M Eisert: Mortalité et causes de décès chez les alcoholiques. Soc Psychiat 4: 159 (1962).

(122) Claus D: Komplikationen des Alkoholismus aus neurologischer Sicht. Nervenheilkunde 7: 302-305 (1988).

(123) Clifford CA, DW Fulker, RM Murray: Preliminary findings from a twin study of alcohol use. In: Gedda L, P Parisi, WA Nance (eds): Advances in twin research. Vol 3: Epidemiological and clinical studies, p 47-52. Alan R. Liss, New York 1981.

(124) Cohen R, S Davies-Osterkamp, E Koppenhöfer, E Müllner, R Olbrich, R Rist, H Watzl: Ein verhaltenstherapeutisches Behandlungsprogramm für alkoholkranke Frauen. Nervenarzt 47: 300 (1976).

(125) Cohn RC: Von der Psychoanalyse zur themenzentrierten Interaktion. Klett, Stuttgart, 1975.

(126) Conger JJ: The effects of alcohol on conflict behaviour in albino rats. Quart J Stud Alc 12: 1 (1951).

(127) Conger JJ: Reinforcement theory and the dynamics of alcoholism. Quart J Stud Alc 17: 296-305 (1956).

(128) Cotton NS: The familial incidence of alcoholism. A review. Quart J Stud Alc 40: 89 (1979).

(129) Cremer U: Gefährdung durch Alkohol. Alkohol – die Situation in der Bundesrepublik Deutschland. Drug Alc Depend 11: 121 (1983).

(130) Cumming J, E Cumming: Ich und Milieu. Verlag für Medizin. Psychologie, Vandenhoeck & Ruprecht, Göttingen 1962.

(131) Dahlgren L: Female·alcoholics. IV. Marital situation and husbands. Acta Psychiat Scand 59: 59-69 (1979).

(132) Dancy M, JD Maxwell: Alcohol and dilated cardiomyopathy. Alcohol & Alcoholism vol 21: 185-198 (1986).

(133) Degkwitz R, H Helmchen, G Kockott, W Mombour (Hrsg): Diagnosenschlüssel und Glossar psychiatrischer Krankheiten. Dt. Ausgabe der internationalen Klassifikation der WHO (ICD 9. Revision, Kapitel V). 5. Aufl., Springer, Berlin 1980.

(134) Demling J.: Aspekte biochemischer Suizidforschung – eine Übersicht. Nervenheilkunde 3: 198-200 (1984).

(135) Demling J: Suizid im Senium. Nervenheilkunde 5: 199-202 (1986).

(136) Demling J: Akute Notfälle bei Alkoholkranken aus psychiatrischer Sicht. Nervenheilkunde 7: 306-310 (1988).

(137) Demling L (Hrsg): Klinische Gastroenterologie. Thieme, Stuttgart 1984.

(138) Deuter D: Alkoholdelir. Notarzt 2: 14 (1986).

(139) Deutsche Hauptstelle gegen die Suchtgefahren (DHS): Jahrbuch zur Frage der Suchtgefahren 1987. Neuland, Hamburg 1986.

(140) Deutsche Hauptstelle gegen die Suchtgefahren (DHS): Jahrbuch zur Frage der Suchtgefahren 1988. Neuland, Hamburg 1987.

(141) Deutscher Bundestag (10. Wahlperiode): Suchtkrankenhilfe in der Bundesrepublik Deutschland. Antwort der Bundesregierung auf eine Große Anfrage. Drucksache 10/6546 (1986).

(142) Diagnostisches und statistisches Manual psychischer Störungen (dt Übers.). American Psychiatric Association: Diagnostic and Statistical Manual of Mental Disorders (DSM-III). 3. Ed., American Psychiatric Association, Washington, D.C.(1980).

(143) Dieckmann H: Einige Aspekte zur Persönlichkeitsstruktur der Sucht. In: Keup W (Hrsg): Sucht als Symptom. Thieme, Stuttgart 1978.

(144) Dörner K, U Plog: Irren ist menschlich. Psychiatrie-Verlag, Reburg-Loccum 1984.

(145) Dollard J, LW Doob, NE Miller, OH Mowrer, RS Sears: Frustration und Aggression. 5. Aufl., Beltz, Weinheim 1973.

(146) Doss MO: Alkohol und Porphyrie. In: Teschke R, CS Lieber (Hrsg): Alkohol und Organschäden. Witzstrock, Baden-Baden 1981.

(147) Doss MO: Alcohol and porphyrin metabolism. In: Seitz HK, B Kommerell (Hrsg): Alcoholrelated diseases in gastroenterology. Springer, Berlin 1985.

(148) Dührssen A: Analytische Psychotherapie in Theorie, Praxis und Ergebnissen. Verlag für medizinische Psychologie, Göttingen 1972.

(149) Dum J, C Gramsch, A Herz: Activation of hypothalamic ß-endorphin pools by reward induced by highly palatable food. Pharmac Biochem Behav 18: 443 (1983).

(150) Duncker H, F Kulhanek: Syndromatik der Psychosen und Neurosen. 2. Aufl., Schwarzeck, München 1983.

(151) Dunner DL, RR Fieve: Clinical factors in lithium carbonate prophylaxis failure. Arch of Gen Psychiatry 30: 229-233 (1974).

(152) Durkheim E: Der Selbstmord. Suhrkamp, Frankfurt/M 1983.

(153) Egbert AM: When alcoholics drink aftershave: a study of nonbeverage alcohol consumers. Alcohol & Alcoholism Vol 21: 285-294 (1986).

(154) Ellis A: Die rational-emotive Therapie. Pfeiffer, München 1977.

(155) Emrick CD: A review of psychologically oriented treatment of alcoholism. The use and interrelationship of outcome criteria and drinking behaviour following treatment. Quart J Stud Alcohol 38: 611-618 (1974).

(156) Enright JB: An introduction to gestalt therapy. In: Stephenson FD (ed): Gestalt therapy primer. Aronson, New York 1978.

(157) Erikson EH: Kindheit und Gesellschaft. Klett, Stuttgart 1957.

(158) Erikson K, JD Sinclair, K Kiianmaa: Animal models in alcohol research. Academic Press, London 1980.

(159) Fahrenkrug WH: Amerikanische Langzeituntersuchungen zu Alkoholproblemen. In: Kleiner D (Hrsg): Langzeitverläufe bei Suchtkranken. Springer, Berlin 1987.

(160) Fahrner E-M: Sexualstörungen bei männlichen Alkoholabhängigen: Häufigkeit, Erklärungskonzepte, Behandlung. Suchtgefahren 28: 27-37 (1982).

(161) Favazza A, P Martin: Chemotherapy of delirium tremens: A survey of physicians preferences. Amer J Psychiat 131: 1031-1033 (1974).

(162) Feldhege F-J: Erfahrungen mit Alkoholabhängigen. In: Schrappe O (Hrsg): Methoden der Behandlung von Alkohol-, Drogen- und Medikamentenabhängigkeit. Schattauer, Stuttgart 1983.

(163) Fenichel O: Psychoanalytische Neurosenlehre, Bd. 2. Walter, Olten 1975.

(164) Fenichel O: Psychoanalytische Neurosenlehre, Bd. 3. Walter, Olten 1977.

(165) Ferenczi S: Alkohol und Neurosen. In: Schriften zur Psychoanalyse, Bd. 1. Fischer, Frankfurt/M 1970.

(166) Feuerlein W: Psychologische Theorien von Sucht und Abhängigkeit. In: Peters H (Hrsg): Die Psychologie des 20. Jahrhunderts, Bd. 10. Kindler, Zürich 1980.

(167) Feuerlein W: Langzeitverläufe bei Alkoholikern. In: Kryspin-Exner K, H Hinterhuber, H Schubert (Hrsg): Langzeittherapie psychiatrischer Erkrankungen. Schattauer, Stuttgart 1984.

(168) Feuerlein W: Alkoholismus – Mißbrauch und Abhängigkeit. 3. Aufl., Thieme, Stuttgart 1984.

(169) Feuerlein W: Alkoholkranke, der ungeliebte Patient. Nervenheilkunde 5: 5-8 (1986).

(170) Feuerlein W: Definition und Diagnose der Suchtkrankheiten. In: Kisker KP, H Lauter, J-E Meyer, C Müller, E Strömgren (Hrsg): Abhängigkeit und Sucht. Psychiatrie der Gegenwart, Bd. 3. Springer, Berlin 1987.

(171) Feuerlein W: Langzeitverläufe des Alkoholismus (mit Literaturübersicht aus dem europäischen Raum). In: Kleiner D (Hrsg): Langzeitverläufe bei Suchtkrankheiten. Springer, Berlin 1987.

(172) Feuerlein W: Therapie des Alkoholismus. In: Kisker KP, H Lauter, J-E Meyer, C Müller, E Strömgren (Hrsg): Abhängigkeit und Sucht. Psychiatrie der Gegenwart, Bd. 3. Springer, Berlin 1987.

(173) Feuerlein W: Definition und Diagnostik des Alkoholismus. Internist 29: 301-306 (1988).

(174) Feuerlein W, H Küfner: Therapieziele bei der Behandlung von Alkoholikern und Medikamentenabhängigen. In: Schrappe O (Hrsg): Methoden der Behandlung von Alkohol-, Drogen und Medikamentenabhängigkeit. Schattauer, Stuttgart 1983.

(175) Feuerlein W, G Kunstmann: Die Häufigkeit des Alkoholismus. Vergleich zwischen verschiedenen Krankenanstalten. Münch Med Wschr 115: 1991 (1973).

(176) Feuerlein W, E Reiser: Parameter, die den Verlauf und die Ergebnisse der Behandlung des Delirium tremens beeinflussen (unter besonderer Berücksichtigung der Therapie mit Clomethiazol). In: Evans JG, W Feuerlein, MM Glatt, S Kanowski, DB Scott (Hrsg): Clomethiazol. Verlag für angewandte Wissenschaften, München 1986.

(177) Feuerlein W, C Ringer, H Küfner, K Antons: Diagnose des Alkoholismus: Der Münchner Alkoholismus-Test (MALT). Münch med Wschr 119: 1275 (1977).

(178) Finzen A: Medikamentenbehandlung bei psychischen Störungen. 5. Aufl., Psychiatrie-Verlag, Rehburg-Loccum 1984.

(179) Finzen A: Psychiatrische Behandlung und Suizid: Welche Klinikpatienten sich nicht suizidieren. Suizidprophylaxe 13: 113-124 (1986).

(180) Finzen C: Das alkoholische Delirium tremens. Dt Ärztebl 80: 32 (1983).

(181) Finzen C, G Kruse: Kombinationstherapie des Alkoholdelirs mit Haloperidol und Clomethiazol. Psychiatr Prax 7: 50-56 (1980).

(182) Fixx JF: Das komplette Buch vom Laufen. W. Krüger, Frankfurt/M. 1979.

(183) Forster B, H Joachim: Blutalkohol und Straftat. Thieme, Stuttgart 1975.

(184) Foulkes SH: Gruppenanalytische Psychotherapie. Kindler, München 1974.

(185) Freed EX: Alcoholism and schizophrenia: the search for perspectives. A review. J Stud Alc 36: 853 (1975).

(186) Freedman AM: Betablocker in der Behandlung von Alkoholismus und Drogensucht. In: Kielholz P (Hrsg): Betablocker und Zentralnervensystem. Huber, Bern 1978.

(187) Freeman T, JL Cameron, A McGhie: Studie zur chronischen Schizophrenie. Fachbuchhandlung für Psychologie, Verlagsabteilung, Frankfurt/M. 1969.

(188) Freud A: Normality and pathology in childhood. Hogarth, London 1965. Deutsch: Wege und Irrwege der Kinderentwicklung. Huber/Klett, Bern/Stuttgart 1968.

(189) Freud A: Das Ich und die Abwehrmechanismen. Fischer, Frankfurt/M. 1984.

(190) Freud S: Die Traumdeutung. Gesammelte Werke Bd. 2/3. Imago, London 1942.

(191) Freud S: Drei Abhandlungen zur Sexualtheorie. GW Bd. 5. Imago, London 1942.

(192) Freud S: Charakter und Analerotik. GW Bd. 7. Imago, London 1941.

(193) Freud S: Triebe und Triebschicksale. GW Bd. 10. Imago, London 1946.

(194) Freud S: Das Unbewußte. GW Bd. 10. Imago, London 1946.

(195) Freud S: Trauer und Melancholie. GW Bd. 10. Imago, London 1946.

(196) Freud S: Jenseits des Lustprinzips. GW Bd. 13. Imago, London 1940.

(197) Freud S: Das Ich und das Es. GW Bd. 13. Imago, London 1940.

(198) Freud S: Das ökonomische Problem des Masochismus. GW Bd. 13. Imago, London 1940.

(199) Freud S: Hemmung, Symptom und Angst. GW Bd. 14. Imago, London 1948.

(200) Freud S: Abriß der Psychoanalyse. GW Bd. 17. Imago, London 1941.

(201) Fromm E: Anatomie der menschlichen Destruktivität. Dt Verlags-Anstalt, Stuttgart 1974.

(202) Gabriel E: Die Süchtigkeit: Psychopathologie der Suchten. Neuland-Verlagsgesellschaft. Hamburg 1962.

(203) Gabrielli WF, SA Mednick, J Volavka, VE Pollock, F Schulsinger, TM Itil: Electroencephalograms in children of alcoholic fathers. Psychophysiology 19: 404-407 (1982).

(204) Gaitz CM, PE Baer: Characteristics of elderly patients with alcoholism. Arch Gen Psychiatry 24: 377-378 (1971).

(205) Gallant DM, DB Mallott: Intervention techniques and married couples group therapy. In: Zimberg S, J Wallace, SB Blume (eds): Practical approaches to alcoholism psychotherapy. 2. Ed., Plenum Press, New York 1985.
(206) Gendlin ET: Focusing. Technik der Selbsthilfe bei der Lösung persönlicher Probleme. Müller, Salzburg 1981.
(207) Gerchow J: Kriminalität und Sucht. In: Feuerlein W (Hrsg): Sozialisationsstörungen und Sucht. Akademische Verlagsgesellschaft, Wiesbaden 1981.
(208) Gerchow J, B Heberle: Alkohol-Alkoholismus-Lexikon. Neuland, Hamburg 1980.
(209) Gerdes H: Alkohol und Endokrinium. Internist 19: 89 (1978).
(210) Gerdes J: Interaktion von Medikamenten bei Alkoholikern. Dtsch Med Wochenschr 112: 268 (1987).
(211) Giese H: Psychopathologie der Sexualität. Enke, Stuttgart 1962.
(212) Gill JS et al: Stroke and alcoholconsumption. N Engl J Med 315: 1041-1046 (1986).
(213) Glasser W: Realitätstherapie. Beltz, Weinheim 1972.
(214) Glatt MM: Group therapy in alcoholism. Brit J Addict 54: 133-148 (1958).
(215) Glatt MM: The alcoholic and the help he needs. Priory Press, London 1972.
(216) Glatzer HT: Die Behandlung der oralen Charakterneurose in der Gruppenpsychotherapie. In: Sager CJ, HS Kaplan (Hrsg): Handbuch der Ehe-, Familien- und Gruppentherapie, Bd. 1. Kindler, München 1973.
(217) Goebel K-M: Alkoholbedingte hämatologische Störungen. Internist 19: 110-115 (1978).
(218) Goedde HW, DP Agarwal: Alkoholmetabolisierende Enzyme. Eigenschaften, genetisch bedingte Heterogenität und Bedeutung für den Alkoholstoffwechsel des Menschen. J Clin Chem and Clin Bioch 19: 179 (1981).
(219) Götte JHA, B Wegener: Versuch einer Differenzierung zwischen Alkohol- und Medikamentenabhängigen nach Persönlichkeitsmerkmalen – Ergebnisse einer klinischen Untersuchung. Suchtgefahren 28: 285-295 (1982).
(220) Goodwin DW, F Schulsinger, L Hermansen, SB Guze, G Winokur: Alcoholism and the hyperactive child syndrom. J Nerv Ment Dis 160: 349 (1975).
(221) Goodwin DW, F Schulsinger, J Knop, S Mednick, SB Guze: Psychopathology in adopted and nonadopted daughters of alcoholics. Arch Gen Psychiat 34: 1004-1009 (1977).
(222) Greenacre P: General problems of acting out. In: Trauma, growth and personality. Hogarth, New York 1952.
(223) Greenberg LA, EJ Rosenfeld: Haloperidol in der Behandlung des akuten Alkoholismus. Psychosomatics Vol 10: 172-175 (1969).
(224) Greenson RR: The struggle against identification. J Amer Psycho-Anal Assoc 2: 200-217 (1954).
(225) Greenson RR: On screen defense, screen hunger and screen identity. J Amer Psycho-Anal Assoc 6: 242-262 (1958).
(226) Greenson RR: Technik und Praxis der Psychoanalyse, Bd. 1. Klett, Stuttgart 1975.
(227) Greenson RR, M Wexler: The non-transference relationship in the psychoanalytic situation. Int J Psycho-Anal 50: 27 (1969).
(228) Gross GA: The use of propranolol as a method to manage acute alcohol detoxification. J A Osteopath Assoc 82: 206-207 (1982).
(229) Gross R, P Schölmerich: Lehrbuch der Inneren Medizin. 6. Aufl, Schattauer, Stuttgart 1982.
(230) Grosshans E: Skin dermatosis in alcoholics. Arch Dermatol 113: 1734 (1977).

(231) Grotjahn M: Analytische Gruppentherapie. Kindler, München 1979.

(232) Grünberger J, L Linzmayer, W Feuerlein: Psychische Veränderungen beim Alkoholmißbrauch. Internist 29: 307-312 (1988).

(233) Grüner O: Alkohol und Fahrtüchtigkeit. Nervenheilkunde 4: 69-73 (1985).

(234) Gruner W: Medizinisch-psychiatrische Aspekte des Jugendalkoholismus – Versuch einer Darstellung jugendlicher Alkoholikertypen. Suchtgefahren 22: 53-60 (1976).

(235) Haan J, A Deppe,: Zentrale pontine Myelinolyse bei Alkoholismus. Nervenarzt 57: 609-612 (1986).

(236) Haase H-J: Die unter sich selbst leiden. Perimed, Erlangen 1981.

(237) Häfner H: Determinanten psychischer Gesundheit und Krankheit. Fundamenta Psychiatrica 1: 4-14 (1987).

(238) Häfner H: Angst als Chance und als Krankheit. Fundamenta Psychiatrica 1: 196-204 (1987).

(239) Häfner H, A Schmidtke: Suizid und Suizidversuche – Epidemiologie und Ätiologie. Nervenheilkunde 6: 49-63 (1987).

(240) Haegele P-A: Über die Images des Trinkers und des Abstinenzlers. Suchtgefahren 31: 369-381 (1985).

(241) Haenel T, W Pöldinger: Erkennung und Beurteilung der Suizidalität. In: Kisker KP, H Lauter, J-E Meyer, C Müller, E Strömgren (Hrsg): Krisenintervention. Suizid, Konsiliarpsychiatrie. Psychiatrie der Gegenwart, Bd. 2. Springer, Berlin 1986.

(242) Hänsel D: Zur Entwicklung der Motivation bei Alkoholikern. In: Schrappe O (Hrsg): Methoden der Behandlung von Alkohol-, Drogen- und Medikamentenabhängigkeit. Schattauer, Stuttgart 1983.

(243) Halhuber C (Hrsg): Notfälle in der Inneren Medizin. 10. Aufl., Urban & Schwarzenberg, München 1987.

(244) Hallen O: Neurologische Krankheitsbilder bei Alkoholismus. Monatskurse für die ärztliche Fortbildung 27: 255-259 (1977).

(245) Hallmaier R: Alkoholismus und Co-Alkoholismus. Suchtgefahren 31: 271-277 (1985).

(246) Harada S, DP Agarwal, HW Goedde, B Ishikawa: Aldehyde dehydrogenase isoenzyme variations and alcoholism in Japan. Pharmacol Biochem Behav 18, Suppl 1: 151 (1983).

(247) Harada S, S Misawa, DP Agarwal, HW Goedde: Liver alcohol dehydrogenase and aldehyde dehydrogenase in the Japanese: Isoenzyme variation and its possible role in alcohol intoxication. Am J hum Genet 32; 8 (1980).

(248) Hargens J: Familien-System und Alkohol. Schtgefahren 29: 47-50 (1983).

(249) Harper C: Wernicke's encephalopathy: A more common disease than realized. J Neurol Neurosurg Psychiat 42: 226-231 (1979).

(250) Harris TA: Ich bin o.k., Du bist o.k. Rowohlt, Reinbek bei Hamburg 1973.

(251) Hartmann H: Ich-Psychologie und Anpassungsproblem. 3. Aufl., Klett, Stuttgart 1975.

(252) Hartmann K: Das impulsive Verhalten: Ein psychoanalytischer Beitrag zur Suchtproblematik. In: Keup W (Hrsg): Sucht als Symptom. Thieme, Stuttgart 1978.

(253) Hausen M: Hochdosierte Clonidintherapie – Ein neuer Weg zur Beherrschung des Alkoholentzugsdelirs? Verh Dtsch Ges Inn Med 90: 943 (1984).

(254) Heberle B, J Gerchow: Todesursachen bei Suchtkranken. In: Keup W (Hrsg): Folgen der Sucht. Thieme, Stuttgart 1980.

(255) Heidemann E, O Nerke, HD Waller: Alkoholtoxische Veränderngen der Hämatopoiese. Eine prospektive Studie bei chronischen Alkoholikern. Klin Wochenschr 59: 1303-1312 (1981).

(256) Heigl-Evers A: Aggressivität als Abwehrmechanismus: Die Identifikation mit dem Angreifer. Zschr Psychosom Med 11: 91-104 (1965).

(257) Heigl-Evers A, F Heigl: Gruppenpsychotherapie: Methoden und Techniken. Nervenarzt 43: 605-613 (1972). (258) Nicol, Kassel 1983.

(258) Heigl-Evers A, E Schultze-Dierbach: Therapeut-Patient-Beziehung. In: Knischewski E (Hrsg): Alkoholismus-Therapie. Vermittlung von Erfahrungsfeldern im stationären Bereich. Nicol, Kassel 1981.

(259) Heigl-Evers A, G Standke, G Wienen: Sozialisationsstörungen und Sucht – psychoanalytische Aspekte. In: Feuerlein W (Hrsg): Sozialisationsstörungen und Sucht. Akademische Verlagsgesellschaft, Wiesbaden 1981.

(260) Heigl-Evers F, A Heigl-Evers, E Schultze-Dierbach: Überlegungen zur Indikation von Einzel- und Gruppentherapie bei Suchtkranken, insbesondere Alkoholkranken. In: Sozialtherapie in der Praxis, 2. Fachtagung. Nicol, Kassel 1981.

(261) Helmchen H: Befunde und Anamnesen von klinisch aufgenommenen Alkoholikern. Dtsch Med J 23: 505 (1972).

(262) Hemmingsen R, P Kramp, OF Rafaelsen: Delirium tremens and related clinical states. Acta Psychiat Scand 59: 337 (1979).

(263) Henkel D, D Kleiber, D Roer: Arbeitslosigkeit und Alkoholismus aus epidemiologischer, ätiologischer und rehabilitativer Sicht. Suchtgefahren 29: 233-245 (1983).

(264) Henseler H: Narzißtische Krisen. Zur Psychodynamik des Selbstmordes. Westdeutscher Verlag, Opladen 1974.

(265) Hermanns O: Verstärkung von Faktoren des Suchtgeschehens bei versagender Therapie. In: Keup W (Hrsg): Folgen der Sucht. Thieme, Stuttgart 1980.

(266) Hey G: Die Indikation von Gruppen- und Einzeltherapie in der Behandlung des Alkoholismus aus psychoanalytischer Sicht. Suchtgefahren 32: 243-253 (1986).

(267) Heydt G, G Bort: Suizide in der Psychiatrischen Klinik – eine Bestandsaufnahme. Suizidprophylaxe 13: 313-344 (1986).

(268) Hines JD: Reversible megaloblastic and sideroblastic marrow abnormalities in alcoholic patients. Brit J Haematol 16: 87 (1969).

(269) Hoellen BM, B Hoellen: Neuere Ergebnisse der Alkoholismustherapie: Ein Überblick. Suchtgefahren 31: 402-413 (1985).

(270) Hövels O, I Eckert: Säuglingsernährung in den ersten Lebensmonaten in Klinik und Praxis. Thieme, Stuttgart 1978.

(271) Hoffmann M: 5000 Jahre Bier. Metzner, Frankfurt 1956.

(272) Hoffmann PL, RF Ritzmann, B Tabakoff: Neurohypophyseal peptide influences on ethanol tolerance and acute effects of ethanol. Pharm Bioch Behav 13, Suppl 1: 279 (1980).

(273) Hoffmann PL, S Urwyler, B Tabakoff: Alternations in opiate receptor function after chronic ethanol exposure. J Pharm Ex Ther 222, Nr. 1: 182 (1982).

(274) Hoffmann SO: Die psychoanalytische Abwehrlehre – aktuell, antiquiert oder obsolet? Forum Psychoanal 3: 22-39 (1987).

(275) Hoffmann SO, G Hochapfel: Einführung in die Neurosenlehre und Psychosomatische Medizin. (UTB) Schattauer, Stuttgart 1979.

(276) Hoffmeister F: Pharmakologische Grundlagen des Mißbrauchpotentials von Abhängigkeit erzeugenden chemischen Substanzen. In: Steinbrecher W, H Solms (Hrsg): Sucht und Mißbrauch. Thieme, Stuttgart 1975.

(277) Holzbach E: Postdelirantes Syndrom. In: Keup W (Hrsg): Folgen der Sucht. Thieme, Stuttgart 1980.

(278) Holzbach E: Delirium tremens und andere akute Zustände des Alkoholismus und ihre Behandlung. Therapiewoche 31: 4328-4333 (1981).

(279) Holzbach E: Faktorenanalytische Untersuchung der Symptomatologie des Delirium tremens. Suchtgefahren 27: 33-40 (1981).

(280) Holzmann H, U Nabitz, G Zeltner: Veränderungen der Lebenssituation bei Alkoholabhängigen nach stationärer Therapie. Suchtgefahren 30: 190-202 (1984).

(281) Horton D: The function of alcohol in primitive societies: a cross cultural study. Quart J Stud Alc 4: 199 (1943).

(282) Howard PD, NT Howard: Treatment of the significant other. In: Zimberg S, J Wallace, SD Blume (eds): Practical approaches to alcoholism psychotherapy, 2. ed. Plenum Press, New York 1985.

(283) Hubach H: Veränderung der Krampferregbarkeit unter Einwirkung von Medikamenten und während der Entziehung. Fortschr Neurol Psychiatr 4: 177-200 (1963).

(284) Huber G: Psychiatrie. 4. Aufl., Schattauer, Stuttgart 1987.

(285) Huffmann G: Alkoholdelirien. Zeitschr für Allgemeinmedizin 55: 1152-1159 (1979).

(286) Hull CL: Principles of behaviour. Appleton-Century-Crafts, New York 1943.

(287) Imaizumi Y: Alcoholism mortality rate in Japan. Alcohol & Alcoholism vol 21: 159-162 (1986).

(288) Infratest: Alkoholkonsum und Alkoholabusus – Ergebnisse einer Repräsentativbefragung bei 20-64jährigen Männern und Frauen in der BRD und West-Berlin. Infratest, München 1975.

(289) Jacobi J: Komplex, Archteypus, Symbol. Rascher & Co, Zürich 1957.

(290) Jacobi J: Die Psychologie von C.G. Jung. Walter, Olten 1978.

(291) Jacobsen G, M Stallmann: Alkoholkonsum von Berliner Jugendlichen – Ergebnisse einer Repräsentativbefragung von Schülern der 10. Jahrgangsstufe. Suchtgefahren 31: 394-401 (1985).

(292) Jacobson E: Progressive relaxation. Univ of Chicago press, Chicago 1938.

(293) Jacobson E: Denial and repression. J Amer Psycho-Anal Assoc 5: 61-92 (1957).

(294) Jacobson E: Das Selbst und die Welt der Objekte. Suhrkamp, Frankfurt/M 1973.

(295) Janz HW: Besondere Probleme der Psychotherapie bei Alkohol- und Drogenabhängigkeiten. In: Steinbrecher W, H Solms (Hrsg): Sucht und Mißbrauch. Thieme, Stuttgart 1975.

(296) Janz HW: Prävention der Abhängigkeitskrankheiten als Aufgabe und Problem des Arztes. In: Dt Hauptstelle gegen die Suchtgefahren (Hrsg): Prävention – Möglichkeiten und Grenzen bei Suchterkrankungen. Hoheneck, Hamm 1980.

(297) Jaspers K: Allgmeine Psychopathologie. 9. Aufl., Springer, Berlin 1973.

(298) Jeanneret O, M Bahy: Die theoretischen Modelle der Alkoholismus-Prävention. In: Battegay R, M Wieser (Hrsg): Prophylaxe des Alkoholismus. Huber, Bern 1979.

(299) Jellinek EM: Phases in the drinking history of alcoholics. Analysis of a survey conducted by the official organ of AA. Quart J Stud Alc 7: 1 (1946).

(300) Jellinek EM: Phases of alcohol addiction. Quart J Stud Alc 13: 673-684 (1952).

(301) Jellinek EM: The disease concept of alcoholism. Yale University Press, New Haven 1960.

(302) John U: Bessern auch unbehandelte Alkoholiker ihr Trinkverhalten? Ein Problem der Studien über Therapieerfolgskontrollen. Suchtgefahren 28: 273-283 (1982).

(303) John U: Erfolgskriterien bei Alkoholabhängigen nach einer Therapie: Aspekte sozialer Integration und Abstinenz. Suchtgefahren 3o: 168-177 (1984).

(304) John U: Alkoholiker in Entzugsbehandlung – Alkoholiker in Therapie. Ein Vergleich. Suchtgefahren 31: 47-56 (1985).

(305) John U: Alkoholabhängige in Entzugsbehandlung: Vorgesehene weitere Maßnahmen zur Rehabilitation. Psychiat Prax 13: 134-137 (1986).

(306) Jones M: The concept of a therapeutic community. Amer J Psychiat 112: 647-650 (1956).

(307) Jones M: Prinzipien der therapeutischen Gemeinschaft. In: Heim E. (Hrsg). Huber, Bern 1976.

(308) Jones MC: Personality correlates and antecendants of drinking pattern in adult males. J Consult Clin Psychol 32: 2 (1968).

(309) Jostell K-G, D Fagan, M Björk, F Broberg, RM Mitchell, DB Scott, B Ulff: Die Bioverfügbarkeit und Pharmakadynamik von Clomethiazol bei gesunden jüngeren und älteren Probanden: vorläufige Untersuchungsergebnisse. In: Evans JG, W Feuerlein, MM Glatt, S Kanowski, DB Scott (Hrsg): Clomethiazol. Verlag für angewandte Wissenschaften, München 1986.

(310) Jung CG: Die Beziehungen zwischen dem Ich und dem Unbewußten. 2. Aufl., Rascher & Co, Zürich 1935.

(311) Kaij L: Alcoholism in twins. Almquist & Wiksell, Stockholm 1960.

(312) Kaij L, TF McNeil: Genetic aspects of alcoholism. In: Mendlewicz J, HM Praag (eds): Alcoholism: A multidisciplinary approach. Advances in biological psychiatry. S. Karger, Basel 1979.

(313) Kallert TW: Zur Soziogenese des weiblichen Alkoholismus. Suchtgefahren 33: 187-194 (1987).

(314) Kanthak J, H Sempert: Spezifische Nachbehandlung von jungen Alkoholikern in einer therapeutischen Gemeinschaft. Suchtgefahren 27: 165-172 (1981).

(315) Kanzow WT: Das alkoholische Delirium tremens. Dt Ärzteblatt 80: 57-62 (1983).

(316) Kanzow WT: Klinische Stadien des alkoholischen Delirs und ihre therapeutische Bedeutung. In: Evans JG, W Feuerlein, MM Glatt, S Kanowski, DB Scott (Hrsg): Clomethiazol. Verlag für angewandte Wissenschaften, München 1986.

(317) Kaplan HS: Hemmungen der Lust. Enke, Stuttgart 1981.

(318) Kaplan HS: Sexualaversion, sexuelle Phobien und Paniksyndrome. Enke, Stuttgart 1988.

(319) Kardorff E v: Modellvorstellungen über psychische Störungen. In: Keupp H, M Zaumseil (Hrsg): Die gesellschaftliche Organisierung psychischen Leidens. Suhrkamp, Frankfurt/M 1978.

(320) Kardos G: Beiträge zum Problem des symptomatischen Alkoholismus. Brit J Addiction 64: 207-218 (1969).

(321) Kashgari A: Delirium tremens – Symptomatik und Therapie. Dt Ärzteblatt 77: 119-121 (1980).

(322) Keller M, V Efron: Erfahrungen in den Vereinigten Staaten von Amerika (Alkoholismus). In: Steinbrecher W, H Solms (Hrsg): Sucht und Mißbrauch. Thieme, Stuttgart 1975.

(323) Keller M, D Promisel, D Spiegler, L Light, MM Davies: Alkohol und Gesundheit. Band 36 der Schriftenreihe des Bundesministers für Jugend, Familie und Gesundheit. Kohlhammer, Stuttgart 1976.

(324) Kempler W: Grundzüge der Gestalt-Familientherapie. Klett, Stuttgart 1975.

(325) Kernberg OF: Borderline personality organisation. J Amer Psycho-Anal Assoc 15: 641-685 (1967).

(326) Kernberg OF: Zur Behandlung narzißtischer Persönlichkeitsstörungen. Psyche 29: 890-905 (1975).

(327) Kernberg OF: Borderline-Störungen und pathologischer Narzißmus. Suhrkamp, Frankfurt/M 1978.

(328) Kernberg OF: Objektbeziehungen und Praxis der Psychoanalyse. Klett-Cotta, Stuttgart 1981.

(329) Kernberg OF: Severe personality disorders: psychotherapeutic strategies. Yale University Press, New Haven/London 1984.

(330) Keup W (Hrsg): Typologie der Suchtentstehung. In: Sucht als Symptom. Thieme, Stuttgart 1978.

(331) Keup W: Alkohol im Krankenhaus. Suchtgefahren 28, 325-328 (1982).

(332) Keup W: Mißbrauch und Abhängigkeit von Clomethiazol (Distraneurin). Suchtgefahren 33: 211-227 (1987).

(333) Kind H: Psychotherapie und Psychotherapeuten. Thieme, Stuttgart 1982.

(334) Kind J: Strukturabhängige Gegenübertragungsschwierigkeiten bei suicidalen Patienten. Forum Psychoanal 3: 215-226 (1987).

(335) Klein M: Das Seelenleben des Kleinkindes und andere Beiträge zur Psychoanalyse. Klett, Stuttgart 1962.

(336) Klein M: Altersspezifische Merkmalsanalyse bei alkohol- und medikamentenabhängigen Patienten in der stationären Langzeittherapie. Suchtgefahren 30: 178-189 (1984).

(337) Klepel H, G-E Kühne, W Knorr: Finlepsin bei der Behandlung des alkoholischen Entzugssyndrom. Medicamentum 23: 133-136 (1982).

(338) Klingenberg K-W: Analytisch orientierte Beratung Suchtkranker in der Beratungsstelle. Suchtgefahren 29: 394-400 (1983).

(339) Knight RP: Zur Dynamik und Therapie des chronischen Alkoholismus. Int Z Psa 23: 429-442 (1937).

(340) Knobling E, B Schwartz: Körperlich begründbare Psychosen bei Distraneurin-Mißbrauch. Med Welt 32: 192-193 (1981).

(341) Kögel H: „Sekundäre Abhängigkeit" – die Rolle der zugrundeliegendenden Störungen. In: Keup W (Hrsg): Sucht als Symptom. Thieme, Stuttgart 1978.

(342) Koella WP: Die zentralen Wirkungen der Betablocker – anatomische, physiologische und pharmakologische Befunde. In: Kielholz P (Hrsg): Betablocker und Zentralnervensystem. Huber, Bern 1978.

(343) Kohut H: Narzißmus. Suhrkamp, Frankfurt/M. 1973.

(344) Kotliuska J, R Langwinski: Does the blockade of opioid receptors influence the development of ethanol dependence? Alcohol & Alcoholism 22: 117-119 (1987).

(345) Kraiker C: Handbuch der Verhaltenstherapie. Kindler, München 1974.

(346) Krampen G, L Nispel: Zur Effektivität stationärer Kurzzeitbehandlung von Alkoholikern. Suchtgefahren 29: 345-349 (1983).

(347) Kraus ML, LD Gottlieb, RI Horwitz, M Anscher: Randomized clinical trial of atenolol in patients with alcohol withdrawal. N Engl J Med 313: 905-909 (1985).

(348) Krause MS: A cognitive theory of motivation for treatment. J Gen Psychol 75: 9-19 (1966).

(349) Kreitmann N: Die Epidemiologie des Suicids und Parasuicids. In: Kisker KP, H Lauter, J-E Meyer, C Müller, E Strömgren (Hrsg): Krisenintervention, Suizid, Konsiliarpsychiatrie. Psychiatrie der Gegenwart, Bd. 2. Springer, Berlin 1986.

(350) Kremser M: Psychotherapie bei Sucht. In: Strotzka H (Hrsg): Psychotherapie: Grundlagen, Verfahren, Indikationen. Urban & Schwarzenberg, München 1975.

(351) Kreuzer A: Drogen und Delinquenz. Akademische Verlagsgesellschaft, Wiesbaden 1975.

(352) Krüger RT: Der Weg der Heilung in der Psychotherapie mit Alkoholkranken. Gruppenpsychother Gruppendynamik 24: 66-81 (1988).

(353) Kryspin-Exner K: Theorie und Praxis der Therapie der Alkoholabhängigkeit. Hollinek, Wien 1969.

(354) Kryspin-Exner K, R Mader: Entzugsdelir bei Chlormethiazolsucht. Wien Med Wschr 121: 811-812 (1971).

(355) Krystal H: Affect tolerance. Annual of Psychoanalysis 3: 179-219 (1975).

(356) Krystal H, HA Raskin: Drug dependance – aspects of ego function. Wayne, Detroit 1970.

(357) Küfner H: Zur Persönlichkeit von Alkoholabhängigen. In: Knischewski E (Hrsg): Alkoholismustherapie – Vermittlung von Erfahrungsfeldern im stationären Bereich. Nicol, Kassel 1981.

(358) Küfner H: Ambulante Therapie von Alkoholabhängigen: Empirische Ergebnisse und Indikation. In: Keup W (Hrsg): Behandlung von Sucht und des Mißbrauchs chemischer Stoffe. Thieme, Stuttgart 1981.

(359) Küfner H, W Feuerlein: Therapie des Alkoholismus. Internist 29: 313-316 (1988).

(360) Küfner H, W Feuerlein, T Flohrschütz: Die stationäre Behandlung von Alkoholabhängigen: Merkmale von Patienten und Behandlungseinrichtungen, katamnestische Ergebnisse. Suchtgefahren 32: 1-86 (1986).

(361) Küfner H, W Feuerlein, M Huber: Die stationäre Behandlung von Alkoholabhängigen: Ergebnisse der 4-Jahreskatamnesen, mögliche Konsequenzen für Indikationsstellung und Behandlung. Suchtgefahren 34: 157-272 (1988).

(362) Künzel R: Therapiemotivation – eine psychologische Ergänzung des soziologischen Labeling-Ansatzes. Diss, Psych Inst der Univ Bochum, 1979.

(363) Kugler J: Elektroenzephalographie in Klinik und Praxis. 3. Aufl., Thieme, Stuttgart 1981.

(364) Kuntz E: Alkohol als soziale und ökonomische Belastung. Münch Med Wschr 126: 549-552 (1984).

(365) Kurland AA: Maryland alcoholics: follow-up study I. Res Rep 24: 71-82 (1968).

(366) Kuypers U: Methodische Ansätze bei stationärer Therapie der Alkohol- und Medikamentenabhängigkeit (unter besonderer Berücksichtigung der Entlassungsphase). In: Schrappe O (Hrsg): Methoden der Behandlung von Alkohol-, Drogen- und Medikamentenabhängigkeit. Schattauer, Stuttgart 1983.

(367) Kuypers U: Therapie suchtkranker Familien. In: Dt Hauptstelle gegen die Suchtgefahren (Hrsg): Sucht und Gesellschaft. Ursachen, Folgen, Zusammenhänge. Bd. 26 der Schriftenreihe zum Problem der Suchtgefahren. Hoheneck, Hamm 1984.

(368) Labhardt F, D Ladewig: Sucht. In: Müller C (Hrsg): Lexikon der Psychiatrie. Springer, Berlin 1973.

(369) Ladewig R: Das Abhängigkeitspotential der Benzodiazepine. In: Coper H, H Rommelspacher (Hrsg): Benzodiazepine, Standortbestimmung und Perspektiven. Urban & Schwarzenberg, Nördlingen 1987.

(370) Langen D: Die moderne Hypnotherapie einiger Suchtformen, speziell des Alkoholismus. Prax d Psychoth 11: 25 (1966).

(371) Laux G,W König: Benzodiazepine: Langzeiteinnahme oder Abusus? Dtsch Med Wochenschr 110: 1285-1290 (1985).

(372) Lazarus RS, S Folkenau: Stress, appraisal and coping. Springer, New York 1984.

(373) Lenz HJ, J Ferravi-Taylor, JI Isenberg: Wine and five percent ethanol are potent stimulants of gastric acid secretion in humans. Gastroenterology 85: 1082-1087 (1983).

(374) Lerner W, HJ Fallon: The alcohol withdrawal syndrome. N Engl J Med 313: 951-952 (1985).

(375) Leuner H: Lehrbuch des Katathymen Bilderlebens. Huber, Bern 1985.

(376) Leutz GA: Psychodrama. Theorie und Praxis. Das klassische Psychodrama nach J.L. Moreno. Springer, Berlin 1974.

(377) Levy RJ: The psychodynamic functions of alcohol. Quart J Stud Alc 19: 649 (1958).

(378) Leygraf N: Alkoholabhängige Straftäter: Zur Problematik der Unterbringung nach § 64 StGB. Fortschritte der Neurologie. Psychiatrie 55: 231-237 (1987).

(379) Lieber CS: Alkohol und Intermediärstoffwechsel. In: Teschke R, CS Lieber (Hrsg): Alkohol und Organschäden. Witzstrock, Baden-Baden 1981.

(380) Lieber CS: Alcohol and the liver: 1984 update. Hepatology 4: 1243-1260 (1984).

(381) Lieber CS: Alcohol and the liver: metabolism of ethanol, metabolic effects and pathogenesis of injury. Acta Med Scand 703: 11-55 (1985).

(382) Lindsell DRM, AG Wilson, JD Maxwell: Fractures on the chest radiograph in detection of alcoholic liver disease. Br med J 285: 597-599 (1982).

(383) Lithell H, H Åberg, I Selinus, H Hedstrand: Alcohol intemperance and sudden death. Brit med J 294: 1456 (1987).

(384) Liu YK: Effects of alcohol on granulocytes and lymphocytes. Sem Hematol 17: 130-136 (1980).

(385) Lorenzer A, H Thomä: Über die zweiphasische Symptomentwicklung bei traumatischen Neurosen. Psyche 18: 674-684 (1965).

(386) Luderer H-J: Suchtgefahren im Alter. Nervenheilkunde 5: 195-198 (1986)

(387) Luderer H-J: Benzodiazepine – Mißbrauch und Abhängigkeit. Fundamenta Psychiatrica 1: 107-111 (1987).

(388) Luderer H-J, A Böcker, FM Böcker: Selbsterfahrungsbezogene Informationsvermittlung bei alkoholkranken Männern in Motivationsprozeß und Entwöhnungsbehandlung. Suchtgefahren 32: 190-203 (1986).

(389) Luderer H-J, FM Böcker: Selbsterfahrungsbezogene Informationsvermittlung im Rahmen eines klientenzentrierten Stationskonzeptes – Modell und erste Ergebnisse. In: Schrappe O (Hrsg): Methoden der Behandlung von Alkohol-, Drogen- und Medikamentenabhängigkeit. Schattauer, Stuttgart 1983.

(390) Ludwig A, J Lewine, L Stark, R Lasar: A clinical study of LSD-treatment in alcoholism. Amer J Psychiat 126: 59 (1969).

(391) Lüders W: Narzißmus und Aggression. Psyche 40: 412-422 (1986).

(392) Lürssen E: Psychoanalytische Theorien über die Suchtstrukturen. Suchtgefahren 20: 145 (1974).

(393) Lürssen E: Das Suchtproblem in neuerer psychoanalytischer Sicht. In: Eicke D (Hrsg): Die Psychologie des 20. Jahrhunderts, Bd. 2: Freud und die Folgen (1). Kindler, Zürich 1976.

(394) Lungershausen E: Altwerden und Altern. Nervenheilkunde 4: 113-118 (1985).

(395) Lunkenheimer H-V: Kurz- oder Langzeittherapie bei Alkoholkranken? Suchtgefahren 27: 58-62 (1981).

(396) Mackinnon GL: Benzodiazepine withdrawal syndrome: A literature review and evaluation. Am J Drug Alcohol Abuse 9: 19-33 (1982).

(397) Mahler MS: Symbiose und Individuation, Bd. 1. Klett, Stuttgart 1972.

(398) Maier SF, MEP Seligmann: Learned helplessness: Theory and evidence. Journal of Experimental Psychology 105: 3-46 (1976).

(399) Majewski F: Alkohol als teratogene Noxe: Untersuchungen zur Klinik, Prognose, Häufigkeit und Pathogenese der Alkoholembryopathie. In: Keup W (Hrsg): Folgen der Sucht. Thieme, Stuttgart 1980.

(400) Majewski F: Teratogene Schäden durch Alkohol. In: Kisker KP, H Lauter, J-E Meyer, C Müller, E Strömgren (Hrsg): Abhängigkeit und Sucht. Psychiatrie der Gegenwart, Bd. 3. Springer, Berlin 1987.

(401) Majumdar SK: Einfluß von Clomethiazol auf das neuroendokrine System des chronischen Alkoholikers. In: Evans JG, W Feuerlein, MM Glatt, S Kanowski, D Scott (Hrsg): Clomethiazol. Verlag für angewandte Wissenschaften, München 1986.

(402) Majumdar SK, GK Shaw, AD Thomson: Thyroid status in chronic alcoholics. Drug Alc Depend 7: 81 (1981).

(403) Makkonen M, H Küfner, F Dittmar, W Feuerlein: Ambulante Verhaltenstherapie bei Alkoholikern: Ergebnisse einer katamnestischen Untersuchung. Suchtgefahren 28: 153-168 (1982).

(404) Mallach HJ, H Hartmann, V Schmidt: Alkoholwirkungen beim Menschen. Thieme, Stuttgart 1987.

(405) Mallach HJ, I Pedal, T Völz: Über tödliche Alkoholvergiftungen. Med Welt 31: 1657-1661 (1980).

(406) Manhem P, Nilsson LH, A-L Moberg, J Wadstein, B Hökfeldt: Alcohol withdrawal: Effects of clonidine treatment on sympathetic activity, the renin-aldosterone system, and clinical symptoms. Alcoholism 9: 238-243 (1985).

(407) Mantek M: Frauen-Alkoholismus. Reinhardt, München 1979.

(408) Marks J: Diazepam – the question of long term therapy and withdrawal reactions. Drug Therapy 11, special Suppl: 1-30 (1981).

(409) Marks J: Die Benzodiazepine. Gebrauch und Mißbrauch. Editiones ‹Roche›, Basel 1985.

(410) Maslow AH: Motivation und Persönlichkeit. Rowohlt, Hamburg 1981.

(411) Masters WH, V Johnson: Human sexual inadequacy. Little, Brown and Co, Boston 1970.

(412) Matakas F, B Berger, A Legnaro: Sozialisationsstörungen bei chronischem Alkoholismus. In: Feuerlein W (Hrsg): Sozialisationsstörungen und Sucht. Akademische Verlagsgesellschaft, Wiesbaden 1981.

(413) Matakas F, H Berger, H Koester, A Legnaro: Alkoholismus als Karriere. Springer, Heidelberg 1984.

(414) May F: Stationäre Entgiftung des Alkoholkranken. Psychiat Prax 13: 128-133 (1986).

(415) McClelland DC, WN Davis, R Kalin, E Wanner: The drinking man. Free Press, New York 1972.

(416) McCord W, J McCord: Origins of alcoholism. Stanf Stud Soc I, London 1960.

(417) Meinhard-Helmrich P, M Seidel, W Keup: Jugendliche Trinker – Verhalten und Folgen des Mißbrauchs. In: Keup W (Hrsg): Folgen der Sucht. Thieme, Stuttgart 1980.

(418) Mendelson JH, NK Mello (eds): The diagnosis and treatment of alcoholism. 2. Ed., McGraw-Hill Book Comp, New York 1985.

(419) Menninger K: Man against himself. Dt: Selbstzerstörung. Psychoanalyse des Selbstmords. Suhrkamp, Frankfurt/M. 1974.

(420) Mentzos S: Die Veränderung der Selbstrepräsentanz in der Hysterie: Eine spezifische Form der regressiven Desymbolisation. Psyche 25: 669 (1971).

(421) Merkel CM: Gruppendynamische Konvergenztherapie bei Alkoholkranken. Beihefte zur Zeitschrift „Gruppenpsychotherapie und Gruppendynamik", Heft 5. Verlag für Medizinische Psychologie, Göttingen 1976.

(422) Mertz DP: Gicht – Grundlagen, Klinik und Therapie. 3. Aufl., Thieme, Stuttgart 1978.

(423) Metz G, B Nebel: Clonidin beim schweren Alkohol-Entzugsdelir. Fortschritte der Medizin 101: 1260-1264 (1983).

(424) Metzger R, M Wolfersdorf: Erkennung und Behandlung suizidgefährdeter Patienten. Z Allg Med 61: 767-773 (1985).

(425) Meyer JG, R Forst: A psychometric evaluation of the acute tremolous state. J Neurol (Brux) 215: 127 (1977).

(426) Meyer JG, R Forst, L Meyer-Wahl: Verlauf des alkoholischen Prädelirs unter der Behandlung mit Piracetam. Dtsch Med Wochenschr 104: 911-914 (1979).

(427) Mikhailidis DP et al: Platelet function defects in chronic alcoholism. Brit Med Journal 293: 715-718 (1986).

(428) Miller A: Das Drama des begabten Kindes und die Suche nach dem wahren Selbst. Suhrkamp, Frankfurt/M. 1979.

(429) Miller PM, DH Barlow: Behavioral approaches to the treatment of alcoholism. Journal of Nervous and Mental Disease 157: 10-19 (1973).

(430) Milz M: Alkoholprävention im Betrieb – zur Bedeutung der Arbeitsorganisation. Suchtgefahren 31: 414-419 (1985).

(431) Minsel WR: Praxis der Gesprächspsychotherapie. Siegfried Böhlau, Wien 1974.

(432) Mitscherlich A: Vom Ursprung der Sucht. Klett, Stuttgart 1947.

(433) Mittmeyer HJ: Alkoholintoxikation im Kindesalter. Med Welt 32: 1654-1657 (1981).

(434) Modestin J: Über die Beziehung zwischen Kriminalität und Suizidalität. Fortschr Neurol Psychiat 54: 289-296 (1986).

(435) Möhler H, R Cumin, EP Bonetti, R Scherschlicht, W Haefely: Benzodiazepin-rezeptoren: Interaktion von Agonisten und Antagonisten zur Auslösung von Entzugssymptomen. In: Keup W (Hrsg): Biologie der Sucht. Springer, Berlin 1985.

(436) Möllhoff G: Folgen in der Gemeinschaft: Zur rechtlichen und sozialmedizinischen Beurteilung von Suchterkrankungen – Frührentnertum. In: Keup W (Hrsg): Folgen der Sucht. Thieme, Stuttgart 1980.

(437) Moeschlin S: Klinik und Therapie der Vergiftungen. 7. Aufl., Thieme, Stuttgart 1986.

(438) Moos RH: Coping: Konzepte und Meßverfahren. Zsch psychosom Med 34: 207-225 (1988).

(439) Moreno JL: Gruppenpsychotherapie und Psychodrama. Thieme, Stuttgart 1959.

(440) Moser T: Jugendkriminalität und Gesellschaftsstruktur. Suhrkamp, Frankfurt/M. 1970.

(441) Müller C (Hrsg): Lexikon der Psychiatrie. 2. Aufl., Springer, Berlin 1986.

(442) Müller R: Determinanten des Wandels von Alkoholkonsummustern 1950-1975. Suchtgefahren 27: 104-109 (1981).

(443) Müting D, Reikowski, J.: Neuere Gesichtspunkte zur Pathogenese und Therapie des Alkoholdelirs. Münch Med Wochenschr 119: 209-212 (1977).

(444) Mulford HA: Becoming an ex-problem drinker. Referat auf dem 30. Int. Kongreß über Alkoholismus und Drogenabhängigkeit, Amsterdam 1972.

(445) Mumenthaler M: Neurologie. 6. Aufl., Thieme, Stuttgart 1979.

(446) Myers RD, DB Hoch: Localization of sites in the brain mediating alcohol drinking induced by tetrahydropapaveroline (THP). In: Galanter M (ed): Currents in alcoholism vol 5: 29 (1979).

(447) Nagera H (Hrsg): Psychoanalytische Grundbegriffe. Fischer, Frankfurt/M. 1974.

(448) Narango C: Present centeredness: Technique prescription and ideal. In: Fagan J, IL Shepherd (eds): Gestalt therapy now. Science Behavior Books, New York 1970.

(449) Nardoni A, R Copetti, S Baldissera, G Busetti, R Cella, G Venturini: Clonidin bei der Behandlung des Alkoholentzugssyndroms: Gegenwärtige Möglichkeiten der Therapie – medikamentöse Kombinationsbehandlung. Cl Therap 102: 471-479 (1982).

(450) Nestler VM, H-L Spohr, H-C Steinhausen: Die Alkoholembryopathie. Enke, Stuttgart 1981.

(451) Neundörfer K, D Claus: Differentialdiagnose, Pathogenese und Therapie der alkoholischen Polyneuropathie. Fortschr Neurol Psychiat 54: 241-248 (1986).

(452) Nielsen AC: Gestalt and psychoanalytic therapies: Structural analysis and approchement. Amer J Psychother 34: 534-544 (1980).

(453) Norenberg MD, KO Leslie, AS Robertson: Association between rise in serum sodium and central pontine myelinolysis. Ann Neurol 11: 128-135 (1982).

(454) Obe G, R-R Salloch-Vogel: Chromosomenmutationen bei Alkoholikern. Suchtgefahren 31: 65-70 (1985).

(455) Ögren SO: Wirkungsweise des Clomethiazol. In: Evans JG, W Feuerlein, MM Glatt, S Kanowski, DB Scott (Hrsg): Clomethiazol. Verlag für angewandte Wissenschaften, München 1986.

(456) Okuma T, Inanaga K, S Otsuki, K Sarai, R Takahashi, HH Azama, A Mori, M Watanabe: Comparison of antimanic efficacy of carbamazepine: A double-blind controlled study. Psychopharmacology 66: 211 (1979).

(457) Olbrich R: Ist der Alkoholismus Ausdruck einer endogenen Depression? Med Welt 38: 1438-40 (1987).

(458) Olbrich R, H Watzl: Behandlungsergebnisse in der Therapie des Alkoholismus. Eine Übersicht. Suchtgefahren 24: 1-8 (1978).

(459) Olbrich R, A Zeides, W Höcker: Erfahrungen mit einem Stufenprogramm auf einer Aufnahmestation für Suchtkranke. Suchtgefahren 29: 160-165 (1983).

(460) Olk B: Erlernte Hilflosigkeit – ein präsuicidales Symptom. Suicidprophylaxe 13: 43-50 (1986).

(461) Pålsson Å: Die Wirksamkeit frühzeitiger Clomethiazol-Medikation zur Prävention des Delirium tremens. Eine retrospektive Studie über das Ergebnis verschiedener medikamentöser Behandlunsstrategien in den Psychiatrischen Kliniken Helsingborgs, 1975-1980. In: Evans JG, W Feuerlein, MM Glatt, S Kanowski, DB Scott (Hrsg): Clomethiazol. Verlag für angewandte Wissenschaften, München 1986.

(462) Partanen J, K Brunn, T Markanen: Inheritance of drinking behavior: A study on intelligence, personality and use of alcohol in adult twins. Finnish Foundation for Alcohol Studies, Helsinki 1966.

(463) Perls FS: Gestalt-Therapie in Aktion. Klett, Stuttgart 1974.

(464) Perls FS: Grundlagen der Gestalt-Therapie. J. Pfeiffer, München 1976.

(465) Petry J: Ein schematischer Überblick über die Kulturgeschichte des Alkohols. Suchtgefahren 29: 298-301 (1983).

(466) Petzold H: Psychodramatische Techniken in der Therapie mit Alkoholikern. Z prakt Psych 8: 387 (1970).

(467) Pfrang H, K Schenk: Nachsorge bei Alkoholabhängigen: Bedingungen der Bereitschaft zur Teilnahme an Selbsthilfegruppen. Suchtgefahren 28: 297-310 (1982).

(468) Pfrang H, J Schenk: Einstellungsänderungen und Therapieergebnisse in Abhängigkeit von der Bereitschafts-Verhaltens-Konsistenz in Bezug auf die Teilnahme an Selbsthilfegruppen bei Alkoholikern. Suchtgefahren 29: 335-344 (1983).

(469) Pfrang H, J Schenk, F Reimer: Alkoholismus: Vorhersage der Therapieergebnisse und der Teilnahme an Selbsthilfegruppen in der Nachsorge. Suchtgefahren 34: 379-388 (1988).

(470) Phillips SC: Disulfiram: Is it safe? Alcohol & Alcoholism vol 21 (2): 129-130 (1986).

(471) Platz W: Therapeutische Möglichkeiten für langfristig untergebrachte alkoholabhängige Patienten im Maßregelvollzug. In: Schrappe O (Hrsg): Methoden der Behandlung von Alkohol-, Drogen- und Medikamentenabhängigkeit. Schattauer, Stuttgart 1983.

(472) Pohlmeier H: Selbstmord und Selbstmordverhütung. Urban & Schwarzenberg, München 1983.

(473) Pongratz LJ: Über den „Krankheitsgewinn" des süchtigen Verhaltens. Ein tiefenpsychologischer Beitrag zum Suchtproblem. In: Feuerlein W (Hrsg): Theorie der Sucht. Springer, Berlin 1986.

(474) Popham RE: A critique of the genetotrophic theory of the etiology of alcoholism. Quart J Stud Alc 14: 228 (1953).

(475) Porr TW: Therapie von suchtkranken Müttern mit Kleinkindern sowie Schwangeren. Suchtgefahren 31: 284 (1985).

(476) Poser W: Klinik der Medikamentenabhängigkeit. In: Kisker KP, H Lauter, J-E Meyer, C Müller, E Strömgren (Hrsg): Abhängigkeit und Sucht. Psychiatrie der Gegenwart, Bd. 3. Springer, Berlin 1987.

(477) Poutanen P: Experience with carbamazepine in the treatment of withdrawal symptoms in alcoholic abusers. Br J Addict 74: 201-204 (1979).

(478) Propping P: Genetische Einflüsse bei der Wirkung von Alkohol auf das Gehirn, besonders das EEG, beim Menschen. In: Zang KD (Hrsg): Klinische Genetik des Alkoholismus. W. Kohlhammer, Stuttgart 1984.

(479) Puddey IB, LJ Beilin, R Vandongen: Regular alcohol use raises blood pressure in treated hypertensive subjects. Lancet I: 647 (1987).

(480) Püschel K: Blutalkoholbefunde bei Arbeitsunfällen. Suchtgefahren 31: 31-37 (1985).

(481) Purdon C, U Hutschenreuter: Musiktherapie bei der Entwöhnungsbehandlung von alkohol- und medikamentenabhängigen Patientinnen und Patienten in der Klinik im Warndtwald in Völklingen-Ludweiler. In: Schrappe O (Hrsg): Methoden der Behandlung von Alkohol-, Drogen- und Medikamentenabhängigkeit. Schattauer, Stuttgart 1983.

(482) Pynnönen S, S-E Björkqvist, A Pekkarinen: The pharmacokinetics of carbamazepin in alcoholics. In: Meinardi H, AJ Rowan (eds): Advances in epileptology. Swets & Zeitlinger, Amsterdam 1977.

(483) Quesel E: Kritische Betrachtungen zur Behandlung im Strafvollzug. In: Eisenbach-Stangel I, W Stangel (Hrsg): Grenzen der Behandlung. Westdeutscher Verlag, Opladen 1984.

(484) Rad M v, F Lolas: Psychosomatische und psychoneurotische Patienten im Vergleich. Unterschiede im Sprechverhalten. Psyche 32: 956-973 (1978).

(485) Radó S: Die psychischen Wirkungen der Rauschgifte. Int Z f Psychoanalyse XII: 540-556 (1926).

(486) Radó S: Psychoanalyse der Pharmakothymie. Int Z f Psychoanalyse XX: 16-34 (1934).

(487) Rappolt RT: A new antidote for Antabuse (disulfiram) ethanol reactions – Inderal (propranolol). Clin Toxicol F9₁F: 26 (1976).

(488) Rasch W: Die Unterbringungsvoraussetzungen nach § 64 StGB. Psychiat Prax 13: 81-87 (1986).

(489) Rauchfleisch U: Zur Psychodynamik der Sucht. Ergebnisse einer empirischen Untersuchung. Prax Psychother 16: 1-8 (1971).

(490) Reichelt-Nauseef S, C Hedder: Die Intervention – ein Beitrag der Familientherapie zur frühzeitigen Hilfe für den Alkoholiker und seine Familie. Suchtgefahren 31: 261-270 (1985).

(491) Reimer C: Problematik der Helfer-Suizidant-Beziehung. Empirische Befunde und ihre Deutung unter übertragung und Gegenübertragungsaspekten. In: Henseler H, C Reimer (Hrsg): Selbstmord-Gefährdung. Fromann-Holzboog, Stuttgart 1981.

(492) Reimer C: Risiken im Umgang mit suizidalen Krisen-Patienten. Prax Psychother Psychosom 31: 320-331 (1986).

(493) Reimer C: Prävention und Therapie der Suizidalität. In: Kisker KP, H Lauter, J-E Meyer, C Müller, E Strömgren (Hrsg): Krisenintervention, Suizid, Konsiliarpsychiatrie. Psychiatrie der Gegenwart, Bd. 2. Springer, Berlin 1986.

(494) Reimer C, A Freisfeld: Einstellungen und emotionale Reaktionen von Ärzten gegenüber Alkoholikern. Therapiewoche 34: 3514-3520 (1984).

(495) Renn H: Die Bedeutung gesellschaftlicher Faktoren bei der Suchtentwicklung. In: Dt Hauptstelle gegen die Suchtgefahren (Hrsg): Sucht und Gesellschaft. Ursachen, Folgen, Zusammenhänge. Bd. 26 der Schriftenreihe zum Problem der Suchtgefahren. Hoheneck, Hamm 1984.

(496) Renn H: Prävention. Organische und evaluative Aspekte. In: Kisker KP, H Lauter, J-E Meyer, C Müller, E Strömgren (Hrsg): Abhängigkeit und Sucht. Psychiatrie der Gegenwart, Bd. 3. Springer, Berlin 1987.

(497) Retterstøl N: Nicht-schizophrene paranoide Entwicklungen und Paranoia. In: Kisker KP, H Lauter, J-E Meyer, C Müller, E Strömgren (Hrsg): Schizophrenien. Psychiatrie der Gegenwart, Bd. 4. Springer, Berlin 1987.

(498) Revenstorf D: Psychotherapeutische Verfahren. Bd. 3 Humanistische Therapien. Kohlhammer, Stuttgart 1983.

(499) Rice AK: Führung und Gruppe. Klett, Stuttgart 1971.

(500) Richter CP: Loss of appetite for alcohol and alcoholic beverages produced in rats by treatment with thyreoid preparations. Endocrinology 59: 472 (1956).

(501) Richter HE: Die Gruppe. Rowohlt, Reinbek bei Hamburg 1972.

(502) Riecker G: Organschäden durch Alkohol. Internist 29: 329-337 (1988).

(503) Riemann F: Grundformen der Angst. Reinhardt, München 1985.

(504) Ringel E: Selbstmordverhütung. Huber, Bern 1969.

(505) Rixecker H, K Fehrenz, HM Hoensch: Lipomatosis symmetrica benigna mit Polyneuropathie und Hirnleistungsdefiziten. Nervenarzt 58: 443-446 (1987).

(506) Rogers CR: Die nicht-direktive Beratung. Kindler, München 1972.

(507) Rogers CR: Therapeut und Klient. Kindler, München 1977.

(508) Rohde-Dachser C: Das Borderline-Syndrom. Huber, Bern 1979.

(509) Rommelspacher H: Pathobiochemie der Alkoholkrankheit. Dt Ärztebl 85: 19-21 (1988).

(510) Rommelspacher H, L Schmidt: Vermehrte Bildung von ß-Carbolinen nach Alkoholgenuß als möglicher Auslöser gesteigerten Alkoholkonsums. In: Kleiner D (Hrsg): Langzeitverläufe bei Suchtkranken. Springer, Berlin 1987.

(511) Rommelspacher H, C Nanz, HO Borbe, KH Fehske, WE Müller, V Wollert: 1-Methyl-ß-carboline (harmane) a potent endogenous inhibitor of benzodiazepine receptor bindings. Naunyn Schmiedeberg's Arch Pharmacol 314: 97 (1980).

(512) Ron MA: The alcoholic brain: CT scan and psychological findings. Psychol Medicine (Suppl) 3: 1-33 (1983).

(513) Rosin AJ, MM Glatt: Alcohol excess in the elderly. Quart J Stud Alc 32: 53-59 (1971).

(514) Ross DH, HL Cardenas: Calcium receptor binding in synaptic membranes of ICR, C 57, DBA mice after ethanol exposure. In: Begleiter H (ed): Biological effects of alcohol. Plenum Press, New York 1980.

(515) Rost W-D: Der psychoanalytische Zugang zum Alkoholismus. Psyche 37: 412-439 (1983).

(516) Rost W-D: Zur Psychoanalyse des Alkoholismus. Psyche 40: 289-309 (1986).

(517) Rost W-D: Konzeption einer psychodynamischen Diagnose und Therapie der Alkoholabhängigkeit. Suchtgefahren 32: 221-233 (1986).

(518) Rost W-D: Psychoanalyse des Alkoholismus. Klett-Cotta, Stuttgart 1987.

(519) Rothenbacher H, G Fritz, G Weithmann: Methodische Ansätze bei stationärer Therapie der Alkohol- und Medikamentenabhängigkeit im Psychiatrischen Krankenhaus. In: Schrappe O (Hrsg): Methoden der Behandlung von Alkohol-, Drogen- und Medikamentenabhängigkeit. Schattauer, Stuttgart 1983.

(520) Rothenbacher H, P Trostmann: Konzept und Behandlungsergebnisse einer Station für sog. depravierte Alkoholiker. In: Kleiner D (Hrsg): Langzeitverläufe bei Suchtkrankheiten. Springer, Berlin 1987.

(521) Rothenbacher H, L Truöl: Ein differentielles Behandlungsprogramm für Suchtkranke im stationären Bereich. In: Knischewski E (Hrsg): Alkoholismus-Therapie. (517) Nicol, Kassel 1981.

(522) Rush AJ, AT Beck, M Kovacs, S Hollon: Eine Untersuchung zum Vergleich der Effektivität kognitiver Therapie und Pharmakotherapie bei ambulant behandelten Patienten mit Depressionen. In: Verhaltensmodifikation bei Depressionen. Fortschritte der Psychologie, Bd. 23. Urban & Schwarzenberg, München 1980.

(523) Rushing WA: Alcoholism and suicide rates by status set and occupation. Quart J Stud Alc 29: 399-412 (1968).

(524) Salaschek M: Alkoholiker an einer Psychiatrischen Poliklinik – krankheitsbezogene Daten, Motivationseinschätzung und Verlauf. Suchtgefahren 28: 311-317 (1982).

(525) Sanchez-Calvo R: Die Alkoholvergiftung und ihre Folgen für das endokrine und das Ernährungssystem. Virchows Arch Path Anat 308-314 (1941).

(526) Sattes H: Suchtgefahr bei Distraneurin. Med Klin 64: 430-433 (1969).

(527) Schaefer HH, MB Sobell, KC Mills: Some sobering data on the use of self-confrontation with alcoholics. Behavior Therapy 2: 28-39 (1971).

(528) Scharfetter C: Über Meditation. Begriffsfeld, Sichtung der „Befunde", Anwendung in der Psychotherapie. Psychother und Psychol 29: 78-95 (1979).

(529) Scheid W: Lehrbuch der Neurologie. 5. Aufl., Thieme, Stuttgart 1983.

(530) Schettler G: Der Mensch ist so jung wie seine Gefäße. 3. Aufl., Piper, München 1984.

(531) Schied HW, M Braunschweiger, A Schupmann: Die Behandlung des Delirium tremens in den Psychiatrischen Krankenhäusern der Bundesrepublik Deutschland. In: Evans JG, W Feuerlein, MM Glatt, S Kanowski, DB Scott (Hrsg): Clomethiazol. Verlag für angewandte Wissenschaften, München 1986.

(532) Schied HW, K Kimmerle, M Braunschweiger: Das Delirium tremens vor und nach der Einführung und Verfügbarkeit des Clomethiazol – ein historischer Vergleich anhand von 362 Fällen. In: Evans JG, W Feuerlein, MM Glatt, S Kanowski, DB Scott (Hrsg): Clomethiazol. Verlag für angewandte Wissenschaften, München 1986.

(533) Schlüter-Dupont L: Alkoholismus – differenziertere Therapiekonzeption bei episodischen Alkoholexzessen mit gastro-emetischer Symptomatik. Med Welt 39: 1394-1396 (1988).

(534) Schmidt L: Ein kondensiertes Behandlungsprogramm für Alkoholkranke. In: Keup W (Hrsg): Mißbrauch chemischer Substanzen (Alkohol, Medikamente, Drogen, Nikotin). Dt Hauptstelle gegen die Suchtgefahren, Hamm 1975.

(535) Schmidt L: Werte- und Normensysteme, Behandlungsziel, Rückfall, Behandlungsdauer, Bewertungskriterien, Behandlungskette. In: Knischewski E (Hrsg): Alkoholismus-Therapie. Nicol, Kassel 1981.

(536) Schmidt L: Alkoholkrankheit und Alkoholmißbrauch: Definition – Ursachen – Folgen – Behandlung. Kohlhammer, Stuttgart 1986.

(537) Schmidt LG, B Müller-Oerlinghausen, M Schlünder, M Seidel, WE Platz : Benzodiazepine und Barbiturate bei chronischen Alkoholikern und Opiatabhängigen. Dtsch med Wochenschr 112: 1849-1854 (1987).

(538) Schmidt W: Bedeutung verschiedener alkoholischer Getränke im Verlauf der Alkoholkrankheit – Unterschiede zwischen Frauen und Männern. Suchtgefahren 34: 37-49 (1988).

(539) Schmidtobreick B: Sozialarbeit mit Suchtkranken. In: Steinbrecher W, Solms H (Hrsg): Sucht und Mißbrauch. Thieme, Stuttgart 1975.

(540) Schmidtobreick B: Suizidversuche bei Suchtkranken – Umfang und Bedingungsgefüge: Ergebnisse einer Untersuchung. In: Keup W (Hrsg): Folgen der Sucht. Thieme, Stuttgart 1980.

(541) Schneemann M, K Kunze: Inhaltsanalyse von 152 Krankengeschichten Alkoholkranker und statistische Beziehungen der wichtigsten Folgezustände. Schweiz Archiv Neurol Neurochir Psychiat 111: 73 (1973).

(542) Schneider R: Verhaltenstherapie in der Fachklinik. In: Schrappe O (Hrsg): Methoden der Behandlung von Alkohol-, Drogen- und Medikamentenabhängigkeit. Schattauer, Stuttgart 1983.

(543) Scholz H: Das Ausfallsyndrom nach Unterbrechung der Alkoholabhängigkeit. Fortschr Neurol Psychiatr 50: 279 (1982).

(544) Scholz H: Die Rehabilitation bei chronischem Alkoholismus. Enke, Stuttgart 1986.

(545) Schorsch E: Sexuelle Deviationen: Ideologie, Klinik, Kritik. In: Schorsch E, G Schmidt (Hrsg): Ergebnisse der Sexualforschung. Ullstein, Frankfurt/M. 1976.

(546) Schorsch E: Häufige Merkmalskombinationen bei Sexualstraftätern. In: Schorsch E, G Schmidt (Hrsg): Ergebnisse der Sexualforschung. Ullstein, Frankfurt/M. 1976.

(547) Schrappe O: Über die Depravation bei Süchtigen. In: Randzonen menschlichen Verhaltens. Festschrift für Bürger-Prinz. Enke, Stuttgart 1963.

(548) Schrappe O: Ist Depravation nichts anderes als eine „suchtspezifische Besinnungsstörung"? In: Keup W (Hrsg): Folgen der Sucht. Thieme, Stuttgart 1980.

(549) Schuckit M, D Goodwin, G Winokur: Prospective markers for alcoholism. In: Goodwin DW, KT van Dusen, SA Mednick (eds): Longitudinal research in alcoholism. Kluwer-Nijhoff Publishing, Boston 1972.

(550) Schuler S: Das Alkoholdelir. Therapiewoche 30: 7376-7380 (1980).

(551) Schulte R-M: Medikamentenabhängigkeit und Polytoxikomanie. Dt Ärztebl 83: 3451-3455 (1986).

(552) Schulte R-M, GR Janhofer: Alkoholismus und Alkoholentzug. Der Bayrische Internist, Sonderdruck aus Heft 3 (1985).

(553) Schulte W: Mißbrauch und Sucht als therapeutisches Problem für den praktischen Arzt. In: Steinbrecher W, H Solms (Hrsg): Sucht und Mißbrauch. Thieme, Stuttgart 1975.

(554) Schultz JH: Das Autogene Training (konzentrative Selbstentspannung). 3. Aufl., Thieme, Leipzig 1937.

(555) Schultz-Hencke H: Der gehemmte Mensch. 2. Aufl., Thieme, Stuttgart 1947.

(556) Schultz-Hencke H: Lehrbuch der analytischen Psychotherapie. 3. Aufl., Thieme, Stuttgart 1981.

(557) Schutz WC: FIRO – A three dimensional theory of interpersonal behavior. Rinehart & Co, New York 1958.

(558) Schwitzgebel RK: Systematische Verhaltensänderung: Theorie, Prinzipien und Methoden. Klett-Cotta, Stuttgart 1978.

(559) Scott DB: Wirkungen von Clomethiazol auf Herz-Kreislauf und Atemwege. In: Evans JG, W Feuerlein, MM Glatt, S Kanowski, DB Scott (Hrsg): Clomethiazol. Verlag für angewandte Wissenschaften, München 1986.

(560) Segel LD, SC Klausner, JTH Gnadt: Alcohol and the heart. Med Clin North Am 68: 147-161 (1984).

(561) Seidel M: Die Versorgung Alkoholkranker in einem geschlossenen Großstadtbezirk. In: Keup W (Hrsg): Mißbrauch chemischer Substanzen (Alkohol, Medikamente, Drogen, Nikotin) – neuere Forschungsergebnisse. Dt Hauptstelle gegen die Suchtgefahren (DHS), Hamm 1975.

(562) Seidel M: Gründe für das „Umsteigen" – haben sie symptomatische Bedeutung? In: Keup W (Hrsg): Sucht als Symptom. Thieme, Stuttgart 1978.

(563) Seitz HK, P Czygan, B Kommerell: Alkohol und Karzinogenese. Leber-Magen-Darm 12: 95-107 (1982).

(564) Seitz HK, B Kommerell: Therapie alkoholischer Leberschäden. Dt Ärztebl 84: 653-654 (1987).

(565) Seitz HK, UA Simanowski: Der Alkoholstoffwechsel. Internist 29: 317-322 (1988).

(566) Seligman MEP, SF Maier: Failure to escape traumatic shock. J Exp Psychol 74: 1-9 (1967).

(567) Seligmann MEP: Erlernte Hilflosigkeit. Urban & Schwarzenberg, München 1979.

(568) Sellers EM, NC Degani, DH Zilm, SM Macleod: Propranolol – decreased noradrenaline excretion and alcohol withdrawal. The Lancet, January 10: 94-95 (1976).

(569) Selzer ML: Hostility as a barrier to therapy in alcoholism. Psychiat Quart 31: 301-305 (1957).

(570) Shaw GK: Clomethiazol in der Durchführung des Alkohol-Entzugs. In: Evans JG, W Feuerlein, MM Glatt, S Kanowski, DB Scott (Hrsg): Clomethiazol. Verlag für angewandte Wissenschaften, München 1986.

(571) Shea JE: Psychoanalytic therapy and alcoholism. Quart J Stud Alc 15: 595-605 (1954).

(572) Siegenthaler W: Klinische Pathophysiologie. 5. Aufl., Thieme, Stuttgart 1982.

(573) Silkworth WD: Alcoholism as manifestation of allergy. Med Rec 145: 249 (1937).

(574) Simmel E: Die psychoanalytische Behandlung in der Klinik. Int Z f Psychoanalyse XIV: 352-370 (1928).

(575) Simmel E: Alcoholism and addiction. Psychoanal Q 17: 6-31 (1948).

(576) Simon GL, SL Gorbach: Intestinal flora in health and disease. Gastroenterology 86: 174-193 (1984).

(577) Simon R, G Bühringer, I Helas, B Schmidtobreick, H Ziegler: Jahresstatistik 1984 der ambulanten Beratungs- und Behandlungsstellen für Suchtkranke in der Bundesrepublik Deutschland. EBIS-Berichte, Bd. 6, Freiburg 1985.

(578) Skinner BF: The behavior of organism. An experimental analysis. Appleton-Century-Crafts, New York 1938.

(579) Skinner ACR: Die Familie, Schicksal und Chance. Handbuch der Familientherapie. Walter, Olten 1978.

(580) Slater PE: Mikrokosmos: Eine Studie über Gruppendynamik. S. Fischer, Frankfurt/M. 1970.

(581) Slavson SR: Analytische Gruppentherapie. S. Fischer, Frankfurt/M. 1977.

(582) Smile DH: Acute alcohol withdrawal complicated by supraventricular tachycardia: Treatment with intravenous propanolol. Annals of Emergency Medicine 13: 53-55 (1984).

(583) Smith DE: Benzodiazepine dependance potential: Current studies and trends. Treatment 1: 163-167 (1984).

(584) Smith JJ: A medical approach to problem drinking. Preliminary report. Quart J Stud Alc 10: 251 (1949).

(585) Smith JJ: The endocrine basis and hormonal therapy of alcoholism. N.Y. State J Med 50: 1704 (1950).

(586) Smolev J: Infertilität beim Mann. In: Swanson JM, KA Forrest (Hrsg): Die Sexualität des Mannes. Dt Ärzteverlag, Köln 1987.

(587) Smolev J: Störungen des männlichen Fortpflanzungssystems. In: Swanson JM, KA Forrest (Hrsg): Die Sexualität des Mannes. Dt Ärzteverlag, Köln 1987.

(588) Sobell MB, LC Sobell: Individualized behavior therapy for alcoholics. Behav Ther 4: 49 (1973).

(589) Sobell MB, LC Sobell: Behavioral treatment of alcohol problems. Plenum Press, New York 1978.

(590) Soeder M, B Markowsky: Alkoholismus des höheren Lebensalters – Entstehungs-bedingungen und therapeutische Erfahrungen. In: Feuerlein W (Hrsg): Soziali-sationsstörungen und Sucht. Akademische Verlagsgesellschaft, Wiesbaden 1981.

(591) Sold M: Alkoholmißbrauch und Anästhesie. Teil 2. Anästh Intensiv Med 28: 47-55 (1987).

(592) Solms H: Selbsthilfegemeinschaften von Alkoholikern und Drogenabhängigen. In: Steinbrecher W, H Solms (Hrsg): Sucht und Mißbrauch. Thieme, Stuttgart 1975.

(593) Solms H: Die Ausbreitung des Alkoholkonsums und des Alkoholismus. In: Stein-brecher W, H Solms (Hrsg): Sucht und Mißbrauch. Thieme, Stuttgart 1975.

(594) Solms H, W Steinbrecher: Allgemeine Probleme um Mißbrauch und Abhängigkeit von Medikamenten, Drogen und Genußmitteln. In: Steinbrecher W, H Solms (Hrsg): Sucht und Mißbrauch. Thieme, Stuttgart 1975.

(595) Soskin RA: Personality and attitude change after two alcoholism treatment programs. Quart J Stud Alc 31: 920-931 (1970).

(596) Soyka D, B Klemperer: Neurologische Störungen bei jugendlichen Alkoholikern. Nervenheilkunde 5: 9-13 (1986).

(597) Soyka M, R Steinberg, M Vollmer: Entzugsphänomene bei schrittweisem Benzodiazepinentzug. Nervenarzt 59: 744-748 (1988).

(598) Späte HF: Magisches Denken bei suizidalen Handlungen. Psychiat Prax 15: 24-29 (1988).

(599) Späth G: Vergiftungen und akute Arzneimittelüberdosierungen. de Gruyter, Berlin 1982.

(600) Spengler C: Gemeindenahe Kurzzeittherapie mit Abhängigkeitskranken unter dem Einfluß der Kostenträger – Das Beispiel Bremen Ost. Psychiat Prax 11: 26 (1984).

(601) Staehelin JE: Die Ursachen des Alkoholismus in der Schweiz. In: Die Alkohol-frage in der Schweiz. Schwabe, Basel 1943.

(602) Steinbrecher W: Die klinischen Gesamtsymdrome bei Mißbrauch und Sucht unter besonderer Berücksichtigung intern-neurologischer Befunde. In: Steinbrecher W, H Solms (Hrsg): Sucht und Mißbrauch. Thieme, Stuttgart 1975.

(603) Steinglass P: Ein lebensgeschichtliches Modell der Alkoholismus-Familie. Fami-liendynamik 8 (1): 69-91 (1983).

(604) Steinglass P: Familientherapie mit Alkoholabhängigen. Ein Überblick. In: Kauf-mann E, PN Kaufmann (Hrsg): Familientherapie bei Alkohol- und Drogenab-hängigkeit. Lambertus, Freiburg 1983.

(605) Steinhausen HC, H-L Spohr: Verlaufsuntersuchungen an Kindern mit Alkohol-embryopathie. In: Kleiner D (Hrsg): Langzeitverläufe bei Suchtkrankheiten. Springer, Berlin 1987.

(606) Stekel W: Zur Psychologie der Alkoholfestigkeit und der Entschuldigungsten-denzen. Zentralbl f Psychoanalyse 3: 209-211 (1913).

(607) Stille G: Das Abhängigkeitspotential von Clomethiazol. In: Evans JG, W Feuerlein, MM Glatt, S Kanowski, DB Scott (Hrsg): Clomethiazol. Verlag für angewandte Wissenschaften, München 1986.

(608) Stoklosa J: Beratung von Männern über Behinderung, Krankheit und Alter. In: Swanson JM, KA Forrest (Hrsg): Die Sexualität des Mannes. Dt Ärzteverlag, Köln 1987.

(609) Stokvis B, E Wiesenhütter: Der Mensch in der Entspannung. Lehrbuch autosuggestiver und übender Verfahren. 2. Aufl., Hippokrates, Stuttgart 1963.

(610) Stosberg K: Sozialisation und Sozialisationsstörungen – ein soziologischer Ansatz. In: Feuerlein W (Hrsg): Sozialisationsstörungen und Sucht. Akademische Verlagsgesellschaft, Wiesbaden 1981.

(611) Stolze H: Wege zur allgemeinen Psychotherapie. Untersuchungen und Vorschläge. Huber, Bern 1967.

(612) Sulkulen P: Production, consumption and recent changes of consumption of alcohol beverages. Br J Addict 71: 3-11 (1976).

(613) Sullivan JF, HG Lankford: Zincmetabolism and chronic alcoholism. Am J Clin Nut 17: 57 (1965).

(614) Sun AY: Biochemical and biophysical approaches in the study of ethanol-membran interaction. In: Majchrowicz E, EP Noble (eds): Biochemistry and Pharmacology of Ethanol. Vol 2, Plenum Press, New York 1979.

(615) Sutton T: Abhandlung über das Delirium tremens. W. Kaiser, Bremen 1820.

(616) Szasz TS: Bad habits are not diseases. A refutation of the claim that alcoholism is a disease. Lancet II: 83 (1972).

(617) Szondi L: Ich-Analyse. Huber, Bern 1956.

(618) Szondi L: Schicksalsanalytische Therapie. Ein Lehrbuch der passiven und aktiven analytischen Psychotherapie. Huber, Bern 1963.

(619) Täschner K-L: Klinik der Rauschdrogen. In: Kisker KP, H Lauter, J-E Meyer, C Müller, E Strömgren (Hrsg): Abhängigkeit und Sucht, Psychiatrie der Gegenwart, Bd. 3. Springer, Berlin 1987.

(620) Tausch R: Gesprächspsychotherapie. 5. Aufl., Hofgrefe, Göttingen 1973.

(621) Teschke R, CS Lieber: Biochemie und Pathophysiologie des Alkoholstoffwechsels. Leber-Magen-Darm 8: 237 (1978).

(622) Thiel DH van, JS Gavaler: Ethanol and the endocrine system. In: Seitz HK, B Kommerell (eds): Alcohol related diseases in gastroenterology. Springer, Berlin 1985.

(623) Thomas K: Praxis der Selbsthypnose des Autogenen Trainings. 4. Aufl., Thieme, Stuttgart 1976.

(624) Thurmann RG, C Abu-Murad, L Pekkanen, B Bradford, T Yuki, E Glassmann : Studies on the swift increase in alcohol metabolism. In: Sandler M (ed): Psychopharmacology of alcohol, pp 129-136. Raven Press, New York 1980.

(625) Thurmann RG, T Yuki, A Bleymann, G Wendell: The adaptive increase in ethanol metabolism due to pretreatment with ethanol: A rapid phenomenon. Drug Alcohol Depend Vol 4: 119 (1979).

(626) Thierney M: Psychodramatic therapy for the alcoholic. Sociometry 8: 76 (1945).

(627) Tölle R: Zur Familienkonstellation von Alkoholkranken. Suchtgefahren 29: 350-354 (1983).

(628) Tölle R: Psychiatrie. 7. Aufl., Springer, Berlin 1985.

(629) Tolman EC: Purposive behavior in animals and men. Appleton-Century-Crafts, New York 1932.

(630) Topel H: Biochemische Grundlagen des Alkoholismus. Aussagen und Hypothesen der aktuellen Forschung. Hochschulverlag, Freiburg 1984.

(631) Topel H: Brain reward and alcoholism – A concise annotated compendium. J. Hartl, München 1985.

(632) Topel H: Alkohol, Endorphine und Opiatvorläufer: Kritische Fragen der Alkoholforschung. Suchtgefahren 33: 1-15 (1987).

(633) Trojan A: Epidemiologie des Alkoholkonsums und der Alkoholkrankheit in der Bundesrepublik Deutschland. Suchtgefahren 26: 1-17 (1980).

(634) Troschke J v, W v Stünzner: Alkoholkonsum von jungen Soldaten als Versuch der Bewältigung emotionaler Spannungen im Zusammenhang mit der Wehrdienstzeit. Suchtgefahren 29: 1-17 (1983).

(635) Uexküll T v: Psychosomatische Medizin. 3. Aufl., Urban & Schwarzenberg, München 1986.

(636) Ulbricht B: Über die klinische Anwendung von Piracetam bei chronischem Alkoholismus und dessen Komplikationen. Prädelir und Delir. Med Welt 40: 1912-1915 (1976).

(637) Vereby K, K Blum: Alcohol euphoria: Possible mediation via endorphinetic mechanism. J Psychodelic Drugs 11: 305 (1979).

(638) Victor M, RD Adams: The effect of alcohol on the nervous system. Res Publ Assoc Res Nerv Ment Dis 32: 526-573 (1953).

(639) Victor M, RD Adams, GH Collins: The Wernicke-Korsakoff Syndrome. Blackwell Scientific Publications, Oxford 1971.

(640) Vielliez T v: Familientherapie bei Alkoholismus, ein Leitfaden für die Literatursichtung. Suchtgefahren 31: 71-75 (1985).

(641) Vogel F, E Schalt: The electroencephalogram as a research tool in human behavior genetics: Psychological examinations in healty males with various inherited EEG variants. III. Interpretation of the results. Hum Genet 47: 81 (1979).

(642) Vogler RE, JV Compton, TA Weissbach: Ein integriertes Programm zur Verhaltensänderung bei Alkoholikern. In: Vogler RE, D Revenstorf (Hrsg): Alkoholmißbrauch. Fortschritte der klinischen Psychologie, Bd. 13. Urban & Schwarzenberg, München 1978.

(643) Vogler RE, SE Lunde, GR Johnson, PL Martin: Electrical aversion conditioning with chronic alcoholics. J Consult Clin Psychol 34: 302-307 (1970).

(644) Vogler RE, Revenstorf D (Hrsg): Alkoholmißbrauch. Fortschritte der Klinischen Psychologie, Bd. 13. Urban & Schwarzenberg, München 1978.

(645) Vogt J: Alkohol- und Tabakkonsum Jugendlicher im sozialen Kontext. In: Dt Hauptstelle gegen die Suchtgefahren (Hrsg): Sucht und Gesellschaft. Ursachen, Folgen, Zusammenhänge. Bd. 26 der Schriftenreihe zum Problem der Suchtgefahren. Hoheneck, Hamm 1984.

(646) Volkan VD: Linking objects and linking therapy of complicated mourning. Int Univ Press, New York 1981.

(647) Wadstein J, P Manheim, LH Nilsson, L Moberg, B Hökfelt: Clonidine versus Chlomethiazole in alcohol withdrawal. Acta Psychiatr Scand 73: 144-148 (1986).

(648) Waldmann H: Sozialisationsstörungen und Sucht – psychodynamische und klinische Aspekte. In: Feuerlein W (Hrsg): Sozialisationsstörungen und Sucht. Akademische Verlagsgesellschaft, Wiesbaden 1981.

(649) Walinder J, J Balldin, K Bokstrom, I Karlsson, B Lundstrom: Clonidine suppression of the alcohol withdrawal syndrome. Drug and Alcohol Dependence 8: 345-348 (1981).

(650) Wanke K: Aktuelle Erfassung der derzeitigen Erscheinungsformen von Sucht und Mißbrauch in stationären Einrichtungen der Bundesrepublik Deutschland. In: Anhang zum Bericht über die Lage der Psychiatrie in der Bundesrepublik Deutschland. Deutscher Bundestag, Drucksache 7/4201 488, 1978.

(651) Wanke K: Selbstaggressivität und verändertes Lustempfinden im Rahmen süchtigen Verhaltens. In: Keup W (Hrsg): Sucht als Symptom. Thieme, Stuttgart 1978.

(652) Wanke K: Unterschiedliches Suchtverhalten bei Frau und Mann. In: Dt Hauptstelle gegen Suchtgefahren (Hrsg): Frau und Sucht. Band 23 der Schriftenreihe zum Problem der Suchtgefahren. Hoheneck, Hamm 1981.

(653) Wanke K: Zur Psychologie der Sucht. In: Kisker KP, H Lauter, J-E Meyer, C Müller, E Strömgren (Hrsg): Abhängigkeit und Sucht. Psychiatrie der Gegenwart, Bd. 3. Springer, Berlin 1987.

(654) Warnke A.: Alkoholismus bei Kindern und Jugendlichen. Der informierte Arzt Nr. 11: 26-34 (1986).

(655) Wartburg JP v: Biochemie der Alkoholintoxikation und des Alkoholismus. In: Steinbrecher W, H Solms (Hrsg): Sucht und Mißbrauch. Thieme, Stuttgart 1975.

(656) Wartburg JP v: Biochemie des Alkoholismus. In: Kisker KP, H Lauter, J-E Meyer, C Müller, E Strömgren (Hrsg): Abhängigkeit und Sucht. Psychiatrie der Gegenwart, Bd. 3. Springer, Berlin 1987.

(657) Waske WH: A practical treatise on the diseases of the heart and great vessels, including the principles of their physical diagnosis. Smith, Elder, London 1873.

(658) Weber A: „Ich fühle mich unglaublich wohl" – warum Läufer laufen. Psychologie heute 8 (8): 38-41 (1981).

(659) Weber A: Laufen als Behandlungsmethode – eine experimentelle Untersuchung an Alkoholabhängigen in der Klinik. Suchtgefahren 30: 160-167 (1984).

(660) Wedler HL: Der Suizidpatient im Allgemeinkrankenhaus. Enke, Stuttgart 1984.

(661) Wegener B: Stationäre Entzugsbehandlungen von Alkohol- und/oder Medikamentenabhängigen – Ergebnisse eines mittelfristigen Behandlungsmodells. Suchtgefahren 28: 16-26 (1982).

(662) Wegener B, J Beisel: Entzugsbehandlungen chronisch Alkoholabhängiger. Psycho 12: 670-677 (1986).

(663) Wegscheider S: Another chance. Science and Behavior Books, Palo Alto 1981.

(664) Wehowsky H: Alkoholismus aus der Sicht des öffentlichen Gesundheitswesens. Ärztl Fortbldg (Beilage z. Berliner Ärztebl) 57, Nr. 20 u. 21, 1968.

(665) Weig W, F Böcker: Suizidalität bei definierten Erkrankungen. In: Faust V, M Wolfersdorf (Hrsg): Suizidgefahr. Hippokrates, Stuttgart 1984.

(666) Wellhöfer PR: Selbstmord und Selbstmordversuch. (UTB), Fischer, Stuttgart 1981.

(667) Welz R: Epidemiologie und Prävention des Alkoholismus in der Bundesrepublik Deutschland. Internist 29: 323-328 (1988).

(668) Werner W, W Guth, FJ Leipzig: Schizophrene Psychosen und Alkoholismus. In: Wieck HH (Hrsg): Krankheit Alkoholismus. Perimed, Erlangen 1981.

(669) Wesson DR, S Camber: Acute and chronic toxicity of benzodiazepines. In: Smith DE, DR Wesson (eds): The benzodiazepine current standards for medical practice. MTP Press, Lancaster 1985.

(670) West MO, RJ Prinz: Parental alcoholism and childhood psychopathology. Psychological Bulletin 102: 204-218 (1987).

(671) White TG, JP v Wartburg: Models, addiction and a model of addiction. Vortrag, geh. a. d. 30. Internat. Congr. on Alcoholism & Drug Dependence, Amsterdam 1972.

(672) Widmark EMP: Theoretische Grundlagen und praktische Verwendbarkeit der gerichtlich-medizinischen Alkoholbestimmung. Urban & Schwarzenberg, Berlin 1932.

(673) Wieser S: Alkoholismus II. Psychiatrische Komplikationen. Fortschr Neurol Psychiat 33: 349-409 (1965).

(674) Wieser S: Das Trinkverhalten der Deutschen. Nicol, Herford 1973.

(675) Wieser S,W Feuerlein: Über die Prävalenz des Alkohols (Alkoholmißbrauch und Alkoholabhängigkeit) im Bundesland Bremen. Fortschr Neurol Psychiat 44: 447-461 (1976).

(676) Wilkins AJ,WJ Jenkins, JA Steiner: Efficacy of clonidine in treatment of alcohol withdrawal state. Psychopharmacology 81: 78-80 (1983).

(677) Willi J: Die Zweierbeziehung. Rowohlt, Reinbek bei Hamburg 1975.

(678) Willi J: Therapie der Zweierbeziehung. Rowohlt, Reinbek bei Hamburg 1978.

(679) Williams RJ: The genotrophic concept – nutritional deficiencies and alcoholism. Ann NY Acad Sci 57: 794 (1954).

(680) Wilsnack SC: The effects of social drinking on womens fantasy. J Personality 42: 43 (1974).

(681) Winnicott DW: Transitional objects and transitional phenomena. Int J Psycho-Anal 34: 89-97 (1953).

(682) Winnicott DW: Reifungsprozesse und fördernde Umwelt. Kindler, München 1974.

(683) Wissmann J: Alkoholentzug – Prädelir – Delirium tremens. Münch Med Wochenschr 128: 394-398 (1986).

(684) Witkowski RJ: Das Alkoholproblem und seine wirtschaftliche Dimension. Nervenheilkunde 5: 1-4 (1986).

(685) Witter H: Die Beurteilung Erwachsener im Strafrecht. In: Göppinger H, H Witter (Hrsg): Handbuch der Forensischen Psychiatrie, Bd. II. Springer, Berlin 1972.

(686) Wöhrle W: Psychodrama in der Suchtkrankenbehandlung. Gruppenpsychother Gruppendynamik 22: 176-185 (1986).

(687) Wörz R, R Lendle: Schmerz – psychiatrische Aspekte und psychotherapeutische Behandlung. Schmerzstudien Band 4. G. Fischer, Stuttgart 1980.

(688) Wolberg LR: The technique of psychotherapy. Grune & Stratton, New York 1967.

(689) Wolpe J: The systematic desensitization treatment of neuroses. J Nerv Ment Dis 112: 189 (1961).

(690) Wolpe J: The practice of behavior therapy. Pergamon Press, London 1969.

(691) Wolpe J: Neurotische Depression: Experimentelles Analogon, klinische Syndrome und Behandlung. In: Verhaltensmodifikation bei Depressionen. Fortschritte der Psychologie, Bd. 23. Urban & Schwarzenberg, München 1980.

(692) World Health Organisation: WHO Expert Commitee on dependence producing drugs. WHO techn Rep Ser Nr 312, WHO, Genf 1965.

(693) Wüthrich P: Zur Soziogenese des chronischen Alkoholismus. In: Ritzel G (Hrsg): Sozialmedizinische und pädagogische Jugendkunde. Karger, Basel 1974.

(694) Wurmser L: Drug abuse: Nemesis of psychiatry. Int J Psychiat 10: 94 (1972).

(695) Wurzbacher G: Suchtentwicklung und Rolle der Frau aus sozialwissenschaftlicher Sicht. In: Dt Hauptstelle gegen Suchtgefahren (Hrsg): Frau und Sucht. Band 23 der Schriftenreihe zum Problem der Suchtgefahren. Hoheneck, Hamm 1981.

(696) Zeiler J: Ansätze zu einem integrativen Modell der Sucht: Zur Verschränkung von Charakterpathologie und süchtiger Symptomatik. Psychother Med Psychol 37: 105-110 (1987).

(697) Zerbin-Rüdin E: Kriminalität und Alkoholismus – genetische Aspekte. Forensia 6: 55-70 (1955).

(698) Zettermann RK, MF Sorell: Immunologic aspects of alcoholic liver disease. Gastroenterology 81: 616-624 (1981).
(699) Ziegler B: Neurophysiologische Aspekte der Sucht und des Entzugs. In: Keup W (Hrsg): Sucht als Symptom. Thieme, Stuttgart 1978.
(700) Ziegler H: Alkohol am Arbeitsplatz. Neuland, Hamburg 1979.
(701) Ziegler H: Institution – Therapeut – Therapie. In: Schrappe O (Hrsg): Methoden der Behandlung von Alkohol-, Drogen- und Medikamentenabhängigkeit. Schattauer, Stuttgart 1983.
(702) Zieve L: Jaundice, hyperlipemia and hemolytic anemia: heterofore unrecognized syndrome associated with alcoholic fatty liver and cirrhosis. Ann Intern Med 48: 471 (1958).
(703) Zilm DH, EM Seller, RC Frecker, H Kunov: The nature and etiology of normal and alcohol withdrawal tremor. JEEE Transactions on Biomedical Engineering, vol BME 26: 3-10 (1979).

Stationäre Behandlungseinrichtungen für Alkoholkranke in der Bundesrepublik Deutschland

Quellenverzeichnis:

1) Zusammenstellung der Deutschen Hauptstelle gegen die Suchtgefahren (DHS) e.V.
2) Krankenhausadreßbuch 1987
3) Verzeichnis der Fachkrankenhäuser für Suchtkranke (Ausgabe 1987/88)
4) Diverse Anschreiben

(Liste ohne Gewähr für aktuellen Stand und Vollständigkeit)

Anschrift	Träger	Behand-lungs-plätze	M=Männer F=Frauen J=Jugendl.	Therapie-dauer	Anmerkungen
Psychiatrisches Landes-krankenhaus Bad Schussenried Postfach 25, Klosterhof 1 7953 Bad Schussenried Tel.: 07583/33–1	Land Baden-Württemberg	38	M + F	6 Mon.	Fachstation im Psych. Landes-krankenhaus (auch Medi-kamenten-abhängige)
Landesklinik Nord-schwarzwald Lützenhardter Hof 7262 Calw-Hirsau Tel.: 07051/586–1	Land Baden-Württemberg	73			
Psychiatrisches Landes-krankenhaus Emmen-dingen Neubronnstraße 25 7830 Emmendingen Tel.: 07641/4611	Land Baden-Württemberg	83	M + F		Fachstation im Psych. Landes-krankenhaus
Klinikum Ruprecht-Karls-Universität Psychiatrische Klinik Voßstraße 4 6900 Heidelberg Tel.: 06221/564966/67	Universität Tübingen	keine festen Behandlungsplätze gelegentliche Entzugsbehandlun-gen bei Alkoholabhängigen			
Psychiatrisches Landes-krankenhaus Reichenau Therapiestation für alkoholkranke Männer Postfach 3000 Feuersteinstraße 55 7750 Konstanz 3 Tel.: 07531/7011	Land Baden-Württemberg	35	M + F	4 Mon.	Fachstation im Psych. Landes-krankenhaus (auch Medi-kamenten-abhängige)
Psychiatrisches Landes-krankenhaus Weißenau Akademisches Kranken-haus und Abteilung Psychiatrie I der Univ. Ulm Weingartshofer Straße 2 7980 Ravensburg-Weißenau Tel.: 0751/601–1	Land Baden-Württemberg	23 (+65)		6 Mon.	Fachstation im Psych. Landes-krankenhaus (auch Medi-kamenten-abhängige)

Anschrift	Träger	Behand-lungs-plätze	M=Männer F=Frauen J=Jugendl.	Therapie-dauer	Anmerkungen
Eberhard-Karl-Universität Tübingen Zentrum für Psychiatrie und Neurologie Nervenklinik Osianderstraße 22 7400 Tübingen 1 Tel.: 07071/29–1	Universität Tübingen	14	M + F + J	6 W. stationär 1 J. ambulant	
Psychiatrisches Landes-krankenhaus Weinsberg Fachabteilung für Sucht-kranke 7102 Weinsberg-Weißenhof Tel.: 07134/75–1	Land Baden-Württemberg	24 (+53)	M + F + J	mittel-, lang- und kurz-fristige Entwöh-nungsmaß-nahmen, zwangs-unterge-brachte, psycho-organisch und sozial Schwerst-gestörte	Fachstation im Psych. Landes-krankenhaus (auch Medika-menten- und Drogen-abhängige)
Psychiatrisches Landes-krankenhaus Wiesloch Heidelberger Straße 1 a Postfach 1420 6908 Wiesloch Tel.: 06222/550	Land Baden-Württemberg	103	M	6–8 W. 4 Mon.	Fachstation im Psych. Landes-krankenhaus
Psychiatrisches Landes-krankenhaus Winnenden Schloßstraße 50 7057 Winnenden Tel.: 07195/151	Land Baden-Württemberg	22	M + F	6 Mon.	Fachstation im Psych. Landes-krankenhaus (auch Medi-kamenten-abhängige)
Psychiatrisches Landes-krankenhaus Zwiefalten Hauptstraße 9 7942 Zwiefalten Tel.: 07373/101	Land Baden-Württemberg	18	M	6 Mon. aufwärts	Fachstation im Psych. Landes-krankenhaus (auch Medi-kamenten-abhängige)

Anschrift	Träger	Behand-lungs-plätze	M=Männer F=Frauen J=Jugendl.	Therapie-dauer	Anmerkungen
Psychosomatische Klinik Fachklinik f. soziopsycho-som. Medizin Dr. med. Walter H. Lechler Bernbacherstraße 33 7506 Bad Herrenalb Tel.: 07083/2071		64	M + F		Fachkrankenhaus
Fachkrankenhaus Höchsten mit Abt. Bruggenhof/ Zußdorf Fachklinik für suchtkranke Frauen 7774 Deggenhausertal Tel.: 07555/5525 + 5526	Zieglersche Anstalten e.V. Wilhemsdorfer Werke, e.V. Diakonie 7983 Wilhelms-dorf	85	F	6 Mon. 9 Mon.	Fachkrankenhaus (auch Medika-menten- und Drogen-abhängige)
Psycho-soziale Klinik Ettenheimmünster Münstertalstraße 11 7637 Ettenheim 5 (Ettenheimmünster) Tel.: 07822/9081–83	Kathol. Träger	80	M ab 20 J.	6–9 Mon. Wieder-holungskur 6 W. Festi-gungsbe-handlung	Fachkrankenhaus
Sanatorium Helmut Schloz für suchtkranke Frauen Lauterbachstraße 145 7290 Freudenstadt Tel.: 07441/4484	Helmut Schloz Freudenstadt	36	F	6 Mon.	Fachkrankenhaus (auch für Medi-kamenten- und Drogen-abhängige)
Fischer-Haus Rehabilitationseinrichtung für suchtkranke Männer Mönchkopfstraße 21 7560 Gaggenau-Michel-bach Tel.: 07225–1056	Fischer-Haus e.V. Krohnsweg 1 7530 Pforzheim-Würm	38	M		Fachkrankenhaus Rehabilitations-einrichtung für chron. Sucht-kranke
Christophsbad Göppingen Dr. Landerer & Söhne GmbH & Co. Fachklinik f. Psychiatrie und Neurologie Faurndauer Straße 6–28 7320 Göppingen Tel.: 07161/6010	Dr. Landerer & Söhne GmbH & Co.	21	M + F	6 W.	Fachstation im Psych. Kranken-haus (auch Medi-kamenten-abhängige)

Anschrift	Träger	Behand-lungs-plätze	M=Männer F=Frauen J=Jugendl.	Therapie-dauer	Anmerkungen
Rochat-Klinik Heidelberg Behandlungszentrum für Alkohol- und Medikamentenabhängige Neugasse 16 6900 Heidelberg Tel.: 06621/25713	Ev. Stadtmission Heidelberg Landfriedstr. 16 6900 Heidelberg	12	M + F	6 W. stationär 4 Mon. ambulant	Fachkrankenhaus
Therapeutische Wohngemeinschaft »Neues Leben« Bergheimer Straße 133 6900 Heidelberg Tel.: 06221/12350	Sozialwerk Heidelberg e.V.			Therap. Gemein-schaft	
Wichernheim –Nachsorgeeinrichtung– Plöck 13–21 6900 Heidelberg Tel.: 06221/12027–28	Ev. Stadtmission Heidelberg	40	M	1 J.	Übergangsheim und Wohnge-meinschaft (auch Medikamenten-und Drogenab-hängige)
Kurklinik Altheim Beim Bahnhof 8 7240 Horb-Altheim Tel.: 07486/220		70	M	6 Mon. 2 Mon. Rehakuren	Fachkrankenhaus
Therapiezentrum Münzesheim Krankenhaus für Suchtkranke Männer Am Mühlberg 7527 Kraichtal 1 Tel.: 07250/571–573	Ev. Stadtmission Heidelberg e.V. Landfriedstr. 16 6900 Heidelberg	84	M	6 Mon.	Fachkrankenhaus (auch Medika-menten- und Drogen-abhängige)
Fachklinik Birkenbuck der Landesversicherungs-anstalt Baden Fachklinik für Sucht-kranke 7841 Malsburg-Marzell 3 Tel.: 07626/891–1	LVA Baden	105	M + F	i.d.Regel 6 Mon.	Fachkrankenhaus
Therapeutische Gemein-schaft Maulbronn Heilbronner Straße 10 7133 Maulbronn Tel.: 0743/7878	Verein f. Jugendhilfe e.V. Alexanderstr. 6 7032 Sindel-fingen	16	J		Therap. Gemein-schaft (speziell Medikamenten-und Drogenab-hängige)

Anschrift	Träger	Behand-lungs-plätze	M=Männer F=Frauen J=Jugendl.	Therapie-dauer	Anmerkungen
Zentrum für Sozial-therapie und Sozial-betreuung der Drogen-hilfe Unterland e.V. Gut Assumstadt Brückenstraße 17 7108 Möckmühl-Züttlingen Tel.: 06298/7071	Drogenhilfe Unterland e.V. 7108 Möckmühl-Züttlingen	50	M + F + J	9–18 Mon.	Therap. Gemein-schaft (speziell bei Medikamen-ten- und Drogen-abhängigen)
Fachklinik Wilhelmsheim 7155 Oppenweiler-Wilhelmsheim Tel.: 07193/6011	GPT Gesellschaft für psychosoma-tische Therapie mbH Stettiner Str.100 4000 Düsseldorf 30	200 24 Betten Med. Auf-nahme-station	M + F	4–6 Mon.	Fachkrankenhaus (auch Medi-kamenten-abhängige)
Haus Renchtal Fachklinik für Alkohol-kranke Männer Renchtalstraße 14 Postfach 1163 7592 Renchen/Baden Tel.: 07843/703–0	Badischer Landesverband gegen die Sucht-gefahren Renchtalstr. 14 7592 Renchen	67	M	6 Mon.	Fachkrankenhaus
Krankenhaus Rottenmünster Fachklinik für Psychiatrie und Neurologie Schwenninger Straße 55 7210 Rottweil Tel.: 0741/241–0	Genossenschaft der Barmherzigen Schwestern 7934 Unter-marchtal	27	M + F	individuell nach Ent-giftungs-dauer	Fachkrankenhaus Einzugsgebiet: regional (auch Medikamenten-abhängige)
Kurklinik Berghof Heilstätte für suchtkranke Frauen Schwarzwaldhochstraße 7584 Sand über Bühl Tel.: 07226/444 u. 445	Frau Elisabeth Gerber	100	F	6 Mon. Verlänge-rung in alternati-ven Son-dergrup-pen für 4 Mon.	Fachkrankenhaus (auch Medi-kamenten-abhängige)
Psycho-soziale Klinik »Lindenhof« Fachkrankenhaus für suchtkranke Frauen Vogesenstraße 17 7801 Schallstadt-Wolfen-weiler Tel.: 07664/7041 u. 7042	AGJ Schwarzwald-straße 24 7800 Freiburg	64	F + J	6–9 Mon.	Fachkrankenhaus (auch Medika-menten- und Drogen-abhängige)

Anschrift	Träger	Behand-lungs-plätze	M=Männer F=Frauen J=Jugendl.	Therapie-dauer	Anmerkungen
Kurklinik Glöcklehof GmbH Fachklinik für Psycho-soziale Therapie alkohol-abhängiger Frauen und Männer 7826 Schluchsee-Hinter-häuser Tel.: 07656/542	Kurklinik Glöcklehof GmbH	98	M + F		Fachkrankenhaus
Fachklinik »Four Steps« Therapeutische Gemein-schaft Schorndorfer Straße 99 7060 Schorndorf Tel.: 07181/72909	Verein für Jugendhilfe e.V. Alexanderstr. 6 7032 Sindel-fingen	27	M + F	12–18 Mon.	Therap. Gemein-schaft (speziell Medikamenten- und Drogenab-hängige)
Haus Weitenau 7853 Steinen, Kloster Weitenau Tel.: 07627/662–63	Bad. Landesver-band gegen die Suchtgefahren 7592 Renchen	30	M + F + J (17–30 J.)	9 Mon.	Fachkrankenhaus (auch Medika-menten- und Drogen-abhängige)
Hattenbachhaus für sucht-kranke Frauen Hattenbachweg 16 7000 Stuttgart 70 Tel.: 0711/455912			F		
»Wendepunkt« Therapieeinrichtung für Alkohol- und Medika-mentenabhängige Süßenerstraße 25 7000 Stuttgart 60 (Wangen) Tel.: 0711/4202040	Caritasverband f. Württ.	12	M + F	3 Mon. stat. 4 Mon. amb.	Fachkrankenhaus und Therap. Gemeinschaft Familientherap. Ansatz
Fachkrankenhaus Ringgenhof Klinik für suchtkranke Männer Riedhauser Straße 57–69 7983 Wilhelmsdorf Kreis Ravensburg Tel.: 07503/202–0	Zieglersche Anstalten	97	M ab 20 J.	4–12 Mon.	Fachkrankenhaus (auch Medika-menten- und Drogen-abhängige) Bereitschaft zum begleitenden Nikotinentzug
Fachklinik »Haus Kraichtalblick« Sternackerstraße 46 7527 Kraichtal-Oberacker Tel.: 07250/8131	Ev. Stadtmission Heidelberg e.V.	40	F	6 Mon.	Fachkrankenhaus (auch Medika-menten- und Drogen-abhängige)

Anschrift	Träger	Behand-lungs-plätze	M=Männer F=Frauen J=Jugendl.	Therapie-dauer	Anmerkungen
Oberbergklinik für psycho-somatische Medizin Oberberg 1 7746 Hornberg/Schwarz-wald Tel.: 07833/792–0	Privat	57	M + F	i.d.R. 6–8 Wo.	Privatbehandlun-gen für Führungs-kräfte, speziell bei Abhängig-keitskrankheiten

Anschrift	Träger	Behand-lungs-plätze	M=Männer F=Frauen J=Jugendl.	Therapie-dauer	Anmerkungen
Bezirkskrankenhaus Ansbach Abt. für Alkoholkranke Männer (Haus 20) Feuchtwanger Straße 38 8800 Ansbach Tel.: 0981/6311	Bezirk Mittel-franken Promenade 27 8800 Ansbach Tel.: 0981/531	16	M 18–60 J.	8–12 Mon.	Bezirkskranken-haus (gilt nur für Bayern)
Bezirkskrankenhaus Ansbach Abt. für Alkoholkranke Frauen (Haus 25) Feuchtwanger Straße 38 8800 Ansbach Tel.: 0981/6994	Bezirk Mittel-franken Promenade 27 8800 Ansbach Tel.: 0981/531	10	F 18–60 J.	8–12 Mon.	Bezirkskranken-haus (gilt nur für Bayern)
Nervenkrankenhaus des Bezirks Oberfranken Cottenbacherstraße 23 Postfach 100853 8580 Bayreuth Tel.: 0921/2831	Bezirk Ober-franken Ludwigstr. 20 8580 Bayreuth Tel.: 0921/6041	40	M + F 18–60 J.	8–12 Mon.	Bezirkskranken-haus (gilt nur für Bayern) (auch Medikamentenab-hängige)
Bezirkskrankenhaus Engelthal Reschenbergstraße 20 8561 Engelthal/Mfr. Tel.: 09158/180	Bezirk Mittel-franken Bischof-Meiser-Str. 2 8800 Ansbach Tel.: 0981/531	15	M + F 18–60 J.	4–6 Mon.	Bezirkskranken-haus (gilt nur für Bayern)
Therapeutische Wohn-gemeinschaft Erlangen Loewenichstraße 1 8520 Erlangen Tel.: 09131/ 86295	Stadt Erlangen Loewenichstr. 1 8520 Erlangen Tel.: 09131/86295	6	M + F 18–30 J.	6 Mon.	Wohngemein-schaft Nachsorge
Bezirkskrankenhaus Günzburg Rehabilitationsstation für alkohol- und medikamen-tenabhängige Männer (Haus 24/I) Reisenburgerstraße 2 8870 Günzburg Tel.: 08221/961	Bezirk Schwaben Fronhof 10 8900 Augsburg Tel.: 0821/31051	24	M 25–55 J.	3–6 Mon.	Bezirkskranken-haus (gilt nur für Bayern)

Anschrift	Träger	Behand-lungs-plätze	M=Männer F=Frauen J=Jugendl.	Therapie-dauer	Anmerkungen
Bezirkskrankenhaus Günzburg Station für alkohol- abhängige Männer mit Alkoholfolgekrankheiten (Haus 24/II) Reisenburgerstraße 2 8870 Günzburg Tel.: 08221/961	Bezirk Schwaben Fronhof 10 8900 Augsburg Tel.: 0821/31051	19	M	nicht fest-gelegt	Bezirkskranken-haus (gilt nur für Bayern)
Bezirkskrankenhaus Günzburg Rehabilitationsstation für alkohol- und medikamen-tenabhängige Frauen (Haus 36/II) Reisenburgerstraße 2 8870 Günzburg Tel.: 08221/961	Bezirk Schwaben Fronhof 10 8900 Augsburg Tel.: 0821/31051	15	F ab 16 J.	3–6 Mon.	Bezirkskranken-haus (gilt nur für Bayern)
Bezirkskrankenhaus Haar Haus 20 Vockestraße 72 8013 Haar Tel.: 089/4130–1	Bezirk Oberbayern Maximilianstr. 39 8000 München 22 Tel.: 089/2176–1	46	M + F 18–60 J.	2 Thera-pieab-schnitte à 6 Mon.	Bezirkskranken-haus (gilt nur für Bayern)
Bezirkskrankenhaus Suchtkrankenabteilung Kemnather Straße 16 8950 Kaufbeuren Tel.: 08341/72313	Bezirk Schwaben Fronhof 10 8900 Augsburg Tel.: 0821/31051	27 für mittel fristige Entwöh-nungs-beh. für sta-tionäre Kurzthe-rapie	M 18–60 J.	4 W. oder 17 W. Pro-gramm	Bezirkskranken-haus (gilt nur für Bayern) (auch Medikamentenab-hängige)
Nervenkrankenhaus des Bezirks Unterfranken Suchtkrankenabteilung 8770 Lohr Tel.: 09352/503–1	Bezirk Unterbayern Peterplatz 9 8700 Würzburg Tel.: 0931/3801	90	M + F 18–60 J.	6 Mon.	Bezirkskranken-haus (gilt nur für Bayern)
Psychiatrische Klinik der Universität München Station 2.2 Nußbaumstraße 7 8000 München 2 Tel.: 089/5160–3333–3336	Universität München Geschw.-Scholl-Platz 1 8000 München 22 Tel.: 089/2180–1	22	M + F ab 18 J.	Entwöh-nungsbe-handlung 6 W. stationär und 6 W. ambulant	Psychiatrische Universitätsklinik (auch Medi-kamenten-abhängige)

Anschrift	Träger	Behand-lungs-plätze	M=Männer F=Frauen J=Jugendl.	Therapie-dauer	Anmerkungen
Bezirkskrankenhaus Regensburg Abteilung für Suchtkranke Universitätsstraße 84 8400 Regensburg Tel.: 0941/941–1	Bezirk Oberpfalz Emmerams-platz 8 8400 Regens-burg Tel.: 0941/564–1	75	M	5–6 Mon.	Bezirkskranken-haus (gilt nur für Bayern) (auch Medikamenten-und Drogenab-hängige)
Haus Saaletal Fachklinik für Abhängig-keitserkrankungen Kurhausstraße 38 8740 Bad Neustadt/Saale Tel.: 09771/7031–8	Haus Saaletal GmbH Kurhausstr. 38 8740 Bad Neu-stadt/Saale	160	M + F ab 18 J.	6 Mon.	Fachkrankenhaus (auch Medi-kamenten-abhängige)
Fachkrankenhaus Hirtenstein 8981 Bolsterlang Tel.: 08326/1826	Kath. Männer-fürsorgeverein München e.V. Herzog-Hein-rich-Str. 21 8000 München 2 Tel.: 089/530128	84	M ab 21 J.	6 Mon.	Fachkrankenhaus (auch Medi-kamenten-abhängige)
Daytop-Therapiecenter Linienstraße 53 8024 Deisenhofen Tel.: 089/6131625	Daytop-Gesell-schaft für soziale Planung und Alternativen Kaiserstr. 1 8000 München 40 Tel.: 089/333130 u. 347733	28	M + F 18–45 J.	6 Mon.	Fachkrankenhaus (auch Medi-kamenten-abhängige)
Fachklinik Furth i. Wald Eichertweg 37 8492 Furth i. Wald Tel.: 09973/2021	Rehabilitations-zentrum Furth i. Wald KG Eichertweg 37 8492 Furth i. Wald Tel.: 09973/2021	165	M + F ab 20 J.	17 W.	Fachkrankenhaus (auch Medi-kamenten-abhängige)
Daytop-Therapiecenter Josef-Schäfer-Straße 3 8032 Gräfelfing Tel.: 089/853220	Daytop-Gesell-schaft für soziale Planung und Alternativen Kaiserstr. 1 8000 München 40 Tel.: 089/333130 u. 347733	35	M + F 15–40 J.	6 Mon.	Fachkrankenhaus (auch Medi-kamenten-abhängige)

Anschrift	Träger	Behand-lungs-plätze	M=Männer F=Frauen J=Jugendl.	Therapie-dauer	Anmerkungen
Bad Berleburger Kurklinik GmbH & Co. KG Sebastian-Kneipp-Allee 4 8944 Grönenbach Tel.: 08334/79353	Bad Berleburger Kurklinik GmbH & Co. KG	65	M + F 16–55 J.	12 W.	Klinik für Psychosomatische Medizin (auch Medikamenten- und Drogenab-hängige)
Fachkrankenhaus Weihersmühle 8501 Großhabersdorf Tel.: 09105/876–7	Kath. Männer-fürsorgeverein München e.V. Herzog-Hein-rich-Str. 21 8000 München 2 Tel.: 089/530128	48	M 15–35 J.	6 Mon.	Fachkrankenhaus (auch Medi-kamenten-abhängige)
Fachklinik Schönau Schneit 23 8999 Grünenbach Tel.: 08383/7015	Arbeiter-wohlfahrt Bez. Verb. Schwaben Goethestr. 12 8901 Stadt-bergen Tel.: 0821/ 525005–07	35	M 18–55 J.	6 Mon.	Fachkrankenhaus (auch Medi-kamenten-abhängige)
Fachkrankenhaus Haselbach Fachkrankenhaus für alko-hol- u. medikamenten-abhängige Frauen und Männer Kneippstraße 5 8441 Haselbach Tel.: 09961/1520	Caritasverband der Diöz. Regensburg e.V. Von-der-Tann-Straße 7 8400 Regens-burg 11 Tel.: 0941/50210	34	F + M 18–60 J.	6 Mon.	Fachkrankenhaus Einzugsgebiet: überregional
Blaukreuz-Haus München e.V. Rehabilitationseinrichtung für alkoholkranke Männer Gautinger Straße 22 8033 Krailling Tel.: 089/8577828	Blaukreuz-Haus München e.V. Gautinger Str. 22 8033 Krailling Tel.: 089/ 8572888	12	M + J	3–6 Mon.	Übergangsheim (Resozialisierung)
Fachklinik Legau für alkoholkranke Frauen Leutkircher Straße 32 8945 Legau Tel.: 08330/318 oder 517	Arbeiter-wohlfahrt Bez. Verb. Schwaben Goethestr. 12 8901 Stadt-bergen Tel.: 0821/ 525005–07	24	F 18–55 J.	6 Mon.	Fachkrankenhaus (auch Medi-kamenten-abhängige)

Anschrift	Träger	Behand-lungs-plätze	M=Männer F=Frauen J=Jugendl.	Therapie-dauer	Anmerkungen
Fasanenhof Rehabilitationszentrum junger Suchtkranker Am Blütenanger 64 8000 München 50 Tel.: 089/1504933	Kath. Caritas-verb. der Erzdiözese München Adlzreiterstr. 22 8000 München 2 Tel.: 089/7292–1	16	M + F + J 16–28 J.	9 Mon.	Fachkrankenhaus (auch Medi-kamenten- und Drogen-abhängige)
Fachkrankenhaus Annabrunn 8261 Polling Tel.: 08631/12041	Kath. Männer-fürsorgeverein München e.V. Herzog-Hein-rich-Str. 21 8000 München 2 Tel.: 089/530128	58	M 25–55 J.	9 Mon.	Fachkrankenhaus
Kurheim Lechbruck-Gründl Spezialeinrichtung für suchtkranke Männer Enzianweg 22 8921 Prem-Gründl Tel.: 08862/8333	Gottfried Müller GmbH & Co. KG Enzianweg 8921 Prem-Gründl Tel.: 08862/8333	29	M 18–55 J.	6–9 Mon.	Fachkrankenhaus (auch Medi-kamenten-abhängige)
Römerhaus Fachkrankenhaus für Suchtkranke Jodbad Sulzbrunn/Allgäu 8961 Sulzberg Tel.: 08376/8153	Deutsch. Gemeinschafts-Diakonie-verband Streesemannstr. 22 3550 Marburg Tel.: 06421/25051	46	M ab 21 J.	6 Mon.	Fachkrankenhaus (auch Medi-kamenten-abhängige)
Haus Immanuel Fachklinik für suchtkranke Frauen 8656 Thurnau-Hutschdorf Tel.: 09228/676	Deutsch. Gemeinschafts-Diakonie-verband Streesemannstr. 22 3550 Marburg Tel.: 06421/25051	35	F ab 20 J.	6 Mon.	Fachkrankenhaus (auch Medi-kamenten-abhängige)
Teen Challenge Farm Obervilslern 61 8319 Velden/Vils Tel.: 08742/8067	Teen Challenge Farm Obervilslern 61 8319 Velden/Vils Tel.: 08742/8067	12	M + J 18–30 J.	15 Mon.	Therap. Gemein-schaft (Christli-ches-Sozialthera-peutisches Reha-bilitationszen-trum) (auch Medika-menten- und Drogen-abhängige)

Anschrift	Träger	Behand-lungs-plätze	M=Männer F=Frauen J=Jugendl.	Therapie-dauer	Anmerkungen
Sanatorium Fachklinik für suchtkranke Frauen 8396 Wegscheid Tel.: 08592/395	Ilse Hertel u. Max Benzing Sanatorium Wegscheid 8396 Wegscheid Tel.: 08592/395	25	F 18–55 J.	6 Mon.	Fachkrankenhaus (auch Medi-kamenten- und Drogen-abhängige)
Fachkrankenhaus Hahnenholz II Hauptstraße 280 8751 Weibersbrunn Tel.: 06094/512 u. 513	Gemeinnütziger Verein zur Rehabilitation Suchtkranker Hahnenholz I/II + III e.V. 8751 Weibers-brunn Tel.: 06094/512 u. 513	60	M + F ab 18 J.	6 Mon.	Fachkrankenhaus (auch Medi-kamenten-abhängige)

Anschrift	Träger	Behand-lungs-plätze	M=Männer F=Frauen J=Jugendl.	Therapie-dauer	Anmerkungen
Karl-Bonhoeffer-Nerven-Klinik Oranienburger Straße 285 1000 Berlin 26 Tel.: 030/41931	Land Berlin	110	M + F		Entgiftung, Entwöhnung, Chroniker Abt. f. Suchtkranke im Psych. Kranken-haus
Krankenhaus Am Urban Krankenhausbetrieb von Berlin-Kreuzberg Dieffenbachstraße 1 1000 Berlin 61 Tel.: 030/6971	Land Berlin	44	M + F		Entgiftung, Entwöhnung, Fachstation All-gemeinkranken-haus
Krankenhaus Spandau örtlicher Bereich Havelhöhe Kladower Damm 221 1000 Berlin 22 Tel.: 030/3651011	Land Berlin	65	M + F + J		Entgiftung, Entwöhnung, Fachstation Psych. Abt. (auch Medika-menten- und Drogen-abhängige)
Nervenklinik Spandau Griesingerstraße 27–33 1000 Berlin 20 Tel.: 030/37011	Land Berlin	54	M + F		Entwöhnung Fachstation Psych. Kranken-haus (auch Medikamenten-abhängige)
Anonyme Alkohol-krankenhilfe Berlin e.V. (AKB) Königstraße 2 1000 Berlin 37 Tel.: 030/8025080	Anonyme Alko-holkrankenhilfe Berlin e.V.	7	J + Kinder		Wohngemein-schaft (auch Medikamenten-abhängige)
Jüdisches Krankenhaus Abt. Psychosomatik Iranische Straße 2 1000 Berlin 65 Tel.: 030/49941	Stiftung Jüd. Krankenhaus Berlin	90	M + F	i.d.R. 6 W.	Fachabteilung im Allgemeinkran-kenhaus (auch Medikamenten-abhängige)
Kliniken im Theodor-Wenzel-Werk Innere Abteilung Hohenzollernstraße 15–19 1000 Berlin 39 Tel.: 030/81006-0	Theodor-Wenzel-Werk e.V.	22	M + F		Fachstation Allgemeinkran-kenhaus (auch Medikamenten-abhängige)

Anschrift	Träger	Behand-lungs-plätze	M=Männer F=Frauen J=Jugendl.	Therapie-dauer	Anmerkungen
Psychiatrische Abteilung Am Waldhaus 1–19 1000 Berlin 38 Tel.: 030/81091	Theodor-Wenzel-Werk e.V.	24	M + F		(auch Medikamenten-abhängige)
Fördergemeinschaft zur Errichtung von Kontakt-stätten u. Wohngruppen für Alkoholkranke Rudower Str. 77 1000 Berlin 47 Tel.: Verwalt. 030/6023024	Ko Wo e.V.	28	M + F		2 Wohngemein-schaften (auch Medikamenten-abhängige) sowie Saftläden
Therapeutische Gemein-schaft für suchtkranke Frauen »Zwiebel« Potsdamer Chaussee 70 1000 Berlin 38 Tel.: 030/810003-50	Theodor-Wenzel-Werk e.V.	18	F		Wohngemein-schaft (auch Medikamenten-abhängige)

Anschrift	Träger	Behand-lungs-plätze	M=Männer F=Frauen J=Jugendl.	Therapie-dauer	Anmerkungen
Zentralkrankenhaus Psychiatrie III (Sebaldsbrück) Saarburger Straße 56 2800 Bremen Tel.: 0421/408921	Stadtgemeinde Bremen (Senator f. Gesundheit u. Umweltschutz)	103 davon 30 teil-statio-näre Behand-lungs-plätze (Tages-klinik/ Nacht-klinik)	M + F + J	8–12 W.	Fachstation im Psych. Landes-krankenhaus (auch Medika-menten- und Drogen-abhängige)
Christliches Reha-Haus Bremen e.V. Nachsorgeeinrichtung Theodor-Billrodh-Str. 6 2800 Bremen 61 Tel.: 0421/873737		10			Nachsorge (auch Medikamenten-abhängige)
Klinik Dr. Heines Fachklinik für Psychiatrie, Psychotherapie u. Neurologie Rockwinkeler Landstr. 110 2800 Bremen 33 Tel.: 0421/42891	Dr. Heines 2800 Bremen	234	M + F ab 17 J.	6 Mon. Psycho-therapie 8–12 W.	Fachkrankenhaus (auch Medikamenten-abhängige)
Therapiezentrum »Hohe Horst« Löhnhorst 1 2822 Schwanewede 1 Tel.: 0421/651061	Drogenhilfe Bremen e.V. Löhnhorst 2 2822 Schwane-wede	50	M + F + J Ehepaare mit Kindern	18 Mon.	Therap. Gemein-schaft und Wohn-gemeinschaft und Nachsorge (auch Medikamenten- und Drogenab-hängige)

Anschrift	Träger	Behand-lungs-plätze	M=Männer F=Frauen J=Jugendl.	Therapie-dauer	Anmerkungen
Allg. Krankenhaus Ochsenzoll Therapiestation für Sucht-kranke (Haus 29) psychiatrische Abt. VIII Langenhorner Chaussee 560 2000 Hamburg 62 Tel.: 040/5271–0	Freie u. Hanse-stadt Hamburg	50	M + F + J ab 18 J.	8–10 W.	Fachstation im Psych. Landes-krankenhaus (auch Medikamenten-abhängige)
Jugend hilft Jugend e.V. Max-Brauer-Allee 116 2000 Hamburg 50 Tel.: 040/3809547	Jugend hilft Jugend e.V. Max-Brauer-Allee 116 2000 Hamburg 50 Tel.: 040/ 3809547	40	M + F + J 18–25 J.	18 Mon.	Therap. Gemein-schaft Aufnahme: überregional (auch Medikamenten-und Drogen-abhängige)
»projekt reitbrook« Sozialtherapeutische Wohngemeinschaft für drogenabhängige junge Menschen Vorderdeich 151 2050 Hamburg 80 Tel.: 040/7372607	Jugendhilfe e.V. Geschw.-Scholl-Str. 8 2000 Hamburg 20 Tel.: 040/489166	18	M + F + J 15–26 J.	18 Mon. evtl. 6 Mon. Ver-längerung	Therap. Gemein-schaft Aufnahme: überregional (auch Medikamenten-und Drogen-abhängige)
Sozialtherapeutisches Zen-trum für Suchtkranke Hummelsbütteler Haupt-straße 15 2000 Hamburg 63 Tel.: 040/5382075	Martha-Stiftung Bugenhagenstr. 21 2000 Hamburg 1 Tel.: 040/33421	51	M + F	6 Mon.	Fachkrankenhaus mit Entgiftungs-station, mit am-bulanter Behand-lungs- und Bera-tungsstelle »Die Hummel«
Sozialtherapeutisches Zen-trum für Suchtkranke Abt. Nachsorgeeinrichtung Hummelsbütteler Haupt-straße 15 2000 Hamburg 63 Tel.: 040/5382075	Martha-Stiftung Bugenhagenstr. 21 2000 Hamburg 1 Tel.: 040/33421	26	F 18–45 J.	ca. 12–18 Mon.	Übergangsheim Therapeutisches Nachsorgewohn-heim für Frauen Überregionale Einrichtung gem. §39, 40 oder 72 BS Aufnahme aus anderen Bundes-ländern nur mit Kostenzusage

Anschrift	Träger	Behand- lungs- plätze	M=Männer F=Frauen J=Jugendl.	Therapie- dauer	Anmerkungen
Sozialtherapeutisches Wohnheim Jenfeld Jenfelder Straße 100 2000 Hamburg 70 Tel.: 040/6531021	Alida Schmidt Stiftung Finkenau 31 2000 Hamburg 76 Tel.: 040/ 2271010	40	M 25–45 J.	max. 18 Mon.	Übergangsheim Aufnahme: über- regional

Anschrift	Träger	Behand-lungs-plätze	M=Männer F=Frauen J=Jugendl.	Therapie-dauer	Anmerkungen
Psychiatrisches Kranken-haus Eichberg Klosterstraße 4 6228 Eltville Tel.: 06123/6021	Landeswohl-fahrtsverband Hessen 3500 Kassel	22		Entzug	Fachstation im Psych. Landes-krankenhaus Einzugsgebiet: regional
Psychiatrisches Kranken-haus Merxhausen Landgraf-Philipp-Straße 9 3501 Emstal 2 Tel.: 05624/60516	Landeswohl-fahrtsverband Hessen 3500 Kassel		M + F	läng. Ent-wöhnungs-behand-lung	Fachstation im Psych. Landes-krankenhaus Einzugsgebiet: regional Entzugsbehand-lung
Waldkrankenhaus Köppern 6382 Friedrichsdorf 2 Tel.: 06172/7911	Landeswohl-fahrtsverband Hessen 3500 Kassel	36	M + F		Entzugsbehand-lung
Psychiatrisches Kranken-haus Gießen Licher Straße 106 6300 Gießen Tel.: 0641/4031	Landeswohl-fahrtsverband Hessen 3500 Kassel				Entzugsbehand-lung
Psychiatrisches Kranken-haus Hadamar Mönchberg 6253 Hadamar Tel.: 06433/801	Landeswohl-fahrtsverband Hessen 3500 Kassel	202	M + F	länger-fristige Entwöh-nungsbe-handlung	Fachstation im Psych. Landes-krankenhaus Entzugsbehand-lung § 64 StGB § 126 StPO (auch Medikamenten-abhängige)
Psychiatrisches Kranken-haus Heppenheim Ludwigstraße 54 6148 Heppenheim Tel.: 06252/161	Landeswohl-fahrtsverband Hessen 3500 Kassel				Fachstation im Psych. Landes-krankenhaus Einzugsgebiet: regional
Fachklinik Wigbertshöhe Dr.-Ronge-Weg 10 6430 Bad Hersfeld Tel.: 06621/15086	Kuranstalt und Klinik Wigbertshöhe Dr. Ronge GmbH & Co. KG	133	M + F	6 Mon.	Fachkrankenhaus mit klinischer Entgiftungs-station Einzugsgebiet: überregional (auch Medikamenten-abhängige)

Anschrift	Träger	Behand-lungs-plätze	M=Männer F=Frauen J=Jugendl.	Therapie-dauer	Anmerkungen
Schloß Falkenhof Nibelungenstraße 109 6140 Bensheim Tel.: 06251/38001	Caritasverband Darmstadt e.V.	64	M	6 Mon.	Fachkrankenhaus Einzugsgebiet: regional Hessen (auch Medikamenten- und Drogen-abhängige)
Am Zechenhof - Am Zechenhof 1 3587 Borken-Nassener-furth Tel.: 05682/4344	Diakoniewerk Schwalm e.V.	10 (von 41)	M + F (18–60 J.)	6 Mon. un-begrenzt	Sozialtherapeuti-sche Rehabilita-tionseinrichtung (auch Medikamenten-abhängige)
Herzberghaus Lindenweg 2 6431 Breitenbach-Oberjossa Tel.: 06675/591	Diakoniewerk Schwalm e.V.	35 (+ 10)	M (18–60 J.)	nicht begrenzt, Rehabili-tanden max. 2 J.	Sozialtherapeuti-sche Rehabilita-tionseinrichtung (auch Medikamenten-abhängige)
Haus Rainmühle 6429 Burghaun-Rothen-kirchen Tel.: 06652/2864	Guttempler-Hilfswerk e.V.	20	M	1,5–2 Mon.	Fachkrankenhaus Einzugsgebiet: reg./überregional vorwiegend Hessen (auch Medikamenten-abhängige)
Kurheim Mahlertshof 6419 Burghaun 1 Tel.: 06652/2874	Guttempler-Hilfswerk e.V.	45	M	6 Mon.	Fachkrankenhaus Einzugsgebiet: reg./überregional vorwiegend Hessen (auch Medikamenten-abhängige)
Fachklinik Fürstenwald 3527 Calden-Fürstenwald Tel.: 05609/9011	Diakonie-Stiftung	60	F	6 Mon.	Fachkrankenhaus Einzugsgebiet: reg./überregional (auch Medika-menten- und Drogen-abhängige) (auch »Mutter und Kind«)

Anschrift	Träger	Behand-lungs-plätze	M=Männer F=Frauen J=Jugendl.	Therapie-dauer	Anmerkungen
Waldmühle Beerbacher Straße 20 6100 Darmstadt Eberstadt	Stiftung Wald-mühle (Innere Mission)	16	J	ca. 12 Mon.	Therap. Gemeinschaft (auch Medika-menten- und Drogen-abhängige)
Langzeitprogramm »Eppstein« Theodor-Fliedner-Weg 5 6239 Eppstein Tel.: 06198/8523	Jugendberatung und Jugendhilfe e.V. Corneliusstr. 15 6000 Frankfurt 1	33	M + F + J	ca. 12–15 Mon.	Therap. Gemein-schaft Einzugsgebiet: überregional (auch Medika-menten- und Drogen-abhängige)
Psychosomatische Klinik Eschenburg 6345 Eschenburg Tel.: 02774/6028	Privatkranken-anstalt	50	M + F + J	6 Mon.	Fachkrankenhaus Psychosomatische Fachklinik Einzugsgebiet: überregional (auch Medika-menten- und Drogen-abhängige)
Hartmut-Hartenfels-Haus Steinbacher Hohl 31 6000 Frankfurt a.M. 90 Tel.: 069/761903	Guttempler-Sozialwerk e.V.	21	M	3 Mon. 7 bzw. 14 W.	Fachkrankenhaus Einzugsgebiet: reg./überregional (auch Medikamenten-abhängige)
Hermann-Hesse-Schule Mathildenstraße 28 6000 Frankfurt a.M. 70 Tel.: 0611/651028	Jugendhilfe und Jugendberatung e.V. Corneliusstr. 15 6000 Frankfurt 1 Tel.: 0611/ 748048	110	M + F + J		
Therapeutische Gemein-schaft »Broßwitzstraße« Konrad-Broßwitz-Straße 35 6000 Frankfurt a.M. 90 Tel.: 0611/773015	Jugendhilfe und Jugendberatung e.V. Corneliusstr. 15 6000 Frankfurt 1 Tel.: 0611/ 748048	17	M + F + J	6–9 Mon.	Wohngemein-schaft Einzugsgebiet: überregional (auch Medika-menten- und Drogen-abhängige)

Anschrift	Träger	Behand-lungs-plätze	M=Männer F=Frauen J=Jugendl.	Therapie-dauer	Anmerkungen
Therapeutische Gemeinschaft »Eschenbachhaus« Eschenbachstraße 29 6000 Frankfurt a.M. 1 Tel.: 0611/6313020	Jugendhilfe und Jugendberatung e.V. Corneliusstr. 15 6000 Frankfurt 1 Tel.: 0611/ 748048	17	M + F + J	6–15 Mon.	Therap. Gemeinschaft und Wohngemeinschaft Einzugsgebiet: überregional (auch Medikamenten- und Drogenabhängige)
Therapeutische Gemeinschaft »Goldbergweg« Corneliusstraße 15 6000 Frankfurt a.M. 1 Tel.: 0611/746055	Jugendhilfe und Jugendberatung e.V. Corneliusstr. 15 6000 Frankfurt 1 Tel.: 0611/ 748048	8	M + F + J	6–9 Mon.	Wohngemeinschaft Einzugsgebiet: überregional (auch Medikamenten- und Drogenabhängige)
Übergangswohnheim »Röderichstraße« Röderichstraße 6 6000 Frankfurt a.M. 90 Tel.: 0611/781951	Guttempler-Sozialwerk e.V.	35	M + F		Übergangsheim (nach abgeschlossener Entwöhnungsbehandlung)
Fachklinik Landgraf Friedrich Landgrafenplatz 1 6382 Friedrichsdorf Tel.: 06172/7108–0	Betriebs-GmbH Körperschaft des priv. Rechts	140	M + F	i.d.R. 6 Mon.	Fachkrankenhaus Psychosomatische Fachklinik (auch Medikamentenabhängige)
Übergangsheim für Gefährdete Schwerpunkt Suchtkranke St. Vinzenzstraße 46 6400 Fulda Tel.: 0661/87453	Caritasverband für Stadt- u. Landkreis Fulda e.V. Wilhelmstr. 8 6400 Fulda Tel.: 0661/87446	6	M	12 Mon.	Übergangsheim (auch Medikamentenabhängige)
Fachkrankenhaus Hahnenholz I e.V. Schulstraße 10 3559 Hatzfeld-Eifa Tel.: 06467/8211 + 12	Gem. Verein zur Rehabilitation Suchtkranker e.V.	76	M + F	6–9 Mon.	Fachkrankenhaus Psychosomatische Fachklinik (auch Medikamenten- und Drogenabhängige)

Anschrift	Träger	Behand-lungs-plätze	M=Männer F=Frauen J=Jugendl.	Therapie-dauer	Anmerkungen
Landwohngemeinschaft »Batzenmühle« 3588 Homberg-Wernswig Tel.: 05684/1600	Diakoniewerk Schwalm e.V.	25	M + F	9 Mon., max. 18 Mon.	Sozialtherapeuti-sche Rehabilita-tionseinrichtung (auch Medikamenten-abhängige)
Schloß Mackenzell 6418 Hünfeld 1 Tel.: 06652/8021-2	Guttempler-Hilfswerk e.V.	30	F	6 Mon.	Fachkrankenhaus Einzugsgebiet: reg./überregional (auch Medikamenten-abhängige)
Blaukreuz-Zentrum Kassel Landgraf-Karl-Straße 22 3500 Kassel Tel.: 0561/35555 u. 35026	Blaues Kreuz Kassel e.V.	38	M	6 Mon.	Fachkrankenhaus (auch Medikamenten-abhängige)
Katharina-Wittenburg-Haus Wiederholdstraße 20 3500 Kassel Tel.: 0561/34041	Blaues Kreuz Kassel e.V.	26	M + F	18 Mon.	Übergangsheim und Wohn-gemeinschaft Einzugsgebiet: regional
Gut Halbersdorf 3509 Spangenberg Tel.: 05663/885	Diakoniewerk Schwalm e.V.	36 (nach Ausbau)	M + F	max. 3 J.	Sozialtherapeuti-sche Rehabilita-tionseinrichtung
Kurklinik Burgblick Ringstraße 11 6309 Lang Göns Cleeberg Tel.: 06085/862 und 757	privat	44	M + F	6 Mon.	Fachkrankenhaus Psychosomatische Fachklinik (auch Medikamenten-abhängige)
Therapeutische Gemein-schaft Haus Burgwald 6109 Mühltal 3 Tel.: 06151/56051	Verein Haus Burgwald e.V.	42	M	6 Mon.	Fachkrankenhaus Einzugsgebiet: reg./überregional
Fachklinik Hillersbach 6474 Ortenberg 2 Tel.: 06046/7981	Betriebsgesell-schaft f. Reha- und Sozial-einrichtungen mbH & Co. Sonnwendstr. 86 6702 Bad Dürckheim	100	M + F	6 W. 6 Mon.	Fachkrankenhaus Psychosomati-sches Fachkran-kenhaus (auch Medikamenten-abhängige)

Anschrift	Träger	Behand-lungs-plätze	M=Männer F=Frauen J=Jugendl.	Therapie-dauer	Anmerkungen
Marta Mertz Haus Marburger Straße 25 3578 Schwalmstadt 1 Tel.: 06691/2666-68	Diakoniewerk Schwalm e.V.	35 (+19)	M + F (18–55 J.)	6 Mon., 18 Mon. max.	Sozialtherapeuti-sche Rehabilita-tionseinrichtung (auch Medikamenten-abhängige)
Therapeutische Wohn-gemeinschaft Parkstraße 1 3578 Schwalmstadt 1	Diakoniewerk Schwalm e.V.	7	M	18 Mon. max.	Therapeutische Wohngemein-schaft (auch Medikamenten-abhängige) sowie 2 weitere WGS in 3587 Borken bzw. 3588 Homberg-Wernswig
Fachklinik am Hardberg 6948 Wald-Michelbach/ Siedelsbrunn Tel.: 06207/436	Kuranstalt und Klinik Wigbertshöhe Dr. Ronge GmbH & Co. KG	30	M + F	1,5–2 Mon.	Fachkrankenhaus Einzugsgebiet: überregional (auch Medikamenten-abhängige)

Anschrift	Träger	Behand-lungs-plätze	M=Männer F=Frauen J=Jugendl.	Therapie-dauer	Anmerkungen
Städt. Krankenhaus Salzdahlumer Straße Psychiatrie- u. Nerven-klinik Salzdahlumerstraße 90 3300 Braunschweig Tel.: 0531/6880	Stadt Braun-schweig	70	M + F über 16 J.	Nur Ent-giftung	Fachkrankenhaus (auch Medikamenten- und Drogen-abhängige)
Hans-Susemihl-Krankenhaus Psychiatrische Klinik Bolardusstr. 20 2970 Emden Tel.: 04921/801–1	Stadt Emden	15	M + F	2 W. nur Entgiftung	
Psychiatrische Universi-tätsklinik Göttingen V.-Sieboldt-Straße 5 3400 Göttingen Tel.: 0551/396611	Universität Göttingen Land Nieder-sachsen	116	M + F + J	5 W.	Universitätsklinik (auch Medikamenten- und Drogen-abhängige)
Medizinische Hochschule Station 53 A Konstanty Gutschow-straße 8 3000 Hannover 61 Tel.: 0511/5323523	Medizinische Hochschule Land Nieder-sachsen	12	M + F		
Medizinische Hochschule Station 52 Konstanty Gutschow-straße 8 3000 Hannover 61 Tel.: 0511/5323564	Medizinische Hochschule Land Nieder-sachsen	12	M + F ab ca. 20 J.	6 W. und 1jähr. ambulante Nach-betreuung	Psychotherapie für Abhängige und für Abhängige mit neurotischer Störung (auch Medikamenten-abhängige)
Nervenklinik Langenhagen Walsroder Straße 121 3012 Langenhagen Tel.: 0511/73001	Landeshaupt-stadt Hannover	198 (vollst. 143 teilst. 55)	M + F + J	Alkohol 6 W. Drogen 2–3 W. (Ent-giftung)	Fachkrankenhaus
Kreiskrankenhaus Norden Psychiatrische Abteilung Osterstraße 110 2980 Norden Tel.: 04931/181–1	Landkreis Aurich	ca. 30	M + F + J	2–4 W.	Fachstation im Psych. Landes-krankenhaus

Anschrift	Träger	Behand-lungs-plätze	M=Männer F=Frauen J=Jugendl.	Therapie-dauer	Anmerkungen
Dietrich-Bonhoeffer-Klinik Dr. Eckener Straße 1–5 2907 Ahlhorn Tel.: 04435/1008–09	Diakonisches Werk Oldenburg Gottorpstr. 23 2900 Oldenburg	16	M + F + J (14–25 J.)	6 Mon.	Fachkrankenhaus (auch Medikamenten-abhängige)
Fachabteilung für alkohol-kranke Männer Haus Möringsburg 4574 Badbergen Tel.: 05433/6877	Diak. Werk Osnabrück	30	M 25–55 J.	6 Mon.	Fachkrankenhaus (auch Medikamenten-abhängige)
Berghof Klinik Empter Weg 5 4515 Bad Essen 1 Tel.: 05472/838	private Träger-schaft	125	M + F	6 Mon.	Fachkrankenhaus (auch Medikamenten-abhängige)
Wiehengebirgsklinik Psychosomatische Klinik für Alkohol- und Medikamentenabhängige Bad Hüsede 4515 Bad Essen Tel.: 05472/851	privat	110	M + F	6 Mon.	Fachkrankenhaus
Therapeutische Wohn-gemeinschaft des Förder-kreises für evangelistische soziale Arbeit e.V. Kaffeetweg 3 3300 Braunschweig Tel.: 0531/42837	Förderkreis für evangelistische soziale Arbeit e.V. Kaffeetweg 3 3300 Braun-schweig Tel.: 0531/42837	7	M 16–ca. 30 J.	18 Mon.	Therap. Gemein-schaft und Wohn-gemeinschaft (auch Medikamenten-und Drogen-abhängige)
Psychosoziale Beratungs-und Behandlungsstelle für Suchtkranke Jasperallee 33/35 3300 Braunschweig Tel.: 0531/338096–97	Stiftung Lukas-Werk Burgstr. 38 3320 Salzgitter 51 (Bad) Tel.: 05341/ 34014–16	12	M + F	5 W.	Einrichtung für chron. Sucht-kranke (auch Medikamenten-abhängige)
Sozialtherapeutisches Zen-trum für Suchtkranke Haus Osterberg Vorsorgeeinrichtung Osterbergweg 6 2110 Buchholz-Sprötze Tel.: 04186/7381	Martha-Stiftung Bugenhagenstr. 21 2000 Hamburg 1 Tel.: 040/33421	25	M + F	2–6 Mon.	Stationäre Vor-sorgeeinrichtung (vor der Aufnah-me in ein Fach-krankenhaus) Aufnahme: regional (auch Medikamenten-abhängige)

Anschrift	Träger	Behand-lungs-plätze	M=Männer F=Frauen J=Jugendl.	Therapie-dauer	Anmerkungen
Sozialtherapeutisches Übergangswohnheim Marienstraße 42 2190 Cuxhaven Tel.: 04721/33255	Guttempler-Sozialwerk Metzlerstr. 35 6000 Frankfurt Tel.: 0611/ 616018	10	M	6 Mon.	Übergangsheim (auch Medikamenten-abhängige)
Haus Niedersachsen I Therapiezentrum für Alkoholkranke OT Oerrel 3122 Dedelstorf Tel.: 05832/1026	Haus Nieder-sachsen gem. GmbH Therapiezentrum f. Alkoholiker OT Oerrel 3122 Dedelstorf	67	M + F ab 22 J.	3 Mon.	Fachkrankenhaus (auch Medikamenten-abhängige)
St. Leo-Stift Achterort 18 4572 Essen (Oldb.) Tel.: 05434/666	St. Leo-Stiftung	20	M	6 Mon.	Einrichtung für chron. Sucht-kranke
Therapiezentrum Hof Untergrünhagen Postfach 69 3032 Fallingbostel 1 Tel.: 05162/3411	Alkoholfreie Betreuungs GmbH	27	M	4,5 Mon.	Fachkrankenhaus
Haus Moorpension Fachkrankenhaus für alkoholkranke Männer 2839 Freistatt Tel.: 05448/8280	von Bodel-schwingh'sche Anstalten in 4800 Bielefeld 13 (Bethel)	52	M	6 Mon.	Fachkrankenhaus
Haus Neuwerk Heim zur Betreuung und Förderung alkoholkranker Frauen und Männer 2839 Freistatt Tel.: 05448/8236	von Bodel-schwingh'sche Anstalten in 4800 Bielefeld 13 (Bethel)	25	M + F	keine zeitl. Be-grenzung	Wohngemein-schaft Einrichtung für chron. Sucht-kranke
Psychosoziale Beratungs- und Behandlungsstelle für Suchtkranke Marienbaderweg 1 3380 Goslar Tel.: 05321/20465	Stiftung Lukas-Werk Salzgitter-Bad	12–14	M + F	6 W.	Einzugsgebiet: regional (auch Medikamenten-abhängige)
Nachsorgeheim zur Stabilisierung von Sucht-kranken e.V. Nienburger Straße 30 3107 Hambühren Tel.: 05084/2568	Nachsorgeheim zur Stabilisie-rung von Sucht-kranken e.V. Nienburger Str. 30 3107 Hambühren	7	M + F	9 Mon.	Übergangsheim (auch Medikamenten-abhängige)

Anschrift	Träger	Behand-lungs-plätze	M=Männer F=Frauen J=Jugendl.	Therapie-dauer	Anmerkungen
Therapeutische Wohnge-meinschaft Neues Land Walderseestraße 15 3000 Hannover 1 Tel.: 0511/620596	Katakombe-Zentrum für evangelische Gemeindearbeit e.V.	11	M (18–30 J.)	12–18 Mon.	Therap. Gemein-schaft und Wohn-gemeinschaft (auch Medikamenten- und Drogen-abhängige)
Fachklinik Haus Erlengrund Alte Heerstraße 63 3320 Salzgitter 61 (Ringelheim) Tel.: 05341/3004–0	St. Lukas-Werk Salzgitter	79	M + F		Fachkrankenhaus
Haus Möhringsburg An der Möhringsburg 4574 Badbergen Tel.: 05433/6777 + 6877	Ev. Träger	30	M		Fachkrankenhaus (Einzugsbereich: Norddeutschland)
Haus Niedersachsen II Therapiezentrum für Alkoholkranke gem. GmbH Im Winkel 58–60 3122 Hankensbüttel/OT Emmen Tel.: 05832/1061	Haus Nieder-sachsen I gem. GmbH Therapiezentrum f. Alkoholiker 3122 Dedelstorf/ OT Oerrel	30	M + F	3 Mon.	Fachkrankenhaus Entgiftungs- und Entzugsbehand-lung in benach-barten Stadt-krankenhaus Wittlingen (auch Medikamenten-abhängige)
Fachkrankenhaus Hansenbarg Franz Barca Weg 2116 Hanstedt/Nordheide Tel.: 04184/248 u. 568	Alida Schmidt-St. Hamburg Finkenau 31 2000 Hamburg 76 Tel.: 040/2201911	70	M + F ab ca. 18 J.	6 Mon.	Fachkrankenhaus Aufnahme: Hamburg und Umgebung (auch Medikamenten-abhängige)
Psycho-soziale Beratungs- und Behandlungsstelle der ev. Suchtkrankenhilfe Goethestraße 21 3330 Helmstedt Tel.: 05351/8030	Stiftung Lukaswerk Burgstr. 38 3320 Salzgitter-Bad	9	M + F + J	5 W.	Entgiftungs- und Entzugsbehand-lung (auch Medikamenten-abhängige, Drogenabhängige nur in Aus-nahmefällen)
Privat-Nerven-Klinik Dr. med. Kurt Fontheim 3384 Liebenburg 1 Tel.: 05346/810	Gesellschaft bürgerl. Rechts	253	M + F		Fachkrankenhaus (auch Medikamenten-abhängige)

Anschrift	Träger	Behand-lungs-plätze	M=Männer F=Frauen J=Jugendl.	Therapie-dauer	Anmerkungen
Jugendhilfe e.V. Am Schifferwall 1 2120 Lüneburg Tel.: 04131/31037 mit den Einrichtungen: Dachtmissen Hönkenmühle Phase II (Nachsorgeeinrichtung) – Goseberg – Sandwehe	Verein	29	M + F (18–40 J.)	18 Mon.	Therap. Wohnge-meinschaft im Verbund Thera-piekette Nieder-sachsen (auch Medikamenten- und Drogen-abhängige)
Psychiatrische Klinik Stat. IV – Abt. Rettmer 2120 Lüneburg/ OT Häcklingen Tel.: 04131/42011	»Die Brücke« e.V. Verein zur Wie-dereingliederung psychisch Erkrankter	28	M + F ab 18 J.	3–6 Mon.	Fachstation im Psych. Landes-krankenhaus (auch Medikamenten-abhängige)
Fachkrankenhaus »to Hus« Kirchweg 26 2879 Dötlingen-Neerstedt Tel.: 04432/380 + 1298	Diakonisches Werk Oldenburg	30	M + F	6–12 Mon.	Einrichtung für chron. Sucht-kranke, Alkohol-kranke mit besonderen psychosozialen Schwierigkeiten (auch Medikamenten-abhängige, Drogenabhängige in Ausnahme-fällen)
Fachklinik St.-Marien-Stift Dammer Berge 2846 Neuenkirchen/Oldb. Tel.: 05493/5020	Münsterl. Volks-heilstätten-Verein e.V. zu Vechta	100	M	6 Mon.	Fachkrankenhaus (auch Medikamenten-abhängige)
Gruppe »Anton Günther« Guttemplerhaus Bloherfelder Straße 280 2900 Oldenburg Tel.: 0441/53212	Stadt Oldenburg Guttempler-Orden	6	M	3–12 Mon.	Übergangsheim
Fachkrankenhaus Ofener Straße Ofener Straße 20 2900 Oldenburg Tel.: 0441/74031	Diakonisches Werk Oldenburg e.V.	30	M + F	3–6 Mon.	Fachkrankenhaus (auch Medikamenten-abhängige)

Anschrift	Träger	Behand-lungs-plätze	M=Männer F=Frauen J=Jugendl.	Therapie-dauer	Anmerkungen
Übergangswohngruppe Tannenstraße 4 2900 Oldenburg Tel.: 0441/76252	Diakonisches Werk Oldenburg	8	M + F + J ab 20 J.	ohne zeitl. Be-grenzung	Übergangsheim und Wohn-gemeinschaft (auch Medikamenten-und Drogen-abhängige)
Ev. Stiftung Krankenhaus Ginsterhof Neuro-psychiatr. Abt. Intern-psychosomat. Abt. Metzendorfer Weg 21 2107 Rosengarten 6 Tel.: 04108/8081	Landeskirche Hannover	ca. 10	M + F	6 W.	Fachkrankenhaus (auch Medikamenten-abhängige)
Stiftung Lukas-Werk Psychosoziale Beratungs-u. Behandlungsstelle der ev. Suchtkrankenhilfe Albert-Schweitzer-Straße 55 3320 Salzgitter 1 Tel.: 05341/44048	Stiftung Lukas-Werk Salzgitter	80		6 W. bzw. 9 Mon.	Fachkrankenhaus mit Therap. Gemeinschaft und Wohn-gemeinschaft (auch Medikamenten-abhängige)
Wahrendorffsche Krankenanstalten 3163 Sehnde 2 Tel.: 05132/901	Privates Krankenhaus	104	M + F + J ab ca. 18 J.	Entzug 6 W. Entwöh-nungs-therapie 3 Mon.	Abteilung eines psychiatr. Fach-krankenhauses (auch Medikamenten-abhängige)
Sozialtherapeutisches Übergangswohnheim Kommandantendeich 10 2160 Stade Tel.: 04141/3571	Verein für Sozialmedizin e.V., Stade	10			Übergangsheim (auch Medikamenten-abhängige)
St. Vitus-Stift Fachklinik für sucht-kranke Frauen Postfach 2849 Visbek/Oldb. Tel.: 04445/1051–52	St. Vitus-Stift milde Stiftung kirchl. Rechts	66	F	6 Mon.	Fachkrankenhaus (auch Medikamenten-abhängige)
Begegnungsstätte »Lerchenweg« des Vereins für Sozialmedizin Wolfsburg e.V. (VSM) Lerchenweg 20 3180 Wolfsburg 1 Tel.: 05361/52822	VSM Wolfsburg e.V.	6–8	M + F ab 18 J.	keine fest-gelegte Dauer	Übergangsheim (vom VSM Wolfs-burg e.V. sozial-pädagogisch betreut) (auch Medikamenten-abhängige)

Anschrift	Träger	Behand-lungs-plätze	M=Männer F=Frauen J=Jugendl.	Therapie-dauer	Anmerkungen
Haus Wolfsburg Erfurter Ring 13/14 3180 Wolfsburg-West-hagen Tel.: 05361/771212	Haus Wolfsburg gem. GmbH		M		

Anschrift	Träger	Behand-lungs-plätze	M=Männer F=Frauen J=Jugendl.	Therapie-dauer	Anmerkungen
Rheinische Landesklinik Bedburg-Hau Psycho-soziale Fachein-richtung für alkohol-, medikamenten- u. drogenabhängige Männer u. Frauen Schmelenheide 1 4194 Bedburg-Hau Tel.: 02821/811	Landschaftsver-band Rheinland Kennedy-Ufer 2 5000 Köln 21	54	M + F + J		Fachstation im Psych. Landes-krankenhaus 2 Entzugs-stationen
Rheinische Landesklinik Bonn Kaiser-Karl-Ring 20 5300 Bonn 1 Tel.: 0228/5511	Landschaftsver-band Rheinland	40	M + F	mind. 4 Mon.	Fachstation im Psych. Landes-krankenhaus 2 Entgiftungs-stationen = 40 Betten überregionale Aufnahme möglich (auch Medikamenten-abhängige)
Westf. Landeskranken-haus Dortmund Marsbruchstraße 179 4600 Dortmund 41 Tel.: 0231/4503–1	Landschaftsver-band Westfalen-Lippe Münster	58	M + F	Entgiftung 4–6 Mon. Entzie-hungsbe-handlung	Fachstation im Psych. Landes-krankenhaus (auch Medikamenten-abhängige)
Landesklinik Düren Meckerstraße 15 5160 Düren Tel.: 02421/4981	Landschaftsver-band Rheinland	80	M + F	3–6 Mon.	auch Medikamen-ten- und Drogen-abhängige
Landesklinik Düsseldorf Bergische Landstraße 2 4000 Düsseldorf-Gerres-heim Tel.: 0211/28011	Landschaftsver-band Rheinland	40	M + F	a) 14 T. Entgiftung b) 4 Mon. Therapie	Fachstation im Psych. Landes-krankenhaus mit Therap. Gemein-schaft (auch Medikamenten-abhängige)
Markus-Haus Milieutherapie und Reha-bilitation für Suchtkranke Kamperweg 176 4000 Düsseldorf-Eller Tel.: 0211/275577		24	M + F ab 18 J.	6 Mon.	Rehabilitation

Anschrift	Träger	Behand-lungs-plätze	M=Männer F=Frauen J=Jugendl.	Therapie-dauer	Anmerkungen
Westf. Landeskranken-haus Gütersloh Hermann-Simon-Str. 7 4830 Gütersloh 1 Tel.: 05241/50201	Landschaftsver-band Westf.-Lippe Münster	39 (Ent-giftung) 18 29	M + F	3 W. 3 Mon.– 2 J. 4–6 Mon.	Fachstation im Psych. Landes-krankenhaus (Suchtkranke mit bes. psychiatri-schen Störungen) Einzugsgebiet: regional (auch Medikamenten-abhängige)
Westf. Institut für Jugendpsychiatrie und Heilpädagogik Heithofer-Allee 64 4700 Hamm 1 Tel.: 02381/8721	Landschaftsver-band Westf.-Lippe Münster	18	J weibl. + männl. 14–23 J.	9 Mon.	Fachkrankenhaus
Westf. Fachklinik für Psychiatrie Frönspert-Hemer Frönsberger Straße 71 5870 Hemer Tel.: 02372/8611	Landschaftsver-band Westf.-Lippe Münster	45 (Ent-giftung) 30 (Ent-wöh-nung)	M + F	Entgiftung	Fachstation im Psych. Landes-krankenhaus (30 Pl. = Alko-hol 10 Pl. = Medika-menten 5 Pl. = Drogen)
Rheinische Landesklinik Köln Wilhelm Griesinger Straße 23 5000 Köln 91 Tel.: 0221/8993–1	Landschaftsver-band Rheinland Kennedy-Ufer 2	80	M + F	bis 6 W.	Fachstation im Psych. Landes-krankenhaus
Landesklinik Langenfeld Kölner Straße 82 4018 Langenfeld Tel.: 02173/1021	Landschaftsver-band Rheinland Postfach 210720 5000 Köln 21	60 (Ent-giftung) 20 (Ent-wöh-nung)	M + F	3 Mon.	Fachstation im Psych. Landes-krankenhaus (auch Medikamenten-und Drogen-abhängige)
Westf. Landeskranken-haus Parkallee 10 4540 Lengerich Tel.: 05481/12–0	Landschaftsver-band Westf.-Lippe, Münster	76	M + F		Entgiftung und Entwöhnung bei Alkohol- u. Medikamenten-abhängigen nur Entgiftung bei Drogen-abhängigen

Anschrift	Träger	Behand-lungs-plätze	M=Männer F=Frauen J=Jugendl.	Therapie-dauer	Anmerkungen
Westf. Landeskranken-haus Eickelborn Eickelbornstraße 19 4780 Lippstadt 16 Tel.: 02945/5451	Landschaftsver-band West.-Lippe, Münster	103	M + F	bei § 64 bis 2 J.	Fachstation im Psych. Landes-krankenhaus Einzugsgebiet: regional u. überregional Maßregelvollzug gem. § 64 StGB Entgiftung bis 3 Wochen
Westf. Landeskranken-haus Marsberg Marktplatz 2 3538 Marsberg Tel.: 02992/6011	Landschaftsver-band Westf.-Lippe, Münster	32	M + F	Entgiftung u. Ent-wöhnung bis 6 Mon.	Fachkrankenhaus (auch Medikamenten-und Drogen-abhängige)
Rheinische Landesklinik Mönchengladbach 2 Heinrich-Pesch-Straße 30–41 4050 Mönchengladbach Tel.: 02166/43091	Landschaftsver-band Rheinland Kennedy-Ufer 2 5000 Köln 21	22	M + F	Entwöh-nung von 4 Mon. bis 2 J.	Fachstation in Psych. Landes-klinik mit ange-schlossener Ambulanz
Westf. Landesklinik Paderborn –Behandlungszentrum für psychisch Kranke– Agathastraße 1 4790 Paderborn Tel.: 05251/295–0	Landschaftsver-band Westf.-Lippe, Münster	16	M + F	Entgiftung + 4 Mon. Entwöh-nung	Fachstation im Psych. Landes-krankenhaus (auch Medikamenten-abhängige)
Westf. Klinik Schloß Haldem Haldem 201 4995 Stemwede 2 Tel.: 05474/69–0	Landschaftsver-band Westf.-Lippe, Münster	70	M + F	6–24 Mon.	Einrichtung für suchtkranke erwachsene Straf-täter gem. § 64 StGB und freiw. Suchtkranke
Landesklinik Viersen Johannisstraße 70 4060 Viersen 12 Tel.: 02162/6711	Landschaftsver-band Rheinland	10 20 19 20	F M (auch Medi-kamenten-abhängige) M F (auch Medi-kamenten-u. Drogen-abhängige)	4 Mon. 6 Mon. Entgiftung	Fachstation im Psych. Landes-krankenhaus

Anschrift	Träger	Behand-lungs-plätze	M=Männer F=Frauen J=Jugendl.	Therapie-dauer	Anmerkungen
Westf. Landeskranken-haus Warstein Franz-Hegemann-Straße 23 4788 Warstein 1 Tel.: 02902/82–1	Landschaftsver-band Westf.-Lippe Münster	10 20	F M	Entgiftung	Fachkrankenhaus
Fachklinik Altenkirchen Fachklinik für suchtkranke Frauen Heimstraße 8 5230 Altenkirchen Tel.: 02681/2096–97	Ev. Gemeinde-dienst Düsseldorf	62	F	6 Mon.	Fachkrankenhaus Einzugsgebiet: regional/ überregional (auch Medikamenten-und Drogen-abhängige)
Fachklinik »Auf der Egge« Oeventroper Straße 65–69 5760 Arnsberg Tel.: 02937/6914–16		117	M + F	5 Mon.	(auch Medikamenten-abhängige)
Daytop Therapiecenter Schloß Rechsen 3490 Bad Driburg Tel.: 05253/2228	Daytop-Ges. f. soziale Planung u. Alternativen Kaiserstr. 1 8000 München 40 Tel.: 089/333130		M	6 Mon.	(speziell Medikamenten-und Drogen-abhängige)
Psychosomatische Klinik Rott »Haus Tanneck« An der Jordanquelle 8 4792 Bad Lippspringe Tel.: 05252/4051–52			M + F	4–6 Mon.	(auch Medikamenten-abhängige)
Blaukreuz-Haus Psycho-soziale Therapie und Rehabilitations-zentrum Am Steinbrink 44 4902 Bad Salzuflen 1 Tel.: 05222/1493	Blaukreuz-Haus Bad Salzuflen e.V. Stauteichstr. 21 4902 Bad Salz-uflen	28	M	8–12 Wochen	Therap. Gemeinschaft (auch Medikamenten-und Drogen-abhängige)
Daytop-Center Schloßpark-Klinik Paffrather Straße 265 5060 Bergisch-Gladbach 2 Tel.: 02202/56025	Daytop-Ges. f. soziale Planung u. Alternativen Kaiserstr. 1 8000 München 40 Tel.: 089/333130	30	M + F	6 Mon.	Fachkrankenhaus (auch Medikamenten-abhängige)

Anschrift	Träger	Behand-lungs-plätze	M=Männer F=Frauen J=Jugendl.	Therapie-dauer	Anmerkungen
Psychosomatische Klinik Bergisch-Gladbach Am Schlodderdicher Weg 23a 5060 Bergisch-Gladbach 2 Tel.: 02202/52001	Christl. Sozial-werk (DPWV) Gemeinnützige Krankenhaus-Betriebs-GmbH 4600 Dortmund	48	M + F	6 Mon.	Fachkrankenhaus (auch Medikamenten-abhängige)
Eschenberg-Wildpark-Klinik Zum Steimelsberg 9 5202 Hennef/Sieg Tel.: 02242/4041–42		90	M		Fachkrankenhaus (überregional)
Sozialtherapeutisches Übergangsheim Johannistal 32 4800 Bielefeld 1 Tel.: 0521/150992	Verein für Dro-genberatung e.V. Mitglied im Deutschen Paritätischen Wohlfahrtsver-band	14	M + F	12 Mon.	Übergangsheim (auch Medikamenten-und Drogen-abhängige)
Therapeutische Wohn-gemeinschaft Casum Casum 13 4807 Borgholzhausen Tel.: 05425/5330	Verein für Dro-genberatung e.V. Mitglied im Deutschen Paritätischen Wohlfahrtsver-band	8	M + F	6–9 Mon.	Therap. Gemein-schaft und Wohn-gemeinschaft (auch Medikamenten-und Drogen-abhängige)
Haus Eller Sozialtherapeutisches Heim Ellerkirchstraße 63 4000 Düsseldorf-Eller Tel.: 0211/214071	GPT Gesellschaft f. Psychosomati-sche Therapie mbH Stettiner Str.120 4000 Düsseldorf 13	50	M + F		Übergangsheim vorwiegend chro-nisch Kranke (auch Medikamenten-abhängige)
Fachklinik St. Camillus-Hospital Kirchstraße 12 4100 Duisburg 18 Tel.: 0203/470021/22	Kirchen-gemeinde St. Dionysius 4100 Duisburg	60	M + F	6 Mon.	Fachkrankenhaus Entgiftung 20 Betten (auch Medikamenten-abhängige)
TPR-Therapiezentrum für psychosoziale Rehabilita-tion Fildastraße 4 4100 Duisburg 1 Tel.: 0203/339081	Therapie-zentrum Duisburg KG	35	M + F	6–18 W.	Übergangsheim mit vorgeschalte-ter 6-monatiger Suchtkranken-therapie

Anschrift	Träger	Behand-lungs-plätze	M=Männer F=Frauen J=Jugendl.	Therapie-dauer	Anmerkungen
Kath. Krankenhaus Philipusstift Heerenstraße 1–3 4300 Essen 1 Tel.: 0201/703829				4 Mon. Alk.-Med. 6 Mon. Drogen	
Fachklinik Kamillushaus Heidhauser Straße 273 4300 Essen 16 (Heidhausen) Tel.: 0201/40862–0	Fachklinik Kamillushaus GmbH 4300 Essen 16	101	M	6 Mon.	Fachkrankenhaus Einzugsgebiet: NRW (auch Medikamenten-abhängige)
Die Fähre e.V. Suchthilfeorganisation sta. Rehabilitations-Begeg-nungszentrum Lebenshilfe Am Korstick 22 4300 Essen 16 (Heidhausen) Tel.: 0201/40059/60	Die Fähre e.V.	72	M + F + J	6 Mon.	Übergangsheim Therap. Gemein-schaft zur sozia-len Rehabilitation Einzugsgebiet: re-gional (auch Medikamenten- und Drogen-abhängige)
Psychosoziale Klinik St. Martin Sternenstraße 1 5350 Euskirchen-Stotzheim Tel.: 02251/6033 + 6034	Psychosoziale Behandlung u. Rehabilitation e.V. Sternenstr. 1 5350 Euskirchen-Stotzheim	40	M	6 Mon.	Fachkrankenhaus (auch Medikamenten-abhängige)
Psychosomatische Klinik Flammersfeld-Rott Bergstraße 2–4 5232 Flammersfeld Tel.: 02685/611 u. 612	G P Med. Ge-meinnütziger Verein (keine Mitgliedschaft im Wohlfahrts-verband)	53	M + F	6 Mon.	(auch Medikamenten- und Drogen-abhängige)
Blaukreuz-Haus Hagen Psycho-soziales Beratungs- und Rehabilitations-zentrum Zur-Nieden-Straße 30 5800 Hagen Tel.: 02331/31145	Blaues Kreuz in Deutschland e.V. 5600 Wupper-tal 2	10	M + J	i.d.R. 6 Mon.	Übergangsheim (auch Medikamenten-abhängige)

Anschrift	Träger	Behand-lungs-plätze	M=Männer F=Frauen J=Jugendl.	Therapie-dauer	Anmerkungen
Eschenberg-Wildpark-Klinik Fachkrankenhaus für alkoholkranke Männer Zum Steinelsberg 9 5202 Hennef/Sieg Tel.: 02242/4041–42	Fuest-Verwal-tung GmbH & Co. KG Zum Steinels-berg 9 5202 Hennef/ Sieg	90	M	über-wiegend 6 Mon.	Fachkrankenhaus Einzugsgebiet: regional/ überregional (auch Medikamenten-abhängige)
Klinik Zissendorf Fachkrankenhaus für suchtkranke Frauen 5202 Hennef/Sieg Tel.: 02242/2326	Klinik Zissen-dorf GmbH Korporatives Mitglied im Diözesancaritas-verband Köln e.V.	39	F	6 Mon.	Fachkrankenhaus ohne Entzugs-station (auch Medikamenten-abhängige)
Sozialtherapeutische Wohngemeinschaft Höxter Lütmarser Str. 6a 3470 Höxter 1 Tel.: 05271/35933	Wohnhilfe e.V. Brakel Am Kirchplatz 3492 Brakel	12	M + F 20–55 J.	bis zu 12 Mon.	Wohngemein-schaft (auch Medikamenten-abhängige)
Bernhard-Salzmann-Klinik Gütersloh Im Füchtei 150 4830 Gütersloh 1 Tel.: 05241/502552	Landesverband Westfalen-Lippe	165 (einschl. Nacht-klinik u. Wohn-heim)	M + F		Fachkrankenhaus
Alexianer-Krankenhaus Oberdießemer Straße 136 4150 Krefeld Tel.: 02151/390091			M + F	6 Mon.	Fachkrankenhaus (auch Medikamenten-abhängige)
Christophorushaus Übergangswohnheim für psychosoziale Rehabilitation Max-Holthausen-Platz 1a 5090 Leverkusen/Opladen Tel.: 02171/400818	Caritasverband Leverkusen	15	M	12 Mon.	Therap. Gemeinschaft
Haus Spielwigge Fachkrankenhaus für suchtkranke Männer 5880 Lüdenscheid Tel.: 02351/40577 und 40419	Ev. Träger	45	M	6 Mon.	Fachkrankenhaus (auch Medikamenten-abhängige)

Anschrift	Träger	Behandlungsplätze	M=Männer F=Frauen J=Jugendl.	Therapiedauer	Anmerkungen
Klinik Wilkenberg 5882 Meinerzhagen Tel.: 02358/455 u. 393	Privat	54	M + F	6 Mon.	(auch Medikamenten- und Drogenabhängige)
Übergangswohnheim Haus Regenbogen Niedenfeldstr. 9 4950 Minden Tel.: 0571/53288	DW im Landkreis Minden e.V.	18			Übergangsheim (auch Medikamenten- und Drogenabhängige)
Landhaus Streithof Fachkrankenhaus für Suchtkranke Mülheim a.d. Ruhr Freudhofweg 5 4330 Mülheim a.d. Ruhr Tel.: 02080/485041–43	DRK-Landesverband Düsseldorf	40	M + F	4 Mon.	Fachkrankenhaus und Therap. Gemeinschaft (auch Medikamentenabhängige)
Klinik am Hellweg Fachkrankenhaus für suchtkranke Männer Am Flugplatz 12 4811 Oerlinghausen Tel.: 05202/702–0	Ev. Johanneswerk e.V. Schildescher Str. 101–103 4800 Bielefeld 1				
Abteilungen: »Haus Hellweg«	dto.	133	M	flexibel ca. 6 Mon.	Fachkrankenhaus (auch Medikamentenabhängige)
»Haus Waldhof«	dto.	27	M (18–27 J.)	6 Mon.	Fachkrankenhaus (auch Medikamentenabhängige)
Sozial-Therapeutische Wohngemeinschaft für Suchtkranke Tegelweg 14 4790 Paderborn Tel.: 05251/58252	Suchtkranke hilfe Paderborn e.V.	8	M + F	6–12 Mon.	Therap. Gemeinschaft und Wohngemeinschaft (auch Medikamenten- und Drogenabhängige)
Curt-von Knobelsdorff-Haus Fachklinik für suchtkranke Männer Hermannstraße 17 5608 Radevormwald Tel.: 02195/5011	Blaues Kreuz in Deutschland e.V.	42	M	bis 6 Mon.	Fachkrankenhaus (auch Medikamentenabhängige)

Anschrift	Träger	Behandlungsplätze	M=Männer F=Frauen J=Jugendl.	Therapiedauer	Anmerkungen
Fliedner Krankenhaus im Theodor-Fliedner-Werk Thunesweg 58 4030 Ratingen 4 Tel.: 02102/3031	St. Willibrord Spital Emmrich Rees GmbH	235 (davon 60 für Langzeitentwöhnung)	M + F + J		Fachkrankenhaus, Einzugsgebiet: regional + überregional Entzugs- und Entwöhnungsbehandlung, therapeutische Gemeinschaft
Zentrum für psychosoziale Rehabilitation »Sternhof« Kellnerstraße 6 4797 Schlangen 3					
Fachklinik Fredeburg Zu den drei Buchen 1 5948 Schmallenberg 2 (Fredeburg) Tel.: 02974/6464–68	GPT-Gesellschaft für psychosomatische Therapie mbH Stettiner Str. 120 4000 Düsseldorf 13 Tel.: 0211/7006-1	272	M + F	4–6 Mon. Festigungsmaßnahmen: 4 W.	(auch Medikamentenabhängige)
Klinik Tecklenburger Land Bahnhofstraße 32 4532 Tecklenburg Tel.: 05482/457		120	M	6 Mon.	(auch Medikamentenabhängige)
Gut Stock 5620 Velbert Tel.: 02052/81700	Die Fähre e.V.	36	M + F + J	6 Mon.– 2 J.	Langzeitheim zur sozialen Rehabilitation Einzugsgebiet: regional (auch Medikamenten- und Drogenabhängige)
Fachkrankenhaus Langenberg Krankenhausstraße 17 5620 Velbert 11 Tel.: 005052/6070	Langenberger Krankenhausverein Krankenhausstr. 17 5620 Velbert 11	91	M + F + J	15 Tg.	Fachkrankenhaus Entzugsabteilung (auch Medikamentenabhängige)

Anschrift	Träger	Behand-lungs-plätze	M=Männer F=Frauen J=Jugendl.	Therapie-dauer	Anmerkungen
Rehabilitationseinrichtung für alkoholkranke Frauen Blaukreuz-Haus Wuppertal e.V. Heckinghauser Straße 206 5600 Wuppertal 2 Tel.: 0202/622003 Beratung 0202/622004 Rehabilit.	Blaukreuz-Verein Wuppertal-Barmen	18	F	6 Mon.	Therap. Gemeinschaft (auch Medikamenten-abhängige)

Anschrift	Träger	Behand-lungs-plätze	M=Männer F=Frauen J=Jugendl.	Therapie-dauer	Anmerkungen
Landesnervenklinik Vulkanstraße 58 5470 Andernach Tel.: 02632/407–0	Land Rheinland-Pfalz	90	M + F + J	2–3 W. 10 W. Psycho-therapie	Fachstation im Psych. Landes-krankenhaus (auch Medikamenten-abhängige)
Pfalzklinik Landeck Weinstraße 100 6749 Klingenmünster Tel.: 06349/791	Bezirksverband Pfalz	113	M + F		Fachstation im Psych. Landes-krankenhaus (auch Medikamenten-abhängige)
Universitätskliniken (Psychiatrische Klinik) Langenbeckstraße 1 6500 Mainz 1 Tel.: 06131/17–1	Land Rheinland-Pfalz	120	M + F		(auch Medikamenten- und Drogen- . abhängige)
Dr. von Ehrenwallsche Klinik 5483 Ahrweiler Tel.: 02641/3860	Marx u. Co. GmbH	24			Fachkrankenhaus Einzugsgebiet: überregional
Fachklinik Bad Tönnisstein 5470 Andernach 14 Tel.: 02636/570	GPT Gesellschaft f. psychosomati-sche Therapie mbH Stettiner Str. 120 4000 Düssel-dorf 13 Tel.: 0211/7006-1	120	M + F	6 W.	Fachkrankenhaus (auch Medikamenten-abhängige)
Klinik Sonnenwende Sonnenwendstraße 86 6702 Bad Dürkheim Tel.: 06322/794–0	Sonnenwende GmbH Sonnenwend-str. 86 6702 Bad Dürk-heim Tel.: 06322/794-0	200	M + F + J	6 W.– 6 Mon.	Fachkrankenhaus (auch Medikamenten-abhängige)
Fachklinik Daun/Eifel Thommener Höhe 5569 Darscheid Tel.: 06592/2010	Fachklinik Thommener Höhe (Daun-Eifel)	160	M + F	6–9 Mon.	Fachkrankenhaus (auch Medikamenten-abhängige)

Anschrift	Träger	Behand-lungs-plätze	M=Männer F=Frauen J=Jugendl.	Therapie-dauer	Anmerkungen
Fachklinik Eußertal Klinik zur Rehabilitation Abhängigkeitskranker 6741 Eußertal Tel.: 06345/20–0	Landesversiche-rungsanstalt Rheinland-Pfalz Eichendorff-str. 4–6 6720 Speyer	120	M + F	6 Mon.	Fachkrankenhaus Entgiftung mög-lich Einzugsgebiet: überregional (auch Medikamenten-abhängige)
Sanatorium Bad Gleisweiler Privatklinik 6741 Gleisweiler Tel.: 06345/3666, 2777	Dr. Hilz 6741 Gleisweiler	10	M + F + J	1–2 Mon.	Fachkrankenhaus
Fachklinik für junge abhängige Menschen 6901 Heiligkreuzsteinach Tel.: 06220/1002	Arbeiter-wohlfahrt Kreis-verband Mannheim-Stadt e.V. Murgstr. 3 6800 Mann-heim 1 Tel.: 0621/36084	28	M + F 18–35 J. evtl. auch Paare	9–12 Mon.	Fachkrankenhaus Einzugsgebiet: regional (auch Medikamenten-und Drogen-abhängige)
»Nachtklinik« 6901 Heiligkreuzsteinach/ Eiterbach		5	M + F 18–35 J.	bis zu 6 Mon.	Übergangs-einrichtung (auch Medikamenten-und Drogen-abhängige)
Fachklinik für Nerven- und Gemütskrankheiten Aarstraße 17 5429 Katzenelnbogen Tel.: 06486/8011–13	Erika Wolff privat	90	M + F	1–2 Mon.	Fachkrankenhaus (auch Medikamenten-abhängige)
Fachkrankenhaus Michaelshof Dannenfelser Straße 42 6719 Kirchheimbolanden Tel.: 06352/3116	Heimstiftung Pfälz. Landes-kirche Speyer	74	M (18–30 J.)	6 Mon.	Fachkrankenhaus Einzugsgebiet: überregional (auch Medikamenten-abhängige)
Brüderkrankenhaus für Nerven- und Gemüts-kranke Hauptstraße 33 5478 Saffig Tel.: 02625/31–0	Kath. Kranken-pflegeverein e.V. Trier	10	M + F + J		(auch Medikamenten-abhängige)

Anschrift	Träger	Behand-lungs-plätze	M=Männer F=Frauen J=Jugendl.	Therapie-dauer	Anmerkungen
Krankenhaus der Barmherzigen Brüder Nordallee 1 5500 Trier Tel.: 0651/2080	Kath. Kranken-pflegeverein e.V. Trier	36	M + F + J	nach Indi-kation max. 6 W.	(auch Medikamenten-abhängige)
Junior'sches Rehabilita-tionszentrum Nordhofener Straße 1 5419 Vielbach Tel.: 02626/5085–86	Frankfurter Ver-ein für soziale Heimstätten e.V.	52	M	6 Mon.	Fachkrankenhaus für alkoholkranke Männer mit be-sonderen sozialen Schwierigkeiten Einzugsgebiet: überregional (auch Medikamenten-abhängige)
Kliniken Wied Fachklinik für psycho-somatische Medizin Mühlental 5239 Wied bei Hachen-burg Tel.: 02662/2051	Kliniken Wied GmbH	210	M + F + J	6 W.– 6 Mon.	Fachkrankenhaus – Entzugs-behandlung – Kurzzeit (8 Wochen) – Auffang- und Festigungs-Kuren 4–8 Wochen – Langzeit-therapie 6 Mo-nate und länger (auch Medikamenten-und Drogen-abhängige)
Hermersbergerhof Fachkrankenhaus für alkoholkranke Männer 6741 Wilgartswiesen Tel.: 06392/855	Heimstiftung d. Evang. Kirche der Pfalz	51	M	6 Mon.	Fachkrankenhaus

Anschrift	Träger	Behand-lungs-plätze	M=Männer F=Frauen J=Jugendl.	Therapie-dauer	Anmerkungen
Universitätsnervenklinik im Landeskrankenhaus 6650 Homburg Tel.: 06841/161	Land Saarland	15	M + F + J.	nach Bedarf	Univ. Klinik mit Übergangsheim (auch Medikamenten- und Drogen-abhängige)
Landeskrankenhaus Trierer Straße 148 6640 Merzig Tel.: 06861/5001	Land Saarland			Entgiftung 2–3 Mon. chronische Sucht-kranke	(auch Medikamenten- und Drogen-abhängige)
Klinik im Warndtwald des Zentrums für Psychologische Medizin Saarbrücken 6620 Völklingen-Ludweiler Tel.: 06898/4987	Saarland Heilst. GmbH		M + F ab 18 J.	5 Mon.	Fachkrankenhaus (auch Medikamenten-abhängige)
Psychosomatische Fachklinik Turmstraße 50–58 6680 Neunkirchen-Münchwies Tel.: 06858/8881–5	Rehabilitations-sanatorium KG Gesellschaft f. psychosomati-sche Therapie	170	M + F	4–6 Mon. Kurzzeit 8 W.	Fachkrankenhaus (auch Medikamenten- und Drogen-abhängige)
Klinik Sulzbach –Neurologische Abteilung– Lazarettstraße 4 6603 Sulzbach	Bundesknapp-schaft Bochum	3–4		Entgiftung	(auch Medikamenten-abhängige)
Klinik Tiefental des Zen-trums für Psychologische Medizin Saarbrücken Sonnenbergstraße 6600 Saarbrücken Tel.: 0681/8708516	Saarland Heil-stätten GmbH	92 (Ent-wöh-nung) + 60 (akute Sucht-station)	M + F		Fachkrankenhaus überregional, auch Reha-Sta-tion und Mutter + Kind-Station

Anschrift	Träger	Behand-lungs-plätze	M=Männer F=Frauen J=Jugendl.	Therapie-dauer	Anmerkungen
Landeskrankenhaus Heiligenhafen Abt. f. spez. Rehabilitation Friedrich-Ebert-Straße 100 2447 Heiligenhafen Tel.: 04362/51–1	Land Schleswig-Holstein	58	M + F	4 Mon.	Fachstation im Psych. Landes-krankenhaus (auch Medikamenten-abhängige)
Landeskrankenhaus Abteilung für spez. Rehabilitation Wiesenhof 2430 Neustadt Tel.: 04561/611–1	Land Schleswig-Holstein	36	M + F	4 Mon.	Fachstation im Psych. Landes-krankenhaus (auch Medikamenten- und Drogen-abhängige)
Landeskrankenhaus Schleswig Abteilung für spez. Rehabilitation Postfach 1309 2380 Schleswig Tel.: 04621/83308 oder 83511	Land Schleswig-Holstein	46	M + F + J	4 Mon. und mehr	Fachstation im Psych. Landes-krankenhaus Einzugsgebiet: überregional (auch Medikamenten- und Drogen-abhängige)
Landesklinik Kiel-Elmschenhagen Tiroler Ring 621/623 2300 Kiel 14 Tel.: 0431/781176 u. 784015	Land Schleswig-Holstein	54	M + F	3–4 Mon.	Fachkrankenhaus Einzugsgebiet: Schleswig-Holstein (auch Medikamenten- und Drogen-abhängige)
Fachklinik Nordfriesland 2257 Bredstedt Tel.: 04671/2007	Fachklinik Nord-friesland e.V. (Diakonie ange-schlossen)	38	M + F		Fachkrankenhaus (auch Medikamenten-abhängige)
Fachklinik Freudenholm-Ruhleben 2308 Schellhorn Tel.: 04342/82041	Landesverein f. Innere Mission	65 + 40	M + F		Fachkrankenhaus Einzugsgebiet: überregional (auch Medikamenten-abhängige)
sowie 2320 Plön-Ruhleben Tel.: 04522/4095–96					Entgiftung in Ruhleben

Anschrift	Träger	Behand-lungs-plätze	M=Männer F=Frauen J=Jugendl.	Therapie-dauer	Anmerkungen
»Die Kette« e.V. Tönning 3 sozialtherapeutische Übergangseinrichtungen Neustadt 33 2253 Tönning		50			Übergangsheim (auch Medikamenten-abhängige)
Fachkrankenhaus Hansenbarg Franz-Barca-Weg 2116 Hanstedt/Nordheide Tel.: 04184/248 und 568	Alida-Schmidt-Stiftung Hamburg	70	M + F	bis 6 Mon.	Fachkrankenhaus (überwiegend Hamburg und regional)

Adressen von Organisationen gegen Suchtgefahren sowie der Alkoholiker-Selbsthilfegruppen

Quellenverzeichnis:

Jahrbuch '90 zur Frage der Suchtgefahren
Neuland-Verlag, Hamburg 1989

(Liste ohne Gewähr für aktuellen Stand und Vollständigkeit)

1. Deutsche Hauptstelle gegen die Suchtgefahren e.V. (DHS)
Geschäftsstelle
Westring 2
Postfach 13 69
4700 Hamm 1
Tel.: 0 23 81/2 58 55 oder 2 52 69

2. Hauptträgergruppen der DHS

Arbeiterwohlfahrt Bundesverband e.V.
Geschäftsstelle
Oppelner Straße 130
5300 Bonn 1
Tel.: 02 28/6 68 51 74

Deutsches Rotes Kreuz e.V. (DRK)
Friedrich-Ebert-Allee 71
5300 Bonn 1
Tel.: 02 28/54 11

Evangelische Hauptträgergruppe

Blaues Kreuz in der evangelischen Kirche e.V.
Bundesgeschäftsstelle
Dieterichstraße 17a
3000 Hannover 1
Tel.: 05 11/3 63 18 15

Blaues Kreuz in Deutschland e.V.
Geschäftsstelle und Verlag
Freiligrathstraße 27
5600 Wuppertal 2
Tel. 02 02/62 10 98

Bundesarbeitsgemeinschaft der Freundeskreise für Suchtkrankenhilfe
in Deutschland e.V.
Selbsthilfeorganisation
Brüder-Grimm-Platz 4
3500 Kassel
Tel.: 05 61/78 04 13

Gesamtverband für Suchtkrankenhilfe im Diakonischen Werk
der Evangelischen Kirche in Deutschland e.V.
Brüder-Grimm-Platz 4
3500 Kassel
Tel.: 05 61/10 26 38/39

Katholische Hauptträgergruppe

Deutscher Caritasverband e.V.
Referat Gefährdetenhilfe
Lorenz-Werthmann-Haus
Karlstraße 40
Postfach 420
7800 Freiburg
Tel.: 07 61/20 03 69

Katholische Arbeitsgemeinschaft zur Abwehr der Suchtgefahren
(KAAS)
Geschäftsstelle
Jägerallee 5
4700 Hamm 1
Tel.: 0 23 81/87 97

Katholische Sozialethische Arbeitsstelle e.V. (KSA)
Abt. Suchtgefahren
Haus Hoheneck
Jägerallee 5
4700 Hamm 1
Tel.: 0 23 81/87 68/69

Kreuzbund e.V.
Selbsthilfe- und Helfergemeinschaft für Suchtkranke
Bundesgeschäftsstelle
Jägerallee 5
4700 Hamm 1
Tel.: 0 23 81/87 97/98

Paritätische Hauptträgergruppe

Bund für drogenfreie Erziehung (BdE) e.V.
Geschäftsstelle
Adenauerallee 45
2000 Hamburg 1
Tel.: 0 40/24 58 80

Deutscher Frauenbund für alkoholfreie Kultur e.V.
1. Vorsitzende: Helga Rau
Kurt-Tucholsky-Straße 7
6073 Egelsbach
Tel.: 0 61 03/4 27 31

Deutscher Guttempler-Orden (IOGT) e.V.
Geschäftsstelle
Adenauerallee 45
2000 Hamburg 1
Tel.: 0 40/24 58 80

Deutscher Paritätischer Wohlfahrtsverband e.V.
Referat Gefährdetenhilfe
Heinrich-Hoffmann-Straße 3
6000 Frankfurt 71
Tel.: 0 69/67 06-2 69 (DPWV-Arbeitskreis »Suchtfragen«)

Fachverband Drogen und Rauschmittel e.V. (FDR)
Zusammenschluß gemeinnütziger Träger von ambulanten und
stationären Hilfen für Suchtgefährdete und Abhängige
Geschäftsstelle
Prinzenstraße 2
3000 Hannover 1
Tel.: 05 11/32 50 23

Fachverbände

Verband ambulanter Behandlungsstellen für Suchtkranke/Drogenab-
hängige e.V.
Geschäftsstelle
Karlstraße 40
7800 Freiburg
Tel.: 07 61/2 00-3 03/3 63

Verband der Fachkrankenhäuser für Suchtkranke
Geschäftsstelle
Brüder-Grimm-Platz 4
3500 Kassel
Tel.: 05 61/77 93 51

3. Landesverbände

Baden-Württemberg

Badischer Landesverband gegen die Suchtgefahren e.V.
Renchtalstraße 14
7592 Renchen
Tel.: 0 78 43/7 03 40

Landesstelle gegen die Suchtgefahren in Baden-Württemberg
der Liga der Freien Wohlfahrtspflege
Augustenstraße 63
7000 Stuttgart 1
Tel.: 07 11/61 64 60

Arbeiterwohlfahrt e.V.
Landessekretariat
Nürnberger Straße 2
7000 Stuttgart 50
Tel.: 07 11/52 52 55

Blaues Kreuz in Deutschland e.V.
Landesverband Baden-Württemberg
Himmelsleiter 48
7000 Stuttgart 40
Tel.: 07 11/84 34 54

Caritasverband e.V.
Arbeitsgemeinschaft für Gefährdetenhilfe und Jugendschutz
für die Erzdiözese Freiburg
Oberau 21
7800 Freiburg
Tel.: 07 61/2 18 07-0

Deutscher Guttempler-Orden (IOGT)
Distrikt Süddeutschland e.V.
Vorsitzender: Peter Wildmann
Bismarckstraße 37
7410 Reutlingen
Tel.: 0 71 71/1 74 12

Deutscher Paritätischer Wohlfahrtsverband
Landesverband Baden-Württemberg e.V.
Hoffeldstraße 215
7000 Stuttgart 70
Tel.: 07 11/7 20 66-30

Diakonisches Werk der Ev. Landeskirche in Baden
Vorholzstraße 3-5
Postfach 2169
7500 Karlsruhe 1
Tel.: 07 21/1 68-0

Kreuzbund e.V.
Selbsthilfe- und Helfergemeinschaft für Suchtkranke
Diözesanverband Freiburg
Geschäftsstelle:
Vogesenstraße 17
7801 Schallstadt
Tel.: 0 76 64/70 44

Diözesanverband Rottenburg/Stuttgart e.V.
Vorsitzender: Peter Hilbert
Konrad-Adenauer-Straße 21
7958 Laupheim
Tel.: 0 73 92/56 00

Landesarbeitsgemeinschaft der Freundeskreise für Suchtkrankenhilfe
in Baden e.V.
Geschäftsstelle:
Adlerstraße 31
7500 Karlsruhe 1
Tel.: 07 21/3 48 90

Freundeskreise für Suchtkrankenhilfe in Württemberg e.V.
Hindenburgstraße 19a
7903 Laichingen
Tel.: 0 73 33/37 78

Landesarbeitsgemeinschaft der Freundeskreise und Selbsthilfegruppen
für Suchtkranke in der Diakonie in Baden e.V.
Geschäftsstelle:
Alfons Reick
Lobdengaustraße 5
6945 Hirschberg 1
Tel.: 0 62 01/5 83 38

Advent-Wohlfahrtswerk e.V.
Firnhaberstraße 7
7000 Stuttgart 1
Tel.: 07 11/29 07 51

Arbeitsgemeinschaft der Selbsthilfegruppen Franken
Naturfreunde 17
Postfach 605
7156 Wüstenrot
Tel.: 0 79 45/22 74

Aktion Jugendschutz
Landesarbeitsstelle Baden-Württemberg
Stafflenbergstraße 44
7000 Stuttgart 1
Tel.: 07 11/24 15 91-92

Guttempler-Bildungswerk e.V.
LV Baden-Württemberg
Vorsitzender: Peter Wildmann
Bismarckstraße 37
7410 Reutlingen
Tel.: 0 71 21/1 74 12

Landesarbeitsgemeinschaft für Gesundheitserziehung
Baden-Württemberg e.V.
Johannesstraße 75
7000 Stuttgart 1
Tel.: 07 11/62 70 25

Bayern

Bayerische Landesstelle gegen die Suchtgefahren e.V.
Lessingstraße 1
8000 München 2
Tel.: 0 89/53 65 15

Arbeiterwohlfahrt
Landesverband Bayern e.V.
Von-der-Pfordten-Straße 44
8000 München 21
Tel.: 0 89/5 70 97-0

Arbeiterwohlfahrt
Bezirksverband Schwaben e.V.
Goethestraße 12
Postfach 1152
8901 Stadtbergen
Tel.: 08 21/52 50 05-07

Bayerisches Rotes Kreuz
–Präsidium–
Holbeinstraße 11
8000 München 86
Tel.: 0 89/9 24 13 35

Daytop-Gesellschaft
Kaiserstraße 1
8000 München 40
Tel.: 0 89/34 77 33 und 33 31 30

Blaues Kreuz in Deutschland e.V.
Landesverband Bayern
Siegfried Schuchardt
Friedrich-Ebert-Straße 13
8820 Gunzenhausen
Tel.: 0 98 31/13 23

Deutscher Caritasverband

Landesverband Bayern e.V.
Lessingstraße 1
8000 München 2
Tel.: 0 89/53 00 44

Diözesan-Caritasverband Augsburg
Auf dem Kreuz 41
8900 Augsburg
Tel.: 08 21/3 15 62 28

Diözesan-Cariatsverband Bamberg
Hainstraße 15
8600 Bamberg
Tel.: 09 51/2 10 00

Diözesan-Caritasverband Eichstätt
Jesuitenstraße 4
8070 Ingolstadt
Tel.: 08 41/30 91 38

Diözesan-Caritasverband München und Freising
Hirtenstraße 4
8000 München 2
Tel.: 0 89/55 16 92 59

Diözesan-Caritasverband Passau
Obere Donaulände 8
8390 Passau
Tel.: 08 51/5 00 51

Diözesan-Caritasverband Regensburg
Von-der-Tann-Straße 7
8400 Regensburg
Tel.: 09 41/5 02 11 56

Diözesan-Caritasverband Würzburg
Sterngasse 16
8700 Würzburg
Tel.: 09 31/38 65 74

Sozialdienst Katholischer Frauen
Landesstelle Bayern e.V.
Bavariaring 38
8000 München 2
Tel.: 0 89/7 25 50 19

Katholischer Männerfürsorgeverein München e.V.
Lindwurmstraße 75/Rgb.
8000 München 2
Tel.: 0 89/51 41 80

Deutscher Guttempler-Orden (IOGT) e.V.
Landesgruppe Bayern
Vorsitzender: Jürgen Ehlerding
Herbartstraße 67
8500 Nürnberg 40
Tel.: 09 11/46 51 98

Deutscher Paritätischer Wohlfahrtsverband
Landesverband Bayern e.V.
Düsseldorfer Straße 22
8000 München 40
Tel.: 0 89/30 61 10

Advent-Wohlfahrtswerk e.V.
Tizianstraße 18
8000 München 19
Tel.: 0 89/15 60 77

Advent-Wohlfahrtswerk e.V.
Kaiserslautererstraße 11
8500 Nürnberg 70
Tel.: 09 11/6 69 11/12

Selbsthilfe und Nachsorgegruppe für Alkohol- und
Medikamentenabhängige Selb e.V.
c/o Willy Weiß
Hänseltorweg 1
8672 Selb
Tel.: 0 92 87/6 06 34

Suchthilfe Hof e.V.
Oelsnitzerstraße 17
8670 Hof/Saale
Tel.: 0 92 81/4 15 21

Telefonnotruf für Suchtgefährdete e.V.
Tal 19
8000 München 2
Tel.: 0 89/28 28 22 (Notruf) 22 50 52/53

Diakonisches Werk Bayern e.V.
Pirckheimerstraße 6
Postfach 12 03 20
8500 Nürnberg 12
Tel.: 09 11/3 50 02 52

Freundeskreis für Suchtkrankenhilfe – Selbsthilfeorganisation
Paulus Halbritter
Velburger Straße 41
8500 Nürnberg
Tel.: 09 11/49 36 01

Kreuzbund e.V.

Selbsthilfe- und Helfergemeinschaft für Suchtkranke
Diözesanverband Augsburg
Vorsitzende: Margit Göhring
Möslegasse 24
7917 Vöhringen
Tel.: 0 73 06/55 22

Diözesanverband Bamberg
Vorsitzender: Klaus Hofmann
Geheimrat-Heß-Ring 30
8600 Bamberg
Tel.: 09 51/6 43 10

Diözesanverband Eichstätt
Vorsitzender: Arnold Käs
Bahnhofstraße 6 1/3
8070 Ingolstadt
Tel.: 08 41/7 29 84

Diözesanverband München und Freising
Geschäftsstelle:
Robert Penzkofer
St.-Bonifatius-Straße 8
8000 München 90

Diözesanverband Regensburg
Vorsitzender: Dieter Wallenwein
Lappersdorfer Straße 21
8400 Regensburg
Tel.: 09 41/8 37 28

Diözesanverband Würzburg
Vorsitzender: Robert Grein
Kurmainzer Ring 40
8751 Sulzbach
Tel.: 0 60 28/86 40

Landesarbeitsgemeinschaft der Freundeskreise in Bayern e.V.
Geschäftsstelle:
Pirckheimer Straße 16a
8500 Nürnberg 10

Aktion Jugendschutz
Landesarbeitsstelle Bayern e.V.
Fasaneriestraße 17
8000 München 19
Tel.: 0 89/1 29 90 52-3

Berlin

Landesstelle Berlin gegen die Suchtgefahren e.V.
Geschäftsstelle und Sozialmedizinischer Dienst
Gierkezeile 39
1000 Berlin 10
Tel.: 0 30/34 80 09-0

Arbeiterwohlfahrt der Stadt Berlin e.V.
Hallesches Ufer 32–38
1000 Berlin 61
Tel.: 0 30/25 92-1

Blaues Kreuz in Deutschland e.V.
Blücherstraße 14
1000 Berlin 61
Tel.: 0 30/6 92 74 30

Caritasverband für das Bistum Berlin e.V.
Tübinger Straße 5
1000 Berlin 31
Tel.: 0 30/8 50 40

Beratungsstelle für Alkohol- und Medikamentenabhängige:
Königsberger Straße 11-12
1000 Berlin 45
Tel.: 0 30/7 72 50 71-73

Deutscher Guttempler-Orden (IOGT)
Landesverband Berlin e.V.
Wederstraße 24-26
1000 Berlin 47
Tel.: 0 30/6 84 90 23

Deutscher Paritätischer Wohlfahrtsverband e.V.
Brandenburgische Straße 80
1000 Berlin 31
Tel.: 0 30/8 60 01-0

Deutsches Rotes Kreuz
Landesverband Berlin
Bundesallee 73
1000 Berlin 41
Tel.: 0 30/85 81

Diakonisches Werk Berlin e.V.
Beratungsstelle für Alkoholkranke und Medikamentenabhängige
Riemeisterstraße 9
1000 Berlin 37
Tel.: 0 30/8 02 50 44-46

Kreuzbund e.V.
Selbsthilfe- und Helfergemeinschaft für Suchtkranke
Landesverband Berlin e.V.
Vorsitzender: Heinz Krause
Becherweg 34
1000 Berlin 51
Tel.: 0 30/4 96 47 70
Geschäftsstelle: Elberfelder Straße 9
1000 Berlin 21
Tel.: 0 30/3 92 20 20

AKB Anonyme Alkoholkrankenhilfe Berlin e.V.
Königstraße 2
1000 Berlin 37
Tel.: 0 30/8 02 50 80

Alkoholiker-Strafgefangenen-Hilfe e.V.
Beusselstraße 3
1000 Berlin 21
Tel.: 0 30/3 91 96 61

Deutscher Frauenbund für alkoholfreie Kultur e.V.
Landesgruppe Berlin
Salzbrunner Straße 38
1000 Berlin 33
Tel.: 0 30/8 23 69 27

Ko Wo e.V.
Saftläden:
Donaustraße 79
1000 Berlin 44
Tel.: 0 30/6 81 38 88
Wegenerstraße 1/2
1000 Berlin 31
Tel.: 0 30/87 59 96

Notdienst für Suchtmittelgefährdete und Abhängige Berlin e.V.
Ansbacher Straße 11
1000 Berlin 30
Tel.: 0 30/24 70 33

Saftbar-ABS
Rostocker Straße 40
1000 Berlin 21
Tel.: 0 30/3 92 49 98

Trockendock e.V.
Marienfelder Allee 107
1000 Berlin 48
Tel.: 0 30/72 42 40

Bremen

Bremische Landesstelle gegen die Suchtgefahren e.V.
Lessingstraße 19
2800 Bremen 1
Tel.: 04 21/70 25 11
Vorsitzender: Dipl.Soz.Arb. Erich Kurz

Arbeiterwohlfahrt e.V.
Landesgeschäftsstelle
Auf den Häfen 30
2800 Bremen 1
Tel.: 04 21/79 02-0

Blaues Kreuz in der Evangelischen Kirche e.V.
Vorsitzender: Kurt Degnus
Uhlenmühlen 1
2810 Verden-Scharnhorst
Tel.: 0 42 31/6 14 52

Blaues Kreuz in Deutschland e.V.
Lehrer-Lämpel-Weg 40a
2800 Bremen 41
Tel.: 04 21/47 01 39

Caritasverband Bremen e.V.
Kolpingstraße 3
2800 Bremen 1
Tel.: 04 21/32 13 61

Deutscher Guttempler-Orden (IOGT)
Landesverband Bremen e.V.
Vegesacker Straße 43/45
2800 Bremen 1
Tel.: 04 21/39 42 28

Deutscher Paritätischer Wohlfahrtsverband e.V.
Landesgeschäftsstelle
Fedelhören 49
2800 Bremen 1
Tel.: 04 21/32 15 33

Deutsches Rotes Kreuz e.V.
Landesgeschäftsstelle
Wachmannstraße 9
2800 Bremen 1
Tel.: 04 21/34 03-0

Diakonisches Werk
Landesgeschäftsstelle
Abbentorstraße 5
2800 Bremen 1
Tel.: 04 21/1 51 49 und 17 18 28

Freundeskreis für Suchtkrankenhilfe
Landesarbeitsgemeinschaft Bremen e.V.
Geschäftsstelle:
Hemmstraße 458
2800 Bremen 1
Tel.: 04 21/35 42 96

Kreuzbund e.V.
Selbsthilfe- und Helfergemeinschaft für Suchtkranke
Regionalverband Bremen
Vorsitzender: Klaus Hahn
Hammarskjöldstraße 44
2800 Bremen 61
Tel.: 04 21/82 95 82

Selbsthilfegruppen für Alkoholgefährdete (SGA) e.V.
Boschstraße 10c
2850 Bremerhaven
Tel.: 04 71/3 53 49

Verein gegen Suchtgefahren Bremerhaven e.V.
Uhlandstraße 8
2850 Bremerhaven
Tel.: 04 71/41 41 40 oder 41

Hamburg

Hamburgische Landestelle gegen die Suchtgefahren e.V.
Brennerstraße 81
2000 Hamburg 1
Tel.: 0 40/2 80 38 11

Blaues Kreuz in Deutschland e.V.
Landesverband Hamburg
Immenhof 10
2000 Hamburg 76
Tel.: 0 40/2 20 07 17

Caritasverband e.V.
Landesgeschäftsstelle
An der Alster 19/20
2000 Hamburg 1
Tel.: 0 40/24 83 60

Deutscher Guttempler-Orden (IOGT)
Landesverband Hamburg e.V.
Moorkamp 5
2000 Hamburg 6
Tel.: 0 40/40 27 36

Deutscher Paritätischer Wohlfahrtsverband e.V.
Landesgeschäftsstelle
Mittelweg 115a
2000 Hamburg 13
Tel.: 0 40/41 70 46

Deutsches Rotes Kreuz e.V.
Landesgeschäftsstelle
Behrmannplatz 3
2000 Hamburg 54
Tel.: 0 40/55 42 00

Diakonisches Werk
Landesgeschäftsstelle
Bugenhagenstraße 21
2000 Hamburg 1
Tel.: 0 40/33 42-1

Evangelische Landes-Arbeitsgemeinschaft für Suchtkrankenhilfe
(ELAS)
Freundeskreise
Eilbeker Weg 86
2000 Hamburg 76
Tel.: 0 40/20 14 42

Kreuzbund e.V.
Selbsthilfe- und Helfergemeinschaft für Suchtkranke
Regionalverband Hamburg
Martinistraße 42
2000 Hamburg 20
Tel.: 0 40/46 37 67

Landesarbeitsgemeinschaft der Freundeskreise für Suchtkrankenhilfe
in Hamburg e.V.
Vorsitzender: Werner Schweichler
Alstertor 21
2000 Hamburg 1
Tel.: 0 40/33 03 44

Alkoholfreie Selbsthilfe e.V.
Moorkamp 5
2000 Hamburg 6
Tel.: 0 40/4 91 33 36

Anonyme Alkoholiker
Al-Anon, alateen
Saarlandstraße 9
2000 Hamburg 60
Tel.: 0 40/2 71 33 53

Hilfe für alkoholgefährdete Kinder und Jugendliche e.V.
Spohrstraße 1
2000 Hamburg 76

Hessen

Hessische Landesstelle gegen die Suchtgefahren e.V.
Metzlerstraße 34
6000 Frankfurt/M. 70
Tel.: 0 69/61 60 92

Arbeiterwohlfahrt
Landesausschuß Hessen
Poststraße 2–4
6000 Frankfurt 1
Tel.: 0 69/2 73 90 60

Blaues Kreuz in Deutschland e.V.
Landesverband Hessen
Bergstraße 8
6301 Pohlheim 3
Tel.: 0 64 04/28 22

Caritasverband
Katholische Arbeitsgemeinschaft gegen die Suchtgefahren für das
Land Hessen
Nibelungenstraße 109
6140 Bensheim / Bergstraße
Tel.: 0 62 51/3 80 01

Deutscher Guttempler-Orden (IOGT)
Landesverband Hessen e.V.
Landesgeschäftsstelle
Metzlerstraße 34
6000 Frankfurt/M. 70
Tel.: 0 69/61 44 64

Deutscher Paritätischer Wohlfahrtsverband
Landesverband Hessen e.V.
Auf der Körnerwiese 5
6000 Frankfurt/M. 1
Tel.: 0 69/5 97 01 91

Deutsches Rotes Kreuz
Landesverband Hessen e.V.
Abraham-Lincoln-Straße 7
6200 Wiesbaden
Tel.: 0 61 21/7 90 90

DRK-Kreisverband Odenwald-Kreis
Illigstraße 11
6120 Eberbach
Tel.: 0 60 62/20 40 -Suchtberatungsstelle-

DRK-Kreisverband Frankfurt
Mendelssohnstraße 78
6000 Frankfurt/M. 1
Tel.: 0 69/74 09 91

Diakonisches Werk
Kurhessen Waldeck
Seidlerstraße 4
3500 Kassel
Tel.: 05 61/78 87-200

Hessen und Nassau
Ederstraße 12
6000 Frankfurt/M. 90
Tel.: 0 69/7 94 72 55

Kreuzbund e.V.
Selbsthilfe- und Helfergemeinschaft für Suchtkranke
Diözesanverband Fulda
Vorsitzender: Eberhard Stehling
Am Berg 13
6414 Hilders-Brand
Tel.: 0 66 81/77 13

Diözesanverband Limburg
Vorsitzender: Walter Wagner
Oranienstraße 23
6238 Hofheim 6
Tel.: 0 61 92/2 46 73

Diözesanverband Mainz
Vorsitzender: Hans Frischeisen
Tannenbergstraße 56
6194 Seeheim 1
Tel.: 0 62 57/8 42 61

Interessengemeinschaft ehemals Alkoholabhängiger IGEA e.V.
Goethestraße 33
3552 Wetter
Tel.: 0 64 23/60 41 und 42

Niedersachsen

Niedersächsische Landesstelle gegen die Suchtgefahren e.V.
Leisewitzstraße 26
3000 Hannover 1
Tel.: 05 11/85 20 68

Arbeiterwohlfahrt
Landesausschuß Niedersachsen
Körtingsdorf 1
3000 Hannover 91
Tel.: 05 11/49 52-1

Arbeitsgemeinschaft der Freundeskreise in Niedersachsen
Ebhardtstraße 3A
3000 Hannover 1
Tel.: 05 11/16 04-277/231

Blaues Kreuz in der Evangelischen Kirche e.V.
Landesverband Niedersachsen
Dieterichstraße 17A
3000 Hannover 1
Tel.: 05 11/3 63 18 14

Blaues Kreuz in Deutschland e.V.
Landesverband Niedersachsen
Heinrichstraße 12
3167 Burgdorf
Tel.: 0 51 36/8 44 44

Caritasverband

Diözese Hildesheim e.V.
Mühlenstraße 24
3200 Hildesheim
Tel.: 0 51 21/16 10

Landescaritasverband für Oldenburg e.V.
Oldenburger Straße 10
2848 Vechta
Tel.: 0 44 41/70 17-19

Diözese Osnabrück e.V.
Johannisstraße 91
4500 Osnabrück
Tel.: 05 41/34 10

Deutscher Guttempler-Orden (IOGT)
Landesverband Niedersachsen e.V.
Postfach 75
3100 Celle
Tel.: 0 50 54/7 64

Deutscher Paritätischer Wohlfahrtsverband e.V.
Fachbereich Suchtkrankenhilfe
St.-Viti-Straße 22
3110 Uelzen 1
Tel.: 05 81/7 00 07-7 00 08

Deutsches Rotes Kreuz
Landesverband Niedersachsen e.V.
Erwinstraße 7
3000 Hannover 1
Tel.: 05 11/2 80 00-0

Landesverband Oldenburg e.V.
Gottorpstraße 25
2900 Oldenburg
Tel.: 04 41/2 67 57

Diakonisches Werk
Evangelische Landesarbeitsgemeinschaft für Suchtkrankenhilfe
Ebhardtstraße 3A
3000 Hannover 1
Tel.: 05 11/16 04-2 32/2 37

Stiftung Lukas-Werk
Alte Heerstraße 63
3320 Salzgitter 61
Tel.: 0 53 41/3 00 40

Kreuzbund e.V.
Selbsthilfe- und Helfergemeinschaft für Suchtkranke
Diözesanverband Hildesheim
Vorsitzender: Harald Schöer
Lucienworthstraße 9
3200 Hildesheim
Tel.: 0 51 21/26 17 64

Landesverband Oldenburg
Geschäftsstelle
Oldenburger Straße 10
2848 Vechta 1
Tel.: 0 44 41/70 17-19

Diözesanverband Osnabrück
Kontaktstelle:
Wachsbleiche 15
4500 Osnabrück
Tel.: 05 41/6 43 39

Landesarbeitsgemeinschaft der Freundeskreise für Suchtkrankenhilfe
in Niedersachsen e.V.
Ebhardtstraße 3A
3000 Hannover 1
Tel.: 05 11/16 04-2 77

Landesverband der Vereine für Sozialmedizin Niedersachsen e.V.
Ostwender Straße 9
3000 Hannover 1
Tel.: 05 11/3 48 11 83

Nordrhein-Westfalen

Arbeitsausschuß Drogen und Sucht der Arbeitsgemeinschaft
der Spitzenverbände der Freien Wohlfahrtspflege in NW
Friesenring 34
4400 Münster
Tel.: 02 51/27 09-3 60

Nordrheinische Arbeitsgemeinschaft gegen die Suchtgefahren
Georgstraße 7
5000 Köln 1
Tel.: 02 21/2 01 02 78

Rheinische Arbeitsgemeinschaft gegen die Suchtgefahren
Am Porscheplatz 1
4300 Essen 1
Tel.: 02 01/22 12 21

Westfälische Arbeitsgemeinschaft gegen die Suchtgefahren
Friesenring 34
4400 Münster
Tel.: 02 51/27 09-3 60 und 3 61

Landesarbeitsgemeinschaft Suchtkrankenhilfe der Arbeiterwohlfahrt
NW
Kronenstraße 63-69
4600 Dortmund 1
Tel.: 02 31/54 83-0

Blaues Kreuz in der Ev.Kirche e.V.
Mathiasstraße 1
4630 Bochum 5
Tel.: 02 34/49 04 27

Blaues Kreuz in Deutschland e.V.
Freiligrathstraße 27
5600 Wuppertal 2
Tel.: 02 02/62 10 98

Caritasverband
Katholische Landesarbeitsgemeinschaft gegen die Suchtgefahren in
NW
Am Stadelhof 15
4790 Paderborn
Tel.: 0 52 51/2 09-0

Diözesan-Caritas-Verband für das Bistum Aachen e.V.
Kapitalstraße 3
5100 Aachen
Tel.: 02 41/43 10

Caritasverband für das Bistum Essen
Am Porscheplatz 1
4300 Essen 1
Tel.: 02 01/22 12 21

Diözesan-Caritas-Verband für das Erzbistum Köln e.V.
Georgstraße 7
5000 Köln 1
Tel.: 02 21/2 01 00

Caritas-Verband für die Diözese Münster e.V.
Kardinal-von-Galen-Ring 45
4400 Münster
Tel.: 02 51/89 01-0

Caritas-Verband für das Erzbistum Paderborn e.V.
Am Stadelhof 15
4790 Paderborn
Tel.: 0 52 51/20 91

Deutscher Guttempler-Orden (IOGT) e.V.
Landesverband NW e.V.
Düsseldorfer Straße 74
4330 Mülheim/Ruhr 13
Tel.: 02 08/48 76 48

Deutscher Paritätischer Wohlfahrtsverband e.V.
Landesverband Nordrhein-Westfalen
Loher Straße 7
5600 Wuppertal 2
Tel.: 02 02/89 82-0

Deutsches Rotes Kreuz
Landesverband Nordrhein e.V.
Auf'm Hennekamp 71
4000 Düsseldorf 1
Tel.: 02 11/31 04-0

Landesverband Westfalen-Lippe e.V.
Sperlichstraße 25
4400 Münster
Tel.: 02 51/79 86-0

Diakonisches Werk
Arbeitsgemeinschaft Suchtkrankenhilfe in den Diakonischen Werken
der Ev. Kirche von Westfalen und der Lippischen Landeskirche
Friesenring 34
4400 Münster
Tel.: 02 51/27 09-3 60

Arbeitsgemeinschaft Suchtkrankenhilfe im Diakonischen Werk
Rheinland
Lenaustraße 41
4000 Düsseldorf 30
Tel.: 02 11/6 39 81

Kreuzbund e.V.
Selbsthilfe- und Helfergemeinschaft für Suchtkranke
Diözesanverband Aachen
Vorsitzender: Johannes Braun
Heimersteiner Straße 1
5168 Nideggen
Tel.: 0 24 27/62 95

Diözesanverband Essen
Vorsitzender: Hans Esser
Brentanostraße 3
4100 Duisburg 11
Tel.: 02 03/56 02 20

Diözesanverband Köln
Geschäftsstelle: Johannes Stein
Am Püttkamp 30
4000 Düsseldorf 12
Tel.: 02 11/29 97 99

Diözesanverband Münster
Geschäftsstelle: Kolpingstraße 3-5
4290 Bocholt
Tel.: 0 28 71/18 11 83

Diözesanverband Paderborn
Geschäftsstelle: Ruth Richarz
Wasserstraße 28
4750 Unna
Tel.: 0 23 03/1 38 00

Landesarbeitsgemeinschaft der Freundeskreise Suchtkrankenhilfe e.V.
Am Eickhof 34
4901 Hiddenhausen
Tel.: 0 52 21/6 69 66

Adventwohlfahrtswerk – Westfälische Vereinigung –
Eintrachtstraße 55
4600 Dortmund 1
Tel.: 02 31/12 54 71

Deutscher Frauenbund für alkoholfreie Kultur e.V.
Berghofstraße 21
5800 Hagen
Tel.: 0 23 31/8 21 14

Rheinland-Pfalz

Landesstelle gegen die Suchtgefahren Rheinland-Pfalz e.V.
Große Himmelsgasse 6
6720 Speyer
Tel.: 0 62 32/13 05 37/38
Geschäftsführer: Rolf Bäppler

Arbeiterwohlfahrt e.V.
Dreikaiserweg 4
5400 Koblenz

Blaues Kreuz in Deutschland e.V.
Landesverband Pfalz
Rohrlachstraße 68
6700 Ludwigshafen
Tel.: 06 21/51 59 51

Landesverband Rheinland
Vor dem Löh 7
5220 Waldbröl
Tel.: 0 22 91/78 10

Caritasverband

Speyer:
Bahnhofstraße 31
6720 Speyer
Tel.: 0 62 32/2 50 44

Trier:
Sichelstraße 10-12
5500 Trier
Tel.: 06 51/71 93 58

Mainz:
Holzhofstraße 8
6500 Mainz 1
Tel.: 0 61 31/28 26-74

Deutscher Guttempler-Orden (IOGT)
Landesverband Rheinland-Pfalz/Saarland e.V.
Futterstraße 3
6600 Saarbrücken 3
Tel.: 06 81/3 23 33

Deutscher Paritätischer Wohlfahrtsverband e.V.
Drususwall 52
6500 Mainz 1
Tel.: 0 61 31/5 10 66

Deutsches Rotes Kreuz e.V.
Mitternachtsgasse 4
6500 Mainz
Tel.: 0 61 31/28 28 30

Diakonisches Werk
Roßmarktstraße 3a
6720 Speyer
Tel.: 0 62 32/13 05-37

Kreuzbund e.V.
Selbsthilfe- und Helfergemeinschaft für Suchtkranke
Diözesanverband Mainz
Vorsitzender: Hans Frischeisen
Tannenbergstraße 56
6104 Seeheim 1
Tel.: 0 62 57/8 42 61

Diözesanverband Speyer
Vorsitzender: Alois Schneider
Lachener Weg 47
6733 Haßloch/Pfalz
Tel.: 0 63 24/46 64

Diözesanverband Trier
Geschäftsstelle:
Olewigerstraße 189
5500 Trier
Tel.: 06 51/3 03 30

Landesarbeitsgemeinschaft der Freundeskreise für Suchtkrankenhilfe
Roßmarktstraße 3a
6720 Speyer
Tel.: 0 62 32/13 05-37

Saarland

Saarländische Landesstelle gegen die Suchtgefahren e.V.
Karcherstraße 14
6600 Saarbrücken 1
Tel.: 06 81/3 67 60

Arbeiterwohlfahrt
Landesverband Saarland e.V.
Hohenzollernstraße 45
6600 Saarbrücken 1
Tel.: 06 81/5 86 05-33

Blaues Kreuz in Deutschland e.V.
Landesverband Saarland
Am Pflanzgarten 29
6607 Quierschied
Tel.: 0 68 97/6 30 93

Caritasverband
Caritasverband für Saarbrücken und Umgebung e.V.
Kantstraße 14
6600 Saarbrücken 3
Tel.: 06 81/3 96 81

Deutscher Guttempler-Orden (IOGT)
Landesverband Rheinland-Pfalz/Saarland e.V.
Futterstraße 3
6600 Saarbrücken 3
Tel.: 06 81/3 23 33

Deutscher Paritätischer Wohlfahrtsverband
Landesverband Rheinland-Pfalz und Saarland e.V.
Feldmannstraße 92
6600 Saarbrücken 1
Tel.: 06 81/5 30 89

Deutsches Rotes Kreuz
Landesverband Saarland
Wilhelm-Heinrich-Straße 9
6600 Saarbrücken 1
Tel.: 06 81/5 50 65

Diakonisches Werk an der Saar
Deutschherrenstraße 12
6600 Saarbrücken 1
Tel.: 06 81/5 80 01-0

Kreuzbund e.V.
Selbsthilfe- und Helfergemeinschaft für Suchtkranke
Regionalverband Saar
Vorsitzende: Gretel Schneider
Dörschbachstraße 30
6601 Riegelsberg
Tel.: 0 68 06/49 01 96

Landesarbeitsgemeinschaft der Freundeskreise für Suchtkrankenhilfe
im Saarland e.V.
Seilerstraße 12
6600 Saarbrücken
Tel.: 06 81/3 11 44

Schleswig-Holstein

Landesstelle gegen die Suchtgefahren für Schleswig-Holstein e.V.
Geschäftsstelle
Flämische Straße 6-10
2300 Kiel 1
Tel.: 04 31/9 24 94

Arbeiterwohlfahrt
Landesverband Schleswig-Holstein e.V.
Herr Gerd Schumann
Auf der Höhe 60
2400 Lübeck

Blaues Kreuz in der Ev. Kirche e.V.
Landesverband Schleswig-Holstein e.V.
Kanalufer 48
2370 Rendsburg
Tel.: 0 43 31/5 93-2 19

Blaues Kreuz in Deutschland e.V.
Landesverband Schleswig-Holstein
Ernst Giesenhagen
Am Sandberg 85
2210 Itzehoe
Tel.: 0 48 21/9 27 02

Caritasverband für Schleswig-Holstein e.V.
Muhliusstraße 67
2300 Kiel 1
Tel.: 04 31/59 02-0

Deutscher Guttempler-Orden (IOGT)
Landesverband Schleswig-Holstein e.V.
Vorsitzender: Lorenz Kühn
Dorfstraße 7
2251 Immenstedt
Tel.: 0 48 43/6 11

Deutscher Paritätischer Wohlfahrtsverband e.V.
Landesverband Schleswig-Holstein
Beselerallee 57
2300 Kiel 1
Tel.: 04 31/5 60 20

Deutsches Rotes Kreuz
Landesverband Schleswig-Holstein e.V.
Brunswikerstraße 33
2300 Kiel 1
Tel.: 04 31/51 19-0

Diakonisches Werk
Kanalufer 48
2370 Rendsburg
Tel.: 0 43 31/5 93-0

Landesarbeitsgemeinschaft der Freundeskreise in Schleswig-Holstein
e.V.
Herr Latuske
Hermann-Löns-Straße 28
2399 Tarp
Tel.: 0 46 38/4 38

Bund gegen Alkohol im Straßenverkehr
Herr Ratzki
Holstenstraße 51
2352 Bordesholm

Deutscher Frauenbund für alkoholfreie Kultur
Edelgard Arendt
Beim Drögenvorwerk 39
2400 Lübeck 1

Aktion Jugendschutz
Landesarbeitsstelle Schleswig-Holstein
Prinz-Heinrich-Straße 1
2300 Kiel
Tel.: 04 31/33 60 86

Weitere Organisationen

Bundesrepublik

Advent-Wohlfahrtswerk e.V.
Sitz: Heidelberger Landstraße 24
6100 Darmstadt 13
Tel.: 0 61 51/5 11 12

In enger Verbindung mit dem Advent-Wohlfahrtswerk e.V. arbeitet der
Deutsche Verein für Gesundheitspflege e.V.
Senefelderstraße 15
7302 Ostfildern
Tel.: 07 11/41 30 75

Gemeinsame Geschäftsstellen in: Berlin, Bremen, Dortmund, Düsseldorf, Frankfurt, Hamburg, Hannover, München, Nürnberg, Stuttgart

AIDA
Gemeinnützige Beratungsgesellschaft für Alkoholprobleme in der Ar-
beitswelt mbH
Geschäftsstelle:
Adenauerallee 45
2000 Hamburg 1
Tel.: 0 40/2 80 37 00

Al-Anon Familiengruppen
Gruppen für Angehörige und Jugendliche
Zentrales Büro Deutschland:
Emilienstraße 4
4300 Essen 1
Tel.: 02 01/77 30 07

Anonyme Alkoholiker
Gemeinsames Dienstbüro:
Postfach 10 04 22
8000 München 1
Tel.: 0 89/3 16 43 43

Arbeitsgemeinschaft der deutschen Abstinenzverbände (AGAV)
Geschäftsstelle
Heilbronner Straße 180
Löwentorzentrum
7000 Stuttgart 1
Tel.: 07 11/25 91-163

Bund Alkoholabstinenter Kraftfahrer e.V. (BAK)
Geschäftsstelle
Tietlinger Lönsweg 30
3032 Fallingbostel 1
Tel.: 0 51 62/31 32 und 0 29 38/33 67

Bundesbahnzentralstelle gegen die Alkoholgefahren (BZAL)
Vorstand
Karlstraße 4-6
6000 Frankfurt/M. 1

Bundesvereinigung für Gesundheitserziehung e.V.
Viktoriastraße 28
5300 Bonn 2
Tel.: 02 28/36 15 48

Bund gegen Alkohol im Straßenverkehr e.V.
Bundesgeschäftsstelle
Alsterchaussee 17
2000 Hamburg 13
Tel.: 0 40/44 07 16

Deutsche Gesellschaft für Suchtforschung und Suchttherapie e.V.
Geschäftsstelle
Westring 2
Postfach 1369
4700 Hamm 1
Tel.: 0 23 81/2 58 55

Deutsche Gesellschaft zur Erforschung und Behandlung der
Alkohol- und Drogenabhängigkeit e.V.
Geschäftsstelle
Schöllerstraße 20
5090 Leverkusen-Opladen

Deutsche Guttempler-Jugend (DGJ)
Bundesgeschäftsstelle:
c/o ANSVAR
Postfach 54 01 61
2000 Hamburg 54

Fachverband Sucht e.V.
GCAA German Council on Alcohol and Addiction
Stettinger Straße 120
4000 Düsseldorf 13
Tel.: 02 11/7 00 61

Initiative »Stoppt die Alkohol- und Tabakreklame«
Geschäftsstelle
Theaterstraße 23
3400 Göttingen
Tel.: 05 51/4 29 79

Arbeitskreis Alkohol
– Beratung für Schüler, Jugendliche, Lehrer u.a. –
Urstadtstraße 2
5300 Bonn 2
Tel.: 02 28/23 80 61-3

Ausland

Australien

Foundation on Alcoholism and Drug Dependence
P.O.Box 477
Canberra, A.C.T. 2601
Australia

Belgien

Comité de Concertation sur l'Alcool et les Autres Drogues
de la Communauté Française C.P.A.D.
Rue des Pretres 15
B-1000 Brüssel
Tel.: 02/5 38 35 88

Vereniging voor Alcohol- en andere Drugproblemen
Papenvest 78
B-1000 Brüssel
Tel.: 02/5 11 08 51

Bulgarien

Comité National de la Sobrieté
Rue Kolarof N. 1
Sofia

Dänemark

Alkohol- og Narkotikarådet
Hovedvagtsgade 6, 4.sal
DK-1103 Kopenhagen K
Tel.: 01/45 33/13 44 00

Finnland

Finish Foundation for Alcohol Studies
Kalevank 12
SF-00100 Helsinki 10

Frankreich

Comité National de Défense contre l'Alcoolisme
20, rue St.Fiacre
F-75002 Paris
Tel.: 1/42 33 51 04

Haut Comité d'Etude et d'Information sur l'Alcoolisme
17, rue Margueritte
F-75017 Paris

Griechenland

PASEN-Panhellenischer Koordinationsausschuß gegen Rauschgift
Akademias Straße 64
Athen 106.79.

Großbritannien

Alcohol Concern
305 Gray's Inn Road
London WC1X 8 QF

Institute of Alcohol Studies
12 Caxton Street
GB-London SW1H 0 QS

The Scottish Council on Alcohol
147 Blythswood Street
Glasgow G2 4EN

Kanada

Addiction Research Foundation of Ontario
33 Russel Street
Toronto M5S 251

Niederlande

Nationale Commissie tegen het Alcoholisme
Corn. Houtmanstraat 21
NL-3572 LT Utrecht

Nederlands Instituut voor Alcohol en Drugs N.I.A.D.
St. Jacobsstraat 6c
Postbus 725
NL-3500 AS Utrecht

Stichting Alcohol Consultancy Nederland – alcon
Utrechtseweg 135
NL-3702 AC Zeist
Tel.: 00 31/34 04/1 86 24

Norwegen

National Institute of Alcohol Research
Dannevigsveien 10
N-0463 Oslo 4

Österreich

Anton Proksch Institut
Stiftung Genesungsheim Kaksburg
Mackgasse 7–9
A-1237 Wien
Vorstand: Prim.Dr. R. Mader

Zentralstelle zur Bekämpfung des Alkoholismus in Österreich
Hackengasse 13
A-1150 Wien

Polen

Spoleczny Komitet Przeciwalkoholowy
ul. Kopernika 36/40
PL-02-541 Warszawa

Schweden

Centralförbundet för Alkohol- och Narkotikaupplysning (CAN)
Karlavägen 117
Box 27302
S-10254 Stockholm

Schweiz

Schweizerische Fachstelle für Alkoholprobleme
Case postale 870
CH-1001 Lausanne

Tschechoslowakei

Apolinarska Clinic for Alcoholism Treatment
Apolinarska 4/C
CS-Prag 2

Ungarn

Nationalkomittee zur Bekämpfung des Alkoholismus
Arany Jänos utca 31
Budapest V

UdSSR

All-Union Research Center for Medico-biological Problems of Alcohol
Abuse and Alcoholism Prevention
Kropotkinsky per 23
SU-Moscow 119084

The Soviet All-Union Voluntary Temperance Promotion Society
Chekhov 18
SU-Moscow 103006

U.S.A.

National Clearinghouse for Alcohol Information
P.O.Box 2345
Rockville, Maryland 20852

National Council on Alcoholism
733 Third Avenue
New York, N.Y. 10017

Internationales Büro gegen Alkoholismus und Suchtgefahren
(International Council on Alcohol and Addictions)
Direktor: Archer Tongue
Case postale 189
CH-1001 Lausanne

Internationaler Bund des Blauen Kreuzes
Rue du Débarcadère 44
Case Postale 658
CH-2501 Biel
Tel.: 00 41/32/22 75 65

International Commision for the Prevention of Alcoholism
6830 Laurel Street N.W.
Washington, D.C. 20012
USA

International Good Templar Youth Federation (IGTYF)
Keysersgt. 1
N-0165 Oslo 1
Tel.: 00 47/2/20 80 21

International Organization of Good Templars (IOGT)
Keysersgt. 1
N-0165 Oslo 1
Tel.: 00 47/2/20 80 21

Internationaler Verband der Eisenbahner für Nüchternheit (IVEN)
Sekretariat:
Postfach 717
CH-8021 Zürich 1

Internationaler Verband für Erziehung zu suchtmittelfreiem Leben (IVES)
Präsident: Willy Stuber
Lerchenweg 13
CH-4912 Aarwangen

World's Woman's Christian Temperance Union
(Weltbund christlicher abstinenter Frauen)
Präsidentin: Brig. A.H.Rawlins
875 Sunset Boulevard
Woodstock, Ontario N4S, 4A5, Kanada

Sachverzeichnis